新世纪全国高等中医药优秀教材

新世纪全国中医药高职高专规划教材

中西医结合妇产科学

（供中西医结合专业用）

主　编　杜惠兰（河北医科大学）

副主编　钱　静（扬州大学）

　　　　王若光（湖南中医药大学）

　　　　李伟莉（安徽中医学院）

中国中医药出版社
·北京·

图书在版编目（CIP）数据

中西医结合妇产科学/杜惠兰主编. —北京：中国中医药出版社，2005.6（2017.2 重印）
新世纪全国中医药高职高专规划教材
ISBN 7 - 80231 - 013 - X

Ⅰ. 中…　Ⅱ. 杜…　Ⅲ. 妇产科病 - 中西医结合疗法 - 高等学校：技术
学校 - 教材　Ⅳ. R71

中国版本图书馆 CIP 数据核字（2005）第 046233 号

中 国 中 医 药 出 版 社 出 版
北京市朝阳区北三环东路 28 号易亨大厦 16 层
邮政编码　100013
传真　01064405750
北京市卫顺印刷厂印刷
各地新华书店经销
＊
开本　787×1092　1/16　　印张　33.5　字数　637 千字
2005 年 6 月第 1 版　　2017 年 2 月第 6 次印刷
书　号　ISBN 7 - 80231 - 013 - X
＊
定价：40.00 元
网址　www.cptcm.com

李庆生 （云南中医学院院长　教授）

李连达 （中国中医科学院研究员　中国工程院院士）

李佃贵 （河北医科大学副校长　教授）

吴咸中 （天津医科大学教授　中国工程院院士）

吴勉华 （南京中医药大学校长　教授）

张伯礼 （天津中医药大学校长　中国工程院院士）

肖培根 （中国医学科学院教授　中国工程院院士）

肖鲁伟 （浙江中医药大学校长　教授）

陈可冀 （中国中医科学院研究员　中国科学院院士）

周仲瑛 （南京中医药大学　教授）

周　然 （山西中医学院院长　教授）

周铭心 （新疆医科大学副校长　教授）

洪　净 （国家中医药管理局科技教育司副司长）

郑守曾 （北京中医药大学校长　教授）

范昕建 （成都中医药大学党委书记、校长　教授）

胡之璧 （上海中医药大学教授　中国工程院院士）

贺兴东 （世界中医药学会联合会　副秘书长）

徐志伟 （广州中医药大学校长　教授）

唐俊琦 （陕西中医学院院长　教授）

曹洪欣 （中国中医科学院院长　教授）

梁光义 （贵阳中医学院院长　教授）

焦树德 （中日友好医院　教授）

彭　勃 （河南中医学院院长　教授）

程莘农 （中国中医科学院研究员　中国工程院院士）

谢建群 （上海中医药大学常务副校长　教授）

路志正 （中国中医科学院　教授）

颜德馨 （上海铁路医院　教授）

秘书长　　　　王　键 （安徽中医学院党委书记、副院长　教授）

洪　净 （国家中医药管理局科技教育司副司长）

办公室主任　　王国辰 （中国中医药出版社社长）

办公室副主任　范吉平 （中国中医药出版社副社长）

前 言

随着我国经济和社会的迅速发展，人民生活水平的普遍提高，对中医药的需求也不断增长，社会需要更多的实用技术型中医药人才。因此，适应社会需求的中医药高职高专教育在全国蓬勃开展，并呈不断扩大之势，专业的划分也越来越细。但到目前为止，还没有一套真正适应中医药高职高专教育的系列教材。因此，全国各开展中医药高职高专教育的院校对组织编写中医药高职高专规划教材的呼声愈来愈强烈。规划教材是推动中医药高职高专教育发展的重要因素和保证教学质量的基础已成为大家的共识。

"新世纪全国中医药高职高专规划教材"正是在上述背景下，依据国务院《关于大力推进职业教育改革与发展的决定》要求："积极推进课程和教材改革，开发和编写反映新知识、新技术、新工艺和新方法，具有职业教育特色的课程和教材"，在国家中医药管理局的规划指导下，采用了"政府指导、学会主办、院校联办、出版社协办"的运作机制，由全国中医药高等教育学会组织、全国开展中医药高职高专教育的院校联合编写、中国中医药出版社出版的中医药高职高专系列第一套国家级规划教材。

本系列教材立足改革，更新观念，以教育部《全国高职高专指导性专业目录》以及目前全国中医药高职高专教育的实际情况为依据，注重体现中医药高职高专教育的特色。

在对全国开展中医药高职高专教育的院校进行大量细致的调研工作的基础上，国家中医药管理局科教司委托全国高等中医药教材建设研究会于2004年6月在北京召开了"全国中医药高职高专教育与教材建设研讨会"，该会议确定了"新世纪全国中医药高职高专规划教材"所涉及的中医、西医两个基础以及10个专业共计100门课程的教材目录。会后全国各有关院校积极踊跃地参与了主编、副主编、编委申报、推荐工作。最后由国家中医药管理局组织全国高等中医药教材建设专家指导委员会确定了10个专业共90门课程教材的主编。并在教材的组织编写过程中引入了竞争机制，实行主编负责制，以保证教材的质量。

本系列教材编写实施"精品战略"，从教材规划到教材编写、专家审稿、编辑加工、出版，都有计划、有步骤地实施，层层把关，步步强化，使"精品意识"、"质量意识"始终贯穿全过程。每种教材的教学大纲、编写大纲、样稿、全稿都经专家指导委员会审定，都经历了编写启动会、审稿会、定稿会的反复论证，不断完善，重点提高内在质量。并根据中医药高职高专教育的特点，在理论与实践、继承与创新等方面进行了重点论证；在写作方法上，大胆创新，使教材内容更为科学化、合理化，更便于实际教学，注重学生实际工作能力的培养，充分体现职业教育的特色，为学生知识、能力、素质协调发展创造条件。

在出版方面，出版社严格树立"精品意识"、"质量意识"，从编辑加工、版面设计、装帧等各个环节都精心组织、严格把关，力争出版高水平的精品教材，使中医药高职高专教材的出版质量上一个新台阶。

在"新世纪全国中医药高职高专规划教材"的组织编写工作中，始终得到了国家中医药管理局的具体精心指导，并得到全国各开展中医药高职高专教育院校的大力支持，各门教材主编、副主编以及所有参编人员均为保证教材的质量付出了辛勤的努力，在此一并表示诚挚的谢意！同时，我们要对全国高等中医药教材建设专家指导委员会的所有专家对本套教材的关心和指导表示衷心的感谢！

由于"新世纪全国中医药高职高专规划教材"是我国第一套针对中医药高职高专教育的系统全面的规划教材，涉及面较广，是一项全新的、复杂的系统工程，有相当一部分课程是创新和探索，因此难免有不足甚至错漏之处，敬请各教学单位、各位教学人员在使用中发现问题，及时提出宝贵意见，以便重印或再版时予以修改，使教材质量不断提高，并真正地促进我国中医药高职高专教育的持续发展。

全国中医药高等教育学会
全国高等中医药教材建设研究会
2006 年 4 月

新世纪全国中医药高职高专规划教材
《中西医结合妇产科学》编委会

编写说明

《中西医结合妇产科学》是为适应我国高等医药院校中西医结合教育事业发展的需求，由全国高等中医药教材建设研究会组织编写的新世纪全国中医药高职高专中西医结合专业规划教材之一。供中西医结合专业高等专科学生、在职教育、成人教育及相应水平的学员使用。

全书内容共分为 25 章。第一章至第十章，论述了中西医结合妇产科学发展简史以及解剖、生理、病理和诊疗特点；第十一章至第二十三章论述了妇女月经病、妊娠病、异常分娩、产后病、生殖器官肿瘤、不孕症等病证及相关合并疾病的发病机制、中西医诊疗方法和预防措施，以及计划生育等。第二十四章至第二十五章介绍了妇产科常用特殊检查和手术。在编写过程中，突出教材的思想性、先进性、科学性、启发性、简明性和实用性，注重培养学生中西医结合诊治疾病的思路及方法，提高学生解决临床实际问题的能力。在疾病的归类和编排顺序方面，以中医妇科学传统的经、带、胎、产、杂分类法为纲，以西医妇产科病名为目，使学生既能学到系统的妇产科学知识，又能掌握中医妇科学的精华，中西医病证对照，辨病与辨证相结合。通过本课程的教学，使学生掌握妇产科常见病、多发病的发生发展规律、诊治方法、预防措施，熟悉计划生育措施，了解妇女保健等。

本教材由编写委员会分工编写，共同协作完成。第一章、第九章、第十章、第十八章由杜惠兰、卢晋编写；第二章由冯冬兰编写；第三章由史晓源、王若光、郑学刚编写；第四章、第五章由王秋焕编写；第六章、第七章、第八章由张帆编写；第十一章由史晓源、王若光、王少英、郑学刚编写；第十二章、第十三章由杨利侠编写；第十四章由钱静编写；第十五章、第二十一章、第二十三章由魏素华编写；第十六章、第十七章由李伟莉编写；第十九章由王永周编写；第二十章、第二十二章由李仲平编写；第二十四章由王少英、王若光、郑学刚编写；第二十五章由马惠荣编写。最后由主编整理修改完成。

中西医结合教育刚刚起步，《中西医结合妇产科学》是一门年轻的学科，高职高专中西医结合专业由于学制短，所学中西医课程相对较多，如何将学生培养成临床实用型人才值得探索。本教材虽在这方面作了些尝试，但由于编者水平所限，教材中难免有不妥或错谬之处，诚恳希望各院校在使用过程中发现问题，多提宝贵意见，以便进一步修订完善。

《中西医结合妇产科学》编委会
2006 年 5 月

目 录

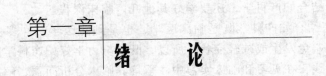

绪 论

第一节 中西医结合妇产科学的定义、范围与特点

一、中西医结合妇产科学的定义

中西医结合妇产科学是综合运用中、西医学基础理论与方法，研究妇女的生理病理、诊治规律，以防治妇女特有疾病的一门新兴的临床医学学科。

二、中西医结合妇产科学的研究范围

中西医结合妇产科学主要研究女性生殖器官及骨盆的解剖，卵巢的功能及性周期的变化与调节，月经、妊娠、分娩、产褥、哺乳的生理特点和特有疾病，生殖系统炎症、肿瘤、生殖器官畸形、损伤，以及不孕症、计划生育、妇女保健等。

三、中西医结合妇产科学的特点

中医妇科学与妇产科学是在各自不同的历史条件和背景、不同的医学理论体系指导下形成的两门临床医学学科，各有其学科的特点和不同之处，但由于研究对象相同，研究内容都是女性特殊生理、病理及其疾病的防治，两门学科之间必然有许多相同之处且存在密切联系。中西医结合妇产科学就是通过对这两门学科进行比较和分析，找出二者之间的联系和共同点，互相借鉴，取长补短，以提高治疗疾病的效果。

四、怎样学好中西医结合妇产科学

1. 掌握中医妇科学和妇产科学各自的优势与特色，并在此基础上掌握中西医结合妇产科学的特点。
2. 中西医结合妇产科学与其他临床学科密切相关。因女性生殖系统是整个

人体的一部分，与其他系统密不可分，许多疾病或病理情况可互相影响，所以，要学好中西医结合妇产科学，还要学好其他几门临床课程。

3. 中西医结合妇产科学既是临床医学，也是预防医学。许多疾病可通过一些预防措施来避免发生或减轻症状，所以，既要努力学好妇产科学理论知识，又要理论联系实践，在见习和临床实习中注重培养临床分析问题、解决问题的实际工作能力，掌握临床技能，还要熟悉各种疾病的预防知识和措施。

4. 培养良好的医德医风。产科学与妊娠有关，关系到母子双方的安危与健康，妇科学与许多疾病有关，也涉及许多个人隐私，因此，面对患者，要有强烈的事业心和高度的责任感，严肃认真，重视患者的心理和情志状态，注意保护隐私，尊重和关心患者，做一名合格的医生。

第二节　中、西医妇产科学发展简史

一、中医妇科学发展概况

中医妇科学是中医学的重要组成部分，是在中医学的形成和发展中逐渐建立起来的一门特色鲜明的临床学科。以下分七个历史时期简述其形成和发展。

（一）夏、商、周时代（公元前 2197～公元前 770 年）

此期为中医妇科学的萌芽阶段，重视孕产。如殷墟出土的甲骨文所载的 21 种疾病中就有"疾育"（妇产科病）；《易经·爻辞》载有"妇孕不育，凶"、"妇三岁不孕"；《诗经》、《山海经》载有"种子"和"绝育"的药物；《史记·楚世家》记载了剖宫产手术；《列女传》有"胎教"的记载。

（二）春秋战国时代（公元前 770～公元前 221 年）

春秋时代，出现了妇科医家，即"带下医"。《左传》已有难产、过期妊娠及优生的记载。

战国时代成书的我国现存第一部医学巨著《内经》，不但确立了中医学的基础理论，也为妇产科的形成和发展奠定了基础。在妇女的解剖、生理，妇产科疾病的病因病机、诊断、治则及孕期用药原则等方面均有详细论述。尤其是《素问·上古天真论》阐述的女子一生生长、发育、性成熟与衰老的规律至今仍被视为妇科经典理论。对妇产科临床病证的记载涉及经、带、胎、产、杂病范畴，如血崩、带下、月事不来、子喑、胎死、不孕、石瘕、肠覃等，并载有妇科历史上第一首方剂"四乌鲗骨一藘茹丸"。《内经》对妇产科从理论到临床病证的认识，奠定了妇科学的理论基础。

（三）秦汉时代（公元前 221 ~ 公元 220 年）

秦代已有妇产科病案。汉代妇产科发展较快，马王堆汉墓出土的一批医书，对妇产科影响较大的是《养生方》和《胎产书》。《难经》中论述的肾与命门及冲、任、督、带构成了妇产科重要的理论基础。《神农本草经》中直接指明治疗妇产科疾病的药物有 88 种，禹余粮条下首见"癥瘕"之名，紫石英条下首见"子宫"之名。

汉代张仲景的《金匮要略》最早设专篇论述妇产科疾病，为中医妇产科学的雏形。该书中妊娠病、产后病、妇人杂病三篇开创了妇科辨证论治及外治法治疗妇科疾病的先河。《后汉书·华佗传》记载，华佗凭脉证测知双胎难产，并以针药合治，成功引产死胎。《华佗神医秘传》记载了华佗治疗花柳病（性传播疾病）的方剂。汉代还出现了"女医"义姁（《汉书·义纵传》）和淳于衍（《汉书·孝宣许皇后传》），她们都是宫廷中的妇产科医生。

（四）魏晋南北朝隋唐时代（公元 220 ~ 公元 907 年）

晋代王叔和《脉经》第九卷记载妇女妊娠、产后、带下、月经疾病及妇女杂病的脉法和辨证，首先提出"月经"之名，还提出了"居经"、"避年"、"激经"以及临产"离经脉"和"五崩"的证候。南齐褚澄《褚氏遗书·求嗣门》主张晚婚与节育。北齐徐之才著《逐月养胎方》，论述了胎儿逐月发育的情况，明确提出了妊娠不同时期孕妇在饮食起居方面应该注意的问题。

隋代《诸病源候论》从 37 ~ 44 卷共 8 卷，论述了妇产科疾病的病因、病机及临床证候。强调损伤胞宫、冲任是妇产科疾病主要的病机，对后世影响巨大。在《妊娠欲去胎候》中已有治疗性堕胎法。

唐代孙思邈著《千金要方》，其中设妇人方 3 卷列于卷首，广泛收集了唐以前的许多医论和医方，论述了求子、妊娠、产难、胞衣不出、崩中漏下、带下、前阴诸疾等，尤对临产及产后护理的论述更为贴切。书中还提出了针刺引产的穴位和手法。王焘《外台秘要》中有妇人病 2 卷 35 门，除论述了妊娠、产难、产后、崩中、带下外，还记载了一些堕胎断产的方法。唐大中七年，昝殷著《经效产宝》，是我国现存理论和方药较完备的产科专著，全书共 3 卷，计 41 门，260 余方，书中对妊娠、难产、产后等常见病的诊断和治疗作了简要论述，首次提出了产后败血"冲心"之说。该书不但有重要的学术价值，而且也有重要的历史价值。至此，妇产科学的框架已形成。

（五）两宋金元时代（公元 960 ～公元 1368 年）

宋代妇产科已发展成为独立专科，在国家医学教育规定设置的九科之中就有产科。这是世界医事制度上妇产科最早的独立分科。由于设立了专科，妇产科专著较多。如杨子健的《十产论》详细记载了各种异常胎位的助产方法。朱端章的《卫生家宝产科备要》收集了宋以前的产科论著，还明确记述了产后"三冲"的危急证候和治疗方法。齐仲甫的《女科百问》将妇产科的内容归纳为 100 个问题逐一解答。此期在妇产科方面成就最大的是三世业医的陈自明和他的《妇人大全良方》。书中汇集和系统总结了南宋以前 40 余种医籍中有关妇产科的理论和临证经验。全书分为调经、众疾、求嗣、胎教、妊娠、坐月、产难、产后八门，每门数十证，共 248 论，论后附方。提出"妇人以血为基本"的学术观点，突出冲任损伤的病机。宋代妇产科专著的大量问世，太医局产科的设置，标志着中医妇产科学已经形成。

金元时代具有代表性的金元四大医家的学术争鸣和发展，从不同角度对妇产科学做出了贡献。刘完素倡导"火热论"，在所著《素问病机气宜保命集》中指出不同生理阶段分别重视肾、肝、脾的治法，颇有临床指导价值。张子和的学术思想以祛邪为主。在《儒门事亲》中用吐、下逐痰以通经，该书还记载有钩取死胎成功的案例。李杲倡导内伤学说，重视脾胃。常以补益脾胃，益气摄血，升阳除湿等法用于治疗妇科病证。朱丹溪提出"阳常有余，阴常不足"之说，所著《格致余论》一书首次明确描述了子宫形态，其痰湿论为妇科奇难病证的治疗另辟新径，并提出"产前当清热养血"、"产后以大补气血为先"的治疗法则，还用"皮工"之法治疗子宫脱垂。

（六）明代（公元 1368 ～公元 1644 年）

明代妇科有较大的发展。较重要的妇产科专著有：薛己著《薛氏医案》，以命门真阴真阳立论，还著有《校注妇人良方》、《女科撮要》。万全著《养生四要》、《广嗣纪要》、《妇人秘科》，在《广嗣纪要·择配篇》中提出了"五不女"。王肯堂《证治准绳·女科》综合了前人有关妇产科的论述，条理分明，内容丰富。李时珍著《本草纲目》、《奇经八脉考》，对中医月经理论的发展做出了重要贡献。赵献可《医贯》是历史上第一部研究肾的专著，强调水火相依，永不相离，故在治疗中倡导"壮水之主，以制阳光"，"益火之源，以消阴翳"。张介宾著《景岳全书》，其中《妇人规》3 卷对妇科理论的阐述甚为精湛，其理论核心是强调冲任、脾肾、阴血，治病立方理法严谨，倡导"阳非有余，阴常不足"之说，强调阳气阴精互为生化，对中医妇科理论发展有重大影响。明代医家对肾及命门学说的研究和阐发，使肾主生殖的理论研究得以深化。

（七）清代与民国时期（公元 1636 ~ 公元 1949 年）

清代、民国时期有许多妇产科专著问世，出现了中西医汇通学派，开创了中医教育的新局面。

清代将妇科专著称为"女科"或"妇人科"，妇产科著作较多，流传较广。傅山著《傅青主女科》，对妇科疾病的辨证论治从肝、脾、肾着手，"谈证不落古人窠臼，制方不失古人准绳，用药纯和，无一峻品，辨证详明，一目了然"，理法严谨，方药简效，见解独到。亟斋居士著《达生编》，论胎前、临产、产后调护及难产救治，平易浅近，书中提出"睡、忍痛、慢临盆"六字真言，流传甚广。吴谦等奉政府之命编著的《医宗金鉴》是一部医学教科书，内有《妇科心法要诀》，集清前的妇产科大成，理法严谨，体例规范，广为流传。沈尧封著《沈氏女科辑要》，对妇产科理论有许多新的见解，论述精辟。王清任著《医林改错》，发展了活血化瘀学说，对妇科治疗学影响较大。

此期出现了以唐容川、张锡纯等为代表的中西汇通学派，在他们的著作中有不少妇科内容。如晚清唐容川《血证论》对气血化生与作用的论述以及治病重视调和气血的思想，对妇科治疗学有着重要影响。

民国初期，张锡纯著《医学衷中参西录》，重视调理脾肾和活血化瘀。书中"治女科方"与关于妇科的医论、医话、医案多有创见，其自创的理冲汤、安冲汤、固冲汤、温冲汤、寿胎丸等仍为当今医生所习用。张山雷《沈氏女科辑要笺正》强调辨证论治，倡导肝肾学说，多为自识心得。并勇于吸收新知，在书末附"泰西诸说"，对女性内生殖器官以子宫、子核、子管名之。更重要的是当时有一批有识之士，在全国各地自己集资创办中医专科学校，开创了中医教育的新格局。

（八）现代（公元 1949 年以后）

中华人民共和国成立后，中医事业得到了快速发展。1956 年以后各省市相继建立了中医学院，连续组织编写了七版《中医妇科学》统一教材，开展了从专科、本科到硕士、博士以及外国留学生等不同层次和不同类别的中医药学教育，培养了一大批中医妇科人才。

在医疗研究方面取得了许多成果。中医妇科调经颇具特色与优势，全国 20 多个省市在 20 世纪 80 年代协作研究崩漏，对止血、调整月经周期、促排卵等关键问题取得进展；临床和实验研究证实，寿胎丸加味安胎疗效高，无毒副作用，等等。各地还先后整理编写和出版了一批妇科名老中医经验和专著，如卓雨农

《中医妇科治疗学》,《王渭川妇科治疗经验》,《刘奉五妇科经验》,《朱小南妇科经验选》,《罗元恺医著选》,《哈荔田妇科医话医案》,《百灵妇科》,《何子淮女科经验集》,黄绳武《中国医学百科全书·中医妇科学》,曾敬光等编著的教学参考丛书《中医妇科学》,罗元恺《实用中医妇科学》,刘敏如、谭万信主编的《中医妇产科学》等。在理论研究中较突出的是月经机理、带下机理、补肾促排卵机理、安胎机理、产后多虚多瘀机理以及活血化瘀机理等,发展了中医妇产科学理论。1984 年成立了中华全国中医学会妇科分会,2001 年更名为中华中医药学会妇科分会。2001 年中医妇科自己的杂志《世界中医妇产科学》问世,翌年改名为《中华中医妇产科学》杂志。

二、妇产科学发展概要

(一) 早期发展及建国前

公元前近千年,在古埃及、古希腊、古罗马、以色列和印度等国家的医学著作中均有妇女生理、病理以及妊娠生理、病理方面的论述。公元前 600 年希腊的希波克拉底(Hippocrates)对一些妇科疾病如白带、痛经、月经失调、不孕、子宫和盆腔炎症、子宫移位等均作了详细的观察和记载。其他有关妇产科方面的知识也有一些零星记载,但远未形成妇产科独立专科。

公元 13 ~ 16 世纪即西方文艺复兴时期,医学发展迅速,出现了医院和医学堂。开始尸体解剖,逐步形成解剖学科。Leonardo、Garbrie Le Fallopius 分别描述了子宫、卵巢和输卵管的构造,Casper Barthol 发现了外阴前庭大腺,译称巴氏腺。1470 ~ 1590 年间已开始各种妇科手术,如阴式子宫切除术、子宫颈切除术、会阴修补术等,发明了各种妇产科手术器械和阴道窥器。18 世纪中叶提出了产科无菌接生和手术。直至 Hendrick Van Roonhyze(1916 ~ 1924 年)所著的《现代妇产科学》问世,妇产科学才成为一门独立专业学科。

1875 年,广东博济医院 Keer 施行第一例卵巢囊肿切除术。1908 年上海 Elizabelh 切除了巨大子宫肌瘤。1901 年英国医生 Mc Poulter 到中国开展产科工作,开办产科培训班,建立了我国最早的产科病房。1911 年后由于外科手术、麻醉学、病理学、细菌学、内分泌学、化学药物及 X 线诊疗技术等的发展,加上女医生、女护士增多,女病人较多接受妇科检查,妇科病早期诊断病例增多,使我国妇科学有了进一步发展。1915 年,中华医学会在上海成立,1928 年协和医院开始将脊髓麻醉用于妇科手术。由于麻醉学科的发展,各地相继开展了较为复杂的大型手术。1929 年我国杨崇瑞在北平建立第一国立助产学校,翌年制定《助产士管理法》。1932 年齐鲁大学提出预防产科合并症的重要措施是重视产前保健、加强产前检查。同年协和医院开展外阴癌广泛手术及腹股沟淋巴清扫术。1935 年王逸慧开展了宫颈癌手术与放射治疗，并提出早期诊断的重要性。1937 年王国栋首次报告我国华北地区 617 例产妇骨盆外径均值及子宫底平均高度等产科正常值。同年，林巧稚指出前置胎盘和胎盘早剥是妊娠晚期出血的最常见原因，并介绍了治疗方法。此年在上海举行的中华医学会第十二届大会上，正式成立了第一届中华妇产科学会。在计划生育方面，王逸慧著有《避孕法》；1939 年北平创立了我国第一所节育诊所。1942 年王淑贞提出了镭疗加 X 光治疗子宫颈癌的方法。1949 年上海金钰珠报道蟾蜍试验诊断早孕及葡萄胎，为近代早孕诊断方法的一次飞跃。1953 年 4 月创办了《中华妇产科杂志》（季刊）。

（二）建国后

新中国建立后，孕产妇死亡率由建国前的 1500/10 万下降至 1996 年的 61.9/10 万，婴儿死亡率由 250‰ ～ 300‰ 下降至 1996 年的 17.5‰。1958 ～ 1965 年全国第一次普查普治子宫脱垂，1977 年国家再次对百余万名子宫脱垂和数万名尿瘘病人免费治疗。20 世纪 70 年代末，我国开始引入围产医学，城市研究的重点集中在胎儿发育监测，胎儿胎盘生理、生化、病理，胎儿–胎盘功能的早期诊断，遗传疾病的宫内诊断，胎儿发育异常的早期诊断等；农村主要推广围产保健的高危妊娠管理法。1957 年开始对女性生殖系统恶性肿瘤进行普查，子宫颈癌占妇女恶性肿瘤第一位。1961 年引进阴道镜。20 世纪 70 年代采用 ^{60} 钴、^{137} 铯、^{192} 铱为放射源的后装治疗和深度 X 线及高能加速器等治疗宫颈癌，提高了疗效，80 年代一般地、市医院都能进行根治手术，其五年生存率 0 期为 100%，Ⅰ期 95%，Ⅱ期 80%，已经达到国际先进水平。

（三）近代发展特点

1. 产科理论体系的转变，即由过去的以母亲为中心代之以新的母子统一管理理论体系，导致了围产医学、新生儿学等分支学科的出现。

2. 围产医学的兴起及围产监护技术和仪器的出现，降低了围生期母婴的死亡率，提高了新生儿的存活率和出生健康水平。

3. 新生儿学的创立及新生儿监护技术和仪器的发明，使新生儿特别是早产儿的成活率明显提高。

4. 产前诊断技术的发展促进了遗传咨询门诊的建立，使早期宫内发现和诊断胎儿某些先天性遗传性疾病和缺陷成为可能，减少了不良人口的出生，提高了出生人口的素质。

5. 助孕技术的发展解决了许多不孕夫妇的问题，保证了家庭幸福，促进了生殖生理的发展，还为将来基因治疗各种遗传性疾病奠定了良好的基础。

6. 女性内分泌学的进展及许多激素类新药的相继问世，提高了妇科月经和生殖功能失调性疾病的临床治疗效果，使女性内分泌学发展成为妇产科中一门专科学科，促进了计划生育、产科学以及生殖医学的发展。

7. 在妇科肿瘤学方面取得了巨大的成就，如阴道细胞学、肿瘤标记物的发现和临床应用有利于肿瘤的早期诊断，手术、放射治疗和化学治疗等手段的临床应用，明显提高了肿瘤的疗效。

8. 妇科手术方法的重大改进，如腹腔镜和宫腔镜的发明，使某些妇科疾病可以不开腹进行手术，术后病人痛苦少，恢复快。

9. 计划生育措施的丰富和发展，使一些新的节育技术和避孕药物相继问世，如各种避孕药、宫内节育器、输卵管和输精管结扎粘堵术、抗早孕药物以及房事后紧急避孕药等的普遍应用和推广，使人口出生率下降，人口增长得到控制。

10. 妇女保健学的创建，提高了妇女的身心健康。

三、中西医结合妇产科学的研究与发展

新中国建立后，在党和政府中、西医长期并重政策的指引下，妇产科界的中、西医同仁团结一心，共同攻关，取得了一些中西医结合的新进展和新成果。如1958年山西医学院开展中西医结合非手术治疗宫外孕取得良好效果，使90%早期患者不需手术而治愈；1964年上海第一医学院藏象专题研究组进行了"无排卵型功能性子宫出血病的治疗法则与病理机制的探讨"及"妊娠中毒症中医辨证分类及其治疗法则的探讨"；1978年江西省妇女保健院的"中药药物锥切治疗早期宫颈癌"以及针灸纠正胎位、防治难产等，都为中西医结合妇产科学的形成和建立做出了贡献。

中西医结合妇产科学的大规模研究始于20世纪80年代，主要是借鉴西医诊断的客观指标对中医妇科病证进行临床观察和实验室研究，或中西药物联合应用治疗妇产科疾病，如功能失调性子宫出血、慢性盆腔炎、不孕症、子宫肌瘤、子宫内膜异位症、妊娠期高血压疾病、母儿血型不合、胎儿宫内发育迟缓等。

90年代以后，采用西医辨病和中医辨证相结合的方法，提高了临床疗效。为适应社会对高级中西医结合人才的需求和高等医学教育的蓬勃发展，从80年代末和90年代初，部分高等医药院校相继招收中西医结合临床医学专业学生，各院校还编写了多种中西医结合妇产科学教材或专著。2006年，新世纪全国高等医药院校中西医结合临床医学专业规划教材（第一版）《中西医结合妇产科学》问世，为中西医结合妇产科学的建立和发展奠定了基础。

第二章 女性生殖系统解剖

女性生殖系统由内、外生殖器及其相关组织与邻近器官组成。

第一节 骨 盆

女性骨盆是胎儿经阴道分娩时必经的骨性产道，其大小、形状直接影响分娩。

一、骨盆的组成

1. 骨盆的骨骼 骨盆由骶骨、尾骨及左右两块髋骨组成。每块髋骨由髂骨、坐骨及耻骨融合而成；骶骨由 5～6 块骶椎合成；尾骨由 4～5 块尾椎合成（图 2－1）。

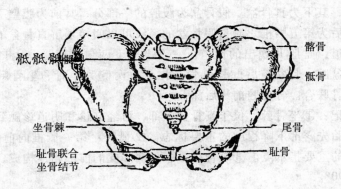

图 2－1 正常女性骨盆（前上观）

2. 骨盆的关节 有耻骨联合、骶髂关节和骶尾关节。两耻骨之间有纤维软骨，形成耻骨联合，位于骨盆的前方。骶髂关节位于骶骨和髂骨之间，在骨盆后方。骶尾关节为骶骨与尾骨的联合处。

3. 骨盆的韧带 骨盆各部之间的韧带，以骶、尾骨与坐骨结节之间的骶结节韧带和骶、尾骨与坐骨棘之间的骶棘韧带较为重要。骶棘韧带宽度即坐骨切迹

宽度，是判断中骨盆是否狭窄的重要指标。（图 2 - 2）

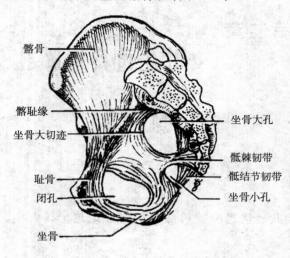

图 2 - 2　骨盆的分界及韧带（侧面观）

二、骨盆的分界

以耻骨联合上缘、髂耻缘及骶岬上缘的连线（即髂耻线）为分界，分界线以上为假骨盆，其下为真骨盆。假骨盆为腹腔的一部分，其前为腹壁下部，两侧为髂骨翼，其后为第五腰椎。测量假骨盆的径线可以间接了解真骨盆的大小。真骨盆又称骨产道，是胎儿娩出的通道。它有上、下两口，即骨盆上口与骨盆下口，其间为骨盆腔。骨盆腔后壁是骶骨与尾骨，两侧为坐骨、坐骨棘、骶棘韧带，前壁为耻骨联合。骨盆腔前浅后深。

真骨盆标记：①坐骨棘：位于真骨盆中部，可经肛诊和阴道诊触到，在分娩过程中是衡量胎先露部下降程度的重要标志。②骶岬：第一骶椎向前凸出形成，为骨盆内测量的重要指示点。③耻骨弓：耻骨两降支的前部相连构成，女性骨盆耻骨弓角度 >90°。

三、骨盆的类型

根据骨盆的形状分为四种类型，即女型、扁平型、男型、类人猿型（图 2 - 3）。其中女型骨盆上口呈横椭圆形，髂骨翼宽而浅，入口横径稍长于前后径，耻骨弓较宽，两侧坐骨棘间径 ≥10cm，骨盆腔宽大，最多见。实际上临床所见多是混合型骨盆。

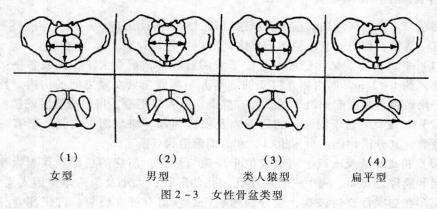

（1）　　　　　　（2）　　　　　　（3）　　　　　　（4）
女型　　　　　　男型　　　　　　类人猿型　　　　扁平型

图 2-3　女性骨盆类型

第二节　内、外生殖器

一、外生殖器

女性外生殖器指生殖器官的外露部分，又称外阴，包括耻骨联合至会阴及两股内侧之间的组织。古人称之为"阴户"，又名"四边"。

1. 阴阜　为耻骨联合前面隆起的脂肪垫。青春期该部皮肤开始生长阴毛，分布呈尖端向下的三角形。古代称阴毛为"毛际"，为第二性征之一。

2. 大阴唇　为靠近两股内侧的一对隆起的皮肤皱襞，起自阴阜，止于会阴。大阴唇皮下含有丰富的血管、淋巴管和神经。

3. 小阴唇　系位于大阴唇内侧的一对薄皱襞。表面湿润、色褐、无毛，富含神经末梢，故敏感。其前端相互融合包绕阴蒂，后端与大阴唇会合，形成阴唇系带。

4. 阴蒂　位于两侧小阴唇顶端的联合处，类似男性的阴茎海绵体，富含神经末梢，极敏感，具有勃起性。

5. 阴道前庭　为两侧小阴唇之间的菱形区。前为阴蒂，后

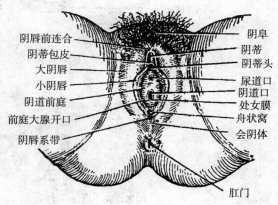

阴唇前连合　　　　　阴阜
阴蒂包皮　　　　　　阴蒂
大阴唇　　　　　　　阴蒂头
小阴唇　　　　　　　尿道口
阴道前庭　　　　　　阴道口
前庭大腺开口　　　　处女膜
阴唇系带　　　　　　舟状窝
　　　　　　　　　　会阴体
　　　　　　　　　　肛门

图 2-4　女性外生殖器

为阴唇系带。在此区域内，前方有尿道外口，后方有阴道口，阴道口与阴唇系带之间有一浅窝，称舟状窝。阴道前庭内尚有以下各部：

（1）前庭大腺　又称巴氏腺，位于大阴唇后部，黄豆大小，左右各一。腺管细长，约1～2cm，向内侧开口于前庭后方小阴唇与处女膜之间的沟内。性兴奋时分泌黄白色黏液起润滑作用。如有感染，腺管口阻塞，可形成囊肿或脓肿。

（2）尿道口　位于阴蒂头的后下方及前庭前部，略呈圆形。其后壁有一对尿道旁腺，其分泌物能润滑尿道口，常为细菌潜伏场所。

（3）阴道口及处女膜　阴道口位于尿道口后方，前庭的后部。其周缘覆盖有一层薄膜称处女膜。膜中央有一小孔，孔的形状、大小及膜的厚薄因人而异。处女膜多在初次性交时破裂，受分娩影响产后仅留有处女膜痕。古代称为"玉门"（未嫁女）、"龙门"（未产）、"胞门"（已产）。

二、内生殖器

女性内生殖器包括阴道、子宫、输卵管及卵巢，后两者合称子宫附件（图2-5）。

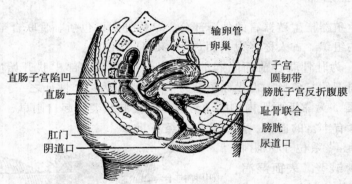

(1)矢状断面观

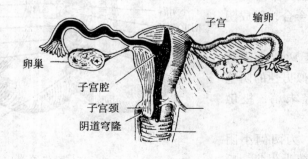

图2-5　女性内生殖器

（一）阴道

为性交器官、月经血排出及胎儿娩出的通道。上宽下窄，位于子宫与外阴之间，其上端包绕子宫颈，下端开口于阴道前庭。环绕宫颈的部分称阴道穹隆，分前、后、左、右四部分，因阴道前壁长 7～9cm，后壁长 10～12cm，故后穹隆最深，且与直肠子宫陷凹紧密邻接，为盆腔最低部位，临床上可经此处穿刺或引流。成年女性阴道壁有很多横纹皱襞，外覆弹力纤维，伸展性较大。幼女及绝经妇女的阴道黏膜上皮甚薄，皱襞少，伸展性小，容易创伤感染。古人称"子肠"、"产道"、"地道"。

（二）子宫

为一壁厚、腔小、肌肉为主的器官。子宫腔内覆盖黏膜，称子宫内膜，青春期后受性激素的影响发生周期性改变并产生月经；性交后，子宫为精子到达输卵管的通道；孕期为胎儿发育、成长的部位；分娩时子宫收缩使胎儿及其附属物娩出。

古医籍中称之为"女子胞"、"胞宫"、"子宫"、"胞脏"、"子脏"、"子处"、"血室"。但中医的"胞宫"包括了西医解剖学上所指的子宫、卵巢和输卵管，其功能涵盖了内生殖器官的功能。

1. 形态 成人子宫呈前后略扁的倒置梨形，非孕时长 7～8cm，宽 4～5cm，厚 2～3cm；宫腔容量约 5ml。子宫上部较宽，称宫体，其上端隆突部分称宫底，宫底两侧为宫角，与输卵管相通。子宫下部较窄呈圆柱状，称宫颈。宫体与宫颈的比例，婴儿期为 1:2，成年妇女为 2:1。

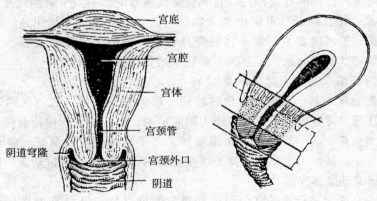

图 2－6 子宫各部

宫腔为上宽下窄的三角形。在宫体与宫颈之间形成最狭窄的部分称子宫峡部,在非孕期长约1cm,其上端因解剖上较狭窄,称解剖学内口;其下端因黏膜组织在此处由宫腔内膜转变为宫颈黏膜而称组织学内口。宫颈内腔呈梭形称宫颈管,成年妇女长约3cm,其下端为宫颈外口,宫颈下端伸入阴道内的部分称宫颈阴道部;在阴道以上的部分称宫颈阴道上部(图2-6)。未产妇的宫颈外口呈圆形,已产妇为"一"字形横裂。古代将子宫颈外口称为"子门"。

2. 组织结构

(1) 宫体 宫体壁由三层组织构成,外层为浆膜层,中层为肌层,内层为子宫内膜。

子宫内膜为一层粉红色黏膜组织,从青春期开始受卵巢激素影响,其表面2/3能发生周期性变化称功能层;余下1/3靠近子宫肌层的内膜无周期性变化称基底层。

子宫肌层非孕时厚约0.8cm。肌层由平滑肌束及弹力纤维组成。肌束纵横交错如网状,外层纵行,内层环行,中层交叉排列。肌层中含血管,子宫收缩时压迫血管,能有效制止子宫出血。

子宫浆膜层为覆盖子宫体底部及前后面的脏腹膜,与肌层紧贴,但在子宫前面近子宫峡部处,腹膜与子宫壁结合较疏松,向前反折以覆盖膀胱,形成膀胱子宫陷凹。在子宫后面,腹膜沿子宫壁向下,至宫颈后方及阴道后穹隆再折向直肠,形成直肠子宫陷凹(见图2-5)。

(2) 宫颈 主要由结缔组织构成,亦含少量平滑肌纤维、血管及弹力纤维。宫颈管黏膜为单层高柱状上皮,黏膜内腺体能分泌碱性黏液,形成黏液栓,堵塞宫颈管。宫颈阴道部为复层鳞状上皮覆盖,表面光滑。宫颈外口柱状上皮与鳞状上皮交界处是宫颈癌的好发部位。宫颈管受性激素的影响发生周期性变化。

3. 位置 子宫位于骨盆腔中央,膀胱与直肠之间,下端接阴道,两侧有输卵管和卵巢。子宫位置主要靠子宫韧带及骨盆底肌肉和筋膜的支托,正常情况下,子宫呈轻度前倾前屈位,宫颈下端处于坐骨棘水平稍上方。

4. 子宫韧带 共有4对(图2-7)。

(1) 圆韧带 起于两侧子宫角的前面、输卵管近端的下方,向前下方伸展达两侧骨盆壁,再穿过腹股沟管终于大阴唇前端,它能使子宫保持前倾位置。

(2) 阔韧带 为一对翼状的腹膜皱襞。由子宫两侧至骨盆壁,将骨盆腔分为前后两部分。其作用主要是维持子宫在盆腔的正中位置。子宫动、静脉和输尿管均从阔韧带基底部穿过。

(3) 主韧带 横行于子宫颈两侧和骨盆侧壁之间,又称宫颈横韧带,起固定宫颈位置的作用。

(4) 宫骶韧带 从宫颈后上侧方向两侧绕过直肠到达第2、3骶椎前面的筋膜。将宫颈向后向上牵引,使子宫处于前倾位置。

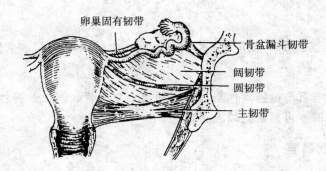

图 2-7 子宫各韧带

（三）输卵管

为一对细长弯曲的管，位于阔韧带上缘内，内侧与宫角相连通，外端游离，与卵巢接近。全长约 8~14cm，外覆浆膜，中层为平滑肌层，内层为黏膜层，其黏膜受卵巢性激素影响，也有周期性组织学变化。输卵管由内向外分为四部分，即间质部、峡部、壶腹部、伞部（有"拾卵"作用）。输卵管为卵子与精子相遇的场所，也是向宫腔运送受精卵的管道。

（四）卵巢

为一对灰白色扁椭圆形性腺，能产生卵子和分泌性激素。青春期前，卵巢表面光滑；青春期开始排卵后，表面逐渐凹凸不平；成年妇女的卵巢约 4cm×3cm×1cm 大，重约 5~6g；绝经后萎缩。

卵巢表面无腹膜，由单层立方上皮覆盖，称生发上皮；其内有一层纤维组织，称卵巢白膜。再向内为卵巢实质，分皮质与髓质两部分，皮质在外层，其中有数以万计的始基卵泡及致密结缔组织，髓质在中心，内无卵泡，但有疏松结缔组织及丰富的血管、神经、淋巴管等（图 2-8）。

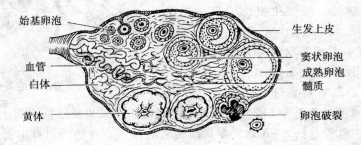

图 2-8 卵巢的构造

第三节 邻近器官及血管、淋巴、神经

女性生殖器官与盆腔其他器官互相邻接，其血管、淋巴及神经有密切联系。某一器官病变时，可累及其邻近器官。

一、邻近器官

1. 尿道 位于耻骨联合后与阴道前壁之间，从膀胱三角尖端开始，穿过泌尿生殖隔，止于阴道前庭的尿道外口。女性尿道长约4cm，短而直，邻近阴道，易引起泌尿系统感染。

2. 膀胱 为一空腔器官，位于耻骨联合之后、子宫之前。其形状、大小可因其盈虚及邻近器官的情况而变化。膀胱壁由浆膜层、肌层及黏膜层构成。

由于膀胱充盈可影响子宫和阴道，故妇科检查及手术前必须排空膀胱。

3. 输尿管 为一对肌性圆索状长管，起自肾盂，终于膀胱，长约30cm，粗细不一。女性输尿管在腹膜后，从肾盂开始沿腰大肌前面偏中线侧下降，在骶髂关节处经髂外动脉起点的前方进入骨盆腔继续下行，于阔韧带基底部向前内方行于宫颈旁约2cm处，在子宫动脉的后方与之交叉，又经阴道侧穹隆顶端绕向前方进入膀胱（图2-9）。在施行子宫切除结扎子宫动脉时，应避免损伤输尿管。

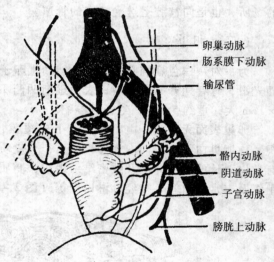

卵巢动脉
肠系膜下动脉
输尿管

髂内动脉
阴道动脉
子宫动脉
膀胱上动脉

图2-9 输尿管与子宫动脉的关系

4. 直肠 上接乙状结肠，下连肛管，前为子宫及阴道，后为骶骨。直肠上段有腹膜遮盖，至直肠中段腹膜折向前上方，覆于宫颈及子宫后壁，形成直肠子宫陷凹。直肠下部无腹膜覆盖。肛管长约2~3cm，在其周围有肛门内、外括约肌和肛提肌，而肛门外括约肌为骨盆底浅层肌肉的一部分。因此，妇科手术及分娩处理时均应注意避免损伤肛管、直肠。

5. 阑尾 上端连接盲肠，通常位于右髂窝内，有的下端可达右侧输卵管及卵巢部位。故妇女患阑尾炎时有可能累及子宫附件，应注意鉴别诊断。

二、血管、淋巴及神经

1. 血管 女性内外生殖器官的血液供应主要来自卵巢动脉、子宫动脉、阴道动脉及阴部内动脉。各部位的静脉均与同名动脉伴行，但在数量上较动脉多，并在相应器官及其周围形成静脉丛，且相互吻合，故盆腔静脉感染易于蔓延。

2. 淋巴 女性生殖器官具有丰富的淋巴管及淋巴结，均伴随相应的血管而行，淋巴液首先汇入髂淋巴结，然后进入腰淋巴结，最后汇入第二腰椎前方的乳糜池。女性生殖器淋巴主要分为外生殖器淋巴与盆腔淋巴两大组。当内外生殖器发生感染或肿瘤时，往往沿各部回流的淋巴管传播，导致相应淋巴结肿大。

3. 神经 支配外阴部的神经主要为阴部神经，由第Ⅱ、Ⅲ、Ⅳ骶神经的分支组成，与阴部内动脉同行，在坐骨结节内侧下方分成三支，即会阴神经、阴蒂神经及肛门神经，分布于会阴、阴唇、阴蒂、肛门。内生殖器主要由交感神经和副交感神经所支配，交感神经纤维自腹主动脉前神经丛分出，下行入盆腔分为两部分即卵巢神经丛和骶前神经丛，分布于卵巢和输卵管、子宫、膀胱等部。子宫平滑肌有自律活动，完全切除其神经后仍能有节律收缩，还能完成分娩活动。临床上可见下半身截瘫的产妇能顺利自然分娩。

第四节　骨盆底

骨盆底由多层肌肉和筋膜所组成，封闭骨盆出口，盆腔脏器赖以承载并保持正常位置。骨盆底的前方为耻骨联合下缘，后方为尾骨尖，两侧为耻骨降支、坐骨升支及坐骨结节。骨盆底有三层组织（图2-10）。

1. 外层 即浅层筋膜与肌肉。在外生殖器、会阴皮肤及皮下组织的下面，有一层会阴浅筋膜，其深面由三对肌肉及肛门外括约肌组成浅肌肉层，此层肌肉的肌腱汇合于阴道外口与肛门之间，形成中心腱。

2. 中层 即泌尿生殖隔。由上、下两层坚韧筋膜及一层薄肌肉组成，覆盖于由耻骨弓与两坐骨结节所形成的骨盆出口前部三角形平面上，又称三角韧带。其上有尿道与阴道穿过。在两层筋膜间有一对由两侧坐骨结节至中心腱的会阴深横肌及位于尿道周围的尿道括约肌。

3. 内层 即盆隔。为骨盆底的最内层，由肛提肌及其筋膜所组成，亦为尿道、阴道及直肠贯通。每侧肛提肌由耻尾肌、髂尾肌及坐尾肌三部分组成，两侧

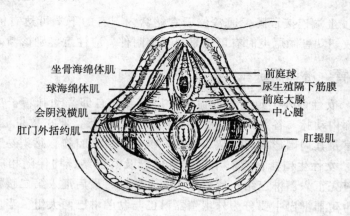

图2-10　骨盆底肌层

肌肉互相对称，合成漏斗形。肛提肌有加强盆底托力及肛门和阴道括约肌的作用。

　　广义的会阴是指封闭骨盆出口的所有软组织。狭义的会阴是指阴道口与肛门之间的软组织。妊娠期会阴组织变软有利于分娩。分娩时保护会阴，可防止裂伤。

第三章
女性生殖系统生理

第一节　女性一生各时期的生理特点

女性一生按年龄可大致分为六个时期，即新生儿期、幼年期、青春期、性成熟期、围绝经期、老年期。受遗传、营养、环境、气候等条件的影响，以上各期年龄段在个体上有一定差异。

一、新生儿期

出生后 4 周内称新生儿期。在母体内，女性胎儿受到母体性腺及胎盘所产生的女性激素影响，子宫、卵巢及乳房等均有一定程度的发育。因此在出生后，有些新生儿乳房稍有增大，并分泌少量乳汁；随着女性激素量迅速下降直至消失，个别新生儿还可出现少量阴道流血。这些都是生理现象，短期内可自然消失。

二、儿童期

出生后 4 周到 12 岁左右称儿童期。10 岁以前，儿童身体持续发育，但乳房、性腺和生殖器仍为幼稚型：阴道上皮薄，无皱襞，阴道酸度低，抗感染力弱，容易发生炎症；子宫小，宫体与宫颈长度比为 1∶2 ，子宫肌层亦很薄；输卵管细而弯曲；卵巢长而窄。约 10 岁开始，卵巢中开始有少量卵泡发育，并能分泌少量性激素。在性激素的作用下，乳房开始增大，内、外生殖器官开始发育，胸、髋、肩部以及耻骨上方皮下脂肪开始积聚，女性特征开始出现。

三、青春期

从月经初潮至生殖器官逐渐发育成熟的时期称青春期。这一时期，身体及生殖器官发育迅速，月经来潮。第一性征明显变化，表现为阴阜隆起，大阴唇肥厚，小阴唇变大且有色素沉着；阴道长度、宽度增加，阴道黏膜变厚，出现皱襞；子宫体明显增大，占子宫全长的 2/3；输卵管增粗；卵巢增大，皮质内有不同发育阶段的卵泡，致使卵巢表面稍呈凹凸不平。由于卵巢功能尚不健全，故初潮后月经周期多无一定规律，经逐步调整才能接近正常。第二性征显现，表现为音调变高，乳房丰满而隆起，骨盆变大，出现阴毛、腋毛，胸、髋、肩部以及耻骨上方皮下脂肪进一步增多，显现女性特有的体态。

四、性成熟期

卵巢功能成熟并有性激素分泌及周期性排卵的时期称性成熟期。一般18岁开始逐渐成熟，持续约30年左右。此期突出的生理表现是规律性行经和生育活跃，故也称生育期。在此期间，女性内外生殖器官和乳房随着卵巢的周期性变化而有不同程度的周期性变化。

五、围绝经期

围绝经期是指妇女卵巢功能逐渐衰退，生理功能从旺盛向衰退过渡的时期。以往一直采用"更年期"一词来形容女性这一特殊生理变化、变更时期，1994年WHO召开有关绝经研究进展工作会议，推荐将这一时期采用"围绝经期"（perimenopause）名称，是指从40岁左右开始出现内分泌生物学变化与临床表现，至停经后1年内的一段时期。包括绝经前期、绝经和绝经后期三个阶段。围绝经期最突出的表现为生殖器官开始萎缩，卵泡不能发育成熟及排卵。月经量渐少，周期延后，最后绝经。由于内分泌功能的减退，有少部分妇女出现自主神经功能紊乱的症状。

六、老年期

60岁以上称为老年期。此期卵巢功能进一步衰退、老化。表现为卵巢缩小、变硬，表面光滑，子宫及宫颈萎缩，外阴的皮下脂肪减少，阴道黏膜变苍白，光滑，阴道逐渐缩小。由于性激素分泌减少，易致代谢紊乱，故此期是高血压病、冠心病、骨质疏松症等疾病的高发时期。

第二节　月经及卵巢的周期性变化

一、月经及月经临床表现

1. 月经　月经（menstruation）是伴随卵巢周期性变化而出现的子宫内膜周期性脱落及出血。月经的出现是生殖功能成熟的标志之一。月经第一次来潮称月经初潮（menarche）。其初潮年龄多在13～14岁之间，可早在11～12岁，迟至

15~16 岁。

2. 月经血的特征 月经血一般呈暗红色，不凝固，其成分除血液外，还有子宫内膜碎片、宫颈黏液及脱落的阴道上皮细胞；月经血中含有前列腺素及来自子宫内膜的大量纤溶酶。

3. 正常月经的临床表现 正常月经典型的特征是周期性。出血的第一日为月经周期的开始，两次月经第一日的间隔时间为一个月经周期（menstrual cycle），一般是 21~35 日，平均 28 日；每次月经持续天数称经期，大多为 2~8日，平均 3~5 日；经量是指一次月经的总失血量，正常为 30~50ml，若超过80ml 为月经过多。可出现下腹及腰骶部下坠不适或子宫收缩痛等症状。少数患者可有头痛及轻度神经系统不稳定症状。

二、卵巢功能及周期性变化

（一）卵巢的功能

卵巢是女性的一对性腺，具有产生卵子并排卵和分泌女性激素的功能。

（二）卵巢的周期性变化

1. 卵泡的发育及成熟 新生儿出生时卵巢大约有 200 万个卵泡。儿童期多数卵泡退化，近青春期仅有约 30 万个卵泡。进入青春期后，卵泡由自主发育至成熟的过程依赖促性腺激素的刺激。生育期每月一般只有一个优势卵泡可达完全成熟，并排出卵子，其余的卵泡发育到一定程度通过细胞凋亡机制而自行退化，称卵泡闭锁。妇女一生中一般只有 400~500 个卵泡发育成熟并排卵。根据卵泡的形态、大小、生长速度和组织学特征，其生长主要有以下阶段（图 3-1）。

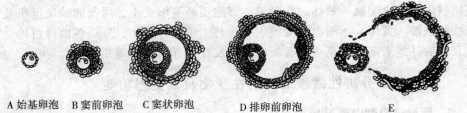

A 始基卵泡　B 窦前卵泡　C 窦状卵泡　　　D 排卵前卵泡　　　　　E

图 3-1　各级卵泡示意图

（1）**始基卵泡** 由一个停留于减数分裂双线期的初级卵母细胞及环绕其周围的单层梭形前颗粒细胞层组成。

（2）**窦前卵泡** 包绕卵母细胞的梭形前颗粒细胞变为柱状颗粒细胞，并有丝分裂，是初级卵泡。窦前卵泡是初级卵泡发育完全的阶段，其组织学可见卵母细胞增大，外围有透明带，颗粒细胞进一步增殖变为多层，外围的间质细胞包绕形成卵泡膜的内泡膜层和外泡膜层。颗粒细胞层与卵泡膜层之间出现基底膜层。

（3）窦状卵泡　在雌激素和卵泡刺激素（FSH）持续影响下产生卵泡液，形成卵泡腔，亦称次级卵泡。在 FSH 作用下该期卵泡的颗粒细胞获得黄体生成素（LH）受体，并在 LH 协同作用下，产生雌激素量较窦前卵泡明显增加。

（4）排卵前卵泡　是卵泡发育的最后阶段，卵泡液急骤增加，卵泡腔增大，卵泡体积显著增大，直径可达 15～20mm，卵泡向卵巢表面突出，自外向内其结构依次是卵泡外膜、卵泡内膜、颗粒细胞、卵泡腔、卵丘、放射冠。

2. 排卵　卵细胞和它周围的卵丘颗粒细胞一起被排出的过程称排卵（ovulation）。排卵前，由于下丘脑大量释放促性腺激素释放激素（GnRH），刺激垂体释放促性腺激素，出现 LH/FSH 峰。LH 峰使卵母细胞重新启动减数分裂进程，直至完成第一次减数分裂，排出第一极体，初级卵母细胞成熟为次级卵母细胞。在 LH 峰作用下排卵前卵泡黄素化，产生少量黄体酮。LH/FSH 排卵峰与黄体酮协同作用，激活卵泡液内蛋白溶酶活性，溶解卵泡壁隆起尖端部分，形成排卵孔。排卵前卵泡液中前列腺素明显增加，可促进卵泡壁释放蛋白溶酶，促使卵巢内平滑肌收缩，有助于排卵。排卵时随卵细胞同时排出的有透明带、放射冠及小部分卵丘内的颗粒细胞。排卵多发生在下次月经来潮前 14 日左右。

3. 黄体形成及退化　排卵后卵泡液流出，卵泡腔内压下降，卵泡壁塌陷，形成许多皱襞，卵泡壁的卵泡颗粒细胞和卵泡内膜细胞向内侵入，周围有结缔组织的卵泡外膜包围，共同形成黄体。排卵后 7～8 日（相当于月经周期第 22 日左右）黄体体积和功能达到高峰，直径 1～2cm，外观呈黄色。

若卵子未能受精，黄体在排卵后 9～10 日开始退化，黄体功能限于 14 日，其机制尚未完全明确。黄体退化时黄体细胞逐渐萎缩变小，周围的结缔组织及成纤维细胞侵入黄体，逐渐由结缔组织所代替，组织纤维化，外观色白称白体。黄体衰退后月经来潮，卵巢中又有新的卵泡发育，开始新的周期。

（三）卵巢分泌性激素的周期性变化及其生理功能

1. 卵巢分泌性激素及周期变化

（1）雌激素　卵泡开始发育时，雌激素分泌量很少；至月经第 7 日卵泡分泌雌激素量迅速增加，在排卵前达到高峰；排卵后由于卵泡液中雌激素释放至腹腔使循环中雌激素暂时下降，排卵后 1～2 日，黄体开始分泌雌激素使循环中雌激素又逐渐上升，约在排卵后 7～8 日黄体成熟时，循环中雌激素又形成第二个小高峰，此均值低于第一高峰。其后黄体萎缩，雌激素水平急剧下降，在月经期达最低水平。

（2）孕激素　卵泡期卵泡不分泌黄体酮，排卵前成熟卵泡的颗粒细胞在 LH 排卵峰的作用下黄素化，开始分泌少量黄体酮，排卵后黄体分泌黄体酮逐渐增加，至排卵后 7～8 日黄体成熟时分泌量达最高峰，若未受孕，以后逐渐下降，到月经来潮时降到卵泡期水平。

（3）雄激素　女性的雄激素主要来自肾上腺，少量来源于卵巢，包括睾酮和雄烯二酮，由卵泡膜和卵巢间质合成。排卵前循环中雄激素升高，促进非优势卵泡闭锁，同时提高性欲。

2. 卵巢性激素的生理作用

（1）雌激素的生理作用

①子宫：促进子宫肌细胞增生和肥大；增进血运，促使和维持子宫发育；增加子宫平滑肌对缩宫素的敏感性。使子宫内膜腺体及间质增生、修复。使宫颈口松弛，扩张，宫颈黏液分泌增加，性状变稀薄，富有黏性，易拉成丝状。

②卵巢：协同 FSH 促进卵泡发育，有助于卵巢积储胆固醇。

③输卵管：促进输卵管肌层发育及上皮的分泌活动，并可加强输卵管肌节律性收缩的振幅。

④阴道上皮：使阴道上皮细胞增生和角化，黏膜变厚，并增加细胞内糖原含量。

⑤外生殖器：使阴唇发育、丰满、色素加深。

⑥第二性征：促使乳腺管增生，乳头、乳晕着色，促进其他第二性征的发育。

⑦下丘脑、垂体：通过对下丘脑和垂体的正负反馈调节，控制促性腺激素的分泌。

⑧代谢作用：促进水钠潴留；促进肝脏高密度脂蛋白合成，抑制低密度脂蛋白合成，降低循环中胆固醇水平；维持和促进骨基质代谢。

（2）孕激素的生理作用　孕激素通常在雌激素作用的基础上发挥效应。

①子宫：降低子宫平滑肌兴奋性及其对缩宫素的敏感性，抑制子宫收缩，有利于胚胎及胎儿宫内生长发育。使增生期子宫内膜转化为分泌期内膜，为受精卵着床做好准备。使宫颈口闭合，黏液分泌减少，性状变黏稠。

②输卵管：抑制输卵管肌节律性收缩的振幅。

③阴道上皮：加快阴道上皮细胞脱落。

④乳房：促进乳腺腺泡发育。

⑤下丘脑、垂体：孕激素在月经中期具有增强雌激素对垂体 LH 排卵峰释放的正反馈作用；在黄体期对下丘脑、垂体有负反馈作用，抑制促性腺激素分泌。

⑥体温：兴奋下丘脑体温调节中枢，可使基础体温在排卵后升高 0.3℃ ~0.5℃。

⑦代谢作用：促进水钠排泄。

（3）孕激素与雌激素的协同和拮抗作用　孕激素在雌激素作用的基础上，进一步促使女性生殖器和乳房的发育，为妊娠准备条件，二者有协同作用；另一方面，二者又有拮抗作用，雌激素促进子宫内膜增生及修复，孕激素则限制子宫内膜增生，并使增生的子宫内膜转化为分泌期。其他拮抗作用表现在子宫收缩、输卵管蠕动、宫颈黏液变化、阴道上皮细胞角化和脱落以及钠和水的潴留与排泄等方面。

（4）雄激素的生理作用

①女性生殖系统：促使阴蒂、阴唇和阴阜的发育，促进阴毛、腋毛的生长。

②机体代谢功能：促进蛋白合成，促进肌肉生长，并刺激骨髓中红细胞的增生。在性成熟期前，促使长骨骨基质生长和钙的保留；性成熟后可导致骨骺关闭，使生长停止，可促进肾远曲小管对 Na^+、Cl^- 的重吸收引起水肿。雄激素还可以增加基础代谢率。

3. 卵巢分泌的多肽激素　卵巢除分泌甾体激素外，还分泌一些多肽激素，如抑制素（inhibin）、激活素（activin）和卵泡抑制素（follistatin）。

三、子宫内膜及生殖器其他部位的周期性变化

卵巢周期使女性生殖器发生一系列周期性变化，尤以子宫内膜的周期性变化最为显著。

（一）子宫内膜的周期性变化

子宫内膜分为基底层和功能层。基底层不受月经周期中卵巢激素变化的影响，在月经期不发生脱落；功能层受卵巢激素的影响呈现周期性变化，月经期坏死脱落。正常一个月经周期（以 28 日为例），其组织形态的周期性改变可分为三期：

1. 增生期　月经周期的第 5 ~ 14 日，相当于卵泡发育成熟阶段。在卵泡期雌激素作用下，子宫内膜腺体和间质细胞呈增生状态，又分早、中、晚期三期。增生期早期：月经周期第 5 ~ 7 日。子宫内膜的增生与修复在月经期即已开始。此期内膜薄，仅 1 ~ 2mm。增生期中期：月经周期第 8 ~ 10 日。此期特征是间质水肿明显。增生期晚期：月经周期第 11 ~ 14 日。此时内膜增厚至 3 ~ 5mm，表面高低不平，略呈波浪形。

2. 分泌期　黄体形成后，在孕激素的作用下，子宫内膜呈分泌反应。分泌

期也分早、中、晚期三期。分泌期早期：月经周期第 15～19 日。内膜腺体更长，屈曲更明显。分泌期中期：月经周期第 20～23 日。内膜较前更厚并呈锯齿状，腺体内的分泌上皮细胞顶端胞膜破裂，细胞内的糖原排入腺腔称顶浆分泌。分泌期晚期：月经周期第 24～28 日，此期为月经来潮前期。子宫内膜增厚呈海绵状，此期螺旋小动脉迅速增长超出内膜厚度，也更弯曲，血管管腔也扩张。

3. 月经期　月经周期第 1～4 日。由于雌、孕激素水平下降，子宫内膜中前列腺素的合成活化，前列腺素刺激子宫肌层收缩而引起内膜功能层的螺旋小动脉持续痉挛，内膜血流减少，受损缺血的坏死组织面积逐渐扩大，组织变性、坏死，血管壁通透性增加，使血管破裂导致内膜底部血肿形成，促使组织坏死剥脱。变性、坏死的内膜与血液相混而排出，形成月经。

（二）生殖器其他部位的周期性变化

1. 阴道黏膜　月经周期中阴道黏膜呈现周期性改变，在阴道上段表现最明显。排卵前，阴道上皮在雌激素的作用下，底层细胞增生，逐渐演变为中层与表层细胞，使阴道上皮增厚，表层细胞出现角化，其程度在排卵期最明显。细胞内富含糖原，经阴道杆菌分解成乳酸，使阴道内保持一定酸度，可以防止致病菌的繁殖。排卵后在孕激素的作用下，表层细胞脱落。因此临床上常借助阴道脱落细胞的变化，以了解体内雌激素水平和有无排卵。

2. 宫颈黏液　雌激素可刺激宫颈腺分泌细胞的分泌功能，随着雌激素水平不断提高，至排卵期黏液分泌量增加，黏液稀薄、透明，拉丝度可达 10cm 以上。黏液作涂片检查，干燥后可见羊齿植物叶状结晶，这种结晶在月经周期第 6～7 日开始出现，到排卵期最为清晰而典型。排卵后受孕激素影响，黏液分泌量逐渐减少，质地变黏稠而浑浊，拉丝度差，易断裂。涂片检查时结晶逐步模糊，直至月经周期第 22 日左右完全消失，出现排列成行的椭圆体。

3. 输卵管　在雌激素的作用下，输卵管黏膜上皮纤毛细胞生长，体积增大，非纤毛细胞分泌增加，为卵子提供运输和种植前的营养物质。雌激素还促进输卵管发育及输卵管肌层的节律性收缩。孕激素则能增加输卵管的收缩速度，减少输卵管的收缩频率，抑制输卵管黏膜上皮纤毛细胞的生长，减低分泌细胞分泌黏液。雌、孕激素的协同作用，保证受精卵在输卵管内的正常运行。

四、下丘脑－垂体－卵巢轴的相互关系

月经周期的调节是极其复杂的过程，下丘脑分泌 GnRH，通过调节垂体促性腺激素的分泌，调控卵巢功能。下丘脑、垂体与卵巢之间相互调节、相互影响，形成一个完整而协调的神经内分泌系统（图 3－2），称为下丘脑－垂体－卵

巢轴。

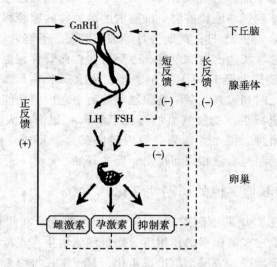

图 3 - 2　下丘脑 - 垂体 - 卵巢轴之间的相互关系

（一）下丘脑促性腺激素释放激素

直接通过垂体门脉系统输送到腺垂体，调节垂体促性腺激素的合成和分泌。GnRH 的分泌受垂体促性腺激素和卵巢性激素的反馈调节，包括起促进作用的正反馈和起抑制作用的负反馈调节。

（二）腺垂体生殖激素

1. 促性腺激素　FSH 和 LH 两者均由腺垂体的促性腺激素细胞所分泌，对 GnRH 的脉冲式刺激起反应，亦呈脉冲式分泌。

2. 催乳激素（PRL）　由腺垂体的催乳细胞分泌，具有促进乳汁合成功能。催乳激素的产生主要受下丘脑分泌的催乳激素抑制因子（PIF）抑制性控制。促甲状腺激素释放激素也能刺激催乳激素的分泌。

（三）卵巢激素的反馈作用

卵巢性激素对下丘脑 GnRH 和垂体促性腺激素的合成和分泌具有反馈作用。小剂量雌激素对下丘脑产生负反馈，抑制 GnRH 的分泌，减少垂体的促性腺激素分泌。在卵泡期，随着卵泡发育，雌激素水平逐渐升高，负反馈作用加强，垂体释放 FSH 受到抑制，循环中 FSH 水平下降。而大剂量雌激素既可产生正反馈又

可产生负反馈作用。排卵前，卵泡发育成熟，大量分泌雌激素，刺激下丘脑 Gn-
RH 和垂体 LH、FSH 大量释放，形成排卵前 LH、FSH 峰。排卵后，血液中雌激
素和孕激素水平明显升高，两者联合作用，FSH 和 LH 的合成和分泌又受到
抑制。

（四）月经周期的调节机制

1. 卵泡期　在前次月经周期的卵巢黄体萎缩后，雌、孕激素水平降至最低，
对下丘脑及垂体的抑制解除，下丘脑又开始分泌 GnRH，使垂体 FSH 分泌增加，
促使卵泡逐渐发育，在少量 LH 的协同作用下，卵泡分泌雌激素。在雌激素的作
用下，子宫内膜发生增生期变化，随着雌激素逐渐增加，对下丘脑的负反馈作用
增强，抑制下丘脑 GnRH 的分泌，使垂体 FSH 分泌减少。随着优势卵泡逐渐发
育成熟，雌激素出现高峰，对下丘脑产生正反馈作用，促使垂体释放大量 LH，

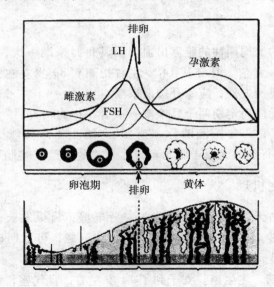

图 3 - 3　卵巢及子宫内膜周期性变化和激素水平关系示意图

出现 LH 高峰，FSH 同时亦形成一个较低的峰，大量的 LH 与一定量 FSH 协同作
用，使成熟卵泡排卵（图 3 - 3）。

2. 黄体期　排卵后，循环中 LH 和 FSH 均急速下降，在少量 LH 及 FSH 作
用下，黄体形成并逐渐发育成熟。黄体主要分泌孕激素，使子宫内膜转变为分泌
期。黄体也分泌雌激素，排卵后雌激素高峰即来自成熟黄体的分泌。由于大量孕
激素和雌激素共同的负反馈作用，垂体分泌的 LH 及 FSH 相应减少，黄体开始萎

缩，孕激素和雌激素的分泌也减少。子宫内膜失去性激素支持，发生坏死、脱落从而月经来潮。孕激素、雌激素的减少解除了对下丘脑、垂体的负反馈抑制，FSH、LH 分泌增加，卵泡开始发育，下一个月经周期又重新开始，如此周而复始。

总之，下丘脑、垂体和卵巢之间相互依存，相互制约，调节着正常月经周期。月经周期还受外界环境、精神因素及体液的影响，大脑皮质也参与生殖内分泌活动的调节。大脑皮质、下丘脑、垂体和卵巢之间任何一个环节发生障碍，都会引起卵巢功能紊乱，导致月经失调。

第三节　中医对月经及其调节机理的认识

一、月经的生理

月经是指有规律的、周期性的胞宫出血。因其每月来潮一次，如潮水涨落，信而有期，又称月水、月信。月经从 14 岁左右初潮到 49 岁左右绝经，除妊娠期、哺乳期的生理性闭经之外，应每月按期来潮。

此外，尚有身体无病而定期两个月来潮一次者，称为"并月"；三月一至者称"居经"或"季经"；一年一潮的称"避年"；终生不潮而能受孕者称"暗经"；受孕之初，按月行经而无损于胎儿者，称为"激经"、"盛胎"、"垢胎"。

二、月经的产生机理

根据《素问·上古天真论》"女子七岁，肾气盛，齿更发长；二七而天癸至，任脉通，太冲脉盛，月事以时下，故有子"的记载，可以明确月经产生机理的主要过程和环节是"肾气－天癸－冲任－胞宫"。

1. 肾气盛　肾藏精，主生殖。女子到了 14 岁左右，肾气盛，则先天之精化生的天癸，在后天水谷之精的充养下最后成熟，同时通过天癸的作用，促成月经的出现。故在月经产生的机理中，肾气盛起主导作用和决定作用。

2. 天癸至　天癸是肾精肾气充盛到一定程度时体内出现的具有促进人体生长、发育和生殖的一种微量物质。"天癸至"则"月事以时下"，"天癸竭，则地道不通"，说明天癸是促成月经潮与止的关键所在。

3. 任通冲盛　"冲为血海"，为"十二经之海"；"任主胞胎"，为"阴脉之海"，总司精、血、津、液等一身之阴。"任脉通，太冲脉盛"是月经产生机理的中心环节。"任脉通"是天癸达于任脉，则任脉在天癸的作用下，所司精、血、津、液旺盛充沛。"太冲脉盛",即肾中元阴之气天癸通并于冲脉,冲脉在天癸的作用下,广聚脏腑之血,使血海盛满。

由于天癸的作用,任脉所司精、血、津、液充沛,冲脉广聚脏腑之血而血盛。冲任二脉相资,血海按时满盈,则月事以时下。

4. 血溢胞宫、月经来潮 胞宫是化生月经和受孕育胎的器官。月经的产生是"血海满盈,满而自溢"。因此,血溢胞宫,月经来潮。

此外,督脉的调节和带脉的约束是控制月经周期性的重要因素,气血是化生月经的基本物质,脏腑为气血之源,即脏腑、气血和督带二脉均参与了月经产生的生理活动。

总之,在"肾气-天癸-冲任-胞宫"这一月经产生机理的过程中,肾气化生天癸为主导;天癸是元阴的物质,表现出化生月经的动力作用;冲任受督带的调节和约束,受脏腑气血的资助,在天癸的作用下,广聚脏腑之血,血海按时满盈,满溢于胞宫,化为经血,使月经按期来潮。

三、月经周期的调节

1. 月经周期的节律 月经具有周期性、节律性,是女性生殖生理过程中肾阴阳消长、气血盈亏规律性变化的体现。表现为行经期、经后期、经间期、经前期四个不同时期的生理节律,形成月经周期。现以 28 天为一月经周期分述如下。

行经期:行经第 1~4 天,此期子宫泻而不藏,排出经血。既是本次月经的结束,又是新周期开始的标志,呈现重阳转阴特征。

经后期:指月经干净后至经间期前,约在月经周期的第 5~13 天,此期血海空虚渐复,子宫藏而不泻,呈现阴长的动态变化。阴长,是指肾水、天癸、阴精、血气等渐复至盛,呈重阴状态。

经间期:周期第 14~15 天,也称氤氲之时,或称"的候"、"真机"时期(即"排卵期")。在正常月经周期中,此期正值两次月经之间,故称之为经间期。是重阴转阳、阴盛阳动之际,种子"的候"。

经前期:经间期之后,约月经周期的第 15~28 天。此期阴盛阳生,渐至重阳,是月经周期阴阳消长节律中阳生的高峰时期,此时阴阳俱盛,以备种子育胎。若已受孕,精血聚以养胎,月经停闭不潮;如未受孕,则去旧生新,血海由满而溢泻成为月经。

月经周期中四个不同时期的连续与再现,形成了月经周期的月节律。

2. 月经周期的调节机理 目前有几种说法可供参考。

(1)天人相应说 《素问·八正神明论》认为月经节律与月亮运动的节律一致。妇女的性周期以月为节律,故明代李时珍、张介宾以此取象比类推论月经调节为：上应月相，下应海潮，是天人相应的现象。

（2）肾阴阳转化说　月经出现周期性的藏泻是肾阴、肾阳转化，气血盈亏变化的结果。经后期血海空虚，肾阴增长，阴中有阳，此时表现为"藏而不泻"；经间期，是肾之阴精发展到重阴转阳的转化时期；经前期，是肾阳增长，阳中有阴，肾阴阳平衡中阳的功能渐趋充旺时期；行经期，是在阳气的转化中推动经血的排出，子宫表现为"泻而不藏"，出现新的周期。

（3）肾－天癸－冲任－胞宫生殖轴说　现代中医学术界从肾气、天癸、冲任、胞宫之间的关系及其调节进行了有关研究，逐渐形成了中医学的女性生殖轴概念，月经周期即由此生殖轴进行调节。即在肾气的主导下，天癸起着决定性的作用，使任通冲盛，气血和调，作用于胞宫，调控子宫依时下血，是为月经。

四、绝经机理

《素问·上古天真论》提出："七七，任脉虚、太冲脉衰少，天癸竭，地道不通，故形坏而无子也"。肾气虚，任虚冲衰，最终导致天癸竭是自然绝经的机理。

第四章

妊娠生理

妊娠（pregnancy）是胚胎和胎儿在母体内发育成长的过程。卵子受精是妊娠的开始，胎儿及其附属物从母体排出是妊娠的终止。妊娠全过程平均约38周，是非常复杂、变化极为协调的生理过程。由于不易确定卵子受精的日期，临床上以末次月经的第一天作为妊娠的开始。足月妊娠全过程为40周或10个妊娠月。

中医称妊娠为"重身"、"怀孕"、"怀子"。

第一节 受精及受精卵发育、输送与着床

一、受精

成熟的卵细胞与已经获得使卵子受精能力的精子相结合的过程，称为受精（fertilization）。受精一般发生在输卵管壶腹部。卵子从卵巢排出经输卵管伞部进入输卵管内，停留在壶腹部与峡部连接处等待受精。精液射入阴道后，精子离开精液经宫颈管进入宫腔，与子宫内膜接触后，子宫内膜白细胞产生 α、β 淀粉酶解除精子顶体酶上的"去获能因子"，此时的精子具有受精能力，称精子获能。获能的主要部位是子宫和输卵管。当精子与卵子相遇，精子顶体外膜破裂释放出顶体酶，溶解卵子外围的放射冠和透明带，称顶体反应。借助酶的作用，精子穿过放射冠和透明带。已获能的精子穿过次级卵母细胞透明带为受精的开始，卵原核与精原核融合为受精过程的完成，形成受精卵标志新生命的诞生。

二、受精卵的发育

借助输卵管蠕动和纤毛推动，受精卵向子宫腔方向移动，同时进行有丝分裂，约在受精后第3日，分裂成由16个细胞组成的实心细胞团，称桑椹胚，也称早期囊胚。约在受精后第4日，早期囊胚进入子宫腔并继续分裂发育，体积增大，外围细胞分裂较快，形成囊壁，称滋养层，内细胞团分裂较慢，二者之间出现的空隙，称囊胚腔，囊胚腔内充满囊液，此时称为囊胚期，也叫晚期囊胚。

三、受精卵的植入

约在受精后第 6～7 天，滋养层细胞产生蛋白分解酶，侵蚀分解子宫内膜的表层细胞，造成缺口；囊胚包埋入子宫内膜功能层的过程，称受精卵着床（imbed），也叫植入（implantation）。着床必须具备的条件有：①透明带必须消失；②囊胚细胞滋养细胞必须分化出合体滋养细胞；③囊胚和子宫内膜必须同步发育并相互配合；④孕妇体内必须有足够数量的黄体酮，子宫有一个极短的敏感期允许受精卵着床。正常着床部位多在子宫体上部的前壁或后壁。

受精卵着床后，子宫内膜迅速发生蜕膜变，致密层蜕膜样细胞增大变成蜕膜细胞。按蜕膜与囊胚的部位关系，将蜕膜分为三部分：①底蜕膜：受精卵着床处的蜕膜，位于受精卵与子宫肌层之间，以后发育成为胎盘的母体部分；②包蜕膜：覆盖在囊胚表面的蜕膜；③真蜕膜：底蜕膜及包蜕膜以外覆盖子宫腔的蜕膜（图 4－1）。

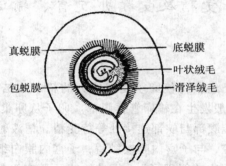

图 4－1 早期妊娠子宫蜕膜与绒毛的关系

第二节 胎儿附属物的形成及其功能

胎儿附属物包括胎盘、胎膜、脐带和羊水。

一、胎盘

胎盘（placenta）由羊膜、叶状绒毛膜和底蜕膜构成。

（一）胎盘的形成

1. 羊膜 即早期胚胎的羊膜囊壁，构成胎盘的胎儿部分，是胎盘最内层。为光滑，半透明，无血管、神经及淋巴的薄膜，具有一定的弹性。

2. 叶状绒毛膜 构成胎盘的胎儿部分，占胎盘的主要部分。晚期囊胚着床后，滋养层迅速分裂增生。内层为细胞滋养细胞，是分裂生长的细胞；外层为合体滋养细胞，是执行功能的细胞，由细胞滋养细胞分化而来。囊胚植入后，滋养层细胞表面伸出许多毛状突，直接从蜕膜血窦中汲取营养，供胚胎发育需要，其中无血管，称原始绒毛。此后绒毛反复分支并长出绒毛血管。与底蜕膜相接触的绒毛，因营养丰富发育良好，称叶状绒毛膜。叶状绒毛有两种，绒毛末端悬浮于充满母血的绒毛间隙中的称游离绒毛，长入底蜕膜中的称固定绒毛。绒毛与绒毛之间的空隙，称绒毛间隙。这些间隙与蜕膜血管相通，充满着母血，绒毛浸在间隙的母血中。胎儿血液经脐动脉直至绒毛毛细血管壁，与绒毛间隙中的母血进行物质交换，两者不直接相通，而是隔着绒毛毛细血管壁、绒毛间质及绒毛表面细胞层，依靠渗透、扩散和细胞选择力进行，然后再经脐静脉返回胎儿体内。母血则经底蜕膜螺旋动脉开口通向绒毛间隙内，再经开口的螺旋静脉返回母体内（图 4 - 2）。

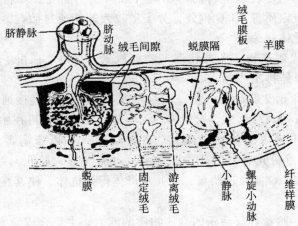

图 4 - 2 胎盘血液循环模式图

3. 底蜕膜 构成胎盘的母体部分，占胎盘很小部分。底蜕膜表面覆盖一层来自固定绒毛的滋养层细胞，与底蜕膜共同形成绒毛间隙的底，称蜕膜板。从此板向绒毛膜方向伸出一些蜕膜间隔，一般不超过胎盘全层厚度的 2/3，将胎盘母体面分成肉眼可见的 20 个左右母体叶。

（二）妊娠足月胎盘的大体结构

足月妊娠胎盘呈圆形或椭圆形，重约 500～600g，直径 16～20cm，厚 1～3cm，中央厚，边缘薄。胎盘分为胎儿面和母体面。胎盘胎儿面的表面被覆羊膜呈灰蓝色，光滑，半透明，脐带附着点位于胎盘中央或略偏一侧，脐带动静脉从附着处分支向四周呈放射状分布，直达胎盘边缘。胎盘母体面与子宫壁紧贴，表面呈暗红色，由蜕膜间隔分成 20 个左右母体叶。

（三）胎盘功能

胎盘是维持胎儿在子宫内营养发育的重要器官，功能极其复杂。主要有：

1. 气体交换　维持胎儿生命最重要的物质是氧气。利用胎血与母血中氧、二氧化碳分压的不同，通过扩散作用进行气体交换，保证胎儿氧气的需要。

2. 营养物质供应　胎儿生长发育所需要的营养物质如葡萄糖、氨基酸、脂肪酸、水、电解质及维生素等都由母体通过胎盘供给。在母儿之间，营养物质可以通过浓度差进行扩散交换。有些物质在胎儿血内浓度高于母体，可通过运载方式输送到胎血中。胎盘中含有多种酶，如氧化酶、还原酶、水解酶等，可将复杂化合物分解为简单物质，也能将简单物质合成后供给胎儿。如将葡萄糖合成糖原、氨基酸合成蛋白质等。IgG 例外，分子量较大却能通过胎盘，可能与血管合体膜表面有专一受体有关。

3. 排泄胎儿代谢产物　胎儿代谢产物如尿素、尿酸、肌酐、肌酸等，经胎盘送入母血，由母体排出体外。

4. 防御功能　正常胎盘能防止一般细菌及其他病原体直接通过。但有些病原体如结核分枝杆菌、弓形虫、衣原体、支原体、螺旋体等可在胎盘部位形成病灶，破坏绒毛结构进入胎体感染胎儿。各种病毒（如风疹病毒、巨细胞病毒等）、分子量小而对胎儿有害的药物，均可通过胎盘影响胎儿，致畸甚至死亡。母血中免疫抗体如 IgG 能通过胎盘，胎儿从母体得到抗体，使其在生后短时间内获得被动免疫力。

5. 合成功能　胎盘具有活跃的合成物质的能力，主要合成激素和酶。

（1）人绒毛膜促性腺激素（HCG）　由合体滋养细胞分泌的一种糖蛋白激素。在妊娠早期分泌量增加很快，至妊娠 8～10 周血清浓度达最高峰，约为 50～100kU/L，持续 1～2 周，妊娠 12 周后迅速下降，妊娠中晚期血清浓度仅为峰值的 10%，持续至分娩。由于 HCG 为水溶性，易被吸收进入母体，在受精后 10 日左右可用放免法（RIA）自母体血清中测出，成为诊断早孕最敏感的方法。

HCG 主要功能有：①使月经黄体继续发育成为妊娠黄体，以维持妊娠；②具有促卵泡成熟活性，促甲状腺活性及促睾丸间质细胞活性；③HCG 有与 LH 相似的生物活性，与尿促性素（HMG）合用能诱发排卵；④抑制淋巴细胞的免疫性，能以激素屏障保护滋养层不受母体的免疫攻击。

（2）人胎盘生乳素（HPL）　由合体滋养细胞分泌。于妊娠 5～6 周用放免法可在母血中测出 HPL，至妊娠 34~35 周达高峰，分娩后 24 小时内消失。

HPL 主要功能有：①与胰岛素、肾上腺皮质激素协同作用于乳腺腺泡，促进腺泡发育，为产后泌乳做好准备；②有促胰岛素生成作用，使母血胰岛素值增高，增加蛋白质合成；③通过脂解作用提高非酯化脂肪酸、甘油浓度，以非酯化脂肪酸作为能源，抑制对葡萄糖的摄取，使多余葡萄糖运送给胎儿，成为胎儿的主要能源，也成为蛋白合成的能源。因此，HPL 是通过母体促进胎儿发育的重要"代谢调节因子"。

（3）雌激素 妊娠期间明显增多，主要来自胎盘及卵巢。妊娠早期，主要由黄体产生雌二醇和雌酮。于妊娠 10 周后，胎盘接替卵巢产生更多量雌激素，至妊娠末期雌三醇值为非孕妇女的 1000 倍，雌二醇及雌酮值为非孕妇女的 100 倍。雌激素由胎儿、胎盘共同产生，故称胎儿-胎盘单位。胎儿肾上腺及肝产生雌三醇前身物质，是胎盘合成雌三醇的主要来源。

（4）孕激素 妊娠早期由妊娠黄体产生，自妊娠 8~10 周胎盘合体滋养细胞是产生孕激素的主要来源。随妊娠进展，母血中孕酮值逐渐增高，至妊娠末期达高峰，产后迅速下降。

孕激素与雌激素共同参与妊娠期母体各系统的生理变化。

胎盘还可以合成多种酶，如缩宫素酶、耐热性碱性磷酸酶等。

二、胎膜

胎膜（fetal membranes）由绒毛膜和羊膜组成。胎膜外层为绒毛膜，在发育过程中缺乏营养供应而逐渐退化萎缩成为平滑绒毛膜，至妊娠晚期与羊膜紧密相贴，但能分开。胎膜内层为羊膜，与覆盖胎盘、脐带的羊膜层相连。胎膜与甾体激素代谢有关，同时在分娩发动上有一定作用。

三、脐带

脐带（umbilidal cord）一端连于胎儿腹壁脐轮，另一端附着于胎盘胎儿面。妊娠足月胎儿的脐带长约 30~70cm，平均约 50cm，直径 1~2.5cm，表面被羊膜覆盖，呈灰白色。脐带断面中央有一条管腔较大、管壁较薄的脐静脉，两侧有两条管腔较小、管壁较厚的脐动脉。血管周围有保护脐血管的胚胎结缔组织，称华通胶。由于脐血管较长，脐带常呈螺旋状迂曲。若脐带受压致使血流受阻时，缺氧可致胎儿窘迫，甚至危及胎儿生命。因此，脐带是母体与胎儿进行气体交换、营养和代谢物质交换的重要通道。

四、羊水

充满在羊膜腔内的液体称羊水（amniotic fluid）。

（一）羊水的来源

妊娠早期的羊水，主要是母体血清经胎膜进入羊膜腔的透析液。中期以后，胎儿尿液是羊水的重要来源。羊水的形成与吸收同时进行，因此羊水经常处于变换中，妊娠后期，胎儿通过吞咽羊水使羊水量趋于平衡。

（二）羊水量、性状及成分

1. 羊水量 妊娠 8 周时 5～10ml，20 周时约 400ml，38 周时约 1000ml，此后羊水量逐渐减少。妊娠足月时羊水量约 800ml。过期妊娠时，羊水量明显减少，可少至 300ml 以下。

2. 羊水性状及成分 妊娠足月时羊水比重为 1.007～1.025，呈中性或弱碱性，pH 约为 7.20，水分占 98%～99%，其余为无机盐及有机物质。妊娠早期羊水为无色澄清液体。妊娠足月羊水略浑浊，羊水内常悬有小片状物，包括胎脂、胎儿脱落上皮细胞、毳毛、毛发、少量白细胞、白蛋白、尿酸盐等。羊水中含大量激素和酶。

（三）羊水的功能

1. 保护胎儿 胎儿在羊水中自由活动，不致受到挤压，羊水可防止胎体畸形及胎肢粘连；保持羊膜腔内恒温；适量羊水避免子宫肌壁或胎儿对脐带直接压迫所致的胎儿窘迫；有利于胎儿体液平衡；宫缩时，尤在第一产程初期，羊水直接受宫缩压力能使压力均匀分布，避免胎儿局部受压；通过穿刺抽取羊水作染色体检查，可了解胎儿性别，有无胎儿畸形或遗传性疾病；可测定胎儿成熟度及有无母儿血型不合等。

2. 保护母体 妊娠期减少因胎动所致的不适感；临产后，前羊水囊扩张子宫颈口及阴道；破膜后羊水润滑产道和冲洗阴道，减少感染机会。

第三节　胎儿发育的特征

妊娠期是胎儿在母体内发育成长的时期，一般以 4 周为一个孕龄单位进行描述。妊娠开始 8 周的孕体称为胚胎，是其主要器官结构完成分化的时期；自妊娠

9 周起称为胎儿,是各器官进一步发育渐趋成熟时期。

胎儿发育特征为:

4 周末:可辨认胚盘与体蒂。

8 周末:胚胎初具人形。B 超可见早期心脏形成并有胎心搏动。

12 周末:胎儿外生殖器已发育,部分可辨出性别。胎儿四肢可活动。多普勒可闻及胎心音。

16 周末:从外生殖器可辨别男女。开始出现呼吸运动,头皮已长出头发。孕妇可感到胎动。

20 周末:全身有毳毛,皮肤表面有胎脂,出生后有呼吸、吞咽、排尿功能。检查孕妇时可听到胎心音。

24 周末:内脏器官已发育齐全,皮下脂肪开始沉积,但皮肤仍呈皱缩状。

28 周末:胎儿身长 35cm,体重约 1000g,皮下脂肪不多,指(趾)甲已达指(趾)尖。有呼吸运动,此时胎儿娩出后能啼哭和吞咽,但生活能力很差,若有良好条件,加强护理,可能存活。

32 周末:胎儿身长 40cm,体重约 1500～1700g,皮肤深红,睾丸下降,面部毳毛已脱落。娩出后生活能力尚可,适当护理,可以存活。

36 周末:胎儿身长 45cm,体重约 2500g,皮下脂肪较多,面部皱褶消失。指(趾)甲已超过指(趾)端。出生后能啼哭和吮吸,生活能力良好,基本可以存活。

40 周末:胎儿已发育成熟,身长约 50cm,体重 3000g 左右,皮下脂肪发育良好,皮肤呈粉红色,哭声响亮,吮吸能力强,指(趾)甲已超过指(趾)端,睾丸位于阴囊,或大小阴唇发育良好。能很好存活。

第四节　妊娠期母体变化

由于胚胎、胎儿生长发育的需要,在胎盘产生的激素参与下,在神经内分泌的影响下,孕妇体内各系统发生一系列适应性的解剖和生理变化。了解妊娠期母体变化,有助于做好孕期保健工作,对患有器质性疾病的孕妇,应根据妊娠期间所发生的变化,考虑能否承担妊娠,为防止病情恶化尽早采取积极措施。

一、生殖系统的变化

(一)子宫

1. 宫体　妊娠后逐渐增大变软。妊娠早期子宫呈球形或椭圆形。妊娠 12 周以后增大的子宫超出盆腔，可在耻骨联合上方触及。妊娠晚期的子宫呈不同程度右旋，与乙状结肠在盆腔左侧占据有关。妊娠后子宫由非孕时（7~8）cm×（4~5）cm×（2~3）cm 增大至妊娠足月时 35cm×25cm×22cm。宫腔容量非孕时约 5ml，至妊娠足月约 5000ml，增加 1000 倍。子宫重量非孕时约 50g，至妊娠足月约 1000g，增加 20 倍，主要是子宫肌细胞肥大，胞浆内充满具有收缩活性的肌动蛋白和肌浆球蛋白，为临产后子宫阵缩提供物质基础。子宫增大最初受内分泌激素的影响，以后的子宫增大则因宫腔内压力的增加所致。

2. 子宫峡部　非孕时长约 1cm，妊娠后变软，妊娠 12 周以后，子宫峡部逐渐伸展拉长变薄，扩展成为子宫下段的一部分，临产后可伸展至 7~10cm，成为软产道的一部分。

3. 宫颈　妊娠早期，黏膜充血及组织水肿，致使外观肥大、紫蓝色及变软。宫颈管内腺体肥大，宫颈黏液增多，形成黏稠的黏液栓，有保护宫腔免受外来感染侵袭的作用。接近临产时，宫颈管变短并出现轻度扩张。由于宫颈鳞–柱状上皮交接部外移，宫颈表面出现糜烂面，称假性糜烂。

（二）输卵管和卵巢

妊娠期输卵管伸长，但肌层并不增厚；黏膜上皮细胞变扁平，在基质中可见蜕膜细胞；有时黏膜呈蜕膜样改变。卵巢妊娠期略增大，停止排卵；一侧卵巢可见妊娠黄体。10 周后胎盘取代了黄体功能，黄体开始萎缩。

（三）外阴和阴道

妊娠期外阴部充血，色素沉着，组织变松软，故伸展性增加，皮脂腺分泌增多。阴道黏膜变软，充血水肿，呈紫蓝色；阴道皱襞增多，伸展性增加；阴道脱落细胞增加，分泌物增多常呈白色糊状；阴道酸度增高，有利于防止感染。

二、乳房的变化

胎盘分泌大量雌激素刺激乳腺腺管发育，分泌大量孕激素刺激乳腺腺泡发育。乳房于妊娠早期开始增大，充血明显。孕妇自觉乳房发胀或偶有刺痛，浅静脉明显可见。腺泡增生，乳头增大变黑，易勃起。乳晕变黑，乳晕外围的皮脂腺肥大形成散在的结节状小隆起，称蒙氏结节。妊娠期虽有大量的多种激素参与乳腺发育，做好泌乳准备，但妊娠期间并无乳汁分泌，与大量雌、孕激素抑制乳汁生成有关。

三、循环系统的变化

（一）心脏

妊娠期由于血容量增加、新陈代谢增高和胎血循环建立，母体心脏负担加重。心率于妊娠晚期每分钟约增加 10～15 次；心排出量自妊娠 10 周开始增加，至妊娠 32 周达高峰，较未孕时约增加 30%，此后持续此水平直至分娩；妊娠后期因子宫增大，膈肌升高，心脏向左、向上、向前移位，使大血管轻度扭曲，加之血流量增加及血流速度加快，多数孕妇的心尖区可听到 1～2 级柔和吹风样收缩期杂音。

（二）血液

1. 血容量 循环血量于妊娠 6～8 周开始增加，至妊娠 32～34 周达高峰，约增加 30%～45%，平均约增加 1500ml，维持此水平直至分娩。其中血浆增加约 40%，红细胞增加约 20%，血液相对稀释。

2. 血细胞 妊娠期骨髓不断产生红细胞，网织红细胞轻度增多。由于血液稀释，红细胞计数约为 3.6×10^{12}/L（非孕妇女约为 4.2×10^{12}/L），血红蛋白值约为 110g/L（非孕妇女约为 130g/L），血细胞比容从未孕时 0.38～0.47 降至 0.31～0.34。由于红细胞的生成和胎儿生长及孕妇各器官生理变化的需要，孕妇容易缺铁，应在妊娠中、晚期开始补充铁剂。白细胞从妊娠 7～8 周开始轻度增加，至妊娠 30 周达高峰，主要为中性粒细胞增多。

3. 凝血因子 妊娠期血液处于高凝状态。凝血因子 Ⅱ、Ⅴ、Ⅶ、Ⅷ、Ⅸ、Ⅹ增加，Ⅺ、ⅩⅢ降低。血小板数无明显改变。血浆纤维蛋白原含量比非孕妇女增加 40%～50%。红细胞沉降率加快，可高达 100mm/h。

4. 血浆蛋白 由于血液稀释，从妊娠早期开始降低，至妊娠中期血浆蛋白约为 60～65g/L，主要是白蛋白减少，约为 35g/L，以后持续此水平直至分娩。

（三）血压

妊娠期因外周血管扩张、血液稀释及胎盘形成动静脉短路，血压早期及中期偏低，在妊娠晚期血压轻度升高。一般收缩压无变化，舒张压轻度降低，使脉压稍增大。孕妇体位影响血压，坐位高于仰卧位。随妊娠月份的增加，回流至下腔静脉的血量增多，增大的子宫压迫下腔静脉使血液回流受阻，下肢、外阴及直肠静脉压增高，妊娠期静脉壁扩张，孕妇容易发生下肢、外阴静脉曲张和痔。孕妇若长时间处于仰卧位姿势，可引起回心血量减少，心排出量随之减少使血压下降，称仰卧位低血压综合征。

四、泌尿系统的变化

妊娠期肾脏略增大，肾盂、输尿管均扩张。由于孕妇及胎儿代谢产物增多，肾脏负担过重，肾血浆流量及肾小球滤过率于妊娠早期均增加，以后在整个妊娠期间维持高水平。肾血浆流量比非孕时约增加35%，肾小球滤过率约增加50%。二者均受体位影响，孕妇仰卧位时尿量增加，故夜尿量多于日尿量。代谢产物尿素、肌酐等排泄增多，其血中浓度则低于非孕妇女。

由于肾小球滤过率增加，肾小管对葡萄糖再吸收能力不能相应增加，约15%孕妇饭后可出现糖尿，应注意与真性糖尿病相鉴别。受孕激素影响，泌尿系统平滑肌张力降低，自妊娠中期肾盂及输尿管轻度扩张，输尿管增粗，蠕动减弱，尿流缓慢，且右侧输尿管受右旋妊娠子宫压迫，加之输尿管有尿液逆流现象，孕妇易患急性肾盂肾炎，以右侧多见。妊娠早期由于子宫增大，压迫膀胱，易引起尿频。

五、呼吸系统的变化

妊娠期间胸廓改变主要表现为肋膈角增宽，肋骨向外扩展，胸廓横径及前后径加宽使周径加大。妊娠中期耗氧量增加，气体交换量增加，呼吸稍增快，每分钟不超过20次，但呼吸较深，肺通气量增加约40%，肺泡换气量增加65%。妊娠晚期子宫增大，膈肌上升，残气量减少20%，膈肌活动幅度减少，胸廓活动加大，以胸式呼吸为主。上呼吸道黏膜增厚，轻度充血水肿，使局部抵抗力减低，容易发生感染。

六、消化系统的变化

受大量雌激素影响，牙龈充血、肥厚、变软，易患齿龈炎，致齿龈出血、牙齿易松动及出现龋齿。妊娠期胃肠平滑肌张力降低，贲门括约肌松弛，胃内酸性内容物可逆流至食管下部产生"烧心"感。胃酸及胃蛋白酶分泌量减少。胃排空时间延长，容易出现上腹部饱满感，故孕妇应防止饱餐。肠蠕动减弱，粪便在大肠停留时间延长出现便秘，常引起痔疮或使原有痔疮加重。胆道平滑肌松弛，胆囊排空时间延长，胆汁黏稠淤积，妊娠期容易诱发胆石病。

七、皮肤的变化

妊娠期垂体分泌促黑素细胞激素增加，加之雌、孕激素大量增多，使黑色素增加，导致孕妇乳头、乳晕、腹白线、外阴等处出现色素沉着。面部呈蝶状褐色斑，习称妊娠黄褐斑，常于产后逐渐消退。

随妊娠子宫的逐渐增大，孕妇腹壁皮肤张力加大，使皮肤的弹力纤维断裂，呈多量紫色或淡红色不规则平行的条纹状萎缩斑，称妊娠纹，见于初产妇。旧妊娠纹呈银白色，见于经产妇。

八、内分泌系统的变化

1. 垂体 妊娠期腺垂体增生肥大明显，腺垂体分泌的激素增多。

（1）促性腺激素 妊娠早期，先由妊娠黄体继由胎盘分泌大量雌激素及孕激素，对下丘脑及腺垂体起负反馈作用，使促性腺激素分泌减少，故妊娠期间卵巢内的卵泡不再发育成熟，也无排卵。

（2）催乳激素 从妊娠 7 周开始增多，随妊娠进展逐渐增量，妊娠足月分娩前达高峰。催乳激素有促进乳腺发育的作用，为产后泌乳作准备。分娩后若不哺乳，于产后 3 周内降至非孕时水平，哺乳者则多在产后 80 ~ 100 天或更长时间才降至非孕时水平。

2. 肾上腺皮质 肾上腺皮质肥大，糖皮质激素氢化可的松及盐皮质激素醛固酮分泌增加，因两种激素进入血液循环后大部分与蛋白结合，起活性作用的游离部分增加不多，故孕妇没有肾上腺皮质功能亢进的表现。睾酮略有增加，表现为孕妇阴毛及腋毛增多增粗。

3. 甲状腺 妊娠期由于腺组织增生和血运丰富，甲状腺呈中等度增大。受大量雌激素影响，肝脏产生的甲状腺素结合球蛋白增加 2 ~ 3 倍。血循环中的甲状腺激素虽增多，但游离甲状腺激素并未增多，故孕妇通常无甲状腺功能亢进表现。孕妇与胎儿体内的促甲状腺激素均不能通过胎盘，而是各自负责自身甲状腺功能的调节。

九、新陈代谢

1. 基础代谢率 基础代谢率（BMR）于妊娠早期稍下降，妊娠中期逐渐增高，至妊娠晚期可增高 15% ~20% 。

2. 体重 妊娠 13 周前体重无明显变化。自妊娠 13 周起体重平均每周增加 350g，直至妊娠足月时体重平均约增加 12.5kg，这其中包括胎儿、胎盘、羊水、子宫、乳房、血液、组织间液及脂肪沉积等。

3. 碳水化合物代谢 妊娠期胰岛功能旺盛，分泌胰岛素增多，使血循环中的胰岛素增加，故孕妇空腹血糖偏低。

4. 脂肪代谢 妊娠期肠道吸收脂肪能力增强，血脂增高，脂肪能较多积存。妊娠期能量消耗多，糖原储备减少。若遇能量消耗过多时，体内动用大量脂肪使血中酮体增加，发生酮血症。

5. 蛋白质代谢 孕妇对蛋白质的需要量增加，呈正氮平衡状态。孕妇体内储备的氮除供给胎儿生长发育及子宫、乳房增大的需要外，还为分娩期消耗做准备。

6. 水代谢 妊娠期机体水分平均约增加7L，水钠潴留与排泄形成适当比例而不引起水肿。但至妊娠末期组织间液可增加1～2L。

7. 矿物质代谢 孕期胎儿生长发育需要大量钙、磷、铁。胎儿骨骼及胎盘的形成，需要较多的钙，妊娠末期的胎儿体内含钙25g、磷14g，绝大部分是在妊娠最后2个月内积累的，由于妊娠期肠道对钙的吸收增加，尿中钙的排出也增加，每天饮食补充远远不能满足钙的需要量，至少应于妊娠最后3个月补充维生素D及钙，以提高血钙值。胎儿造血及酶合成需要较多的铁，孕妇储存铁量不足，需补充铁剂，否则会因血清铁值下降发生缺铁性贫血。

十、骨骼、关节及韧带的变化

妊娠期间部分孕妇自觉腰骶部及肢体疼痛不适，可能与松弛素使骨盆韧带及椎骨间的关节、韧带松弛有关。骨质在妊娠期间一般无改变，仅在妊娠次数过多、过密，又不注意补充维生素D及钙时，方能引起骨质疏松症。妊娠晚期孕妇重心向前移，为保持身体平衡，孕妇头部与肩部应向后仰，腰部向前挺，形成典型孕妇姿势。

第五节 中医对妊娠生理的认识

一、妊娠机理

中医认为，胎孕乃父精母血结合而成。肾主生殖，肾气充盛，天癸始能泌至，注于冲任，促进冲任二脉盛通及男女生殖之精的成熟，男精乃能溢泻，女精乃能降至，若能于氤氲之"的候"期（排卵期）交合，就可以构成胎孕。《灵枢·决气》曰："两神相搏，合而成形"。《女科正宗》说："男精壮而女经调，有子之道也。"正说明了构成胎孕的生理过程和必要条件。在肾气、天癸、冲任、胞宫各个环节的协调和滋养下，胚胎逐渐发育成长。

二、妊娠期生理现象

妊娠期母体变化最明显的表现是月经停止来潮。妊娠后，阴血下注冲任、胞宫以养胎，上营乳房以化乳，胞宫行使其藏精气而不泻的功能，月经停闭不来。

　　妊娠初期，由于气血下注，冲脉气盛，肝气上逆，胃气不降，则出现饮食偏嗜，恶心作呕，晨起头晕等现象。一般不严重，3 个月内逐渐适应或消失。主要是气血下注，冲脉相对较旺，机体气血相对不足所致。此外，妊娠早期，孕妇可自觉乳房胀大。中医古籍有借助乳房变化以候胎的记载，如《生生宝录》云："妇人乳头转黑，乳根渐大，则是胎矣"。

　　妊娠后出现滑脉，是中医候胎重要依据之一。妊娠脉常呈现六脉平和滑利，按之不绝，尺脉尤甚之象。尺脉候肾，肾主生殖。妊娠后，肾旺荫胎，故肾脉应指有力，按之有神有根。

　　另外，《备急千金要方》说："妊娠一月始胎，二月始膏，三月始胞，四月形体成，五月胎动，六月筋骨立，七月毛发生，八月脏腑具，九月谷气入胃，十月诸神备，日满即产矣。"说明前人对胎儿的发育、成熟有详细观察。

第五章

妊娠诊断

根据妊娠不同时期的特点，临床将妊娠全过程分为三个时期：妊娠 12 周末以前称早期妊娠；第 13~27 周末称中期妊娠；第 28 周及其后称晚期妊娠。

第一节　早期妊娠的诊断

一、症状

1. 停经　凡生育年龄已婚妇女，平时月经周期规则，有正常性生活，一旦月经过期 10 天以上，应疑为妊娠。若停经已达 8 周，妊娠的可能性更大。停经可能是妊娠最早与最重要的症状。

2. 早孕反应　约 60% 妇女于停经 6 周左右出现恶心、晨起呕吐、畏寒、头晕、乏力、嗜睡、流涎、食欲不振、喜食酸物或厌恶油腻等症状，称早孕反应。多于妊娠 12 周左右自行消失。

3. 尿频　妊娠早期出现尿频，系增大的前倾子宫在盆腔内压迫膀胱所致。约在妊娠 12 周以后，当宫体进入腹腔不再压迫膀胱时，尿频症状自然消失。

4. 乳房胀痛　妊娠后母体增多的雌、孕激素促进乳腺腺管及腺泡发育，乳房增大。孕妇自觉乳房轻度胀痛及乳头疼痛。

二、体征

1. 乳房的变化　检查见乳房增大，乳头、乳晕着色，由于皮脂腺增生，乳晕周围出现蒙氏结节。哺乳期妇女一旦受孕，乳汁分泌明显减少。

2. 生殖器官的变化　阴道壁及宫颈充血，呈紫蓝色。双合诊检查发现宫颈变软，子宫峡部极软，感觉宫颈与宫体似不相连，称黑加征（Hegar sign）。宫体增大变软，呈球形，至妊娠 8 周宫体约为非孕宫体的 2 倍，妊娠 12 周时约为非孕宫体的 3 倍。12 周以后宫底超出骨盆腔，可在耻骨联合上方触及。

三、辅助检查

1. 妊娠试验　妊娠后 7～9 天用放射免疫法测定孕妇血 β – HCG 诊断早孕。临床多用早早孕诊断试纸法检测孕妇尿液，若为阳性，可协助诊断早期妊娠。

2. 超声检查

（1）B 型超声显像法　是诊断早期妊娠快速准确的方法。在增大的子宫轮廓中，见到来自羊膜囊的圆形光环（妊娠囊），妊娠囊内为液性暗区。最早在妊娠 5 周时见到妊娠囊。若在妊娠囊内见到有节律的胎心搏动，可确诊为早期妊娠、活胎。

（2）超声多普勒法　在增大的子宫区内，用超声多普勒仪能听到有节律、单一高调的胎心音，胎心率多在 150～160 次/分，可确诊为早期妊娠且为活胎。

3. 黄体酮试验　利用孕激素在体内突然撤退能引起子宫出血的原理，对可疑早孕妇女，每日肌注黄体酮注射液 20mg，连用 3～5 日，停药后 3～7 日内出现阴道流血，可排除妊娠。若停药后超过 7 日仍未出现阴道流血，则早期妊娠的可能性很大。

4. 基础体温测定　双相型体温的妇女，高温相持续 18 日不见下降，早期妊娠的可能性大。高温相持续 3 周以上，早孕的可能性更大。

5. 宫颈黏液检查　宫颈黏液量少质稠，涂片干燥后光镜下见到排列成行的椭圆体，不见羊齿植物叶状结晶，则早期妊娠的可能性大。

总之，早期妊娠的诊断应根据病史、临床表现、辅助检查结果综合分析，对临床表现不典型者，应注意与卵巢囊肿、子宫肌瘤囊性变、尿潴留鉴别诊断。

第二节　中、晚期妊娠的诊断

妊娠 12 周以后，妊娠的征象逐渐明显，诊断比较容易。

一、症状

有早期妊娠经过，并逐渐感到腹部增大和自觉胎动。

二、体征

1. 子宫逐月增大　子宫随妊娠月份增加逐渐增大。检查腹部时，以耻骨联合上缘为起点，用软尺测耻上子宫长度；也可借耻骨联合、脐部、剑突等生理标志，用手测量子宫高度。根据结果初步估计胎儿大小及判断妊娠周数（表 5 –

1）。

表 5 – 1　　　　　不同妊娠周数（月份）的宫底高度及子宫长度

妊娠周数	手测宫底高度（横指）	尺测耻上宫底长度（cm）
12 周末	耻骨联合上 2～3	
16 周末	脐耻之间	
20 周末	脐下 1	18（15.3～21.4）
24 周末	脐上 1	24（22.0～25.1）
28 周末	脐上 3	26（22.4～29.0）
32 周末	脐与剑突之间	29（25.3～32.0）
36 周末	剑突下 2	32（29.8～34.5）
40 周末	脐与剑突之间或略高	33（30.0～35.3）

2. 胎动　胎儿在子宫内的活动称胎动。胎动是胎儿情况良好的表现。妊娠 16～20 周开始孕妇自觉胎动，正常胎动每小时约 3～5 次。妊娠周数越多，胎动越活跃，但至妊娠末期胎动渐减少。腹壁薄且松弛者腹壁上可看到胎动。检查腹部时可扪到胎动，也可用听诊器听到胎动音。

3. 胎体　妊娠 20 周以后，经腹壁可触到子宫内的胎体。于妊娠 24 周以后，触诊时已能区分胎头、胎背、胎臀和胎儿肢体等。随妊娠进展可通过四步触诊法查清胎儿在子宫内的位置。

4. 胎心音　于妊娠 18～20 周用普通听诊器或听筒经孕妇腹壁能听到胎儿心音。胎儿心音呈双音，似钟表"滴答"声，正常时每分钟 120～160 次。妊娠 24 周以前，胎儿心音多在脐下正中或稍偏左、右听到。妊娠 24 周以后，胎儿心音多在胎背所在侧听得最清楚。听到胎儿心音即可确诊妊娠且为活胎。胎儿心音需与子宫杂音、腹主动脉音、胎动音及脐带杂音相鉴别。子宫杂音为血液流过扩大的子宫血管时出现的吹风样低音响，腹主动脉音为咚咚样强音响，两种杂音均与孕妇脉搏相一致；胎动音为强弱不一的无节律音响；脐带杂音为吹风样，与胎心律一致。

三、辅助检查

1. 超声检查　B 型超声显像法不仅能测量胎头双顶径等多条径线，且可显示胎儿数目、胎产式、胎先露、胎方位、有无胎心搏动、胎盘位置及分级，并可观察有无胎儿体表畸形，了解胎儿生长发育情况。超声多普勒法能探出胎心音、胎动音、脐带血流音及胎盘血流音。

2. 胎儿心电图　目前国内常用间接法检测胎儿心电图，通常于妊娠 12 周以后即能显示较规律的图形，于妊娠 20 周后的成功率更高，本法优点为非侵入性，可以反复使用。

第三节 胎产式、胎先露、胎方位

胎儿在子宫内的位置与分娩密切相关，因此及时了解胎儿在宫腔的位置甚为重要。妊娠 28 周以前，由于羊水较多，胎体较小，胎儿在子宫内的活动范围大，胎儿的位置和姿势容易改变。妊娠 32 周以后，由于胎儿生长迅速，羊水相对减少，胎儿与子宫壁贴近，胎儿的位置和姿势相对恒定。胎儿位置的正常与否与能不能顺利分娩和母子安全直接相关。

一、胎姿势

胎儿在子宫内的姿势称为胎姿势（fetal attitude）。正常为胎头俯屈，颏部贴近胸壁，脊柱略向前弯，两臂交叉于胸前，两下肢盘曲于腹前，其体积及体表面积均明显缩小，整个胎体呈椭圆形，以适应妊娠晚期宫腔的形态。

二、胎产式

胎体纵轴与母体纵轴的关系称胎产式（fetal lie）（图 5 - 1）。两纵轴平行者称纵产式，占妊娠足月分娩总数的 99.75%；两纵轴垂直者称横产式，仅占妊娠足月分娩总数的 0.25%。两纵轴交叉呈角度者称斜产式，属暂时的，在分娩过程中多数转为纵产式，偶尔转成横产式。

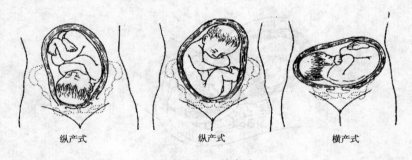

纵产式　　　　　纵产式　　　　　横产式

图 5 - 1 胎产式

三、胎先露

最先进入骨盆上口的胎儿部分称胎先露（fetal presentation，FP）。纵产式有头先露及臀先露，横产式为肩先露。头先露因胎头屈伸程度不同又分为枕先露、前囟先露、额先露及面先露（图5-2）。臀先露因入盆的先露部分不同，又分为混合臀先露、单臀先露、单足先露和双足先露（图5-3）。偶见头先露或臀先露与胎手或胎足同时入盆，称复合先露（图5-4）。

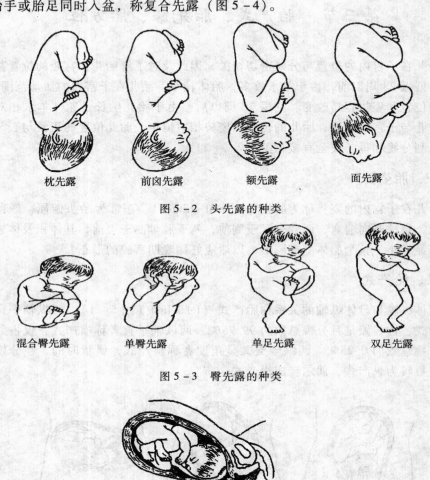

枕先露　　前囟先露　　额先露　　面先露

图5-2　头先露的种类

混合臀先露　　单臀先露　　单足先露　　双足先露

图5-3　臀先露的种类

图5-4　复合先露

四、胎方位

胎儿先露部的指示点与母体骨盆的关系称胎方位（fetal position），简称为胎位。枕先露以枕骨、面先露以颏骨、臀先露以骶骨、肩先露以肩胛骨为指示点。

根据指示点与母体骨盆左、右、前、后、横的关系而有不同的胎位。如枕先露时，胎头枕骨位于母体骨盆的左前方，应为枕左前位，余类推（表5-2）。通过腹部视诊、腹部触诊和必要时的肛门指诊、阴道检查及 B 型超声检查，确定胎产式、胎先露及胎方位。

表5-2 胎产式、胎先露、胎方位的种类及关系

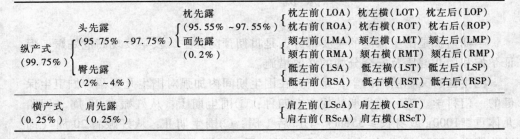

纵产式 （99.75%）	头先露 （95.75%～97.75%）	枕先露 （95.55%～97.55%）	枕左前（LOA） 枕左横（LOT） 枕左后（LOP） 枕右前（ROA） 枕右横（ROT） 枕右后（ROP）		
		面先露 （0.2%）	颏左前（LMA） 颏左横（LMT） 颏左后（LMP） 颏右前（RMA） 颏右横（RMT） 颏右后（RMP）		
	臀先露 （2%～4%）		骶左前（LSA） 骶左横（LST） 骶左后（LSP） 骶右前（RSA） 骶右横（RST） 骶右后（RSP）		
横产式 （0.25%）	肩先露 （0.25%）		肩左前（LScA） 肩左横（LScT） 肩右前（RScA） 肩右横（RScT）		

第六章 产前检查与孕期保健

孕期监护是围生保健的主要部分，是贯彻预防为主，及早发现高危妊娠，保证孕妇和胎儿健康及安全分娩的必要措施。

围生医学又称围产医学，是研究在围生期间内加强对围生儿及孕产妇卫生保健的一门科学。现行围生期的规定有四种：①围生期Ⅰ：从妊娠满 28 周（即胎儿体重≥1000g 或身长≥35cm）至产后 1 周；②围生期Ⅱ：从妊娠满 20 周（即胎儿体重≥500g 或身长≥25cm）至产后 4 周；③围生期Ⅲ：从妊娠满 28 周至产后 4 周；④围生期Ⅳ：从胚胎形成至产后 1 周。根据世界卫生组织的推荐，我国现阶段采用围生期Ⅰ计算围生期死亡率。

第一节 产前检查

一、产前检查的时间

应从确诊早孕时开始。除做双合诊了解产道及内生殖器有无异常外，还应测量血压，检查心肺，检测尿蛋白及尿糖。有遗传病家族史者，应做绒毛活检，或妊娠中期抽取羊水做染色体核形分析，以降低先天缺陷儿和遗传病儿的出生率。经检查未发现异常者，应于妊娠 20 周开始进行系统产前检查。从妊娠 20 周起至 36 周之间，每 4 周检查一次，从妊娠 36 周起，每周检查一次。高危孕妇应酌情增加产前检查的次数。

二、首次产前检查的内容

（一）详细询问病史

1. 年龄 年龄过小容易发生难产；年龄过大尤其是 35 岁以上的初产妇易出现产力异常、难产及其他合并症。

2. 职业 接触有毒有害物质的孕妇，应检测血常规和肝、肾功能，从事高温职业的妇女，妊娠后应调换工作。

3. 推算预产期 从末次月经的第一天算起，月份减 3 或加 9，日数加 7。例如末次月经是 2004 年 8 月 19 日，预产期应是 2005 年 5 月 26 日。推算的预产期和实际分娩的日期可相差 1～2 周。如孕妇记不清末次月经或哺乳期无月经来潮时受孕，可根据早孕反应的时间、胎动开始时间、宫底高度、产前检查，结合 B 超提示的双顶径值等综合估算预产期。

4. 月经史及孕产史 询问初潮年龄、月经周期及过去妊娠、分娩、产后经过情况，包括有无流产、早产、难产、死胎死产史，产后有无出血史及其他合并症，末次分娩或流产的情况、日期，还应了解新生儿的情况。

5. 既往史及手术史 有无高血压、心脏病、肺结核、糖尿病、血液病、肝肾疾病等，着重了解发病时间和治疗情况，做过何种手术。

6. 本次妊娠过程 妊娠早期反应情况，有无病毒感染及用药史，是否接触有害化学物质（如砷、铅、汞等）和物理因素（如放射线、噪音、高温等），妊娠后胎动出现的时间，有无阴道出血、头痛、头昏、眼花、心悸气短、下肢浮肿等症状。

7. 家族史 家族中有无高血压、糖尿病、双胎妊娠及其他与遗传有关的疾病。

（二）全身检查

观察孕妇发育、营养、精神状态、步态和身高，身高 145cm 以下者为高危因素，常伴骨盆狭窄；检查心、肺、肝、脾等脏器有无病变；脊柱、四肢有无畸形；乳房发育是否正常，乳头大小，有无凹陷；测量血压，正常孕妇的血压不应超过 140/90mmHg，注意有无水肿，孕妇妊娠晚期仅膝以下或踝部水肿，经休息后消退不属于异常；测量体重，妊娠中晚期每周体重增加不应超过 0.5kg，超过者多有隐性水肿或水肿存在；常规检查血常规和尿常规。

（三）产科检查

1. 腹部检查 孕妇排空膀胱后仰卧在检查床上，头部稍垫高，暴露腹部，双腿屈曲稍分开，检查者站在孕妇右侧。

（1）视诊 注意腹形、大小，腹壁有无疤痕、水肿、妊娠纹，有无尖腹、悬垂腹情况。

（2）触诊 用手测宫底高度，用软尺测子宫长度及腹围值，用四步触诊法检查子宫大小、胎产式、胎先露、胎方位及胎先露是否衔接。做前三步手法时，检查者面向孕妇头部，做第四步手法时，检查者则应面向孕妇足部。腹部四步触诊法如下（图 6 - 1）。

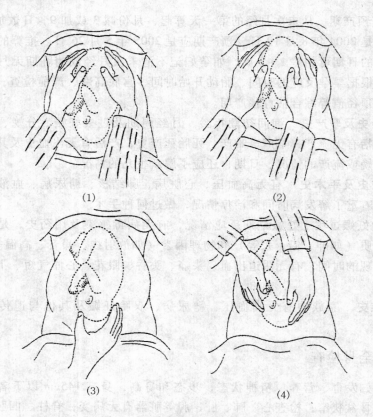

图 6 - 1　胎位检查的四步触诊法

第一步：检查者双手置于子宫底部，检查宫底高度，估计胎儿大小与妊娠周数是否相符。判断位于宫底部位的是胎头还是胎臀。浮球感、圆而硬的是胎头，形状不规则、软而宽的为胎臀。

第二步：检查者双手分别置于腹部两侧，一手固定，一手轻轻深按检查，两手交替，分辨四肢和胎背。宽阔平坦饱满的为胎背，高低不平，可变形的为四肢。

第三步：检查者右手拇指与其他四指分开，置于孕妇耻骨联合上方，握住先露，进一步判断是胎头还是胎臀。并左右推动，了解是否衔接。若先露仍可左右移动，表明尚未衔接入盆。

第四步：检查者双手置于先露部两侧，沿骨盆上口深按，进一步确定先露的诊断正确与否和入盆的程度。

（3）听诊　妊娠 18 ~ 20 周后可于孕妇腹壁听到胎心音。枕先露时，胎心在脐右（左）下方；臀先露时，胎心在脐右（左）上方；肩先露时，胎心在靠近脐部下方（图6-2）。正常胎心率为120~160次/分。

2. 骨盆测量 骨盆大小及形状是决定胎儿能否经阴道顺利分娩的重要因素。

（1）骨盆外测量 间接了解骨盆内径，用骨盆测量器主要测量以下径线：

① 髂棘间径：孕妇取伸腿仰卧位，测两侧髂前上棘外缘间的距离，正常为23~26cm（图6-3）。

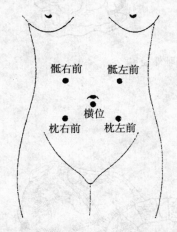

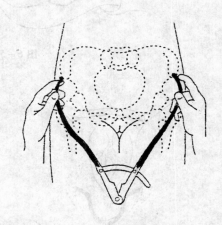

图6-2 不同胎位胎心音听诊部位

图6-3 测量髂棘间径

② 髂嵴间径：体位同上，测两侧髂嵴外缘间最宽距离，正常为25~28 cm（图6-4）。

③ 骶耻外径：孕妇取左侧卧位，上腿伸直，下腿屈曲，测量第五腰椎棘突下凹陷处至耻骨联合上缘中点的距离，正常为18~20 cm（图6-5）。

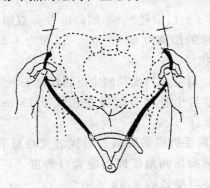

图6-4 测量髂嵴间径

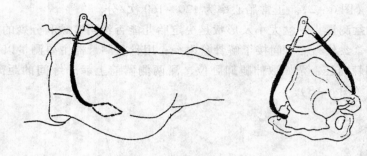

图 6 - 5　测量骶耻外径

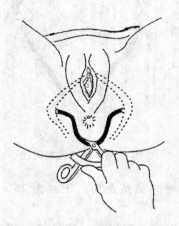

图 6 - 6　测量坐骨结节间径

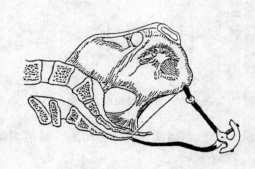

图 6 - 7　测量骨盆出口后矢状径

④ 坐骨结节间径（出口横径）：孕妇仰卧位，双腿向腹部弯曲，双手抱膝，测量两坐骨结节内侧缘的距离（图 6 - 6），正常为 8.5 ~ 9.5cm。若此径小于 8 cm，应测量出口后矢状径。

⑤ 出口后矢状径：骨盆出口横径的中点到骶尾关节的距离，平均 8 ~ 9cm（图 6 - 7）。出口后矢状径与坐骨结节间径之和大于 15 cm，说明骨盆出口无明显狭窄。

⑥ 耻骨弓角度：两手拇指指尖斜着对拢放置在耻骨联合下缘，左右两拇指平放于耻骨降支上，两拇指间角度即为耻骨弓角度，正常为 90°，小于 80° 为异常，此角度反映骨盆出口横径的宽度。（图 6 - 8）

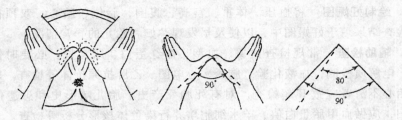

图 6 – 8 测量耻骨弓角度

（2）骨盆内测量 测量时孕妇取仰卧截石位。

① 对角径：为耻骨联合下缘至骶岬上缘中点的距离，正常值为 12.5 ~ 13.5 cm，此值减去 1.5 ~ 2 cm 为骨盆上口前后径，即真结合径（图 6 – 9）。

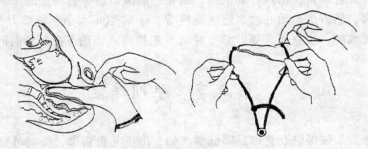

图 6 – 9 测量对角径

② 坐骨棘间径：两坐骨棘间的距离，正常为 10 cm（图 6 – 10）。

③ 坐骨切迹宽度：即骶棘韧带的宽度，为坐骨棘与骶骨下部间的距离，正常能容纳 3 横指（5.5 ~6cm），小于此值说明中骨盆狭窄（图 6 – 11）。

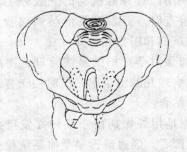

图 6 – 10 测量坐骨棘间径

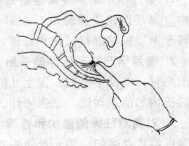

图 6 – 11 测量坐骨切迹宽度

3. 阴道检查和肛门检查 孕妇在妊娠早期初诊时应做双合诊。妊娠 24 周以后做阴道检查，同时做对角径测量。妊娠最后 1 周及临产后避免做不必要的阴道检查。肛门检查主要了解胎儿先露部、骶骨前面弯曲度、坐骨棘间径、坐骨切迹宽度、骶尾关节活动度，并测量出口后矢状径。

4. 绘制妊娠图　将血压、体重、宫高、腹围、胎位、胎心、双顶径、尿蛋白等检查结果填于妊娠图中，以便及早发现孕妇和胎儿的异常情况。

5. 辅助检查　常规检查血象、血型、血红蛋白、尿常规，必要时做肝、肾功能、电解质检测，血液化验、胸透、心电图、乙肝抗原抗体等检查。对胎位不清、胎心不清者应做 B 超检查。对有死胎死产史、胎儿畸形史和患遗传性疾病的孕妇，应做血甲胎蛋白值、羊水细胞培养行染色体核形分析等检查。

三、复诊产前检查

主要了解前次产前检查后有何不适，及早发现高危妊娠。应询问前次产前检查之后有无特殊情况出现，如头痛、眼花、阴道出血等。测量血压、体重，复查胎先露部、胎方位、胎心音、宫底高度等，了解胎儿大小与妊娠月份是否相符。检查有无水肿，复查尿常规。必要时做 B 超检查，预约下次复诊时间。

第二节　孕期保健

孕产妇系统保健及管理是降低孕产妇、围生儿患病率，提高母婴生活质量的重要保障。

一、孕妇管理

1. 实行孕产期系统保健的三级管理　采用医疗保健机构的三级分工。一级机构（基层医院或保健站）在对孕妇进行检查时一旦发现高危孕妇或胎儿，立即转至上级医院进行监护和处理，以降低孕产妇和围生儿的并发症。

2. 使用孕产妇系统保健手册　目的是加强对孕产妇的系统管理，提高产科防治质量，降低孕产妇、围生儿的死亡率和病残儿的出生率。同时便于各级医疗保健机构的信息沟通，加强协作，做到防治结合。

3. 对高危妊娠的监护和管理　高危妊娠是指妊娠期由于某种并发症或致病因素可能危及孕妇、胎儿及新生儿或导致难产者。通过确诊早孕时系统检查第一步的初步筛查以及每次产前检查，及时发现具有中危或高危因素的孕妇，并及早转送至上一级医疗单位诊治。上级医疗单位全面衡量高危因素对孕产妇影响的严重程度，结合胎儿成熟度的预测和胎盘功能的检测，选择对母儿均最有利的分娩方式，有计划地适时分娩，降低孕产妇、围生儿的死亡率和病残儿的出生率。

二、孕期卫生

1. 饮食　孕妇的饮食宜清淡，易于消化，富于营养，荤素搭配适当，蛋白质、维生素、矿物质、微量元素均衡。妊娠后期适当增加富含钙、铁的食物，多吃蔬菜水果，少吃辛辣食物。不宜饮酒、抽烟。妊娠水肿者宜低盐饮食。

2. 孕期用药　孕期用药的原则是能用一种药物就避免联合用药，能用疗效肯定的老药就避免用尚难确定对胎儿有无不良影响的新药，能用小剂量药物就避免用大剂量药物。目的是使孕产妇应用药物既能尽早治愈疾病，又有利于胚胎和胎儿的发育。妊娠 12 周内是药物致畸最敏感的时期。妊娠 4 个月后，药物致畸的敏感性虽明显减弱，但对胎儿仍有不同程度影响（如生殖系统、神经系统）。分娩期用药还要考虑到对新生儿有无影响。故孕妇在妊娠中、晚期和产妇在分娩期用药，也应持谨慎态度。

3. 个人卫生　妊娠期汗腺分泌旺盛，白带增多，应勤洗澡，常换衣，保持外阴清洁。妊娠晚期避免盆浴，以免上行感染。同时保持乳头清洁，注意乳头护理，适当做"十字操"防治乳头凹陷，利于产后哺乳。妊娠期应节制性生活，妊娠前 3 个月和最后 3 个月应避免性生活，以免流产、早产和感染。

4. 孕期劳动保护与衣着　孕妇可正常工作，生活起居规律，妊娠晚期应避免重体力劳动和夜班，保证充足的睡眠。衣着宽松，利于胎儿发育。若工作时接触射线、有毒有害物质等则应暂时调换工作。

三、孕期常见症状及其处理

1. 消化系统症状　妊娠早期出现胃灼热、恶心、晨起呕吐。症状明显者可给维生素 B_6 10 ~ 20mg，每日 3 次口服；消化不良者给予维生素 B_1 20mg，干酵母 3 片及胃蛋白酶 0.3g，吃饭时与稀盐酸同服，每日 3 次；亦可用健脾理气、和中开胃之中药调理。若已属妊娠剧吐则按该病处理。

2. 贫血　妊娠后半期对铁的需要量增加，单纯饮食补充明显不足，应适当补充铁剂预防贫血，如硫酸亚铁 0.3g，或富马酸亚铁 0.2g，每日一次口服。若已发生贫血，应按妊娠合并贫血治疗。

3. 腰背痛　妊娠期间子宫增大前突使躯体重心后移，腰椎向前突出，使背伸肌处于持续紧张状态，故孕妇常见腰背轻微疼痛。若疼痛明显者需查明原因，对因治疗。

4. 下肢肌肉痉挛　妊娠后期，当孕妇缺钙时可出现小腿腓肠肌痉挛，常发于夜间。发作时，将痉挛下肢伸直，并行局部按摩多能迅速缓解。同时补充钙剂如乳酸钙 1g、维生素 AD 丸 1 丸、维生素 E 50mg～100mg，每日 2～3 次口服。

5. 下肢浮肿　妊娠后期踝部或小腿下半部出现轻度浮肿经休息后消退，属正常现象，若下肢浮肿明显，休息后不消退，应考虑到妊娠期高血压疾病或其他合并症，应查明病因及时治疗。

6. 静脉曲张　以下肢和外阴静脉曲张为多见。妊娠期尽量避免长时间站立，必要时下肢绑以弹性绷带，睡眠时适当垫高下肢以利静脉回流。分娩时应预防外阴部曲张的静脉破裂。

7. 痔　因子宫增大，腹压增高，使痔静脉回流受阻，压力增高而致。应多吃蔬菜，少吃辛辣食物，必要时服缓泻剂，防止便秘。痔已脱出，可用手法还纳。

8. 便秘　妊娠期间因肠蠕动减慢，肠张力减弱，孕妇运动量减少，极易发生便秘。应鼓励孕妇多吃富含粗纤维素的水果、蔬菜，养成良好的按时排便的习惯。必要时服缓泻剂。禁用峻泻剂，更不宜灌肠，以免引起流产或早产。

9. 仰卧位低血压　妊娠晚期仰卧位时因下腔静脉被增大的子宫压迫，回心血量及心排出量减少，可出现低血压，若改为侧卧位，回心血量增加，血压即恢复正常。

第七章

正常分娩

妊娠满 28 周以后，胎儿及其附属物从临产发动至从母体全部娩出的过程，称为分娩（delivery）。妊娠满 28 周至不足 37 周之间分娩称为早产。妊娠满 37 周至不足 42 周之间分娩称为足月产。妊娠满 42 周及以后分娩称为过期产。

第一节　影响分娩的因素

分娩能否顺利进行，受产力、产道、胎儿及精神心理因素的影响，如果这些因素均正常并相互适应，则产程进展顺利，胎儿可顺利经阴道自然娩出，为正常分娩。

一、产力

将胎儿及其附属物从子宫内逼出的力量称为产力。包括子宫收缩力（简称宫缩）、腹壁肌和膈肌的收缩力（统称腹压）和肛提肌收缩力。

（一）子宫收缩力

是临产后的主要产力，贯穿整个分娩全过程。能使宫颈管缩短，宫颈口扩张，胎先露下降和胎盘娩出。正常的宫缩有以下特点：

1. 节律性　宫缩的节律性是临产的重要标志。正常宫缩是宫体肌不随意、有规律地阵发性收缩并伴疼痛，故称之为阵痛。每次宫缩由弱到强（进行期），持续一定时间（极期），随后由强渐弱（退行期），以至消失进入间歇期（图 7 -1）。宫缩时子宫壁血管及胎盘受压，子宫血流量减少。宫缩间歇期子宫壁肌肉松弛，胎盘血循环恢复。这种节律性对胎儿有利。如此反复直至分娩全过程结束。临产开始时，宫缩持续约 30 秒，间歇期 5~6 分钟。随产程进展，宫缩持续时间渐长，间歇期逐渐缩短，至宫口开全后，宫缩持续时间可达 60 秒，而间歇期缩短为 1~2 分钟。宫缩强度随产程进展也逐渐增加。

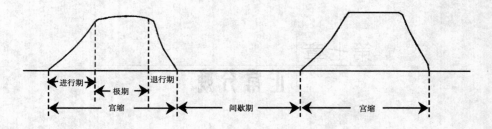

图 7 - 1 临产后正常宫缩节律性示意图

2. 对称性 宫缩起自两侧子宫角处（受起搏点控制），以微波形式均匀协调地向宫底中线集中，左右对称，然后再向子宫下段扩展，称为宫缩的对称性（图 7 - 2）。

3. 极性 宫缩以宫底部最强，最持久，向下逐渐减弱，宫底部收缩力的强度几乎是子宫下段的 2 倍，此为子宫收缩力的极性。

4. 缩复作用 宫体部平滑肌为收缩段。每次宫缩时，肌纤维缩短变宽，收缩后肌纤维虽又松弛，但不能恢复到原来的长度，肌纤维逐渐变短变粗，称为缩复作用。缩复作用能使宫腔容积逐渐缩小，迫使胎先露下降和宫颈管逐渐缩短至消失。

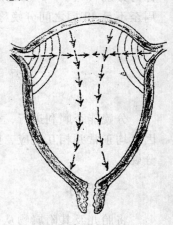

图 7 - 2 子宫收缩力的对称性

（二）腹壁肌及膈肌收缩力

是第二产程娩出胎儿的重要辅助力量。宫口开全后，先露部已降至阴道，宫缩时胎先露下降，压迫盆底组织反射性地引起排便动作，产妇主动屏气用力，腹壁肌和膈肌强有力地收缩，使腹压增高，促进胎儿娩出。腹压在第二产程配合宫缩运用效果最佳，否则可引起产妇疲劳和宫颈水肿造成产程延长。在第三产程腹压还可促使胎盘娩出。

（三）肛提肌收缩力

有协助胎先露在盆腔内进行内旋转的作用。胎头枕部露于耻骨弓下时，能协助胎头仰伸及娩出，并协助胎盘娩出。

二、产道

产道为胎儿娩出的通道，分骨产道和软产道两部分。

（一）骨产道

即真骨盆，是产道的重要部分，它的大小、形状与分娩关系密切。

1. 骨盆平面及径线 包括入口平面、中骨盆平面和出口平面。

（1）**入口平面** 指真假骨盆的交界面，呈横椭圆形，前方为耻骨联合上缘，两侧为髂耻缘，后方为骶岬前缘。有4条径线（图7-3）：①入口前后径：耻骨联合上缘中点至骶岬前缘正中间的距离，正常值平均为11cm；②入口横径：左右髂耻缘间的最大距离，正常值平均为13cm；③入口斜径：左右各一，右（左）侧骶髂关节至左（右）侧髂耻隆突间的距离，正常值平均为12.75cm。

（2）**中骨盆平面** 为中骨盆最小平面，最狭窄，呈前后径长的椭圆形。前为耻骨联合下缘，两侧为坐骨棘，后方为骶骨下端。有两条径线（图7-4）：①中骨盆前后径：耻骨联合下缘中点通过两侧坐骨棘连线中点至骶骨下缘间的距离，正常值平均为11.5cm；②中骨盆横径：两坐骨棘间的距离，正常值平均为10cm。

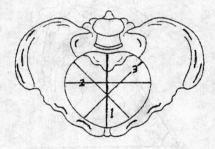

图7-3 骨盆入口平面各径线
1. 前后径11cm 2. 横径13cm 3. 斜径12.75cm

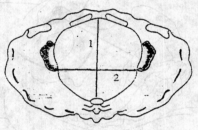

图7-4 中骨盆平面各径线
1. 前后径11.5cm 2. 横径10cm

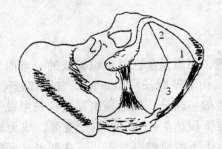

图7-5 骨盆出口各径线（斜面观）
1. 出口横径 2. 出口前矢状径
3. 出口后矢状径

（3）骨盆出口平面　为骨盆腔下口，由两个不同平面的三角形组成，坐骨结节间径为两个三角形共同的底。有 4 条径线（图 7-5）：①出口前后径：耻骨联合下缘至骶尾关节间的距离，正常值平均为 11.5cm；②出口横径：两坐骨结节内缘的距离，正常值平均为 9cm；③出口前矢状径：耻骨联合下缘中点至坐骨结节间径中点间的距离，正常值平均为 6cm；④出口后矢状径：骶尾关节至坐骨结节间径中点间的距离，正常值平均为 8.5cm，此值与出口横径之和 >15cm 时，正常大小的胎头可通过后三角区经阴道娩出。

2. 骨盆轴与骨盆倾斜度

（1）骨盆轴　连接骨盆各平面中点的假想曲线称为骨盆轴（图 7-6）。分娩时胎儿沿此轴完成分娩过程。

（2）骨盆倾斜度　妇女站立时骨盆入口平面与地平面所形成的角度，一般为 60°（图 7-7）。若倾斜度过大，可影响胎头的衔接和娩出。

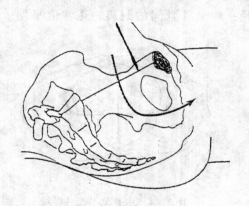

图 7-6　骨盆轴

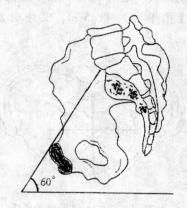

图 7-7　骨盆倾斜度

（二）软产道

由子宫下段、子宫颈、阴道及盆底软组织构成的一弯曲管道。

1. 子宫下段的形成　由非孕时长约 1cm 的子宫峡部延伸形成。妊娠 12 周后子宫峡部逐渐扩展为宫腔的一部分，到妊娠末期被拉长形成子宫下段。临产后的规律宫缩进一步拉长子宫下段达 7~10cm，肌壁变薄，成为软产道的一部分，由于子宫的缩复作用，子宫上下段肌壁厚薄不一，在两者之间的内面形成一环状隆起，称为生理缩复环（图 7-8）。正常情况下，此环不易自腹部见到。

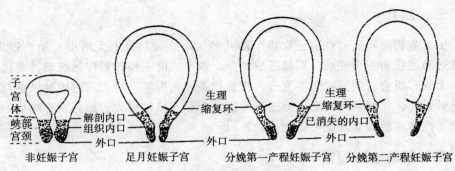

图 7 - 8 子宫下段形成及宫口扩张

2. 子宫颈的变化 临产前子宫颈管长约 2 ~ 3cm，临产后由于宫缩牵拉宫颈内口的子宫肌纤维及周围韧带，宫内压升高，加之前羊膜囊的楔形支撑，胎先露下降，使子宫颈管逐渐变短，最后消失而展平。初产妇多是宫颈管先短缩消失，宫口后扩张，经产妇多是宫颈管短缩与宫口扩张同时进行（图 7 - 9）。临产前，初产妇子宫颈外口仅容一指尖，经产妇可容一指，临产后，子宫颈口的扩张主要是子宫收缩向上牵拉的结果。胎先露部衔接使前羊水在宫缩时不能回流，加之子宫下段的蜕膜发育不良，胎膜容易与该处蜕膜分离向宫颈管突出形成前羊水囊，协助扩张宫口。胎膜多在宫口近开全时自然破裂。破膜后，胎先露部直接压迫宫颈口，扩张宫口的作用则更明显。当宫口完全扩张至 10cm 时即宫口开全，足月胎头方能通过。

3. 骨盆底、阴道及会阴的变化 临产后胎先露压迫宫口逐渐扩张，并将阴道上部撑开，破膜后则直接压迫骨盆底使软产道下段形成一前壁短后壁长的弯管道，阴道外口开向前上方，阴道黏膜皱襞展平使腔道加宽。肛提肌向下及向两侧扩张，肌束分开，肌纤维拉长，使 4 ~ 5cm 厚的会阴体变成 2 ~ 4mm 薄的组织，以利胎儿娩出。

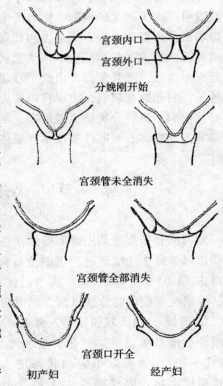

图 7 - 9 宫颈口消失与宫口扩张步骤

三、胎儿

胎儿能否顺利通过产道还取决于胎儿的大小、胎位及有无畸形。胎头过大、胎儿过熟使胎头不易变形，则易造成难产。纵产式时头位较臀位易娩出，臀位因胎头无变形机会，阴道扩张不充分，常致胎头娩出困难。肩先露时因其纵轴与骨盆纵轴垂直，妊娠足月活胎不能通过产道，对母儿威胁极大。胎儿发育畸形如脑积水、连体双胎等常发生梗阻性难产。

四、精神心理因素

分娩虽是生理现象，但分娩对于产妇确实是一种持久而强烈的应激源。分娩应激既可产生生理上的应激，也可产生精神心理上的应激。产妇精神心理因素能够影响机体内部的平衡、适应力和健康。相当数量的孕妇听到分娩的负面诉说后害怕和恐惧分娩，临产后由于情绪紧张常处于焦虑不安、恐惧的精神心理状态，引起心率加快，呼吸急促，而致子宫缺氧，收缩乏力，宫口扩张缓慢或停滞，产程延长，胎儿缺血缺氧，出现宫内窘迫。在分娩过程中，产科医师和助产士应耐心安慰孕妇，讲解分娩是生理过程，尽可能消除孕妇不应有的焦虑和恐惧心情，告知掌握分娩时必要的呼吸技术和躯体放松技术，以便顺利通过分娩全过程。

第二节　枕先露的分娩机制

分娩机制是指胎儿先露部随骨盆各平面的不同形态，被动进行一连串适应性转动，以其最小径线通过产道的全过程。临床上枕先露占 95.55% ~ 97.55%，其中以枕左前位最常见，故以枕左前位的分娩机制为例说明。

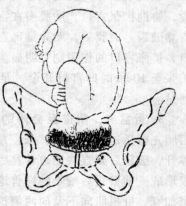

1. 衔接　胎头双顶径进入骨盆入口平面，胎头颅骨最低点接近或达到坐骨棘水平，称为衔接（图 7 - 10）。胎头以半俯屈状态进入骨盆上口，以枕额径衔接，因枕额径大于骨盆上口前后径，胎儿矢状缝座落在骨盆上口右斜径上，胎头枕骨在骨盆左前方。初产妇在预产期前 1 ~ 2 周内衔接，而经产妇在分娩开始后衔接。若初产妇已临产而胎头仍未衔接，应警惕有头盆不称。

2. 下降　胎头沿骨盆轴前进的动作称为下降。

图 7 - 10　胎头衔接

下降动作贯穿于分娩全过程，是胎儿娩出的首要条件，与其他动作相伴随。下降动作呈间歇性，宫缩时胎头下降，间歇时胎头又稍退缩，逐渐进展，直到娩出。临床上注意观察胎头下降程度，以判断产程进展是否顺利。

3. 俯屈 当胎头以枕额径进入骨盆腔且下降至骨盆底时，处于半俯屈的胎头遇肛提肌阻力进一步俯屈，使下颏接近胸部，变胎头为枕下前囟径（9.5cm），以利于胎头继续下降（图 7 - 11）。

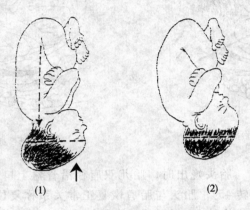

(1) (2)

图 7 - 11 胎头俯屈

4. 内旋转 胎头围绕骨盆纵轴而旋转，使其矢状缝与中骨盆及骨盆出口前后径相一致的动作称内旋转。内旋转使胎头适应中骨盆及骨盆出口前后径大于横径的特点，有利于胎头下降。胎头枕部位置最低，首先遇到肛提肌的阻力而被推向阻力小，部位宽的前方，使枕部向前旋转45°，后囟转到耻骨弓下方（图 7 - 12）。内旋转于第一产程末完成。

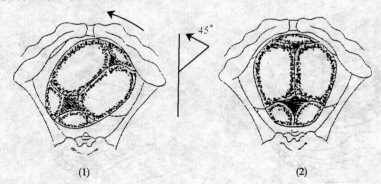

(1) (2)

图 7 - 12 胎头内旋转

5. 仰伸 内旋转完成后，胎头到达阴道口时，宫缩和腹压继续迫使胎头下降，在肛提肌的作用下又将胎头向前推进。两者共同作用，使胎头沿骨盆轴方向，枕骨以耻骨弓为支点逐渐由向下向前变为向上向前，胎头逐渐仰伸，并相继娩出顶、额、鼻、口、颏（图7-13）。当胎头仰伸时，胎儿双肩径进入骨盆上口的左斜径。

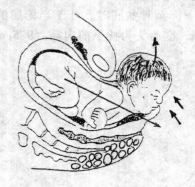

图7-13 胎头仰伸

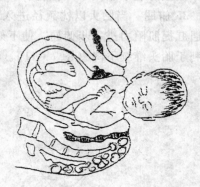

图7-14 胎头外旋转

6. 复位及外旋转 胎头娩出时，胎儿双肩径沿骨盆上口左斜径下降。胎头娩出后，枕部向左旋转45°，胎头与胎肩恢复正常关系称复位。胎肩继续下降，前（右）肩向前向中线旋转45°时，使双肩径与骨盆出口前后径相一致，胎头随胎肩下降转动，枕部需在外继续向左旋转45°，以保持胎头与胎肩的垂直关系称外旋转（图7-14）。

· **7. 胎肩及胎儿娩出** 胎头完成外旋转后，胎儿前（右）肩先从耻骨弓下娩出，胎体侧弯，后（左）肩从会阴前缘娩出，胎儿双肩娩出后，胎体及胎儿下肢随之顺利娩出（图7-15）。

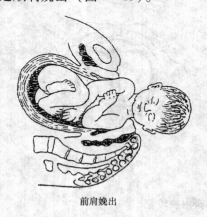

前肩娩出

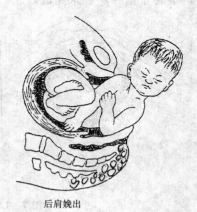

后肩娩出

图7-15 胎肩娩出

第三节 分娩的临床经过及处理

一、先兆临产

分娩开始前，出现预示不久将临产的症状称为先兆临产。

1. 假临产 孕妇在分娩发动前常出现假临产，其特点是宫缩的持续时间短，不恒定，间歇时间长，不规律，强度不逐渐增加，宫口也不扩张，常在夜间出现，清晨消失。用镇静药物可抑制假临产。中医学称的"试胎"和"弄胎"与假临产相似。

2. 胎儿下降感 因胎先露部进入骨盆上口，宫底位置下降，故多数孕妇感到上腹部较前舒适，进食量多，呼吸较轻快。

3. 阴道血性分泌物 又称"见红"。在分娩发动前 24 ~ 48 小时，子宫收缩引起宫颈附近的胎膜剥离，造成毛细血管断裂而少量出血，混有宫颈管内的黏液从阴道排出。出现阴道血性分泌物是分娩即将开始的比较可靠的征象。若出血量多应考虑到是否有病理情况的可能。

二、临产的诊断

临产开始的标志为有规律且逐渐增强的子宫收缩，持续 30 秒或以上，间歇 5 ~ 6 分钟，同时伴随有进行性子宫颈管消失、子宫颈口扩张和先露部的下降。

三、总产程和产程分期

总产程即分娩的全过程，是指从开始出现规律宫缩直到胎儿胎盘娩出。分为三个产程。

1. 第一产程 即宫颈扩张期。从规律宫缩开始，到宫口完全扩张，即开全为止。初产妇需 11 ~ 12 小时，经产妇约需 6 ~ 8 小时。

2. 第二产程 即胎儿娩出期。从宫口开全到胎儿娩出，初产妇约需 1 ~ 2 小时，不应超过 2 小时；经产妇约需数分钟至 1 小时不等，不应超过 1 小时。

3. 第三产程 即胎盘娩出期。从胎儿娩出至胎盘娩出，约需 5 ~ 15 分钟，不应超过 30 分钟。

四、第一产程的临床经过及处理

（一）临床表现

1. 规律宫缩　产程开始时，子宫收缩（即阵痛）持续时间短（30 秒左右），收缩力较弱，间歇时间长（5~6 分钟），随着产程进展，持续时间逐渐延长（约 50~60 秒），收缩强度增加，间歇期缩短（2~3 分钟）。当宫口接近开全时子宫收缩时间可持续 1 分钟或以上，间歇时间仅 1~2 分钟。

2. 宫口扩张　当宫缩渐频强度渐增时，宫颈管逐渐缩短、消失，宫口渐扩张，当宫口开全（10cm）时，宫口边缘消失，子宫下段及阴道形成宽阔的筒腔。

3. 胎头下降程度　是决定能否经阴道分娩的重要观察项目，通过肛查能明确胎头颅骨最低点的位置，并协助判断胎位。

4. 胎膜破裂　简称破膜。胎儿先露部衔接后，将羊水阻断为前后两部。在胎先露前面的羊水称前羊水，量约 100ml，形成的前羊水囊在宫缩时楔入宫颈管内，使宫口扩张，当宫缩逐渐加强，羊膜腔内压力增加到一定程度时，胎膜自然破裂。

（二）产程观察及处理

为了仔细观察产程，及时记录检查结果，发现异常能尽早处理，目前多采用产程图（图 7 – 16）。横坐标为临产时间（小时），纵坐标左侧是宫口扩张程度（cm），右侧为先露下降程度（cm），画出宫口扩张曲线和胎头下降曲线，产程进展可一目了然。

1. 子宫收缩　助产人员用手放置于孕妇腹壁上，宫体隆起变硬为宫缩，松弛变软为间歇。定时观察宫缩持续时间、强度、规律性和间歇时间并记录。亦可用胎儿监护仪进行观察，其描记的宫缩曲线是反映宫缩的客观指标。

2. 胎心　用听诊器或胎儿监护仪观察胎心率、节律及其与宫缩、胎动的关系。潜伏期在宫缩间歇时每隔 1~2 小时听一次，活跃期每隔 15~30 分钟听一次，每次听 1 分钟。正常胎心率在 120~160 次/分之间且规律。

3. 宫口扩张、胎先露下降　宫口扩张曲线，第一产程分为潜伏期和活跃期。潜伏期指规律宫缩至宫口开大 3cm，约需 8 小时，平均 2~3 小时扩张 1cm，最大时限为 16 小时。活跃期指宫口扩张 3~10cm，约需 4 小时，最大时限为 8 小时。胎头下降曲线以胎头颅骨最低点平坐骨棘平面时以"0"表示，在坐骨棘平面上 1cm 时以"–1"表示，在坐骨棘平面下 1cm 时以"+1"表示，以此类推（图 7 – 17）。胎头于潜伏期下降不明显，活跃期下降加快，平均每小时下降 0.86cm，可作为估计分娩难易的有效指标。

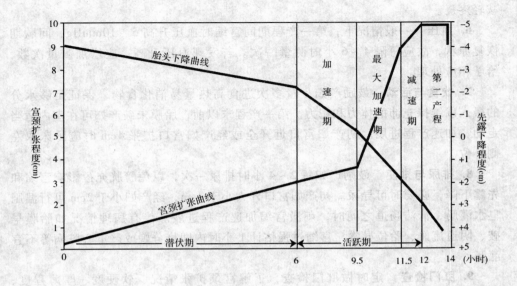

图 7 – 16　产程图

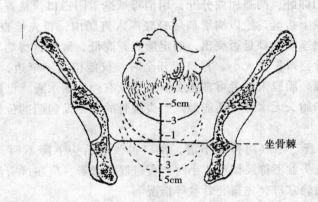

图 7 – 17　胎头高低的判定

4. 胎膜破裂　胎膜多在宫口近开全时自然破裂，前羊水流出。破膜后应立即听胎心，观察羊水状态、颜色和流出量，间接了解胎儿宫内情况，并记录破膜时间。

5. 精神安慰　精神因素作为决定分娩的因素之一，能影响宫缩和产程的进展，因此在分娩过程中，助产人员应安慰产妇，并耐心讲解分娩的生理过程，增强产妇对自然分娩的信心，同时取得产妇的配合。若产妇精神紧张，应在宫缩时指导产妇深呼吸，或用双手轻柔下腹部，腰骶部胀痛者，可用手掌压迫局部，以减轻疼痛。

6. 血压　一般情况下，第一产程期间宫缩时血压升高 5～10mmHg，间歇期恢复原状，故应每隔 4～6 小时测量一次。若发现血压升高，应增加测量次数，给予相应处理。

7. 饮食与活动　鼓励产妇少量多次进食高热量易消化食物，保证足够水分的摄入以维持充沛的体力和精力。第一产程末以前，胎膜未破产妇可在室内适当走动，加速产程进展。初产妇宫口近开全或经产妇宫口扩张 4cm 时应卧床取左侧卧位。

8. 排尿与排便　鼓励产妇每 2～4 小时排尿一次，以免膀胱充盈影响宫缩和先露下降，必要时可导尿。初产妇宫口开大小于 4cm，经产妇小于 2cm 可行温肥皂水灌肠，清洁肠道之同时，刺激宫缩加速产程进展。伴有病理情况如胎膜早破、阴道流血、胎位异常、宫缩过强估计 1 小时内即将分娩或严重心脏病等不宜灌肠。

9. 肛门检查　定时做肛门检查，了解宫颈扩张情况、软硬度、厚薄程度、是否破膜、先露部的性质及下降程度、骨盆腔大小等。检查在宫缩时进行。其具体方法为：产妇仰卧，两腿屈曲分开，用消毒纸遮盖阴道口，检查者站在产妇右侧，右手食指戴上指套，涂以润滑剂后轻轻深入直肠内，首先检查尾骨活动度、骶骨弯曲度，触摸坐骨棘是否突出，确定胎先露高低，继而食指端掌侧检查宫口四周边缘，估计宫口扩张大小。宫口近开全时，仅能摸到一窄边，宫口开全时，摸不到宫颈边缘。胎膜未破者可在胎头前方触及有弹性的水囊，已破膜者，可直接触到胎头。如胎头无水肿，还能触及胎头颅骨的骨缝及囟门的位置，有助于确定胎位。

10. 阴道检查　当肛门检查不清，宫口扩张及胎头下降不明，疑有脐带先露、脐带脱垂、头盆不称经试产 4 小时产程进展缓慢者，应在严密消毒后做阴道检查，进一步明确宫口、先露、骨盆等情况。

11. 其他　清洁外阴，剃除阴毛，为接生做好准备。

五、第二产程的临床经过及处理

（一）临床表现

宫口开全后，胎膜多已自然破裂。若仍未破裂，可影响胎头下降，应即行人工破膜。破膜后，宫缩常暂时停止，产妇略感舒适，随即宫缩重新开始出现并加强。当胎头降至骨盆出口压迫盆底组织时，产妇主动向下屏气，有排便感。随着产程进展，会阴逐渐隆起和变薄，肛门括约肌松弛。胎头于宫缩时露出阴道口，间歇时又缩回阴道内称为胎头拨露。待胎头双顶径超过骨盆出口时，宫缩间歇时胎头不再缩回阴道内称为胎头着冠。产程继续进行，胎头、胎肩、胎体等按分娩机制相继娩出。

（二）产程观察及处理

1. 密切监测胎心　此期宫缩强而频，应勤听胎心，5～10分钟一次，了解频率、节律、强弱情况，注意胎儿有无缺氧情况，必要时用胎儿监护仪监测，发现异常，立即采取措施，尽快结束分娩。

2. 指导产妇屏气　指导产妇运用腹压，足蹬产床，手握床把，双腿屈曲分开，宫缩时屏住呼吸，如解大便样向下用力，增加腹压，间歇时呼气并放松休息。

3. 接产准备　初产妇宫口开全，经产妇宫口开大4cm时，须做好接产准备。产妇仰卧于产床上，双腿屈曲分开，按常规进行外阴部消毒，顺序是大阴唇、小阴唇、阴阜、大腿内上1/3、会阴及肛门周围。先用肥皂水擦洗，温水冲掉肥皂水后，再用聚维酮碘或0.1%苯扎溴铵液消毒，铺消毒巾于臀下准备接产。

4. 接产

（1）**会阴撕裂的诱因**　会阴水肿，会阴过紧缺乏弹性，耻骨过低，胎头过大，胎儿娩出过快等常致会阴撕裂，接产者在接产前应作出判断。

（2）**接产要领**　保护会阴，同时协助胎头俯屈，使胎头最小径线在宫缩间歇时缓慢通过阴道口，胎肩娩出时亦要注意保护会阴，是预防会阴裂开的关键。

（3）**接产步骤**　接产者站在产妇右侧，当胎头拨露时开始保护会阴。方法是：在会阴部盖消毒巾，接产者右肘支于产床上，右手拇指与其余四指分开，宫缩时用鱼际肌向内方顶压会阴部，左手下压胎头枕部，协助俯屈和下降，宫缩间歇时，右手稍松，以利会阴部血循环恢复。当胎头着冠时，左手协助胎头缓缓仰伸。若胎头娩出时伴脐带绕颈一周较松时，可用手将脐带顺肩推上或从胎头退下；若绕颈两周以上并较紧时，用两把止血钳将其中一段夹住从中间剪断脐带，注意勿伤及胎儿（图7-19）。

胎头娩出后，应立即清除胎儿口鼻中的黏液和羊水，协助胎头复位及外旋转，左手轻压胎儿颈部，使前肩从耻骨联合下娩出。再反手托颈，使后肩从会阴前缘缓慢娩出。双肩娩出后，保护会阴的右手方可放松，接着胎身及下肢随之娩出。

接产过程中如遇胎儿过大，会阴过紧等，估计分娩时可能造成会阴裂伤者，应酌情选用会阴切开术。

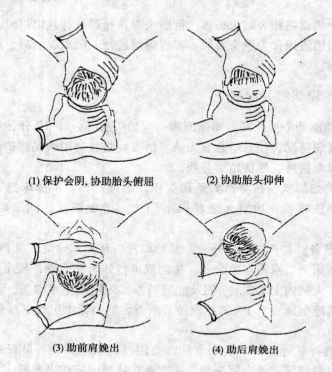

(1) 保护会阴,协助胎头俯屈　　　(2) 协助胎头仰伸

(3) 助前肩娩出　　　(4) 助后肩娩出

图 7 - 18　接产步骤

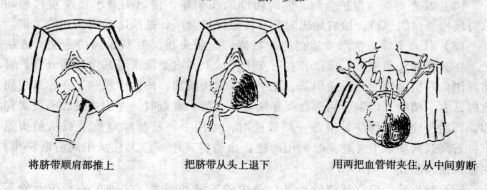

将脐带顺肩部推上　　　把脐带从头上退下　　　用两把血管钳夹住,从中间剪断

图 7 - 19　脐带绕颈的处理

5. 新生儿处理

（1）清理呼吸道　新生儿娩出后应用吸痰管清理呼吸道、口腔内的黏液和羊水,以免发生吸入性肺炎。确认呼吸道通畅而仍未啼哭时,可用手轻拍新生儿足底,使其啼哭。

（2）处理脐带　用两把止血钳夹住脐带（距脐根部15～20cm处）从中间剪

断，用75%酒精消毒脐带根部，在距脐根0.5cm处用无菌粗丝线结扎第一道，在第一道结扎线外0.5cm处结扎第二道，并在第二道结扎线外0.5cm处剪断，用手挤出残余血液，断端用10%碘酒涂擦，并用无菌纱布覆盖，再用脐带布包扎，避免药液灼伤新生儿皮肤。目前还有气门芯、脐带夹等方法，亦广泛应用。

（3）阿普加（Apgar）评分　在新生儿出生后1分钟内，以心率、呼吸、肌张力、喉反射和皮肤颜色五项体征为依据，判断新生儿有无窒息和窒息的严重程度。每项0~2分（表7-1），满分为10分。8~10分属正常新生儿；4~7分为轻度窒息，需清理呼吸道、人工呼吸、吸氧等措施才能恢复；0~3分为严重窒息，需紧急抢救。重症者在出生后5分钟、10分钟再次评分，直到连续两次评分均≥8分。1分钟评分反映胎儿在宫内的情况，是出生当时的情况，5分钟及以后评分则反映复苏效果，与预后关系密切。

表7-1　　　　　　　　　　新生儿阿普加评分法

体征	生后1分钟内应得分数		
	0分	1分	2分
心率	0	<100次/分	≥100次/分
呼吸	0	浅慢，不规则	佳，哭声响
肌张力	松弛	四肢稍屈曲	四肢活动
喉反射	无反射	有些动作	咳嗽、恶心
皮肤颜色	口唇青紫，全身苍白	躯干红，四肢紫	全身红润

（4）处理新生儿　擦净新生儿足底胎脂，打足印和母亲指印于新生儿病历上，详细体检后，系上写清新生儿姓名、体重、性别、出生时间、母亲姓名、床号的手签。包被亦系好同样的标签。将新生儿抱给母亲，让母亲怀抱新生儿进行首次吸吮哺乳。

六、第三产程的临床经过及处理

（一）临床表现

胎儿娩出后，宫底降至平脐，产妇感到轻松，宫缩暂停数分钟后再现。由于宫腔容积缩小，胎盘不能相应缩小而与子宫壁发生错位而剥离。剥离面有出血，形成胎盘后血肿。子宫继续收缩，增加剥离面积，直到胎盘完全剥离而排出。胎盘剥离的征象有：①宫体变硬呈球形，胎盘剥离于子宫下段使之扩张，宫体呈狭长形被上推，故宫底升高达脐上（图7-20）。②阴道少量流血。③露出阴道口外的脐带自行下降延长。④在耻骨联合向下深压子宫下段时，宫体上升而外露的脐带不向阴道回缩。

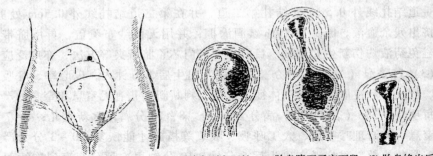

(1)胎盘剥离开始　(2)胎盘降至子宫下段　(3)胎盘娩出后

图 7－20　胎盘剥离时子宫的形状

胎盘剥离娩出的方式有两种：

1. 胎儿面娩出式　胎盘胎儿面先娩出。胎盘从中央开始剥离，其特点是胎盘先娩出，后见少量阴道流血，较多见。

2. 母体面娩出式　胎盘母体面先娩出。胎盘从边缘开始剥离，其特点是先有较多阴道出血之后胎盘娩出，较少见。

（二）处理

1. 协助胎盘娩出　正确协助胎盘娩出能减少产后出血的发生。助产者切忌在胎盘未剥离前用手按揉下压子宫或牵拉脐带，引起胎盘剥离不全而出血，甚至拉断脐带或造成子宫内翻。确认胎盘已完全剥离时，于宫缩时左手握住宫底并按压，右手牵拉脐带，当胎盘娩出至阴道口时，双手捧住胎盘，向一个方向旋转牵拉，协助胎盘胎膜完整排出（图 7－21）。同时按摩子宫刺激其收缩，减少出血，注意观察并测量出血量。

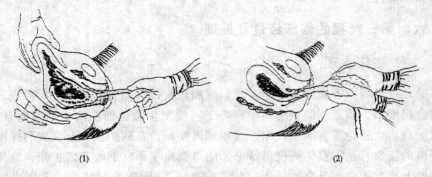

(1)　　　　　　　　　　　　　　　　　　　(2)

图 7－21　协助胎盘胎膜娩出

2. 检查胎盘胎膜　将胎盘铺平，检查胎盘母体面胎盘小叶有无缺损。再提起脐带检查胎盘胎膜是否完整，胎儿面边缘有无血管断裂，能及时发现副胎盘。若有副胎盘、部分胎盘和大块胎膜残留在宫腔时，应在严密消毒后徒手伸入宫腔取出。如仅为少许胎膜残留，可予宫缩剂待其自然排出。

3. 检查软产道　娩出胎盘后应及时检查软产道、会阴有无裂伤，若有裂伤应立即缝合。

4. 预防产后出血　正常分娩出血量大多不超过 300ml。遇有既往产后出血史或易发生宫缩乏力的产妇，可在胎儿前肩娩出时静注麦角新碱 0.2mg，或缩宫素 10U 加入 25% 葡萄糖注射液 20ml 中静注。胎盘未完全剥离而出血多时，应即行手取胎盘术。胎儿已娩出 30 分钟而胎盘不能自娩者，经用缩宫素后可行手取胎盘术。产妇在产房观察 2 小时，测量血压、脉搏，注意宫缩、阴道出血量、膀胱是否充盈、阴道及会阴有无血肿等，一切正常者送回病房继续观察。

第四节　中医学关于分娩的认识

中医学认为，胎儿及胎衣自母体阴道娩出的过程为"分娩"。

关于预产期的计算，中医学有明确的记载，明·李梴《医学入门》云："气血充实，可保十月分娩……凡二十七日即成一月之数"。孕妇分娩前多有征兆。《胎产心法》说："临产自有先兆，须知凡孕妇临产，或半月数日前，胎胚必下垂，小便多频数"。古人还有试胎（试月）、弄胎的记载，《医宗金鉴》指出："妊娠八九个月时，或腹中痛，痛定仍然如常者，此名试胎……若月数已足，腹痛或作或止，腰不痛者，此名弄胎"。

中医学认为妊娠足月临产前可出现胎位下移，腰腹阵阵作痛，下腹坠胀，有便意，阴道少量血水排出，继之阵痛和小腹重坠逐渐加重，产门渐开全，阴户窘迫，胞衣破，浆水出，胎儿、胞衣依次娩出。《十产论·妇人临产门》指出："正产者，盖妇人怀胎十月满足，阴阳气足，忽腰腹作阵疼痛，相次胎气顿陷，至于脐腹痛极甚，乃至腰间重痛，谷道挺进，继之浆破血出，儿遂自生"。《达生篇》说："渐痛渐紧，一阵紧一阵，是正产，不必惊慌。"同时还提出"睡，忍痛，慢临盆"的临产六字真言，对指导孕妇分娩有一定意义。

第八章

正常产褥

从胎盘娩出至产妇全身各器官（除乳腺外）恢复或接近正常未孕状态所需的一段时期，称产褥期，一般规定为 6 周。

第一节　产褥期母体变化

一、生殖系统的变化

1. 子宫　产褥期变化最大的是子宫。胎盘娩出后的子宫逐渐恢复至未孕状态的过程称为子宫复旧。子宫复旧主要表现为肌细胞的缩小，由于肌纤维的缩复，体积逐渐缩小，至产后 6 周恢复到非孕状态；子宫重量亦逐渐减少，至产后 6 ~ 8 周恢复为 50 ~ 60g。由于分娩损伤，初产妇的宫颈口由产前圆形（未产型）变为产后"一"字形横裂（已产型），产后 4 周完全恢复至正常形态。子宫腔表面遗留的蜕膜表层发生变性坏死脱落，形成恶露从阴道排出。深层则逐渐再生新的功能层，内膜缓慢修复，胎盘附着部位全部修复需要 6 周。在此期间，若因复旧不良，血栓脱落，可导致晚期产后出血。

2. 外阴及阴道　分娩后外阴的轻度水肿于产后 2 ~ 3 日逐渐消退；会阴裂伤或切口缝合后，产后 3 ~ 5 日内愈合；处女膜因撕裂形成处女膜痕。阴道腔随阴道壁肌张力恢复而逐渐缩小，黏膜皱襞于产后 3 周逐渐恢复，但产褥期结束时阴道尚不能完全恢复至未孕时的紧张度。

3. 盆底组织　由于分娩过度伸展，盆底肌和筋膜弹性减弱，产后 1 周开始逐渐恢复。若产褥期坚持做健身操，有望恢复至非孕状态。若过早劳动，可引起阴道壁膨出甚至子宫脱垂。

4. 卵巢　产后卵巢功能恢复的时间不一，根据哺乳期的长短而有所区别，一般在产后 4 ~ 6 个月。哺乳期暂无月经。

二、乳房的变化

乳房的变化主要是泌乳，产后即开始有乳汁分泌，开始量少，色淡黄，称初乳（7 日内），以后量逐渐增加，色白质浓，7～14 日内称过渡乳，14 日后称成熟乳。母乳中含有大量免疫抗体和丰富的营养物质，对婴儿的生长发育极为有利。泌乳主要取决于垂体催乳素的增加和婴儿的吸吮，即产后因低雌激素、高催乳素水平（雌激素对垂体催乳素的抑制作用解除）加之婴儿吸吮，刺激垂体催乳素分泌增加，呈脉冲式释放，促进乳汁的产生和分泌。并通过吸吮，刺激垂体缩宫素增加和释放，使乳汁排出。乳汁的分泌还与产妇营养、睡眠、情绪和健康状况等因素有关。

三、血液循环系统的变化

产后因子宫－胎盘循环不复存在，加之子宫缩复，大量血液从子宫涌入体循环，使血容量增加，在产后 2～3 周方能恢复正常。产褥早期血液仍处于高凝状态，有利于胎盘剥离面血栓形成，减少产后出血量，纤维蛋白原、凝血酶等于产后 2～4 周内降至正常。红细胞和血红蛋白逐渐增多。白细胞总数产褥早期仍较高，中性粒细胞增多，淋巴细胞稍减少，血小板数增多，红细胞沉降率于产后 3～4 周降至正常。

四、泌尿系统的变化

产后体内在孕期潴留的多量水分主要经肾排出，故 1 周内尿量增多，并排出氨基酸、肌酐等。妊娠期肾盂、输尿管扩张，约在产后 2～8 周恢复正常。膀胱因分娩受压、黏膜水肿、充血，肌张力低，加之会阴疼痛、不习惯卧床排尿等可引起尿潴留。

五、消化系统的变化

产后 1～2 日内产妇常感口渴，喜流食或半流食。产褥期卧床较多，缺少运动，肠蠕动减弱，易发生便秘。

六、腹壁的变化

妊娠期出现的下腹正中线色素沉着，在产褥期逐渐消退。腹壁紫红色妊娠纹变成永久性银白色旧妊娠纹。产后松弛的腹壁紧张度约需 6～8 周恢复。

七、内分泌系统的变化

分娩后雌激素水平急剧下降，至产后 1 周降至非孕时水平。不哺乳的产妇通常在产后 6～10 周月经复潮，平均产后 10 周左右恢复排卵。哺乳期产妇平均在产后 4～6 个月恢复排卵。

八、其他变化

1. 体温、脉搏、呼吸、血压 体温多在正常范围，若产程延长或过度疲劳，可在产后 24 小时内稍有升高，大多不超过 38℃。若乳房血管、淋巴充盈过度，乳房胀大明显，可出现泌乳热（37.8℃～39℃），持续 4～16 小时恢复正常不属病态。脉搏、呼吸、血压大多在正常范围内。

2. 子宫复旧和宫缩痛 产后子宫圆而硬，宫底在脐下一指，以后平均每日下降 1～2cm，产后 10 天降入骨盆腔内，产后 42 天左右恢复到非孕状态。产褥早期子宫复旧时因宫缩可引起下腹阵阵剧烈疼痛，称产后宫缩痛，产后 2～3 天自然消失。

3. 恶露 产后从子宫经阴道排出的子宫蜕膜、血液等组织称恶露。持续 4～6 周，总量为 250～500ml，个体差异较大。根据其颜色、内容物及时间不同可分为以下几种。

（1）**血性恶露** 富含血液，色鲜红量多，持续 3～4 天量减少，浆液增加，转变为浆液性恶露。

（2）**浆液性恶露** 富含大量浆液，色淡红，量逐渐减少，持续 10 天左右，转变为白色恶露。

（3）**白色恶露** 富含白细胞，色白量少，持续 3 周左右干净。

4. 褥汗 产褥早期皮肤排泄功能旺盛，排出大量汗液，以夜间睡眠和初醒时明显，于产后 1 周内自行好转。

第二节　产褥期处理及保健

一、产后 2 小时内的处理

产后 2 小时内极易发生严重并发症，如产后出血、子痫等，故应严密观察血压、脉搏、宫缩及阴道流血等情况。若宫缩乏力，可给予缩宫素、麦角新碱等宫缩剂。

二、饮食起居

产妇的饮食应富有营养，易消化，含足够的热量和水分，为保证乳汁的质量，应多进蛋白质，多饮汤汁，适当补充维生素和铁剂。居室应通风，注意休息，3 周后可进行家务劳动。

三、适当活动

一般情况下产后 12 ~ 24 小时可起床适当活动，并按时做产后健身操。阴道难产或剖宫产者适当推迟活动时间，待拆线后做健身操。适当活动有利于体力恢复，排尿排便，减少静脉栓塞的发生，避免腹壁松弛。

四、大小便

产后 4 小时应鼓励产妇排尿。若排尿困难，应鼓励产妇坐起排尿，并可用温开水冲洗尿道外口诱导排尿；或放置热水袋于下腹正中，按摩膀胱使之收缩；或刺激关元、气海、三阴交等穴位，或肌注或足三里穴位注射硫酸新斯的明 1mg，兴奋膀胱，使之收缩而排尿。若经以上处理仍无效可予导尿，必要时留置导尿管 1 ~ 2 日，2 ~ 4 小时排放一次，并给抗生素预防感染。产后应多吃蔬菜，早日下床活动，增加肠蠕动，防止便秘。若发生便秘，可口服缓泻剂，或用开塞露塞肛或肥皂水灌肠。

五、观察子宫复旧及恶露

每日应在同一时间手测宫底高度，了解子宫复旧情况，测量前嘱产妇排尿。同时观察恶露的量、颜色和气味。若子宫复旧不良，恶露增多，持续时间延长，可给予宫缩剂或益母草膏、生化汤等，合并感染者，给予抗生素控制感染。

六、会阴处理

每日用 2‰苯扎溴铵溶液擦洗外阴 2 ~ 3 次，保持会阴清洁干燥，产后 4 周内禁盆浴和坐浴。会阴水肿者，可用 50% 硫酸镁液湿热敷。会阴有缝线者，每日应检查伤口周围有无红肿、硬结及分泌物，产后 3 ~ 5 天拆线。若有感染应提前拆线，并扩创处理，配合中药外洗，可促进愈合。

七、乳房护理

产后半小时内可开始哺乳，产后 24 小时内每 1 ~ 3 小时哺乳一次，以后逐渐增加，一昼夜应哺乳 8 ~ 12 次。推荐母乳喂养，按需哺乳。哺乳时应两乳轮流哺喂，一侧吸空，再吸另一侧。哺乳时间以 10 个月至 1 年为宜。乳汁不足时应及时补充牛奶。如遇下列情况应分别处理：

1. 乳胀 多因乳房充盈过度乳腺管阻塞而致，可行局部湿热敷后按摩、轻柔，频繁哺乳，排空乳房。给予散结通乳中药口服。

2. 缺乳及回乳 缺乳或因病不能哺乳需回乳者，按各论相关章节处理。

3. 乳头皲裂   轻者局部涂以乳汁或蓖麻油糊剂，喂哺前洗净，严重者停止哺乳。

八、计划生育指导

产褥期内禁止性交。产后 42 天应采取避孕措施，哺乳者原则上以工具避孕为宜，不哺乳者可选用避孕药物或其他方法避孕。

九、产后检查

包括产后访视和产后健康检查两部分。产后访视由社区医疗保健人员上门服务，在产妇出院后 3 日内、产后 14 日和 28 日分别做三次，了解产妇和婴儿健康状况及哺乳情况，并及时给予指导。产后 42 天产妇应到医院做产后健康检查，全面了解身体情况和生殖器官恢复情况。

第三节   中医对产褥生理的认识

中医学认为，由于分娩时的耗气、失血、伤津，使产后 1 周内产妇出现阴血骤虚、阳气易浮之生理现象，可出现微热、自汗、恶风等症状，卫阳不足，易感风寒，同时子宫逐渐缩复，出现小腹阵痛，于产后 2~3 天自然缓解。产后从子宫排出的余血浊液称为恶露，初为暗红色，约 1 周后转为淡红色，2 周后转为淡黄色或白色，4~6 周内恶露消失。产后即可哺乳。母乳是富含营养的婴儿最佳食品，由气血所化生，产妇应保持情志调畅，睡眠充足，脾胃健旺，气血生化有源则乳汁充盈。薛立斋指出："血者，水谷之精气也，和调五脏，洒陈六腑，在男子则化为精，在妇人上为乳汁，下为血海"。乳汁与月经均为血所化生，哺乳期一般月经不潮。

产后的生理特点为亡血伤津，瘀血内阻，多瘀多虚，故产褥期应慎起居，适寒温，节饮食，调情志，禁房事，洁阴户，不宜过早或过度劳累，避免导致中气下陷发生阴挺下脱或产后血崩、恶露不绝等病。

第九章 妇产科疾病的病因与发病机制

第一节 病 因

病因，广义而言是指导致疾病发生的直接和间接因素，狭义而言是指疾病发生的必不可少的直接原因。因此，可把能引起体内动态平衡破坏的一切条件都归属于病因范畴。

一、西医对病因的认识

女性正常的生命活动以及特殊的生理如月经、妊娠、分娩、哺乳，均在神经-体液调节下始终维持在动态平衡的过程中。一旦机体内免疫机制下降，而且又在一定致病因素的作用下，其神经-体液调节系统可发生紊乱而导致妇产科疾病或引发其他疾病。妇产科疾病原因种类繁多，大致分类如下：

1. 生物性因素 为最常见的致病原因。病原体有细菌如葡萄球菌、链球菌、大肠杆菌、厌氧菌、变形杆菌、淋病奈瑟菌、结核杆菌等，假丝酵母菌，原虫如滴虫、阿米巴，各种病毒，衣原体，支原体，螺旋体（梅毒螺旋体）等均可引发内、外生殖器各种炎症。

2. 化学性因素 较高浓度的化学物质如强酸、强碱，或各种腐蚀性较强的药物制剂使内、外生殖器组织遭受破损而出现不同程度的炎性反应。

3. 物理因素 机械性的创伤（如使用妇产科各种手术器械所致的损伤），冷冻疗法引起局部的冻伤，电离辐射等可造成直接伤害。

4. 精神因素 长期的精神过度紧张，深度的忧郁、悲伤、惊恐等不良情绪，以及强烈的精神刺激，均可影响神经-体液的调节而出现月经不调、无排卵性闭经、功能失调性子宫出血、月经稀发、妊娠剧吐、流产、先兆子痫、难产等。

5. 营养性因素 各种营养素对人体的生命活动以及对女性的生理功能都有特殊的作用。人体所必需的营养素有蛋白质、碳水化合物、脂肪、无机盐、维生素和纤维素，其中最主要的能源物质是蛋白质、脂肪和糖。蛋白质缺乏直接影响人体的生长、发育和高级神经正常活动，且对疾病的抵抗力明显减弱。人体脂肪组织不足，不仅影响人体的能量来源，而且对帮助人体吸收和利用脂溶性维生素A、D、E、K均有影响。如维生素E的缺乏常可引起子宫发育不良、不孕、流产等。碳水化合物是促进人体发育和帮助构成人体本身的蛋白质在体内合成的重要物质。其他如维生素、无机盐、微量元素甚至氧气都要满足于生理需要，任何一种物质缺乏都可能导致妇产科疾患。

6. 免疫性因素 免疫功能主要表现在生理防御、自身稳定和免疫监视三个方面。一旦免疫功能异常可导致妇产科疾病发生，如习惯性流产、妊娠期高血压等疾病均与免疫因素有关。

7. 遗传性因素 遗传物质的改变如染色体异常或基因异常可直接引起遗传性疾病。常见的遗传性疾病有性染色体异常引起的性染色体三体病（多X染色体综合征；47，XXX综合征；47，XXY综合征），以及性染色单体病（Turner综合征）。常染色体异常导致的先天愚型21三体综合征（Down综合征）、18三体综合征（Edward综合征）、13三体综合征（Patau综合征）等。但许多遗传病其染色体外观是正常的，而染色体上的基因发生突变也会引起疾病，此称基因病。由单个基因突变引起的叫单基因病；由多对基因异常引起的叫多基因病。单基因病其遗传方式可分为常染色体显性遗传、常染色体隐性遗传、性遗传病（隐性和显性，后者较少见）。常见的常染色体显性遗传病有舞蹈病、多囊肾、神经纤维瘤病、软骨发育不全、多趾、肠息肉等。常见的隐性遗传病有苯丙酮尿症、白化病、糖原累积病、小头畸形、韦尔森病（Wilson's disease）等。性遗传病属隐性遗传的有血友病A、假性肥大性肌营养不良、红绿色盲等；属显性遗传的有抗维生素D性佝偻病、遗传性肾炎等。多基因遗传病所见的先天性畸形如无脑儿、脊柱裂、腭裂、先天性心脏病、髋关节脱臼、幽门狭窄、畸形足等是许多基因突变与环境因素相互作用的结果，这些基因称之为"易患基因"。当易患基因超过阈值，又遇上环境因素如病毒、药物、营养缺乏或放射线等影响，则出现生理缺陷或畸形率显著增高。

8. 先天性因素 是指能直接或间接对正常发育的胎儿构成损害的因素。如患梅毒的孕妇可影响婴儿罹患先天梅毒。感染风疹的孕妇其风疹病毒可以通过胎盘传给胎儿，引起胎儿风疹综合征，表现为先心病、白内障、听力障碍、肝脾肿大及神经系统炎症性疾患等。病毒感染还可导致早期流产、胎儿宫内发育迟缓、严重的畸形。患弓形虫病的孕妇如弓形虫感染胎儿则可致先天弓形虫病，常以眼和脑损害为主要表现。

二、中医常见病因

导致妇产科疾病的病因有外感六淫、内伤七情、房劳多产、劳逸失常、饮食失节、跌仆损伤、生活因素、环境因素、体质因素等，尤以内因为主，而外因是通过内因起作用的。但这些因素能否导致妇产科疾病，取决于机体体质的强弱，以及脏腑、经脉（包括冲、任、督、带四脉）和胞宫功能的盛衰。正如《素问·评热病论》曰："正气存内，邪不可干，邪之所凑，其气必虚"。

（一）外感六淫

风、寒、暑、湿、燥、火六淫之邪皆可导致妇产科疾病的发生。由于妇女以血为本，经、孕、产、乳都是以血为用，若气血调和，则身体无恙，女性生殖生理活动正常；气血失和，则诸症迭起。在外感六淫中，寒、湿、热邪易与血搏结，阻滞气机而致病。故妇产科疾病中，以寒、湿、热邪致病为多见。

1. 寒邪 寒为阴邪，易伤阳气，其性主收引凝滞，可使血脉运行不畅。若寒邪内袭冲任、胞中，可导致痛经、妊娠腹痛、产后腹痛、月经后期、月经过少、闭经，严重者可出现癥瘕、不孕症等。

2. 热邪 热为阳邪，其性炎上、躁动，易耗气伤阴，灼津动血。热邪扰于冲任、胞宫，可致月经先期、月经过多、经期延长、崩漏、经行吐衄、胎漏、胎动不安、恶露不绝等。若热毒直客阴中，损伤冲任、胞宫而致黄带、产后发热等。

3. 湿邪 湿为阴邪，重浊黏滞，其性趋下，易困阻气机，阻滞血运，且又易寒化、热化，甚则聚湿生痰。若湿邪或寒湿蕴阻下焦，阻滞冲任，可见月经后期、月经过少、妊娠肿胀、闭经、痛经、不孕症等；伤及任、带二脉，则带下量多。湿热蕴结，动血伤络，可见月经先期、月经过多、经期延长、崩漏、黄带、赤白带等。痰湿阻滞冲任、胞中也可导致闭经、癥瘕、不孕症等。

（二）情志内伤

情志因素是指喜、怒、忧、思、悲、恐、惊七种情志的变化。妇女受到过度的精神刺激，情志发生变化主要引起气分病变，继而引起血分病变，使气血不和，以致机体阴阳失调、脏腑功能失常而发病。情志因素之中，以怒、思、恐三者致病最为多见。

1. 怒 精神抑郁，忿怒过度，则肝气郁结，疏泄失常，气滞不畅，或气逆冲上，进而引起血分病变，导致气滞或气逆，可致月经不调、痛经、闭经、经行吐衄、妊娠腹痛、胎动不安、缺乳、癥瘕、恶露不绝等。

2. 思 忧思不解，思虑伤脾，以致化源不足，或脾虚失统，血海不盈或失约，可致月经不调、闭经、崩漏、胎漏、胎动不安、胎萎不长、恶露不绝、缺乳等。

3. 恐 惊恐伤肾，肾气虚损，闭藏失司，冲任失调，则见闭经、崩漏、胎漏、胎动不安、滑胎、不孕症等。

（三）生活因素

妇人因生活上摄生不慎，影响脏腑、气血、冲任、子宫的正常功能，就可导致各种妇科疾病。

1. 饮食失调 饥饱失常，饮食不洁，择食偏嗜，饮食过冷过热等，皆可损伤脾胃，有碍气血化源，使气血不足，冲任虚损，血海不盈，导致月经后期、月经过少、闭经、不孕、缺乳等。

2. 劳逸失常 妇女在月经期、妊娠期和产育期都要劳逸适度。劳则气耗，逸则气滞。过劳包括劳力过度和劳神过度。劳倦伤脾，过力伤肾。若经期繁劳过力，或剧烈运动，可致月经过多、经期延长、月经愆期、崩漏、闭经；孕期持重过劳，易致胎动不安、堕胎、小产；产后持重、操劳过早，易致子宫脱垂。若过于安逸，则气血凝滞，可致胎位不正、难产等。

3. 房劳多产 房事不节（不洁），产多乳众，都可损伤肾气，耗伤气血。肾气不足，气血失调，能引起各种月经病、带下病、胎动不安、堕胎、小产、不孕等。

4. 跌仆损伤 跌仆闪挫、手术创伤、产创等均是引起妇产科疾病的直接因素，常可导致气血失调，冲任、胞宫损伤而出现月经过多、崩中漏下、胎动不安、堕胎、小产、产后发热、产后恶露不绝、尿瘘、粪瘘等。

5. 其他 "药邪"不仅伤及正气，也可直接、间接损伤冲任，引起月经不调、胎漏、胎动不安、堕胎、小产、胎萎不长、子死腹中等。如过度节食或药物减肥，可致月经后期、月经过少，甚至闭经。孕前酗酒可致胎儿生长迟缓、小头畸形。孕后大量吸烟，可致流产、死胎、畸胎、低体重儿及胎儿宫内窒息等。阴部摄生不慎，"虫邪"可直犯阴中，上侵胞宫，损伤冲任，可致月经过多、痛经、经期延长、带下病、阴痒等证。环境污染产生的有毒物质可引起妇女气血功能紊乱，出现月经不调、不孕、胎儿畸形等。

（四）体质因素

由于先天禀赋的差异和后天条件的影响可形成不同的体质，而不同的个体对不同的病因有不同的易受性，也谓易感性。正如《医理辑要·锦囊觉后篇》指出："易风为病者，表气素虚；易寒为病者，阳气素弱；易热为病者，阴气素衰；易伤食者，脾胃必亏；易劳伤者，中气必损"。气虚者多见月经先期、月经过多、崩漏、胎动不安、恶露不绝、阴挺下脱等；阳气虚弱者多见月经后期、月经过少、闭经、痛经、胞阻、不孕症、癥瘕、带下病等；阴虚火旺者易见月经过多、崩漏、经断前后诸证、经行吐衄、子烦、子晕、阴痒、赤白带等；痰湿偏盛者易致闭经、带下病、不孕症、癥瘕等。

第二节　发病机制

一、妇产科疾病的病理生理特点

当妇女机体免疫功能下降，生殖器官自然防御机制受到破坏而又不能立即自行调节恢复时，就会发生妇产科疾病，而且在疾病发展过程中表现不同的特殊性。因此，在对妇产科疾病治疗前，除对致病因素全面认识外，必须掌握疾病或疾病之间的客观规律，从而进一步达到正常认识、治疗、预防疾病的目的。妇产科疾病的发生与发展具有以下特点：

（一）疾病时自稳调节功能紊乱

妇女的生理活动主要是在神经、内分泌、体液正常的调节下进行的，且能保持相对的稳定，称此为自稳调节下的自稳态。当机体不能适应内外环境的变化，又遭受致病因素的侵害，使机体内自稳调节某一环节发生紊乱，又连续波及其他环节，造成自稳调节紊乱，引起广泛而严重的妇产科疾病。如因精神过度紧张，或因环境改变及营养不良等，通过大脑皮质的神经传递，影响下丘脑－垂体－卵巢轴的相互调节和制约机制，致使卵巢功能失调，排卵功能异常，性激素分泌失常，子宫内膜不能如期发生变化，出现一系列月经紊乱现象。又因月经紊乱或过多，可能诱发子宫内膜炎、贫血性心脏病等病变。

（二）疾病时的损伤与抗损伤反应

疾病的过程亦即各种损伤与抗损伤相互斗争、相互转化的过程，病因造成的损伤包括组织结构损伤、功能障碍或代谢紊乱。疾病的发展和恶化与损伤程度以及抗损伤环节的强弱有直接关系。如生殖系统防御机制下降，细菌经阴道黏膜上行感染子宫内膜，当细菌毒力占主导地位时，可形成严重宫内感染，且迅速波及输卵管、卵巢、盆腔腹膜、盆腔结缔组织等，甚至导致脓毒血症或败血症。若能及时发现抗损伤因素，或增强患者抗损伤能力，采取合理治疗措施，使抗损伤因素始终能成为矛盾的主导地位，疾病则趋向缓解或痊愈。

中医认为，疾病的过程是"正"、"邪"相争的过程。两虚相遇，便可发病。若正气虽不虚而邪毒力强，亦可致病。正气强盛，即或邪侵，程度亦轻。正气较弱，即或邪微，亦能使病加重。故前人指出"正气存内，邪不可干"（《素问遗篇·刺法论》），"邪之所凑，其气必虚"（《素问·评热病论》），"精神内守，病安从来"（《素问·上古天真论》），这些精辟论断高度概括了中医学发病学观点。

（三）疾病过程中的因果转化

疾病过程中的因果转化，系指在原始病因作用下机体内所发生的某些变化，这些变化反过来又可能成为疾病过程中新的发病因素，表现出新的病变特征。如此循环往复，交替转化，使疾病不断恶化。例如羊水栓塞，由于羊水中的有形物质进入血液循环，或在毛细血管内，或在肺小动脉处形成机械性阻塞，以致迷走神经兴奋，反射性引起肺血管收缩，从而引起肺动脉高压。若肺动脉高压持续，右心排血受阻，负荷加重，可致急性右心衰竭和急性呼吸窘迫，继而出现肺水肿、呼吸循环衰竭。而羊水中促凝物质引起凝血功能障碍，导致弥散性血管内凝血等病理变化。由此可见，疾病发生的过程中每一环节的结果又往往可以成为疾病变化中新的病因。因此，妇产科疾病尚需因病、因时、因地或分段采取有效治疗措施，阻止恶性循环，促进良性循环，达到治愈的目的。

（四）疾病过程中机体功能、代谢和形态结构的变化

疾病时，机体内部功能、代谢和形态结构可发生异常变化，且相互联系和相互影响。如由于卵巢排卵障碍，致血中激素平衡破坏，影响了子宫内膜的组织形态异常，表现为仅有不同程度的增生期内膜，而无由增生期至分泌期的周期性形态改变，结果为月经紊乱，影响生育功能，导致不孕。

（五）疾病过程中局部与全身相互联系

人是一个有机的整体，内在脏腑与外在体表是统一的，整个机体与外在环境也是统一的，也就是说"人与天地相应"。正常情况下，人体在神经－体液的调节，各组织器官协同作用，共同完成各种生理活动。一旦受到致病因素的侵害，通过"正传"和"逆传"，既可波及整体功能，又可加重局部的病变。例如肺结核者，病变虽在局部产生，但可随血行感染输卵管、子宫，使之遭受不同程度的破坏，引起月经不调，甚或闭经与不孕。因不孕又可给患者造成一定心理负担，精神不佳，反过来又会影响神经－体液的调节，加之慢性消耗性疾病损伤阴液与

气血，进一步加重神经－体液调节的紊乱，使女性整个生理活动出现更严重的异常。由此可见，妇产科疾病也如同其他科的疾病一样，局部病理变化既影响整体，且又受整体的影响，二者之间存在着不可分割的联系。

二、中医对妇产科疾病发病机理的认识

病机是疾病发生、发展与变化的机理。致病因素作用于机体，在一定条件下，导致脏腑、气血、经络的功能失常，直接或间接损伤冲任、胞宫、胞脉、胞络、阴道、阴户等，则可发生妇产科疾病。

（一）脏腑功能失常

1. 肾 肾主藏精，为生命之本，元气之根，主宰人体生长、发育和生殖，而胞络系于肾。故肾的功能失调可直接导致精血不足，肾气虚衰，癸水匮乏，冲任失养，系胞无力，而发生妇科疾病。

肾虚之中，可分为肾气虚、肾阳虚、肾阴虚和肾阴阳两虚。

（1）肾气虚 肾气，乃肾精所化生，是肾之功能活动的动力。人体的生长、发育、生殖功能完善及性机能活动，以及天癸与月经的至与竭、冲任二脉的调匀均与肾气相关。肾气虚，封藏与固摄功能不足，导致冲任不固，子宫藏泻功能紊乱，可发生子宫发育不良、月经不调、闭经、痛经、崩漏、胎漏、胎动不安、滑胎、不孕、阴挺下脱等。

（2）肾阴虚 肾水不足，则冲任血海不足，胞宫、胞脉、胞络、阴道、阴户失养，可致月经后期、月经过少、月经稀发、闭经、绝经前后诸证、子烦、胎萎不长、不孕等。肾阴不足，虚热内生，虚火妄动，迫血妄行，引发月经先期、崩中漏下、经行吐衄、经行发热等。

（3）肾阳虚 肾阳，亦称命门之火。若命门火衰，气化失常，又上不能温煦脾阳，下不能温养胞宫（胞脉胞络），可出现经行泄泻、经行浮肿、妊娠肿胀、子满、胎萎不长、带下病、宫寒不孕、崩漏等。

（4）肾阴阳两虚 肾之阴阳同时受损，或阳损及阴，或阴损及阳，久之阴阳俱损，可导致肾阴阳两虚，上述病证可交互出现，如引起经断前后诸证等。

2. 肝 肝藏血，司血海，主疏泄，具有贮藏血液和调节血量的作用，肝"体阴而用阳"。当肝血充足，肝气畅达，既可濡养肝体，又可下注血海而为月经或育养胞胎，故有"女子以肝为先天"之说。若肝脏功能失调可导致妇产科诸疾。常见的有：

（1）肝气郁结 肝为将军之官，其性刚强，喜条达而恶抑郁。若肝气郁结，肝气逆乱，胞脉、胞络、冲任受阻，可见痛经、经行情志异常、经行乳胀、经行

吐衄、恶阻、胞阻、产后腹痛、缺乳、不孕、癥瘕等。

（2）**肝郁化热** 肝气郁结，郁久化热，热伤冲任，扰动血海，迫血妄行，可致月经先期、月经过多、经期延长、崩中漏下等。若肝火上逆，还可导致经行吐衄、经行头痛、妊娠心烦、产后乳汁自出等。

（3）**肝血虚** 肝为女子之先天，女子以血为本，若肝所藏之血不足，导致冲任血虚，子宫、胞脉、阴户失于濡养，可致月经后期、月经过少、闭经、胎萎不长、不孕等。血虚生风化燥可致外阴干燥瘙痒等。

（4）**肝阴虚** 肝阴不足，虚热内扰冲任，可致月经先期、经行发热、妊娠心烦。

（5）**肝阳上亢** 肝阴阳失调时，阴不制阳，则肝阳容易妄动，阳亢则必耗肝肾之阴，或因体阴不足，肝血亏虚则必肝旺，常可致经行头痛、经行吐衄、乳汁自出、经断前后诸证、子晕、先兆子痫、产后痉证等。

（6）**寒滞肝脉** 肝经所过部位如阴器、少腹、胁肋、巅顶等若为寒邪凝滞，可出现经行头痛、痛经、妊娠腹痛、产后腹痛、阴痒等。

（7）**肝经湿热** 肝气郁结，克犯脾土，肝郁化热，脾虚生湿，湿热蕴结，下注冲任，带脉失约，可引起带下病、阴痒、阴肿、阴痛。

3. 脾（胃） 脾为气血生化之源，统血之脏；胃为水谷之海，乃多气多血之腑。气血是经、带、胎、产、乳等生理活动的物质基础，如《女科经纶》所说："妇人经水与乳，俱由脾胃所生"。又阳明胃经下行，与冲脉会于气街，故有"冲脉隶于阳明"之说。胃中谷气盛，血海亦盛，月事则如期而潮，胎孕安适，乳汁充足。若素体脾胃虚弱，或受邪之扰，以致有碍生化，统摄无权，可出现妇产科诸证。

（1）**脾胃虚弱** 脾胃虚弱，不能正常运化水谷之精微，则气血生化不足，以致气亏血少，血海不盈，不能按期满溢，可致月经后期、月经过少、闭经、胎萎不长、缺乳、不孕等。脾气亏虚，统摄无权，冲任不固，血无所归，可致月经先期、月经过多、崩中漏下、经期延长、产后恶露不绝、乳汁自出等。升举无力，中气下陷可出现带下量多、转胞、阴挺下脱等。

（2）**脾阳不振** 脾以阳气为用。脾阳不振或寒湿困阻中阳，运化水湿无权，水湿内停或泛溢肌肤，可见经行泄泻、经行肿胀、带下病、妊娠肿胀、子满等。若水湿壅阻，聚湿成痰，痰湿阻滞冲任、胞脉、胞络，可见月经过少、月经稀发、闭经、恶阻。若痰湿凝聚胞宫可致不孕症、癥瘕等。若脾阳久虚，损及肾阳，脾肾阳虚，可出现经行泄泻、经行浮肿、妊娠肿胀、带下病、不孕症、崩漏等。

4. 心与肺 心主血脉，主藏神；肺主一身之气，朝百脉。心行血功能正常，又在肺吐故纳新的作用之下将水谷精微化赤为血，肺助心行血，通过胞脉下注胞宫则月事正常。若"心气不得下通"（《素问·评热病论》），又肺气虚弱，不能助心行血，必会引起心主血脉的生理功能异常，可见月经后期、月经过少，甚至闭经。而心主血脉功能异常，亦必然导致神志功能活动的失调，直接影响女性生殖周期活动，因而常可出现月经不调、经断前后诸证、子烦、脏躁等。

（二）气血失调

一般来说，外邪尤其寒、湿、热邪易与血搏结，渐累及气分病变；情志的变化常引起气分病变而渐涉及血分瘀滞；其他因素如房事不节、产育众多、劳逸失常等也易致气血失调。妇女经、孕、产、乳均以血为用，易使机体相对处于血分不足，气偏有余的状态。故《灵枢·五音五味》篇说："妇人之生，有余于气，不足于血，以其数脱血也"。气和血是相互滋生、相互依存的，气为血之帅，血为气之母，气顺血和，则月水如期，血凝成孕，否则会导致妇产科诸疾。因气血失调所引起的病理变化如下：

1. 气分病变

（1）气滞 气以畅达为顺。若肝气郁结，精神郁闷，气机郁滞，血行不畅，累及血海，冲任失调，可致月经先后无定期、痛经、经行乳胀、经行情志异常、闭经、子肿、不孕、癥瘕等。

（2）气逆 气郁不达，甚则暴怒伤肝，使肝气升发太过，气火上逆，可见经行头痛、经行吐衄、妊娠眩晕等。肺气上逆，可见子嗽、子悬等。胃气上逆，则可见妊娠恶阻。

（3）气虚 气虚不能固摄冲任，可见月经先期、月经过多、崩漏、胎漏、胎动不安、堕胎、小产、产后小便异常、恶露不绝、乳汁自出、自汗、阴挺等。

（4）气陷 气虚而机能衰减，清阳不能上升反而下陷，可引起经行泄泻、崩漏、子宫脱垂等。

2. 血分病变

（1）血寒 外感寒邪，或因阳虚生寒，寒客胞中，影响胞宫、胞脉、胞络、冲任之功能，可致月经后期、月经过少、闭经、痛经、胎萎不长、产后腹痛、不孕等。

（2）血瘀 瘀血阻滞冲任，留滞于胞宫、胞脉、胞络或蓄积于少腹之中，以致经脉不通，或血不归经，或壅滞成癥，常见的有痛经、闭经、崩漏、异位妊娠、产后出血、产后腹痛、恶露不绝、不孕、癥瘕等。

（3）血热 外感热邪，或因阴虚生热，热伏冲任，迫血妄行出现月经先期、月经量过多、经期延长、经行吐衄、崩漏、胎漏、子烦、胎动不安、产后发热等。

（4）**血虚** 素体禀赋不足、大病、久病、劳神思虑太过、产乳众多、各种失血，以及脾胃虚弱，气血生化不足等导致血海空虚，冲任胞宫失养，引发月经后期、月经过少、闭经、妊娠腹痛、胎萎不长、产后血晕、产后发热、产后腹痛、缺乳、不孕等。

（三）冲任督带损伤

冲、任、督三脉皆起源于胞宫，故有"一源而三歧"之说。带脉环腰一周，"下系胞宫"（《血证论》），均与胞宫关系密切。且冲脉为五脏六腑之血海，有"十二经之海"、"血海"之称。太冲脉盛，对女性生长、发育、生殖功能的完善起着重要作用，为月经的形成提供了物质基础；"任主胞胎"，人体精、津、血、液均为任脉所司，有"阴脉之海"之称。任脉通盛，是促成月经来潮和维持孕育功能正常的重要条件；督脉有总领诸阳经的功能，为"阳脉之海"，与任脉共同维持人体阴阳平衡，并调节月经的正常来潮；带脉能约束诸经，冲、任、督三脉也在带脉约束下维持其正常生理功能。凡脏腑功能失常、气血失调可间接导致冲、任、督、带为病；房事不节、邪毒感染等可直接使冲、任、督、带损伤，出现月经不调、带下病、妊娠病、产后病、妇科杂病等。

由上观之，妇产科疾病的病理机转，概括有三个方面：脏腑功能失常影响冲、任、督、带为病；气血失调影响冲、任、督、带为病；直接或间接损伤胞宫影响冲、任、督、带为病。只有损伤了冲、任、督、带的功能，才可发生经、带、胎、产、杂诸疾，并以此病机区别于他科。同时，气血失调，脏腑功能失常及冲、任、督、带损伤，虽各有不同的发病机理，但三者是相互影响的。因此，只有懂得从错综复杂的变化中找出经、带、胎、产、杂等诸病病机的关键所在，才能作出比较正确的诊断。如徐灵胎在《医学源流论》中所云："冲任二脉皆起于胞中，为络脉之海，此皆血之所从生，而胎之所由系，明于冲任之故，则本源洞悉，而后所生之病，千条万绪，以可知其所从起"。

第十章
诊断与治法概要

妇产科疾病的诊断方法与其他科基本相同，即从整体观出发，通过"四诊"获得有关病情资料，结合妇女的生理、病理特点，辅以各种检测手段与方法进行判断、推理、分析，作出准确的诊断。

第一节 诊断概要

一、妇科病史

（一）病史采集方法

采集病史应态度和蔼，语言亲切，认真细致地询问病情。对危重患者在初步了解病情后，即行抢救，以免贻误治疗。询问时避免暗示和主观臆测，避免使用医学术语。对有难言之隐者，不必反复询问，通过相应检查后再补充询问。将所采集的病史如实记录。外院转诊者，应索阅病情资料，作为参考。

（二）病史内容

1. 一般项目 同其他科，但妇科疾病的发生与年龄关系密切。年龄不同，病变特点有异，如青春期女性肾气初盛，癸水欠充，易多见月经不调。育龄期妇女因经、孕、产、乳之故，易伤肝血致肝失条达而发生经、带、胎、产诸疾。绝经期妇女肾气渐衰，癸水将竭，阴阳失衡，易致周期紊乱，月经过多；若脏腑、气血功能失常，又易罹患肿瘤。

2. 主诉 是指病人求医最主要的疾苦（包括症状和体征）。医者从患者所述的病情中用精练、确切的文字归纳出主要症状和病程。避免用病名作主诉。若系特殊检查发现卵巢肿瘤等病者，应据实而写，如"检查发现盆腔包块××天"。

3. 现病史 指患者本次疾病的发生、发展和治疗变化的全过程。以主诉为核心，按时间顺序描述主要症状特点及发展与变化情况，伴随症状，发病后诊疗情况及结果，食欲、睡眠等一般情况的变化，以及与鉴别诊断有关的阳性和阴性资料等。

4. 月经史 初潮年龄、月经周期、经期、经量、经色、经质的变化，行经前后有无特殊伴随症状，末次月经时间、性状和前次月经日期，绝经年龄以及绝经前后情况。了解带下的量、色、质、气味的异常以及伴随症状等。

5. 婚育史 婚次及每次结婚年龄，有否近亲结婚（直系血亲及三代亲系），配偶健康状况及双方同居情况。妊娠、流产次数，妊娠有无异常。分娩时婴儿出生情况，有无产后出血、产后感染史或其他并发症，流产次数，分娩和流产时间，采用何种计划生育措施及其效果。

6. 既往史、个人史、家族史 同其他科。

二、体格检查

采集完病史后，按顺序进行全身检查、腹部检查和盆腔检查（除急症外）。

（一）全身检查

1. 生命体征 测体温、脉搏、呼吸、血压，必要时测体重和身高。

2. 一般状况 观察患者的神情、神色、神志、面容、体态、全身发育及营养状况。检查浅表淋巴结、头面部、颈、乳房、心、肺、脊柱、四肢、神经反射。

3. 腹部 腹形有无膨隆或不对称，孕妇应注意腹形的宽度、高度、大小与孕月是否相符。腹壁有无疤痕、静脉曲张、妊娠纹、腹壁疝、腹直肌分离等。扪触腹壁厚度，有无肌紧张，压痛和反跳痛，有无肿块，肝脾有无增大，有无移动性浊音，肠鸣音有无亢进和消失，肾区有无叩击痛。

4. 切脉 妇人常脉一般比男子弱，略沉而柔，脉律匀和，偶见右脉大于左脉，或尺脉较盛。

（1）月经脉 经潮时，脉多滑利或弦滑略数。月经病常见的脉象有滑、数、细数、迟、沉、弦涩、虚细无力等脉。若见弦数或滑数者多为实证、热证；沉弦或沉迟有力者多属实证、寒证；细数或沉迟无力者多属虚证；弦或涩多有瘀阻；脉虚大无力或见芤脉，多有失血史。

（2）带下脉 带下量多色白常见沉细或濡缓脉；带下色黄或赤白多见滑数、弦数或濡滑数脉，偶见细数脉。

（3）妊娠脉 妊娠后显示六脉平和或两尺滑利，或尺脉按之不绝。妊娠期若见脉沉细短涩，或两尺脉弱而又断续不匀者，多为气血不足，胎元不实，应慎防流产。若妊娠合并腹痛、宫外孕，脉多虚细沉涩；合并妊娠剧吐，脉多虚数。妊娠晚期脉见弦而劲急或弦细数，警惕妊娠期高血压疾病的发生。

（4）临产脉 临产时，两尺脉多滑利而疾数，或于孕妇两手中指本节至顶节两侧能切得脉动应手，此称"离经脉"。若脉见大而虚，或沉细而弱，为气血虚弱，或见难产，或见胞衣不下。也有脉见弦大至数不匀，或沉迟沉涩者，多为气滞血瘀所致难产、胞衣不下。

（5）产后脉 产后六脉多虚缓平和。但产后一二日内，脉多浮滑或滑数。若脉虚大无根，或脉细欲绝，多为产后失血过多所致产后血晕、产后痉证；脉洪大滑数有力，多见实证之产后发热；脉见沉涩或沉实有力，为瘀血阻滞所致产后腹痛、恶露不绝、恶露不下等。

（二）盆腔检查（妇科检查）

1. 基本要求 ①态度严肃认真，关心体贴病人，语言亲切，动作柔和。②检查前排空二便。③预防交叉感染。④经期暂缓检查。⑤未婚女性仅作"肛腹诊"。男医生对未婚者进行检查时，需有其他医护人员在场，以减轻患者紧张心理，避免不必要的误会。⑥凡妇科检查中不能获得满意效果，又疑有盆腔内病变者，可行 B 型超声检查，必要时在麻醉下进行盆腔检查。

2. 检查方法 患者取膀胱截石位，按下列步骤进行：①外阴部检查。②阴道窥器检查。③双合诊。④三合诊。⑤直肠－腹部诊（简称"肛腹诊"）。

3. 记录 妇科检查完毕应将检查结果按解剖顺序详细记录如下：

外阴 发育及阴毛多少以及分布情况，婚、产类型。如有异常发现，详加描述。

阴道 是否畅通，有无畸形，黏膜情况，分泌物量、色、性状、气味有否异常。

宫颈 大小、硬度，有无糜烂、撕裂、息肉、腺囊肿，有无接触性出血、举痛等。

宫体 位置、大小、质地、活动度，有无压痛等。

附件 有无增厚、肿块、压痛。如有块物，记录其位置、大小、硬度、表面光滑与否、活动度以及有无压痛，并写明与子宫及盆壁的关系。左右两侧情况分别记录。

三、病历小结

将所得患者的详细病史资料，包括起因、病程、症状概述、检查结果、实验室检查和特殊检查以及有关阴性、阳性体征进行全面、系统、扼要地归纳，综合分析，作出疾病的初步诊断和鉴别诊断，拟定诊疗计划，包括尚需进行的化验和辅助检查，相关治疗和护理措施等。

中医学注重辨证分析。以四诊摘要为依据，从病因病机、病证鉴别、病势演变等方面进行证候分析。明确其病位、证候属性、标本缓急、虚实程度，最后拟定辨证治疗方案。

四、临床常见症状的鉴别要点

（一）白带异常

白带异常指病理性白带。

1. 生理性白带　是由阴道黏膜、宫颈管及子宫内膜腺体分泌物等组成。为白色稀糊状或蛋清样，黏稠，呈酸性，无腥臭味。起润泽阴道、阻抗病邪的作用。量的多少与年龄、雌激素水平有密切关系。

2. 病理性带下　白带的量、色、质、气味发生异常。常见于阴道炎、宫颈炎及癌变。临床上常见有以下几种：

（1）透明黏性带下　性状与正常白带相似，但量明显增多，多见于慢性宫颈炎、卵巢功能失调、阴道腺病或宫颈高分化腺癌等疾病。

（2）白色或灰黄色泡沫样带下　为滴虫性阴道炎的特征。常伴外阴、阴道瘙痒。

（3）凝乳状或豆渣样带下　为外阴阴道假丝酵母菌病的特征，常有外阴奇痒或灼痛。

（4）灰色稀质有鱼腥味的带下　为细菌性阴道病症状。

（5）血性带下　多见于宫颈息肉、黏膜下肌瘤、重度宫颈糜烂、子宫颈癌、子宫内膜癌。

（6）脓性带下　多见于急性阴道炎、宫颈炎、宫颈管炎、宫腔积脓、宫颈癌及阴道癌合并感染。

（7）水样带下　一般为晚期宫颈癌、阴道癌或黏膜下肌瘤伴感染。阵发性排出大量黄色或红色水样白带为输卵管癌的特征。

（二）阴道出血

为最常见的主诉。妇女生殖道任何部位均可发生出血，但来自宫体出血最多，除正常月经外，统称为"阴道出血"。

1. 常见原因

（1）卵巢内分泌功能失调　分为无排卵型功能失调性子宫出血和排卵型功能失调性子宫出血两类。

（2）与妊娠有关的子宫出血　常见的有各种类型的流产、异位妊娠、葡萄胎、产后子宫复旧不全、胎盘部分残留和胎盘息肉等。

（3）肿瘤　恶性肿瘤和良性肿瘤。

（4）炎症　如外阴溃疡、阴道炎、宫颈炎、宫颈息肉和子宫内膜炎等。

（5）与全身性疾病有关的阴道出血　如白血病、再生障碍性贫血、血小板减少性紫癜、严重肝功能损害等。

（6）损伤、异物和外源性性激素　生殖道创伤如外阴、阴道骑跨伤、性交导致处女膜裂伤或阴道壁损伤、腐蚀性药物导致阴道壁损伤均可引起阴道出血。安放避孕环、使用性激素不当等也能引起阴道出血。

2. 临床表现

（1）经量增多　多为子宫肌瘤、子宫腺肌症、排卵型功能失调性子宫出血、放置避孕环等。

（2）周期不规则的阴道出血　多为无排卵型功能失调性子宫出血，但应排除早期子宫内膜癌。

（3）停经后阴道出血　生育年龄的妇女首先应考虑与妊娠有关的疾病，如流产、异位妊娠、葡萄胎等，围绝经期妇女多为功能失调性子宫出血，但应排除生殖道恶性肿瘤。

（4）无任何周期可辨的长期持续阴道出血　多见于生殖道恶性肿瘤，应考虑子宫内膜癌和宫颈癌的可能。

（5）经间期出血　若发生在排卵期前后，历时 3～4 日，量不多，多为排卵期出血。

（6）经前或经后点滴出血　月经来潮前数日或经后数日持续少量或极少量阴道流暗红色或咖啡色血性分泌物，常见于子宫内膜异位症或宫内放置节育环的副反应。

（7）性交后出血　性交后立即有鲜血出现，应考虑早期宫颈癌、宫颈息肉或黏膜下肌瘤。重度宫颈糜烂有时也有性交后出血。

（8）绝经后阴道出血　绝经多年若偶尔发生阴道少量出血，2～3 日即净，多为绝经后子宫内膜脱落引起的出血，若出血量多，持续流血不净或反复阴道出血，应考虑子宫内膜癌或宫颈癌的可能。

（9）阴道出血伴带下增多　应考虑晚期子宫颈癌、子宫内膜癌或黏膜下肌瘤伴感染。

（10）阵发性阴道流出血水　应警惕输卵管癌的可能。

（三）盆腔肿块

根据部位可分为子宫、卵巢、输卵管、盆壁肿块。

1. 子宫增大　主要为妊娠、肿瘤（良性、恶性）、积脓、积血等。

2. 子宫附件肿块　主要是卵巢肿瘤、异位妊娠及炎性肿块。

3. 来自盆壁及其他部位的肿块　主要是腹膜后肿瘤、阔韧带肿瘤、阑尾脓肿、肠系膜肿瘤、结肠癌等。

（四）下腹疼痛

下腹疼痛为妇产科疾病常见症状。应根据起病缓急、疼痛部位、性质、时间、放射部位、伴随症状考虑各种不同情况。

1. 急性下腹痛　常见的有腹腔内出血，肿瘤蒂扭转、破裂或变性，急性、亚急性炎症，流产，早产或临产，胎盘早期剥离，肌瘤红色变性，痛经，子宫内膜异位症。

2. 慢性下腹疼痛　常见的有慢性附件炎、慢性盆腔结缔组织炎、盆腔淤血症。

（五）外阴瘙痒

主要原因有以下几种：

1. 慢性局部刺激　滴虫性阴道炎、外阴阴道假丝酵母菌病、老年性阴道炎、宫颈糜烂、宫颈息肉、淋菌性或细菌感染以及盆腔肿瘤等；尿粪浸渍；疥疮、阴虱、蛲虫病；药物过敏或化学品刺激；外阴不洁等。

2. 外阴原发性疾病　外阴鳞状上皮增生、外阴癌、神经末梢兴奋。围绝经期及老年因结缔组织皱缩、硬化，刺激神经末梢也可产生瘙痒。

3. 全身因素　糖尿病、黄疸、变态反应（荨麻疹、药疹）、贫血、白血病等。

五、妇产科疾病的辨证要点

（一）月经病的辨证要点

月经病应根据月经的期、量、色、质及伴随症状进行辨证。月经先期，量多，色深红或紫红，质稠，属血热。月经先期，量多，色淡质稀，属气虚。月经后期，量少，色暗，小腹冷痛，属血寒。月经后期，量少，色淡质稀，属血虚。月经先后无定期，量或多或少，色暗有块，经行不畅，小腹胀痛，精神抑郁，胸胁胀满，属肝郁；若兼见量或多或少，色淡质稀，精神不振，经行腰酸，小便余沥不尽，属肾虚。月经量多或淋沥不净，血块多，腹痛，血块排出痛减，属血瘀。经前或经期小腹疼痛拒按，属实证。经后小腹隐痛喜按，属虚证。经前或经期小腹冷痛，得热痛减，属寒证。经前或经期小腹胀痛，痛甚于胀，属血瘀；胀甚于痛，属气滞。

（二）带下病的辨证要点

应根据带下的量、色、质、气味来辨其属性。带下量多，色白质稀，属虚证、寒证。色黄质稠，气味臭秽，属实证、热证。带下量多，色白如涕如唾，属脾虚湿盛。带下清冷量多，色淡清稀如水，腰酸，属肾阳虚。带下量多，色黄或赤，淋沥不断，气味臭秽，尿赤阴痒，属肝经湿热。带下如脓如酱，五色夹杂，恶臭难闻，多属湿毒、热毒，要注意恶性病变。

（三）妊娠病的辨证要点

妊娠期间，应根据阴道流血量的多少，色、质的变化，以及腹痛的部位、程度、性质而进行辨证。妊娠病关系母、胎两方面，辨证时首先要辨明是胎病还是母病；其次要根据胚胎和母体情况辨别胎之可安与否；最后要结合脏腑、气血进行辨证。

（四）产时病的辨证要点

产时病是指胎儿及胎盘娩出期，因耗气动血伤津，调护不当所致。因此，要围绕气血特点辨其虚实。产力异常者，多为气血虚弱或气滞血瘀所致。胎儿宫内窘迫，多为气血虚弱或胞脉阻滞，胎失所养所致。胞衣不下，多为气虚乏力，无力送胞，或临产感寒血滞，碍胞不得外出所致。产后早期出血者，多为血虚气脱或肝、脾、肾功能失调所致。

（五）产后病的辨证要点

产后病的特点是亡血伤津，多虚多瘀，对产后病的诊断与辨证除运用四诊八纲外，还要依据产后"三审"辨其虚实。即先审小腹痛与不痛，以辨有无恶露停滞；次审大便通与不通，以验津液盛衰；再审乳汁行与不行、饮食多少，以察胃气强弱。并要结合脏腑、气血进行辨证。

（六）妇科杂病的辨证要点

如癥瘕、子宫脱垂、阴道前后壁膨出、阴痒、阴蚀、阴吹、不孕症、脏躁、女性内外生殖系统炎症、外阴上皮内非瘤样病变、淋病、子宫内膜异位症及腺肌症等，虽不属经、带、胎、产疾病，但又与妇女生理病理有密切关系，且对经、带、胎、产有一定影响。临床上，由于病理特点、表现各异，故临证时，要根据病因病机、证候特点进行辨证。

第二节 治法概要

由于妇女经、孕、产、乳数伤于血，易使阴血不足，阳气有余，肾、肝、脾脏腑功能失常，气血失调，冲、任、督、带损伤，而发生经、带、胎、产诸疾。因此，临床上应根据不同的病证，结合妇女生理病理特点，灵活辨证，确定治则，拟定治法，正确选方用药，以达预期治疗效果。

一、内治法

（一）内分泌治疗

其目的是为了矫正、调整、恢复女性的生殖内分泌节律及功能，改善女性的精神、心理、内分泌、代谢和机体功能状态。

1. 促性腺激素释放激素 可用于治疗子宫内膜异位症、子宫肌瘤等。

2. 促性腺激素 主要适用于无排卵性不孕症、黄体功能不足等。

3. 性激素类药物

（1）**雌激素类药物** 常用于子宫发育不良、卵巢功能低下、闭经、功能失调性子宫出血、多毛症、回乳、围绝经期综合征、绝经后骨质疏松症、老年性阴道炎、引产等。

（2）**孕激素类药物** 常用于治疗闭经、功能失调性子宫出血、痛经、子宫内膜异位症、先兆流产、月经不调、子宫内膜癌、乳癌腺、性早熟和避孕等。

（3）**雄激素类药物** 常用于月经过多、绝经过渡期功能失调性子宫出血、子宫肌瘤、子宫内膜异位症、贫血、低蛋白血症、减轻晚期癌症的症状等。

4. 抗催乳素类药物 临床使用的适应证有垂体微腺瘤、闭经溢乳综合征、高催乳激素血症和产后回乳等。

5. 抗雌激素类药物 用于治疗体内有一定雌激素水平的功能性闭经、无排卵型功能失调性子宫出血、多囊卵巢综合征及黄体功能不足所致的不孕症。

6. 抗孕激素类药物 主要用于药物流产、引产前的子宫颈软化，扩张子宫颈；还可用于拮抗孕酮作用的治疗，如子宫内膜异位症、子宫肌瘤等。

7. 抗雄激素类药物 用于辅助性治疗女性多毛症、女性男性化、多囊卵巢之高雄性激素血症。

8. 其他 丹那唑常用于治疗子宫内膜异位症；前列腺素主要用于药物流产、中期妊娠引产、晚期妊娠促宫颈成熟和催产、痛经、功能失调性子宫出血等。

（二）恶性肿瘤的化学药物治疗

化疗在妇科恶性肿瘤的治疗中，具有相当重要的地位。

1. 作用机制 阻止细胞的核酸生物合成；破坏已合成的 DNA；阻止信使核糖核酸（mRNA）的合成；干扰纺锤体形成，阻止细胞分裂；干扰蛋白质生物合成等。

2. 药物选择 一般来说，滋养细胞肿瘤对 5－氟尿嘧啶、更生霉素、甲氨蝶呤、长春新碱等敏感；卵巢上皮癌对环磷酰胺、米法兰、阿霉素、5－氟尿嘧啶等较敏感；子宫内膜癌、输卵管癌、卵巢癌对长春新碱、博莱霉素等较敏感；宫颈癌、外阴癌与阴道癌可选用 5－氟尿嘧啶、丝裂霉素、博莱霉素等。

3. 用药原则 联合化疗、合理用药是其主要的用药原则。选择两种或两种以上药物，有利于充分发挥其抗肿瘤作用，提高疗效。用药时注意：首选肿瘤敏感的药物；根据细胞增殖周期的特点选择药物；避免联合化疗毒性反应的加重；尽可能避免选择过多药物联合化疗；正确掌握化疗适应证；评价化疗效果，防治化疗毒副反应及其合并症的发生。

4. 化疗的毒副反应 骨髓抑制；胃肠道反应；肝脏毒性；泌尿道毒性；肺毒性；心脏毒性；神经毒性；皮肤毒性；过敏性反应；其他毒性如卵巢功能障碍、肌肉疼痛、关节疼痛。多数抗癌药物都有免疫抑制作用。

（三）中医常用的内治法

妇产科疾病的治疗要本着"治病求本"的原则，先要分清先病后病，次要分清标本缓急。临床上应根据不同的病证，结合妇女的生理、病理特点，辨明虚、实、寒、热、痰、湿、瘀、郁、虫，在气、在血，属脏、属腑等，然后确定治则治法，正确选方用药。由于妇女血常不足，气常有余，故治疗时要注意维护精血。妊娠病、产后病的治疗，应注意药物对胎儿或婴儿的毒副作用，谨慎用药。

1. 滋肾补肾 肾藏精，主生殖，为冲任之本而系胞。妇女发育到一定时期，肾气旺盛，天癸成熟，冲任通盛，才有月经和孕育的可能。若肾气不足，冲任亏损，就会发生经、带、胎、产、杂诸方面的疾病。所以补肾滋肾是治疗妇产科病的一个重要原则。

凡肾阴不足或肾精亏损，可致月经失调、围绝经期综合征、先兆流产、不孕症等，治宜滋肾养阴，填精益髓。常用药物有熟地、山茱萸、枸杞、阿胶、龟甲胶、女贞子、桑椹子等，代表方剂如六味地黄丸、左归丸、养精种玉汤等。若阴虚阳亢，可致子晕、子痫等，治宜滋阴潜阳，常用药如生牡蛎、龟甲、鳖甲等。

若肾阴不足，心火偏亢，可致经行口糜、经断前后诸证等，治宜滋阴降火，交通心肾。常用药有麦冬、五味子、黄连、莲子心等。若肾水不足，肺失宣肃，可致经行吐衄、妊娠咳嗽等，治宜滋肾润肺。常用药有生地、知母、玄参、沙参、麦冬、天冬、百合等，代表方如顺经汤、百合固金汤等。

凡肾阳不足，命门火衰可致月经后期、痛经、闭经、崩漏、带下病、胎动不安、妊娠肿胀、不孕症等，治宜温肾扶阳。常用药物有仙灵脾、补骨脂、巴戟天、淫羊藿、鹿角霜、鹿茸等，代表方如肾气丸、右归丸、内补丸等。若肾阳不足，火不温土，可致经行浮肿、经行泄泻、带下病、妊娠肿胀等，治宜温肾培脾。可选用健固汤、真武汤。

凡肾气不足，可致月经失调、崩漏、胎动不安、滑胎、子宫脱垂等，治宜补肾固肾。常用药物有菟丝子、续断、桑寄生、覆盆子、益智仁、紫河车等，代表方如寿胎丸、补肾固冲丸。

凡肾阴阳俱虚，可致崩漏、经断前后诸证、滑胎、不孕症等，治宜阴阳双补。上述药物可参合使用，其代表方如归肾丸、二仙汤等。

滋肾补肾法已广泛地用于妇产科领域，大量实验研究证实了补肾中药对调节下丘脑－垂体－卵巢轴的功能有显著疗效。在运用此法中，应始终注意调节肾中阴阳的平衡，正如《景岳全书·新方八略》指出："善补阳者，必于阴中求阳，则阳得阴助而生化无穷；善补阴者，必于阳中求阴，则阴得阳升而泉源不竭"。

2. 疏肝养肝 肝藏血，主疏泄。若情志不舒，肝的气血失调，可引发妇产科疾患。因此，疏肝养肝也是妇产科的重要治法之一。

凡肝郁气滞，疏泄失常，使冲任气血失调，可致月经不调、痛经、闭经、经行乳房胀痛、缺乳、不孕等，治宜疏肝解郁。常用药有柴胡、香附、郁金、川楝子、青皮、橘叶、枳壳、薄荷等，代表方如四逆散、柴胡疏肝散、下乳涌泉散。

凡肝郁化火，热扰冲任，可致月经不调、崩漏、经行头痛、胎漏等，治宜疏肝清热。常用药如川楝子、青蒿、丹皮、栀子、黄芩等，代表方如丹栀逍遥散。若肝经湿热，肝胆火盛，还可致阴痒、阴疮、带下病、产后发热等，治宜清肝火利湿热。常用药如龙胆草、野菊花、栀子、黄芩、夏枯草、金钱草、茵陈、黄柏等，代表方如龙胆泻肝汤、清肝止淋汤。

凡肝阴不足，肝血衰少，可致月经不调、闭经、经断前后诸证等，治宜滋阴养肝或补血养肝。常用药物有地黄、白芍、当归、首乌、枸杞子、桑椹子等，代表方如杞菊地黄丸、一贯煎。若肝阴不足，肝阳上亢，肝风内动而致妊娠眩晕、妊娠痫证、经行头痛、经断前后诸证等，治宜平肝潜阳，或镇肝熄风。常用平肝之药如代赭石、白芍、龙骨、牡蛎、刺蒺藜等，或配伍镇肝熄风之品如羚羊角、地龙、钩藤、僵蚕、天麻、龟甲等，代表方如天麻钩藤饮、镇肝熄风汤。若肝郁脾虚，可致月经不调、崩漏、经行泄泻、妊娠肿胀等，治宜舒肝实脾。常用药物如党参、白术、淮山药、苡仁、茯苓、芡实等，代表方如逍遥丸、痛泻要方。

3. 健脾和胃　妇人以血为本，以气为用。脾胃为后天之本，气血生化之源。若脾胃功能失调，影响冲任功能，则可发生妇产科病证。

凡脾胃虚弱，生化之源不足，血海不盈，可致月经后期、月经过少、闭经、胎漏、胎动不安、缺乳等，治宜健脾益气。常用药物有党参、白术、黄芪、山药、桂圆、莲肉、大枣，代表方如四君子汤等。若脾虚中气下陷，统摄无权，可致月经过多、崩漏、经期延长、胎动不安、子宫脱垂等，治宜补中益气，升阳举陷。常用药物如党参、黄芪、升麻、柴胡、桔梗等，代表方如补中益气汤、举元煎、固冲汤。若中阳不振，脾失健运，水湿泛溢，可致经行浮肿、经行泄泻、带下病、妊娠水肿、胎水肿满等，宜温补脾胃，升阳除湿。常用药物如茯苓、苍术、白术、薏苡仁、大腹皮、车前子、干姜、高良姜、吴茱萸等，代表方如理中丸、白术散、完带汤。

凡胃失和降，或肝旺伐胃，冲气上逆，可致妊娠恶阻，治宜健脾和胃，降逆止呕。代表方剂如香砂六君子汤、苏叶黄连汤。因热而上逆者，清热降逆。常用药物如麦冬、石斛、玉竹、沙参、竹茹、黄连、芦根等，代表方如加味温胆汤。因寒而上逆者，宜温中降逆。常用药物如砂仁、吴茱萸、干姜、苏梗、丁香、半夏等，代表方如小半夏加茯苓汤、干姜人参半夏汤。

4. 调理气血　妇人以血为本，气血调和，则五脏安和，经脉通畅，冲任充盛。若气血失调，影响冲任，便可产生经、带、胎、产诸疾。因此，调理气血在治疗妇产科疾病中有十分重要的地位。

气虚、气陷可致月经先期、月经过多、经期延长、崩漏、痛经、胎漏、胎动不安、滑胎、产后排尿异常、子宫脱垂等，治宜健脾益气，或补脾升陷。常用药物如党参、黄芪、白术、柴胡、升麻、桔梗等，代表方如四君子汤、补中益气汤、举元煎。因气郁、气逆可致月经后期、月经先后无定期、月经过少、闭经、痛经、月经前后诸证、妊娠腹痛、胎气上逆、妊娠恶阻、妊娠肿胀、缺乳、癥瘕、不孕症等，治宜理气行滞或顺气降逆。常用药如香附、木香、乌药、柴胡、青皮、陈皮、川楝子、小茴香、郁金、大腹皮、枳壳、苏梗、砂仁等，代表方如加味乌药汤、柴胡疏肝散等。

血虚可致月经过少、闭经、胎动不安、胎萎不长、产后腹痛、产后发热、产后身痛等，治宜补血养血。常用药物如当归、熟地、首乌、阿胶、龙眼肉、大枣、山茱萸、鸡血藤、桑椹子、枸杞子等，代表方如当归补血汤、四物汤、人参养荣汤、滋血汤。

血瘀可致月经不调、闭经、崩漏、痛经、异位妊娠、妊娠腹痛、胎死不下、胞衣不下、产后腹痛、产后恶露不绝、癥瘕等，治宜活血化瘀。常用药有红花、牛膝、乳香、没药、益母草、王不留行、丹参、五灵脂等。寒瘀者可用姜黄、苏木、川芎；热瘀者选用丹皮、赤芍、丹参；气滞血瘀者选用川芎、郁金、苏木、姜黄等；因虚而瘀滞者补气养血佐以活血调气，代表方如桃红四物汤、生化汤、少腹逐瘀汤、血府逐瘀汤、宫外孕Ⅰ、Ⅱ号方。

气血两虚所致的闭经、胎漏、胎动不安、胎萎不长、胎死不下、产后血晕、缺乳，治宜气血双补。代表方如八珍汤、十全大补丸、人参养荣汤、当归补血汤、通乳丹。

5. 清热解毒 外感邪毒，或瘀热成毒，可致崩漏、带下病、阴痒、阴疮、盆腔炎、阴道炎、性病、不孕症等。常用药有银花、连翘、紫花地丁、野菊花、蒲公英、红藤、败酱草、鱼腥草、黄连、黄柏等，代表方有五味消毒饮。

6. 利湿除痰 痰湿内蕴，下注冲任，可致闭经、经行泄泻、经行浮肿、妊娠肿胀、带下病、阴痒、阴疮等，治宜利湿除痰。常用药如薏苡仁、泽泻、通草、猪苓、车前子等。湿有寒热之分，寒湿者，宜温化水湿，常用药如苍术、草果、砂仁等，代表方如健固汤、全生白术散；湿热者，宜清热利湿，常用药如茵陈、龙胆草、黄柏、赤茯苓、车前草、萆薢等，代表方剂如龙胆泻肝汤、萆薢渗湿汤、止带方。常用燥湿化痰药有苍术、菖蒲、半夏、橘皮、贝母等，代表方如苍附导痰丸、涤痰汤。

7. 调理奇经 冲任不足，胞脉失养，可致月经后期、月经过少、闭经、滑胎、胎动不安、缺乳、不孕症等，治宜调补冲任。常用药物如枸杞子、熟地、紫河车、续断、龟甲、女贞子、旱莲草、当归、白芍、阿胶等，代表方如寿胎丸、内补丸、毓麟珠。若冲任不固，带脉失约，可致月经量多、经期延长、崩漏、白带量多、胎漏、胎动不安、滑胎、堕胎、小产、子宫脱垂等，治宜调固冲任。常用药物如黄芪、山茱萸、益智仁、覆盆子、五倍子、龙骨、牡蛎等，代表方如补肾固冲丸、安冲汤、固冲汤。冲气上逆所致的妊娠恶阻、经行吐衄、经行头痛等，宜安冲降逆。常用药如代赭石、半夏、麦冬等，代表方如加味麦门冬汤、苏叶黄连汤。

寒凝冲任，可致月经后期、月经过少、闭经、痛经、腹痛、恶露不下等，治宜温经散寒。常用药如艾叶、小茴香、吴茱萸、炮姜、肉桂等，代表方如温经汤、艾附暖宫丸。若冲任虚寒，可致月经后期、月经过少、闭经、痛经、妊娠腹痛、胎动不安、不孕症、癥瘕等，治宜温补冲任。常用药物如艾叶、小茴香、鹿茸、桂枝、补骨脂、肉桂等，代表方如温冲汤、艾附暖宫丸。

热伏冲任，血海不宁，可致月经先期、月经过多、崩漏、经间期出血、胎漏、妊娠小便淋痛、产后发热、产后恶露不绝等，治宜清热凉血或养阴清热。泻实热用黄芩、黄柏、黄连、栀子，清虚热用地骨皮、白薇、银柴胡，凉血用生地、丹皮、赤芍等，代表方如清经散、两地汤、知柏地黄汤、清热固经汤、保阴煎。

（四）妇产科用药禁忌

妇产科用药，应严格遵守配伍禁忌，如"十八反"、"十九畏"，同时还应根据经、孕、产、乳不同时期，注意用药禁忌。

1. 经期用药宜忌　忌用大苦、大寒、大辛、大热、过涩之品，不可妄用活血通经之品。

2. 妊娠用药禁忌

（1）西药　大量临床资料已证实，抗肿瘤药、抗惊厥药、解热镇痛药、镇静药与安定药、镇痛药、抗凝血药及凝血药、抗高血压药、利尿药、抗甲状腺素药、抗疟药、四环素族、维生素类、链霉素、新霉素、金霉素、氯霉素、庆大霉素、卡那霉素、甲硝唑、磺胺类、呋喃类、激素类等诸多西药对妊娠有影响。

（2）中药　妊娠期间，凡峻下、滑利、祛瘀、破血、耗气、散气以及一切有毒药品，都宜慎用或禁用。但在病情需要的情况下，如妊娠恶阻也可适当选用降气药物，所谓"有故无殒，亦无殒也"。唯须严格掌握剂量，并当"衰其大半而止"，以免动胎、伤胎。《中华人民共和国药典》（2000 年版）记载孕妇禁用药 26 种：三棱、土鳖虫、川牛膝、马钱子、巴豆、巴豆霜、水蛭、甘遂、玄明粉、芒硝、芫花、阿魏、附子、京大戟、闹羊花、牵牛子、轻粉、莪术、益母草、猪牙皂、商陆、斑蝥、雄黄、黑种草子、蜈蚣、麝香。孕妇忌用药 6 种：丁公藤、千金子、千金子霜、天仙子、蓖麻油、关木通。孕妇慎用药 38 种：三七、干漆、大黄、制川乌、天南星、王不留行、木鳖子、牛膝、白附子、西红花、片姜黄、肉桂、华山参、冰片、红花、苏木、郁李仁、虎杖、卷柏、草乌叶、制草乌、枳壳、枳实、禹州漏芦、禹余粮、急性子、穿山甲、桃仁、凌霄花、通草、常山、硫黄、番泻叶、蒲黄、漏芦、赭石、瞿麦、蟾酥。

3. 产后用药宜忌　须照顾产后气血虚的特点，注意开郁勿过耗散，消导必兼扶脾，祛寒不宜过用温燥，清热不宜过用寒凉，补而不滞，攻而不伤。同时应掌握产后用药"三禁"，即禁大汗，以防亡阳；禁峻下，以防亡阴；禁通利小便，以防亡津液。

4. 哺乳期用药禁忌　为了新生儿、婴儿的安全，抗癌药（甲氨蝶呤、环磷酰胺）、H_2-受体拮抗剂（甲氰咪胍、雷尼替丁）、抗甲状腺药（甲巯咪唑、硫脲嘧啶）、抗凝血药（苯茚二酮）、抗偏头痛药（麦角胺）、抗感染药物（氯霉素、异烟肼）以及碘化钾、噻嗪类、溴隐亭、锂剂等应当禁用；哺乳期不宜服用避孕药；如应用抗滴虫和抗厌氧菌药硝基咪唑类（甲硝唑和替硝唑）、放射性药物时，应暂停母乳哺育；慎用中枢神经抑制药和兴奋剂、碘剂。浮小麦、韭菜根多食可使乳汁逐渐减少。

二、外治法

外治法是妇科临床常用的治法，主要用于阴户、阴道等局部病变。外治法包括有手术治疗、局部治疗、物理疗法、针灸疗法。

（一）手术治疗

手术是妇产科治疗的重要方法，正确应用手术治疗常可在较短的时间内获得满意效果。常用妇产科手术详见有关章节。

（二）局部治疗

1. 熏洗法　常用于外阴病变，如外阴阴道炎、外阴瘙痒症、湿疹、肿胀等。

2. 坐浴法　适用于各种外阴炎、阴道炎等。

3. 冲洗法　适用于阴道炎、宫颈炎和阴道手术前的准备。

4. 纳药法　常用于各种阴道炎、宫颈炎、宫颈癌等。

5. 贴敷法　常用于乳痈、外阴肿胀、慢性盆腔炎等。

6. 热熨法　常用于外阴疖肿、宫颈炎、慢性盆腔炎及因寒引起的妇科痛证等。

7. 灌肠法　适用于慢性盆腔炎、盆腔淤血症、陈旧性宫外孕、内生殖器良性肿瘤等症。

8. 腐蚀法　适用于子宫颈糜烂、肥大及早期宫颈癌等。

9. 宫腔注射疗法　适用于子宫内膜炎、输卵管炎、输卵管阻塞等。

（三）物理疗法

物理疗法操作简便，疗效肯定，与药物、手术等联合应用，可明显提高疗效，广泛地应用于妇产科领域内，如内外生殖器各种急慢性炎症，生殖器官发育不良及功能不全，妇产科术后引起的并发症，如切口感染、盆腔感染、术后肠粘连、盆腔栓塞性脉管炎、尿潴留等。

常用的物理疗法有四大类，即电疗法、光线疗法、热疗法和冷疗法。

（四）针灸疗法

针灸疗法主要是通过腧穴作用于经络、脏腑以疏通经脉，行气活血，调和阴阳，扶正祛邪，达到防病治病的目的。主要作用表现在镇痛、对机体各系统功能的调整及增强机体的免疫功能。针灸在妇科主要用于急慢性盆腔炎、痛经、宫颈炎、急性乳腺炎、月经不调、胎位不正、不孕症等。

第十一章

月经病

凡月经的周期、经期、经量等发生异常，或伴随月经周期，或于绝经前后出现明显不适症状为特征的疾病，称为"月经病"。是妇科临床的多发病。

常见的月经病有功能失调性子宫出血、闭经、多囊卵巢综合征、痛经、子宫内膜异位症、子宫腺肌病、经前期紧张综合征、围绝经期综合征等。

月经病的诊断，主要依据月经周期、经期和经量的异常情况以及伴随行经或绝经前后出现的明显症状，但应注意与生理性停经、妊娠病、产后病及肿瘤等引起的血证、痛证等相鉴别。

中医认为，月经病的辨证着重在月经的期、量、色、质及伴随月经周期出现的局部症状，同时结合全身证候，运用四诊八纲进行综合分析。

月经病的治疗原则是重在治本以调经。治本即是消除导致月经病的病因，调经是通过治疗使月经病恢复正常。治本大法有补肾、扶脾、疏肝、调理气血等。"经水出诸肾"，月经的产生和调节以肾为主导，故补肾为第一大法，补肾目的在于补益先天，以填精养血为主，佐以助阳益气，使阳生阴长，精血俱旺，则月经自调。扶脾目的在于益气血之源或统血，用药以健脾益气或升阳除湿为主。脾胃健运，统摄有权，生化有源，血海充盈，月经的期、量可正常。然不宜过用甘润或辛温之品，以免滞碍脾阳或耗伤胃阴。疏肝目的在于通调气机，用药以开郁行气为主，佐以养血柔肝，使肝气得疏，血海蓄溢有常，则经病可愈。然不宜过用辛香燥烈之品，以免劫津伤阴，耗损肝血。调理气血当辨气病、血病，病在气者，治气为主，佐以理血；病在血者，治血为主，佐以理气或补气。气血来源于脏腑，通过调补脏腑亦可收调理气血之功。上述诸法，又常以补肾扶脾为要。如《景岳全书·妇人规》说："故调经之要，贵在补脾胃以资血之源，养肾气以安血之室，知斯二者，则尽善矣。"

月经病在论治过程中，一要分辨经病、他病的不同，如因他病致经不调者，当先治他病，病去则经自调；若因经不调而生他病者，当予调经，经调则他病自愈。二要辨清标本缓急的不同，急则治其标，缓则治其本。三要顺应月经周期各阶段阴阳气血的变化规律，经期血室正开，大寒大热之品用时宜慎；经前血海充盛，宜予疏导，勿滥补；经后血海空虚，宜予调补，勿强攻。四要注意不同年龄阶段妇女的生理特点不同，治疗的侧重点也有别。如青春期多补肾，生育期多疏肝养肝，经断前后多补肾健脾。

西药治疗时，凡是功能性疾病，宜分清病变所在部位和环节，调节下丘脑－垂体－卵巢轴的功能，使卵巢功能恢复正常，但要严格掌握药物的适应证和禁忌证，规范用药；若为器质性病变引起月经病者，当针对病因治疗。

第一节　功能失调性子宫出血

功能失调性子宫出血（dysfunctional uterine bleeding，DUB）简称功血，是由于调节生殖的神经、内分泌机制失常引起的异常子宫出血。本病为非器质性疾病，可发生于月经初潮至绝经期间的任何年龄，尤多发生于青春期和绝经过渡期妇女。功血分为排卵型和无排卵型两类，其中约有85%病例属无排卵型功血，排卵型功血约占15%。

中医学中无功能失调性子宫出血之病名，根据临床特征，无排卵型功血属中医学"崩漏"的范畴，是月经病中的疑难重症之一；排卵型功血散见于中医学的"月经先期"、"月经量多"、"经期延长"等病证。

无排卵型功血

【病因病理】

一、西医病因病理

（一）病因

精神过度紧张，环境气候的改变，全身疾病因素等，影响中枢神经系统，致使下丘脑－垂体－卵巢轴之间的相互调节和制约机制发生紊乱，或因营养不良、代谢紊乱等因素影响激素的合成、转运和对靶器官的效应等，导致严重的月经失调。

（二）病理

无排卵型功血多发生在青春期和绝经过渡期。

1. 下丘脑－垂体－卵巢轴的功能紊乱　青春期功血主要由于下丘脑发育尚未成熟，与卵巢之间尚未建立稳定的规律的周期性调节和反馈。此时期垂体分泌FSH呈持续低水平，而无LH高峰形成；卵巢中虽有成批的卵泡发育，但不能发育成熟，故无排卵。

绝经过渡期功血主要由于卵巢功能衰退，此时卵泡几乎耗竭，剩余卵泡对垂体促性腺激素的感应性降低，雌激素分泌量锐减，对垂体的负反馈减弱，FSH和 LH 呈不同程度升高，LH 峰消失，因而亦不能排卵。

2. 子宫内膜的变化　无排卵型功血子宫内膜受雌激素持续刺激而无孕激素拮抗，可发生不同程度的增殖性改变，少数可呈萎缩性改变。

（1）增生期子宫内膜　较为多见，这种内膜与正常月经周期中的增生期内膜并无区别，仅在月经周期后半期甚至月经来潮时，仍表现为增生状态。

（2）子宫内膜增长过长　国际妇科病理协会（ISGP，1987 年）分类如下：

①简单型增生过长：即腺囊型增生过长。子宫内膜局部或全部增厚，或呈息肉样增生。镜下特点是腺体数目增多，腺腔囊性扩大，大小不一，犹如瑞士干酪样外观，故又称瑞士干酪样增生过长。

②复杂型增生过长：即腺瘤型增生过长。子宫内膜腺体高度增生，数目明显增多，出现背靠背现象，致使间质明显减少。腺上皮呈复层或假复层排列，细胞核大、深染，有核分裂，但无不典型性改变。

③不典型增生过长：即癌前期病变，重度不典型增生癌变率可高达 30% ~ 50%。表现为腺上皮细胞增生，层次增多，排列紊乱，细胞核大、深染，有异型性。不论为简单型或复杂型增生过长，只要腺上皮细胞出现不典型增生改变，都应归类于不典型增生过长。此类改变已不属于功血的范畴。

（3）萎缩型子宫内膜　少数情况下可见内膜萎缩菲薄，腺体少而小，腺上皮为单层立方形或低柱状细胞，间质少而致密，胶原纤维相对增多。

二、中医病因病机

无排卵型功血属中医学"崩漏"范畴。中医认为，崩漏的发病机理主要是冲任损伤，不能制约经血，胞宫蓄溢失常，经血非时而下。常见的病因有血热、肾虚、脾虚、血瘀等。

1. 血热

（1）虚热　多因素体阴虚，或久病、失血伤阴，阴虚水亏，心肝失养，虚火内炽，扰动血海，经血妄行。血崩则阴血愈亏，冲任更伤，以致崩漏反复难愈。

（2）实热　素体阳盛，或感受热邪，或过食辛辣之品，或郁怒伤肝，肝火内炽，热扰冲任，迫血妄行，致使经血非时暴下，或淋沥不断。

2. 肾虚　少女先天不足，肾气稚弱，天癸初至，尚未成熟；绝经前期，肾气渐衰，或多产房劳，或久病及肾，以致肾失封藏，冲任失固，不能制约经血。

若偏于肾阴虚者，为元阴不足，虚火妄动，血不守舍；偏于肾阳虚者，为命门火衰，不能固摄冲任，而为崩漏。

3. 脾虚 素体脾虚，或忧思劳倦伤脾，气虚下陷，统摄无权，冲任不固，不能制约经血，以致崩中漏下。

4. 血瘀 经期产后，余血未尽，又感寒、热、湿邪，瘀血内阻，恶血不去，新血不得归经而妄行，发为崩漏。

总之，崩漏病因虽有血热、肾虚、脾虚、血瘀之分，但由于损血耗气，日久均可转化为气血亏虚或气阴两虚，使脏器失养，多脏受累（肾、脾、心、肝）。"四脏相移，必归脾肾"，"五脏之伤，穷必及肾"，故以肾虚、脾虚多见。如此因果相干，病情复杂。可见崩漏病机虽有在脏在经、在气在血之不同，然其病本在肾，病位在冲任，变化在气血，表现为子宫藏泻无度。

【临床表现】

一、症状

1. 不规则子宫出血。常发生月经周期紊乱，经期长短不一，出血量时多时少，甚或大量出血而致贫血、休克；部分患者常先有数周或数月停经，继之出现大量阴道流血，持续 2～3 周或更长时间不能自止；有时一开始即为阴道不规则流血，量少，淋沥不尽。

2. 月经的周期正常，但出血量明显增多，伴经期延长。

3. 如反复大量阴道流血，可伴发贫血；严重者伴头晕心慌、气短乏力、食欲不振等。无排卵型功血一般无下腹疼痛。

二、体征

通常可无明显阳性体征。出血过多或时间过长，可有贫血貌。妇科检查（出血患者应在严密消毒下进行）子宫大小正常。

【实验室及其他检查】

1. 宫颈黏液结晶检测 持续羊齿植物叶状结晶。

2. 基础体温测定 呈单相型。

3. 阴道脱落细胞涂片检查 涂片表现为中、高度雌激素影响。

4. 激素测定 雌激素水平相对较高，而孕激素水平很低。

5. 诊断性刮宫 年龄大于 35 岁、药物治疗无效或存在子宫内膜癌高危因素的异常子宫出血患者，为排除子宫内膜病变和达到止血目的，应进行全面刮宫，刮取子宫内膜做病理检查。未婚患者，若激素治疗失败或疑有器质性病变，也应经患者或其家属知情同意后考虑诊刮。刮出子宫内膜病理检查时可见增生期变化或增生过长，而无分泌期状态。绝经过渡期患者偶见萎缩型子宫内膜。

6. 甲状腺、肾上腺、肝功能测定　以排除其他内分泌疾病及肝病引起的子宫出血。

【诊断与鉴别诊断】

一、诊断要点

1. 病史　常发生在青春期月经初潮后不久或围绝经期月经绝止之前。可有停经史，精神过度紧张或情绪遭受严重打击，或环境较大变化等。

2. 临床表现　不规则阴道出血，闭崩交替，或虽周期正常，但量多如注或淋沥不净，同时伴贫血等。

3. 检查　全身及生殖系统无明显器质性病变。子宫内膜的病理组织检查、阴道细胞涂片、宫颈黏液涂片、基础体温测定、激素水平测定等，均显示卵巢无排卵。

二、辨证要点

根据阴道非时下血，量多如注，或淋沥不断，或闭崩交替的临床特征，结合色、质的变化、全身伴随症状及舌脉情况，辨其脏腑气血的虚实寒热。

三、鉴别诊断

1. 全身性疾病　血液病、肝损伤、甲状腺功能亢进或低下、肾上腺功能失调等，均可引起子宫异常出血。通过体检、血常规、肝与甲状腺、肾上腺功能测定，可以鉴别。

2. 与妊娠有关的各种出血　异位妊娠或妊娠并发症，如宫外孕、流产、滋养细胞疾病、子宫复旧不良、胎盘残留、胎盘息肉等，根据病史，结合妇检、盆腔 B 超、HCG 测定、子宫刮出物病检，可以鉴别。

3. 生殖道感染　急慢性子宫内膜炎、子宫肌炎等。可结合病史、妇检、宫腔刮出物病检加以鉴别。

4. 生殖系统肿瘤　子宫内膜癌、宫颈癌、子宫肌瘤、卵巢肿瘤等，可通过妇检及盆腔 B 超、宫腔内膜刮出物病检或宫腔镜、腹腔镜检查予以鉴别。

5. 其他　口服避孕药或其他激素类药引起的突破性或撤退性出血，宫内节育器等。可通过病史询问，结合必要的辅助检查，加以鉴别。

【治疗】

无排卵型功血是月经病中的疑难重症，采取中西医结合方法治疗能提高疗效。青春期及生育期患者应以止血、调整周期、恢复排卵功能为原则，绝经过渡期患者则以止血、调整周期、减少出血量、防止子宫内膜病变为主。

一、西医治疗

1. 一般治疗 无排卵型功血由于长期大量阴道出血，身体虚弱，常伴不同程度的贫血，故要加强营养，充分休息，改善全身状况，补充铁剂、维生素 C 和蛋白质，严重贫血者可输血治疗。出血时间长者，可用抗生素预防感染。

2. 止血治疗 对阴道大量出血者，要求在性激素治疗 8 小时内见效，24 ~ 48 小时内基本血止，若 96 小时仍未止血应考虑更改功血诊断。

（1）性激素止血

①雌激素止血：适应于青春期功血，内源性雌激素水平不足者。补充雌激素以促使子宫内膜生长，修复创面而达到止血目的。己烯雌酚 1 ~ 2mg，每 6 ~ 8 小时口服 1 次，血止或明显减少后，每 3 天减量一次，每次减量不超过原药量的 1/3，直至每日 1mg 的维持量。苯甲酸雌二醇 2mg，肌注，6 ~ 8 小时 1 次。可快速止血，止血后改用己烯雌酚巩固疗效，逐渐减至维持量。雌激素治疗 2 周后应加孕激素以促使增生的子宫内膜向分泌期转化。采用黄体酮 10mg，每日肌注 1 次，或安宫黄体酮 6 ~ 10mg，口服每日 1 次，连用 7 ~ 10 天停药，3 ~ 5 天后出现撤退性出血。

②孕激素止血：适用于体内有一定雌激素水平患者，能使增生的子宫内膜向分泌期转化，停药后出现撤退性出血，称"药物性刮宫"。若血量多者，需用大剂量方可止血，如炔诺酮（妇康片）5mg，每 8 小时 1 次，2 ~ 3 天血止后，每隔 3 日递减 1/3 量，直至维持量每日为 2.5 ~ 5mg，持续用到血止后 20 天，停药后 3 ~ 7 天出现撤药性出血。若表现为少量淋沥不断的阴道流血，用黄体酮 10mg，每日肌注 1 次，或口服甲羟孕酮 2mg，每日 3 次，共 3 ~ 5 天，能使血量减少或停止，停药后 2 ~ 3 天出现撤药性流血。

③雌孕激素合并疗法：适应于生育年龄、雌激素水平偏高者。口服避孕药 Ⅰ、Ⅱ号，或己烯雌酚 0.5mg，每晚 1 次，甲羟孕酮 4mg，每晚 1 次，于流血第 5 天起两药并用，连续 20 天，停药后出现撤退性出血，血量较少。

（2）抗前列腺素药物治疗 出血期间服用前列腺素合成酶抑制剂，能使子宫内膜剥脱时出血减少。如氟芬那酸 200mg，每日 3 次。

（3）其他辅助性药物止血 减少微血管通透性可用安络血、止血敏；抑制纤维蛋白溶解酶可用 6 - 氨基己酸、氨甲环酸等。

（4）手术止血

①刮宫术：既可明确诊断，又能迅速止血，是治疗功血最常用的方法，多用于绝经过渡期功血患者，青春期功血患者采用此法要慎重。

②子宫切除术：年龄在 40 岁以上，反复大出血，药物止血无效伴有严重贫血或子宫内膜复杂型或不典型增生过长时可用此法。

③子宫内膜破坏性手术：适应证同子宫切除术，主要用于对子宫切除术有禁忌证者，可选用微波、冷冻、电凝、激光、放射等法，破坏子宫内膜以达到止血效果。

3. 调整周期

（1）雌孕激素序贯疗法：又称"人工周期"，适用于青春期功血患者。从月经第 5 天开始，每日口服己烯雌酚 0.5～1mg，连服 20 天，服到第 11 天时加甲羟孕酮 6～10mg，口服，每日 1 次，或黄体酮 10mg 肌注。雌、孕激素同时用完，停药 3～7 天后可发生撤退性出血，于出血的第 5 天开始第 2 个周期，连续 2～3 个周期后，患者常能自发排卵。

（2）雌孕激素联合应用：适应证及用法同雌孕激素合并疗法止血，一般连用 3 个周期，可恢复月经周期并能明显减少月经量。

4. 促排卵

（1）氯米芬　适用于雌激素水平测定在轻度影响以上者。于月经第 5 天（或撤退性出血第 5 天）开始，每晚 50mg，共 5 天。若服药 1 个月无体温上升者则是无效；可于撤退出血后服用第 2 疗程，如仍无效，则加大剂量，可逐渐增加到每日 100～150mg，连服 5 天。但不宜长期服用，以免引起卵巢过度刺激综合征。

（2）绒促性素（HCG）　适用于体内有一定 FSH 水平和雌激素中等水平者。于月经周期（或撤退性出血）16～18 天，监测卵泡发育接近成熟时，每次 5000～10000U，隔日肌注 1 次，或连续 3 日肌注 HCG，剂量分别是 1000U、2000U、5000U。

（3）尿促性素（HMG）　通过刺激卵泡发育而产生雌激素的正反馈作用，使垂体分泌足量的 LH，以促使卵泡排卵。于血止后每日肌注 HMG 1～2 支，至卵泡发育成熟，然后停用 HMG，改用 HCG 每天 5000～10000U 肌注，连用 2～3 天，能提高排卵率。在应用 HMG 时，要注意并发卵巢过度刺激综合征。

二、中医治疗

（一）治疗原则

根据崩漏发病轻重缓急不同，本着"急则治其标，缓则治其本"的原则，灵活掌握塞流、澄源、复旧三法。塞流：即止血之法。于暴崩之际，急当止血防脱，常用固气摄血、收敛固涩止血之法，但应在辨证的基础上采用虚者补而止之，实者泻而止之，寒者温而止之，热毒清而止之，并非专事止涩所能获效。澄源：即求因，澄清本源之意，乃治疗崩漏的重要阶段。在病缓时，需根据不同证情辨证论治。复旧：即调理善后。在血止后，还应视其气血之盛衰，脏腑之虚实进行调治。青春期患者重在补肾气、益冲任；育龄期患者重在舒肝养肝、调冲任；绝经过渡期患者重在补肾调肝扶脾、固冲任。以上治崩三法，不能截然分开，常兼顾进行。

（二）辨证论治

1. 血热

（1）**实热**

证候　经血非时大下或忽然暴下，或淋沥日久不断，色深红，质稠，口渴烦热，小便黄，大便干结；舌红，苔黄，脉滑数。

治法　清热凉血，止血调经。

方药　清热固经汤（《简明中医妇科学》）。

黄芩　焦栀子　生地　地骨皮　地榆　阿胶（烊化）　生藕节　陈棕炭炙龟甲　牡蛎　生甘草

若心烦易怒，脉弦者，为肝经火炽，宜清肝泄热，加柴胡、夏枯草，亦可选用清经散。

（2）**虚热**

证候　经血非时突然而下，量多势急，或淋沥不断，血色鲜红而质稠，心烦潮热，或小便量少，大便干结；苔薄黄，脉细数。

治法　滋阴清热，调经止血。

方药　保阴煎(《景岳全书》)加炒地榆、槐花、阿胶。

生地　熟地　白芍　黄芩　黄柏　山药　续断　甘草

若下血如崩者，加血余炭、棕榈炭；心烦少寐者，加酸枣仁、夜交藤；经血黏稠有臭味，或平时带下色黄，淋沥不断，下腹坠痛者，加马齿苋、败酱草、薏苡仁。

2. 肾虚

（1）肾阳虚

证候　经来无期，经量或多或少，色淡质稀，畏寒肢冷，面色晦暗，腰酸如折，小便清长；舌质淡，苔薄白，脉沉弱。

治法　温肾固冲，止血调经。

方药　右归丸（《景岳全书》）加黄芪、补骨脂、艾叶炭。

熟地　山药　山茱萸　枸杞子　杜仲　菟丝子　鹿角胶　当归　肉桂　制附子

若肾虚脾阳失煦，症见浮肿、纳差、四肢欠温，则加茯苓、砂仁、炮姜健脾温肾。

（2）肾阴虚

证候　经乱无期，出血量少，或淋沥不净，色鲜红，质黏稠，伴头晕耳鸣，腰膝酸软，手足心热；舌质红，苔少，脉细数。

治法　滋肾养阴，调经止血。

方药　左归丸（《景岳全书》）合二至丸（《医方集解》）去牛膝。

熟地　山药　枸杞　山茱萸　菟丝子　鹿角胶　龟甲胶　女贞子　旱莲草

若肝阴失养，症见咽干、眩晕者，加夏枯草、牡蛎；若心阴不足，症见心烦、失眠者，加五味子、夜交藤养心安神。

3. 脾虚

证候　经血非时暴下，继而淋沥不止，色淡，质稀，神倦懒言，面色㿠白，或肢体、面目浮肿；舌淡，苔白，脉缓无力。

治法　健脾益气，固冲止血。

方药　固冲汤（《医学衷中参西录》）。

白术　黄芪　煅龙骨　煅牡蛎　山茱萸　白芍　海螵蛸　茜草根　棕榈炭　五倍子

若小腹下坠者，加人参、升麻；久漏不止者，加藕节、炒蒲黄。

4. 血瘀

证候　经血骤然而下或淋沥不断，或经闭数日又忽然暴下，色暗质稠，夹有血块，下腹胀痛，块下则减；舌紫暗，或有瘀点，脉涩或弦涩有力。

治法　活血化瘀，固冲止血。

方药　四物汤（《太平惠民和剂局方》）加蒲黄炭、五灵脂、三七粉、乌贼骨、茜草。

当归　川芎　熟地　白芍

若瘀而化热，症见口干苦，血色红而量多者，加仙鹤草、地榆、夏枯草化瘀清热止血；如症见胁腹胀甚者，加香附、川楝子理气行滞。

排卵型功血

【病因病理】

一、西医病因病理

（一）病因

同无排卵型功血。

（二）病理

排卵型功血多发生于生育年龄妇女，虽然有排卵，但主要表现为黄体功能异常，常见以下四种类型：

1. 黄体分泌过多的雌、孕激素，作用于子宫内膜，使之呈高度分泌反应。

2. 黄体发育不健或衰退过早，孕激素分泌量少，使子宫内膜分泌反应不良。

3. 黄体发育良好但萎缩过程延长，子宫内膜持续受孕激素影响，以致子宫内膜不规则脱落，出现分泌、坏死、出血、增生混杂并见现象。

4. 若排卵前后，卵巢激素分泌发生波动，当激素不足以维持子宫内膜时，则可出现排卵期出血。此时的子宫内膜呈早期分泌反应，部分可有晚期增生期变化。

二、中医病因病机

排卵型功血可见于中医学的"月经先期"、"月经量多"、"经期延长"、"经间期出血"等病证，这些病证在病因病机上具有相同点，可归纳为以下几方面。

1. 气虚　忧思、饮食、劳倦损伤脾气，先天肾气不足、多产房劳损伤肾气，脾肾气虚，统摄无权，封藏失职，冲任失固，不能制约经血，使经来量多，或先期而至，或经期延长，或经间期出血。

2. 血热　感受热邪、过食辛热、七情化火或阴虚内热等，凡因热所致均可损伤冲任二脉，并迫血妄行，使经来量多，或先期而至，或行经日数延长，或经间期出血。

3. 血瘀　寒凝、气滞、热灼、气血虚弱等，均能使血行瘀滞，冲任瘀阻，血不归经，使经来量多，或经期延长，或经间期出血。

【临床表现】

一、症状

1. 排卵性月经过多　月经量明显增多，周期正常。

2. 黄体功能不全　月经规律，周期缩短，经量正常，患者常伴不孕史或流产史。

3. 子宫内膜不规则脱落　月经周期规律，但经期延长，经量不多或淋沥不止。

4. 排卵期出血　月经中期，或在基础体温开始上升时出现少量阴道流血，时间 3～5 天，可伴有小腹部疼痛。

二、体征

体检和妇科检查一般无特殊发现。

【实验室及其他检查】

1. 排卵性月经过多　基础体温呈双相型。阴道脱落细胞检查提示雌激素偏高。经前子宫内膜检查呈分泌反应或高度分泌反应。

2. 黄体功能不全　基础体温呈双相型，排卵后体温上升 9～10 天；子宫内膜呈分泌不良反应。

3. 子宫内膜不规则脱落　基础体温呈双相型，但体温下降缓慢，往往在月经来潮后数日体温才下降。月经第 5～6 天，子宫内膜检查仍能见到呈分泌反应的内膜、出血坏死组织及新增生的内膜。

4. 排卵期出血　基础体温呈双相型，在低、高温相交界时出血。

【诊断与鉴别诊断】

一、诊断要点

1. 病史　多为生育年龄妇女，部分有流产史或不孕史。

2. 临床表现　月经来潮有周期性，但表现为经量明显增多；或周期短，≤21 天；或行经时间长达 8～10 天；或月经中期出现少量阴道流血，时间 3～5 天，可伴有下腹一侧疼痛等。

3. 检查　全身及生殖系统无明显器质性病变。结合基础体温、子宫内膜等检查可确诊。

二、辨证要点

根据月经期、量、色、质及行经时间的异常症状，结合全身的伴随症状及舌脉辨其虚实寒热。如月经先期而至，或经期延长1周以上，或出血量多，或在经间期有少量阴道流血，血色鲜红或紫红，质黏稠，伴身热口渴，尿黄便结，舌红苔黄，脉滑数，为血热；如血色偏淡，质稀，体倦乏力，气短懒言，小腹空坠，舌淡苔薄，脉弱，为气虚；如行经时间延长，量多或少，血色紫暗夹块，小腹胀痛，舌质暗或有瘀点，脉涩，为血瘀。

三、鉴别诊断

出血量多者应排除无排卵型功血，基础体温、诊断性刮宫、阴道脱落细胞检查可鉴别；点滴出血者应排除流产、宫颈息肉等，HCG测定、妇科检查可鉴别；出血时间延长，应排除子宫黏膜下肌瘤及节育环位置下降，盆腔B超、X光透视可鉴别。

【治疗】

一、西医治疗

1. 排卵性月经过多 一般体内雌激素水平偏高，可用雄激素对抗。丙酸睾酮，月经周期第20天开始肌注，每次25 mg，每日1次，连用3天。或甲基睾素，于月经周期第10天起，每次5 mg，每日2次，共服10天。

2. 黄体功能不全

（1）促进黄体发育 于基础体温上升后第3天肌内注射绒促性素1000~2000U，每日或隔日1次，共5~6次，达到刺激和维持黄体功能的目的。

（2）补充黄体酮 排卵后肌注黄体酮10~20mg，每日1次，连续10~14天。

（3）促进卵泡发育 首选氯米芬，适用于黄体功能不足卵泡期过长者。

3. 子宫内膜不规则脱落 经前8~10天开始口服甲羟孕酮8~12mg，或肌注黄体酮20mg，每日1次，共5天，能使子宫内膜及时全部脱落。

4. 排卵期出血 于月经周期第10天起口服炔雌醇0.005~0.01mg，每日1次，连服10天。

二、中医辨证施治

1. 气虚

（1）脾气虚弱

证候　经来量多，或先期而至，或经期延长，或经间期出血，经色淡，质稀，面色不华，精神倦怠，气短懒言，小腹空坠，食少纳差；舌淡，脉细弱无力。

治法　健脾益气，固冲调经。

方药　补中益气汤（《脾胃论》）。

党参　黄芪　白术　当归　陈皮　升麻　柴胡　炙甘草

月经过多或经期延长者去当归，重用党参、黄芪，加乌贼骨、煅龙骨、煅牡蛎益气摄血；如兼心悸、失眠、多梦者，加酸枣仁、远志、夜交藤宁心安神。

（2）肾气不固

证候　月经先期，或经期延长，经量少，色淡暗，质稀薄，腰酸腿软，头晕耳鸣，或夜尿频多；舌淡嫩，苔白润，脉细弱。

治法　补肾益气，固冲调经。

方药　归肾丸（《景岳全书》）。

熟地　山药　山萸肉　当归　枸杞　杜仲　菟丝子　桑寄生　川断

若经量多，经期延长者，加艾叶炭、乌贼骨固冲止血；若兼五更泻者，去当归，加补骨脂、肉豆蔻温阳止泻；若小腹空坠，气短懒言者，加党参、黄芪、白术健脾益气。

2. 血热

（1）虚热

证候　月经先期而至，或经来持续不断，淋沥十余日不止，或经间期出血，色鲜红，质稠，伴见两颧潮红，五心烦热，口咽干燥；舌红少苔，脉细数。

治法　滋阴清热，调经止血。

方药　两地汤（《傅青主女科》）。

生地　地骨皮　元参　麦冬　阿胶（烊化）　白芍

若经来持续不断或经间期出血者，加女贞子、旱莲草、地榆炭、仙鹤草；潮热甚者，加沙参、青蒿；气短乏力者，加太子参、生山药。

（2）实热

证候　月经量多，或先期而至，或经间期出血，或经期延长，心胸烦躁，渴喜冷饮，面色红赤，小便短黄，大便燥结；舌红苔黄，脉滑数。

治法　清热凉血，止血调经。

方药　清经散(《傅青主女科》) 去茯苓，加地榆炭、仙鹤草、茜草根。

地骨皮　青蒿　白芍　丹皮　黄柏　茯苓　熟地

若发热，小腹疼痛，经血暗红，臭秽，加败酱草、白花蛇舌草、蒲公英、鱼腥草清热解毒；若赤白带下者，加椿根白皮、侧柏叶清热祛湿止带。

若经间期出血，量少，色暗，夹有黏液，质稠，有臭气，伴见胸脘痞闷，恶心纳呆，低热，小腹胀痛，白带偏多，小便短赤，大便黏滞，舌苔黄腻者，证属湿热蕴结，可用清肝止淋汤（《傅青主女科》方：当归、白芍、生地、丹皮、黄柏、牛膝、制香附、黑豆、阿胶、红枣）去阿胶、红枣，加薏苡仁、茯苓、炒地榆、藿香、佩兰。

（3）肝郁血热

证候　月经提前，或经来持续不断，量或多或少，或排出不畅，色紫红，有块，质稠，少腹胀痛，胸胁胀闷，口苦咽干；舌红苔黄，脉弦数。

治法　疏肝解郁，清热调经。

方药　丹栀逍遥散(《女科撮要》) 加仙鹤草、茜草。

丹皮　炒栀子　柴胡　当归　生白芍　白术　薄荷　甘草

若小腹痛甚者，加丹参、益母草；胸胁胀满者，加制香附、川楝子以增强疏肝理气之功。

3. 血瘀

证候　经来不断，淋沥十余天方净，或月经量多，色黑，有块，或经间期阴道少量出血，伴见小腹疼痛，拒按；舌质暗红，或有瘀斑，脉弦或涩。

治法　活血化瘀，调经止血。

方药　桃红四物汤（《医宗金鉴》）合失笑散（《太平惠民和剂局方》）加三七粉（冲服）。

桃仁　红花　熟地　当归　川芎　白芍

蒲黄　五灵脂

若小腹冷痛者，为寒凝血瘀，加艾叶、炮姜；若兼胸胁、乳房、小腹胀满者，为气滞血瘀，加香附、乌药、丹参理气活血化瘀；若出血淋沥不止者，加炒蒲黄、乌贼骨、茜草炭活血止血。

附：功能失调性子宫出血其他治疗思路

1. 中药人工周期　经后期注意填精养血，以滋补肝肾之阴为主；排卵期加用活血通络或温阳通络之品以促排卵；黄体期温补肾阳，以提高黄体水平，维持正常的黄体功能；月经期活血调经，促使子宫内膜如期全部脱落，为下一次月经周期做准备。采用的方药，应根据患者具体情况选择应用。

2. 中西医结合止血调经　在急性大出血时，以西药为主，中药为辅，应给予输血、输液及止血剂对症治疗，并采用刮宫或大剂量性激素止血，同时配合独参汤等口服，以补气摄血固脱；出血势缓者，以中医辨证施治为主，正本清源以止血，适当选用西药为辅，以提高疗效。

3. 中西医结合促排卵　如在中药调周的基础上，加用氯米芬诱发排卵。

4. 针灸止血法　在患者手背第二、三指掌关节间凹陷处的"断红"穴，先针后灸，留针20分钟。虚证可灸百会、神阙、隐白穴。昏厥者，急刺人中、合谷、足三里、百会。

【预防与调护】

调畅情志，避免过度精神刺激；注重饮食调养，少食辛辣生冷食品；搞好经期卫生和计划生育。出血期间严禁房事，避免重体力劳动，必要时卧床休息；及时治疗月经先期、月经过多、经期延长等月经不调疾病。

【预后】

青春期及生育期无排卵型功血经过适当治疗后，多数能逐渐恢复下丘脑－垂体－卵巢轴功能，建立正常的有排卵月经周期，使身体逐渐恢复健康；少数顽固性功血，药物反应差则难以治愈，且易因某种诱因而复发。绝经过渡期功血相对而言病程较短，以止血治标，诱导绝经为主，只要治疗恰当，可达到预期效果。有排卵型功血如能早期诊断，早期治疗，一般效果良好。

第二节　闭　　经

闭经（amenorrhea）通常分原发性闭经和继发性闭经两类。前者指年龄超过16岁，第二性征已发育，但月经还未来潮者，或年龄超过14岁尚无第二性征发育者。后者指既往曾建立月经周期，因某种病理性原因而月经停止持续时间相当于既往3个月经周期以上或月经停止6个月者。青春期前、妊娠期、哺乳期以及绝经后期出现的无月经均属生理性闭经。

中医学在《素问·阴阳别论》中对闭经就有所论述，称其为"女子不月"、"月事不来"、"血枯"，并记载了治疗血枯经闭的第一首方剂即四乌鲗骨一藘茹丸。

【分类】

1. 按病变部位分为子宫性、卵巢性、垂体性、下丘脑性闭经。

2. 按促性腺激素水平分为高促性腺激素闭经、低促性腺激素闭经。前者指促性腺激素 FSH≥30U/L 的性腺功能亢进者，提示病变环节在卵巢。后者指促性腺激素 FSH 和 LH 均 <5U/L 的性腺功能低落者，提示病变环节在中枢（下丘脑或垂体）。

3. 按闭经严重程度分有Ⅰ度闭经、Ⅱ度闭经。前者指卵巢具有分泌雌激素功能，体内有一定雌激素水平，用孕激素后有撤退性子宫出血。后者指卵巢分泌雌激素功能缺陷或停止，体内雌激素水平低落，用孕激素后不出现撤退性出血。

【病因病理】

一、西医病因病理

正常月经周期的建立有赖于下丘脑－垂体－卵巢轴的神经内分泌调节以及靶器官子宫内膜对性激素的周期性反应，其中任何一个环节发生障碍都有导致闭经的可能。

除此之外，全身性疾病如营养不良，慢性消耗性疾病如贫血、结核、糖尿病等可引致闭经。又如肾上腺皮质功能失调、甲状腺功能失调以及生活环境的骤然改变、精神因素刺激等亦可引发。

1. 子宫性闭经 发病的原因在于子宫，多因子宫内膜对卵巢激素不能产生正常的反应而致。通常有如下几种病理情况：先天性子宫缺陷，子宫内膜损伤，子宫内膜特异性炎症（如结核等），子宫切除后或子宫腔内放射治疗后等等。

2. 卵巢性闭经 由于卵巢性激素水平低落，子宫内膜不发生周期性变化而致闭经。常见疾病有先天性卵巢发育不全或缺如、卵巢功能早衰、卵巢切除或组织被破坏、卵巢功能性肿瘤等。

3. 垂体性闭经 主要病变在垂体。多由于垂体促性腺激素分泌失调，影响卵巢功能而导致闭经。主要疾病有腺垂体功能减退、垂体肿瘤等。

4. 下丘脑性闭经 此类闭经是临床上最常见的一类闭经。其病因复杂，常见发病原因有：功能性障碍；器质性疾病，如脑膜炎、脑炎、退行性损害、外伤或肿瘤、先天性缺陷以及放射治疗等物理因素引发闭经；营养不良或全身性消耗性疾病；其他内分泌功能异常，如肾上腺、甲状腺、胰腺等功能紊乱引起闭经。

二、中医病因病机

中医认为，闭经病因不外虚实两类。虚者多因冲任虚损，胞宫无血可下；实者多因冲任阻滞，经血被阻隔而不得下行。

1. 肝肾不足 素体肝肾不足，精亏血少，或早婚多产，房劳伤肾，肾精亏损，肝血耗伤，冲任不足，血海空虚，胞宫无血可下而致闭经。

2. 气血虚弱 脾胃素虚，或饮食劳倦，或思虑伤脾，或大病久病，损伤气血，气血虚弱，化源不足，冲任空虚，胞宫无血可下而致闭经。

3. 阴虚血燥 素体阴虚，或久病伤阴，或过食辛辣香燥，灼伤营阴，致血海干涸，无血可下，故成闭经。

4. 气滞血瘀 七情内伤，肝气郁结，气血瘀滞，冲任气机不畅，胞脉阻滞，经血不得下行致闭经。此型多见于因精神因素影响丘脑下部及腺垂体功能所致的闭经。

5. 寒凝血瘀 经期、产时血室正开，风冷寒邪客于胞宫，或冒雨涉水，或内伤生冷，血为寒凝，胞脉阻隔，经水不得下行，故成闭经。也有因肾阳素虚，阴寒内盛，寒凝经脉，影响血的生化与运行而发为闭经。

6. 痰湿阻滞 素体阳虚，脾阳不振，运化失职，水湿内停，聚而成痰，痰湿阻滞，胞脉壅塞，经水不行；或因肥胖之体，脂膜壅塞胞宫，胞脉受阻，致经水不行。

【临床表现】

1. 病史 有严重产伤史，如难产、产后出血、产后感染等；接受过激素或放射治疗史；营养不良和精神创伤史；急慢性疾病，如贫血、结核病、甲状腺病、糖尿病、颅脑外伤、垂体肿瘤等；有人工流产、刮宫史或手术切除子宫、卵巢史；严重盆腔感染史；滥用避孕药或长期哺乳史。

2. 症状 以闭经为主要临床症状。结合以上病史，除外其他疾病。

3. 体征 原发性闭经多为器质性病变所致，继发性闭经多由功能性病变引发。故应结合上述不同病史、出现的不同体征进行确定，必要时经特殊检查确诊。如结核病者，可伴有发热、盗汗、乏力、食欲不振、日渐消瘦等；慢性消耗性疾病所致闭经，多有精神萎靡不振、极度衰弱等。检查全身发育状况，有无畸形，测量体重、身高，观察智力发育情况，注意第二性征发育状况，甲状腺有无肿大，乳房有无溢乳，皮肤色泽及毛发分布等。妇科检查注意外阴发育、阴毛分布，有无阴蒂肥大，阴道及子宫发育情况，有无先天畸形，双侧附件有无肿物及炎症等。

【实验室及其他检查】

1. 子宫检查

（1）诊断性刮宫 适用于已婚妇女。用以了解宫腔大小、形态、宫颈管及宫腔有无粘连；子宫内膜活检了解有无排卵，排除器质性病变，如结核性子宫内膜炎等。

（2）子宫、输卵管碘油造影 了解子宫形态、大小及输卵管情况，以明确生殖系统发育情况，有无畸形、结核及宫腔粘连等。

（3）药物撤退试验 可选用孕激素试验，或雌孕激素序贯试验，以了解内源性雌激素水平和子宫内膜功能。

2. 卵巢功能检查

（1）基础体温测定 呈双相变化，提示卵巢功能正常。若呈单相型，则或为先天性卵巢发育不全，或为多囊卵巢综合征。

（2）阴道脱落细胞检查 观察表、中、底层细胞的百分比，表层细胞的百分比越高，反映雌激素水平也越高。卵巢早衰患者的涂片出现不同程度的雌激素低落或持续雌激素轻度影响。

（3）甾体激素测定 包括雌二醇、孕酮及睾酮。若雌、孕激素浓度低，提示卵巢功能不正常或衰竭；若睾酮值高，提示有多囊卵巢综合征、卵巢支持 – 间质细胞瘤等可能。

3. 垂体功能检查

（1）促性腺激素测定 PRL > 25μg/L 时称高催乳激素血症，需测定 TSH，TSH 升高者为甲状腺功能减退所致闭经。TSH 正常，PRL > 100μg/L 时，应行头颅 CT 或 MRI 检查，以排除垂体肿瘤。若 FSH > 40U/L，提示卵巢功能衰竭；若 LH > 25U/L，或 LH/FSH≥2 ~ 3，高度怀疑为多囊卵巢；若 FSH、LH 均 < 5U/L，提示垂体功能减退，病变可能在垂体或下丘脑。

（2）垂体兴奋试验 又称 GnRH 刺激试验。常用促黄体激素释放激素（LHRH）100μg 溶于生理盐水 5ml 静脉注射，30 秒钟内注完。于注射前和注射后 15、30、60、120 分钟各采 2ml 静脉血，用放射免疫法测定 LH 含量。若注射后 15 ~ 45 分钟释放的 LH 较注射前测定值增高 2 ~ 4 倍，提示垂体功能良好，闭经原因在下丘脑。如注射后 LH 值不增高或增高不多，提示病变部位在垂体。

（3）垂体功能减退症 血常规呈轻、中度贫血；或空腹血糖值低；或心电图显示低电压，T 波平坦、倒置或双相；或雌激素值和促性腺素值均低；或基础代谢率较低，血清 T_3、T_4 值低于正常，血清蛋白结合碘亦低于正常，甲状腺吸碘试验低于正常；或 24 小时 17 – 酮皮质类固醇及 17 – 羟皮质类固醇排泄量明显低于正常，ACTH 兴奋试验，显示延迟反应。

（4）**垂体肿瘤** X 线和 CT 检查了解有无肿瘤、肿瘤大小以及有无浸润等；内分泌功能测定，包括垂体－性腺功能、垂体－甲状腺功能、垂体－肾上腺皮质功能检查，指数均低于正常。

4. 下丘脑检查 若为功能异常者，雌、孕激素序贯试验多呈阴性，E_2、P 降低；垂体功能检查 FSH、LH 比例失调，PRL 正常；甲状腺、肾上腺功能测定均属正常。若为器质性疾病如脑膜炎、脑炎、退行性损害、外伤或肿瘤、先天性缺陷以及放射治疗所致闭经，应进行脑电图检查、脑脊液检查、脑室造影、脑血管造影及 CT 检查。

5. 其他 疑有先天性畸形者，应行 B 超等影像学检查，并进行染色体核型分析及分带检查。疑闭经与甲状腺功能异常有关时测定 T_3、T_4、FSH。考虑闭经与肾上腺功能有关时可作 17－酮皮质类固醇、17－羟皮质类固醇或血皮质醇测定。

【诊断与鉴别诊断】

一、诊断要点

诊断本病时首先应除外生理性闭经以及由副中肾管发育异常引起的下生殖道部分梗阻如处女膜闭锁、阴道畸形等引起的经血不能排出体外（中医所指"五不女"中的"鼓"所致的假性闭经）。闭经的病因错综复杂，临证除重视病史、体格检查外，还需进行实验室及其他检查，寻找引起闭经的原因，有目的有步骤地进行诊断，以指导治疗（图 20－1）。

二、辨证要点

闭经病因复杂，但不外虚实两端。虚者大都有先天发育不良，或后天损伤，或失血等病史，多见面色苍白或萎黄，或颧红，形体消瘦，伴有头晕眼花，心悸怔忡，肢软乏力，纳少便溏，或潮热、咳嗽，或有腰酸，腹部无胀无痛，舌淡或红，脉沉细无力或细数。实证者大都有感寒、饮冷、涉水、精神刺激、环境改变等病史，形体多壮实或肥胖，伴腰腹疼痛，胸胁胀满，或脘闷痰多，脉多沉弦或沉。闭经在临床虽有虚实之分，但以虚证多见。实证闭经如失治或误治，也可转化成虚证，出现虚实夹杂之复杂证候，更需结合四诊辨析。

三、鉴别诊断

需与早期妊娠相鉴别。早期妊娠除月经停闭外，常有晨起呕恶、倦怠、厌

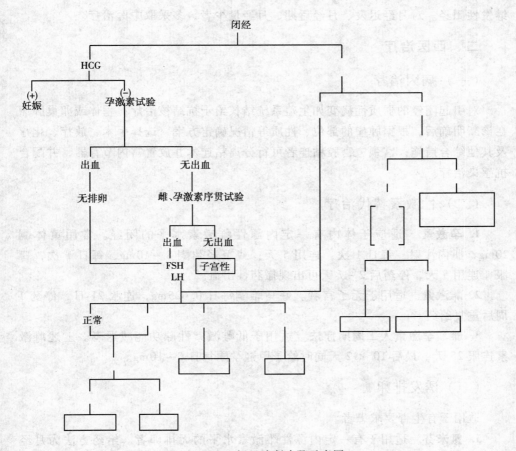

图 20 - 1 闭经诊断步骤示意图

食、择食等妊娠反应，妇科检查子宫增大与停经月份相符合，尿妊娠试验阳性。亦可通过超声波检查以鉴别。

【治疗】

闭经的治疗原则为早期诊断，早期治疗。一旦诊断清楚，则采取中西医结合方法改善全身健康情况和心理状态，并针对病因治疗。相应的性激素替代治疗，调节下丘脑－垂体－卵巢轴的周期关系，恢复月经周期；对于继发性闭经要以预防为主；对一时性闭经如服避孕药后引起的闭经可短期观察。

一、一般治疗

合理安排患者工作、生活，避免精神紧张及过度劳累，加强营养，积极预防继发性闭经。对月经迟发、月经后期、月经量少者，多采取中医治疗。

二、西医治疗

（一）病因治疗

对引起闭经的器质性病变如生殖系统结核给予抗结核治疗；垂体或卵巢肿瘤在诊断明确后，根据肿瘤的部位、性质等情况确定方案，选择手术、放疗、化疗及其他综合措施；宫颈、宫腔粘连者可行分离粘连术并放置宫内节育器，并配合抗感染治疗。

（二）性激素替代治疗

1. 孕激素　适应于体内有一定内源性雌激素水平的闭经。常用黄体酮20mg，肌内注射，每日 1 次，连用 5 天；或甲羟孕酮 8 ~ 10mg，每日 1 次，口服，连用 5 天，停药后 2 ~ 7 天可出现撤药性出血。

2. 雌激素　适用于无子宫者。妊马雌酮每日 0.625mg，连服 21 日，停药 1 周后重复给药。

3. 雌、孕激素人工周期疗法　适用于低雌激素性腺功能减退者。上述雌激素连服 25 天，最后 10 ~ 12 天同时给予甲羟孕酮每日 6 ~ 10mg。

（三）诱发排卵

适用于有生育要求患者。

1. 氯米芬　适用于有一定内源性雌激素水平的无排卵者。给药方法为月经第 5 日始，每日 50 ~ 100mg，连用 5 日。

2. 促性腺激素　适用于低促性腺激素患者及氯米芬诱发排卵失败者。常用尿促性素（HMG）或卵泡刺激素（FSH）与 HCG 联合用药促排卵。HMG 或FSH 一般每日剂量 75 ~ 150U，于撤药性出血第 3 ~ 5 日开始，连续 7 ~ 12 日，待优势卵泡成熟时，再用 HCG 5000 ~ 10000U 促排卵。治疗期间加强监测，警惕可能并发卵巢过度刺激综合征（OHSS）。

3. 促性腺激素释放激素（GnRH）　适用于下丘脑性闭经。LHRH 脉冲式皮下注射或静脉给药。

（四）其他药物

1. 溴隐亭　用以治疗闭经溢乳综合征，以促进丘脑下部促泌乳素抑制因子的分泌，抑制泌乳素的合成与释放，恢复促性腺激素的分泌，诱发排卵。服药方法：每次 1.25mg，口服，每日 2 次。若无明显反应即加量至 2.5mg，每日 2 次，最大剂量不超过每日 10mg，连续服用 3~6 个月或 1 年的时间。用药期间监测催乳素浓度以决定药量。

2. 肾上腺皮质激素 适用于先天性肾上腺皮质增殖症所致的闭经。一般用泼尼松或地塞米松。

3. 甲状腺素 适用于甲状腺功能减退引起的闭经。

（五）手术治疗

如系垂体、卵巢或其他部位肿瘤所致闭经，应考虑手术治疗。

三、中医治疗

应根据其全身症状，结合病程及临床表现，分辨其寒热虚实，分别采取补而通之、泻而通之的方法。此外，还当分清他病与本病的关系，因他病而致本病者先治他病，病愈则经自调。

（一）辨证论治

1. 肝肾不足

证候 年满十六周岁尚未行经，或初潮较晚，月经量少，周期延后，渐至闭经，头晕耳鸣，腰膝酸软；舌质淡红，苔少，脉沉细或细涩。

治法 滋肾柔肝，调补冲任。

方药 归肾丸(《景岳全书》)加鸡血藤、何首乌。

熟地 山药 山茱萸 茯苓 枸杞 杜仲 菟丝子 当归

若见潮热，五心烦热，骨蒸劳热等症状，则加知母、黄柏、地骨皮、青蒿。

2. 气血虚弱

证候 月经后期，量少，色淡，质稀，渐至闭经，或头晕眼花，心悸气短，神疲肢倦，或食欲不振，毛发不华；唇色淡红，苔薄白，脉沉缓或沉细。

治法 补气养血调经。

方药 人参养营汤(《太平惠民和剂局方》)。

人参 黄芪 白术 茯苓 远志 陈皮 五味子 当归 白芍 熟地 桂心 炙甘草

若因产后大出血所致的闭经（即席汉综合征），除见上述症状外，尚有神情淡漠，阴道干涩，毛发脱落，性欲减退，生殖器官萎缩减退，此乃精血亏败，肾气虚惫。可于上方加仙茅、仙灵脾、鹿角霜、紫河车，温补肾阳，填补精血，长期服用。

3. 气滞血瘀

证候　月经数月不行，精神抑郁，烦躁易怒，胸胁胀满，少腹胀痛或拒按，舌边紫暗，或有瘀点，脉沉弦或沉涩。

治法　理气活血，祛瘀调经。

方药　血府逐瘀汤（《医林改错》）。

当归　川芎　生地　赤芍　桃仁　红花　柴胡　枳壳　桔梗　牛膝

若兼有肝郁脾虚症状者，可用逍遥散合四物汤加鸡血藤、茺蔚子。若偏于气滞，胸胁及少腹胀甚者，加莪术、青皮、木香理气行滞；若少腹疼痛拒按者，加姜黄、三棱、莪术。

4. 寒凝血瘀

证候　既往月经正常，突然经闭，数月不行，小腹冷痛拒按，得热痛减，四肢不温，或带下量多，色白；舌质淡或紫暗，或边有瘀点，脉沉涩。

治法　温经祛寒，活血化瘀。

方药　温经汤（《金匮要略》）。

吴茱萸　当归　白芍　川芎　人参　桂枝　阿胶（烊化）　生姜　甘草　半夏　丹参　麦冬

若腹痛甚者，加乳香、没药；小腹冷痛甚者，加小茴香、艾叶。若因肾阳不足引起闭经，或四肢不温，白带清冷，腰膝酸软者，可用右归丸。

5. 痰湿阻滞

证候　月经停闭，胸胁胀满，呕恶痰多，神疲倦怠，或面浮肢肿，或带下量多，色白质稠，大便溏薄；舌体胖嫩，苔腻，脉沉缓或滑。

治法　燥湿化痰，活血通经。

方药　苍附导痰丸（《叶天士女科诊治秘方》）和佛手散（《普济本事方》）加丹参、鸡血藤。

茯苓　陈皮　法半夏　甘草　苍术　香附　南星　枳壳　生姜　神曲　当归　川芎

（二）中成药

1. 大补阴丸　口服，每日 3 次，每次 9g。用于肝肾不足证。

2. 十全大补丸　口服，每日 3 次，每次 9g。用于气血亏虚证。

3. 大黄䗪虫丸　口服，每日 3 次，每次 6g。用于气滞血瘀证。

4. 少腹逐瘀丸　口服，每日 3 次，每次 6g。用于寒凝血瘀证。

【预防】

积极治疗引起闭经的原发疾病，保持精神舒畅，注意劳逸结合，重视经期、产褥期卫生。提倡计划生育，正确掌握口服避孕药的方法、药量。加强营养，增强体质。

附　多囊卵巢综合征

多囊卵巢综合征（polycystic ovarian syndrome，PCOS）临床症状多见月经稀发或闭经、不孕、多毛和肥胖，双侧卵巢呈多囊样增大等。中医学可归于"闭经"、"崩漏"、"癥瘕"等病证范畴，多发于青春期和生育期妇女。

【病因病理】

一、西医病因病理

（一）病因

目前认为本病发生与精神因素、药物作用以及某些疾病等多种因素的综合影响，致使内分泌功能紊乱有关。

1. 下丘脑－垂体－卵巢轴的功能失调致持续无排卵　持续少量的 FSH 刺激以及 LH/FSH 比值上升，影响卵泡发育不能达到成熟，也不发生排卵，成为囊状闭锁。持续大量的 LH 分泌使间质中卵泡细胞增生，雄烯二酮和睾酮显著增多。持续性 LH 分泌过多还引起肾上腺分泌雄激素增加，过高水平的雄激素间接影响促性腺激素分泌。

2. 与胰岛素抵抗及高胰岛素血症相关　40%～60% PCOS 患者以肥胖为主，存在胰岛素抵抗及高胰岛素血症。

3. 其他　部分与肾上腺皮质功能亢进相关。

（二）病理

1. 卵巢的变化　双侧卵巢较正常增大约 2～5 倍，包膜增厚，包膜下隐约可见许多大小不等的囊性卵泡呈珍珠样。

2. 子宫内膜变化　子宫内膜因雌激素水平不同而异。卵泡发育不良时，内膜呈增生期表现，当卵泡持续分泌少量或较大量雌激素时，可刺激内膜使其增生过长。长期持续无排卵，仅有单一的雌激素作用，因此是子宫内膜癌的好发因素。

二、中医病因病机

本病的主要病机为脏腑功能失常，气血失调，冲任二脉受损，胞脉不畅，血海蓄溢失常。

1. 肾虚 先天禀赋不足，肾气未盛，天癸不至，冲任失养，精血无从而生，血海难以充盈，导致月经稀少、闭经、不孕等症。

2. 痰湿阻滞 素体肥胖，或过食膏粱厚味，或饮食失节，损伤脾胃，运化失职，痰湿内生，经脉受阻，冲任气血受阻，血海不得满盈，故而月经闭止或失调；痰湿凝聚，脂膜壅塞，气机不畅，日渐体胖多毛，卵巢增大而致病。

3. 肝郁化火 素性忧郁，情志不畅，或郁怒伤肝，肝气郁结，郁久化火，冲任失调，气血不和，致月经不行或失调、不孕、面部痤疮等症。

4. 气滞血瘀 七情内伤，肝气郁结，气机阻滞，经脉不畅，经血凝滞，或经期产后，余血未尽，久而成瘀，瘀血内阻，新血不生，瘀血稽留胞宫，胞脉阻滞，导致闭经、不孕、癥瘕等症。

【临床表现】

1. 病史 有闭经史，以继发性闭经为多；有不孕史。好发于青春期及育龄期妇女。

2. 临床表现

（1）月经不调 月经稀发，月经量少，闭经，功能失调性子宫出血等，但最终发展为闭经。

（2）多毛 毛发呈现男性分布特征，如唇周、胸、下腹正中等分布较多，阴毛粗浓而黑。

（3）肥胖 为一重要特征，肥胖呈渐进性，多始于青春期前后，但其脂肪分布及体态并无特异性。

（4）不孕 由于持续性无排卵而导致不孕，少数患者有偶发性排卵而可怀孕，若伴黄体不健则流产发生的可能性大。

（5）黑棘皮症 为雄激素过多的体征，常在阴唇、颈背部、腋下、乳房下和腹股沟等处的皮肤出现灰褐色色素沉着，呈对称性，皮肤增厚，女性体型，中等程度肥胖，毛发粗而黑，并伴有痤疮、脂溢或脱发，双侧卵巢增大，个别有阴蒂肥大症。

【实验室及其他检查】

1. 激素测定

（1）FSH、LH 测定 血清 FSH 基值偏低，LH 升高，使 LH/FSH≥2.5～3。

（2）血清睾酮、双氢睾酮、雄烯二酮 浓度增高，提示过多的雄激素主要来源于卵巢。硫酸脱氢表雄酮是肾上腺产生雄激素的标志物，多囊卵巢综合征时其浓度正常或增高。

（3）尿 17－酮皮质类固醇 正常或轻度增高，正常时提示雄激素来自于卵巢，升高时提示肾上腺功能亢进。

（4）雌二醇 正常或稍增高，其水平恒定不变，无排卵前后升高现象。$E_1/E_2 > 1$。

（5）催乳素（PRL） 约有 25%～40% 患者高于 25ng/ml。

（6）胰岛素 空腹胰岛素水平增高。

2. 诊断性刮宫 子宫内膜呈现增生期或增生过长，无分泌期变化。35 岁以上的患者应常规行诊断性刮宫，以早期发现子宫内膜不典型增生或子宫内膜癌。

3. 盆腔充气造影或盆腔双重造影 双侧卵巢增大，大于子宫影的 1/4，但约有 1/3 病例卵巢大小在正常范围内。

4. B 超检查 声像图显示子宫小于正常，双侧卵巢均匀性增大，包膜回声增强，轮廓光滑，内部回声强弱不匀，可见多个大小不等的无回声区围绕卵巢边缘，或散在分布于卵巢内。

5. 腹腔镜检查 卵巢增大，包膜增厚，表面光滑，呈灰白色，有新生血管。腹腔镜下取卵巢组织送病检即可确诊，见包膜增厚，卵泡发育，但无排卵。

6. 基础体温测定 多呈现单相型。

7. 磁共振、CT 有助于明确诊断。

8. 剖腹探查 可排除盆腔肿瘤。

【诊断与鉴别诊断】

一、诊断要点

根据病史、年龄、临床表现，即使未扪及增大的卵巢也应怀疑 PCOS。为了明确诊断，可结合各项实验室检查和其他检查指标。典型的 PCOS 病例不难诊断，非典型病例应做全面的实验室检查和卵巢病理检查。

二、辨证要点

本病有虚实两类。虚者以肾虚为主，表现为月经后期，量少，渐至闭经，伴有腰膝酸软，头晕耳鸣，多毛，乳房发育差等症状。实者以肝郁化火、痰湿阻滞、气滞血瘀为多见。肝郁化火者，以胸胁、乳房胀满或伴溢乳，毛发浓密，面部痤疮，口干喜冷饮为特点；痰湿阻滞者多以胸闷泛恶，肢倦乏力，或喉间多痰，形体肥胖，多毛为特征；气滞血瘀者则以精神抑郁，胸胁胀满，或经行腹痛拒按，舌质紫暗，或边有瘀点为特征。

三、鉴别诊断

1. 卵巢男性化肿瘤 多为单侧实性肿瘤，具有进行性增大及短期内出现明显变化的特点。血中睾酮含量明显增高，常超过 10nmol/L。当瘤体较小时难以区别，可行腹腔镜检查及卵巢组织病理检查。

2. 肾上腺皮质增生或肿瘤 当血清硫酸脱氢表雄酮值 >18.2μmol/L 时，应与肾上腺皮质增生或肿瘤相鉴别。肾上腺皮质增生患者对 ACTH 兴奋试验反应亢进，做过夜地塞米松抑制试验时抑制率≤0.70。肾上腺皮质肿瘤患者则对这两项试验反应均不明显。

3. 甲状腺功能亢进或低下 两者血中性激素结合蛋白（SHBG）水平相应地增高或降低，从而影响了 E 及 T 的代谢清除率，均导致雄激素的腺外转化率增高，雌激素水平增高并失去周期性变化，抑制了排卵，产生类似 PCOS 的表现，通过测定甲状腺素可以鉴别。

4. 高泌乳素血症伴发 PCOS 除 PCOS 表现外，可伴双侧乳房溢乳，血中 PRL 及硫酸脱氢表雄酮水平升高。但经服溴隐亭治疗，在催乳素下降的同时，硫酸脱氢表雄酮也随之降低。

【治疗】

本病的治疗在于早期诊断，早期治疗，防止发生子宫内膜癌。采取中西医结合治疗，主要达到恢复排卵性月经、受孕、改善症状的目的。

一、西医治疗

（一）一般治疗

对肥胖的 PCOS 患者，应通过饮食控制，服用降代谢的减肥药，加强锻炼等以减轻体重，有利于降低胰岛素、睾酮、游离睾酮及雄烯二酮水平，使之恢复排卵，达到生育目的。

（二）药物治疗

1. 降低 LH 水平

（1）口服避孕药 常用口服短效避孕药，周期性服用。用药 6～12 个周期可抑制毛发生长和治疗痤疮。避孕药可使卵巢和肾上腺产生的雄激素降低。

（2）醋酸甲羟孕酮 每日 20～40mg 口服，或长效制剂 150mg 肌注，每 6 周～3 月 1 次。用于治疗多毛症。

（3）促性腺激素释放激素激动剂（GnRH－α） 主要药物如诺雷德 3.6mg，达必佳 3.75mg，达菲林 3.75mg，月经周期第 2 日皮下注射，每 28 日 1 次。对有生育要求而难于控制的高 LH 水平患者适用。同时口服避孕药或雌激素，防止骨质丢失及其他激素降低引起的副反应。

2. 降低血雄激素水平

（1）糖皮质类固醇 常用地塞米松，每晚 0.25mg 口服，剂量每日不宜超过 0.5mg，以免过度抑制垂体－肾上腺轴功能。可有效抑制脱氢表雄酮硫酸盐浓度。适用于 PCOS 雄激素过多为肾上腺来源或混合性来源者。

（2）酮康唑 每次 20mg，每日 1 次。可抑制类固醇形成酶的细胞色素，降低睾酮、游离睾酮及雄烯二酮水平。

（3）螺内酯 抗雄激素时剂量为每日 50～200mg，治疗多毛时需用药 6～9 个月。若出现月经不规则者可与口服避孕药联合应用。

（4）醋酸环丙孕酮（CPA） 目前常用达因－35，每片含 CPA25mg、炔雌醇 35μg，作周期疗法，于出血第 1 日起，每日口服 1 片，连续 21 日，停药 7 日后重复，共 3～6 个月。

3. 改善 PCOS 的胰岛素抵抗 二甲双胍通过降低血胰岛素水平，可纠正 PCOS 患者的高雄激素状态，改善卵巢排卵功能，提高促排卵治疗的效果。

4. 诱发排卵 由于 PCOS 患者诱发排卵时易发生卵巢过度刺激综合征，必须加强预防措施，主要包括：①HMG、HCG 不作为 PCOS 患者促排卵的首选方案；②多个卵泡达到成熟期或卵巢直径＞6cm 时，不应加用 HCG。

（三）手术治疗

1. 腹腔镜手术 适用于严重 PCOS 对促排卵药物治疗无效者。在腹腔镜下电灼或激光穿孔，每侧卵巢打开 4 个孔为宜，既能获得 90% 排卵率和 70% 妊娠率，又能减少粘连形成。

2. 卵巢楔形切除术 剖腹探查后应先确定诊断，然后将双侧卵巢楔形切除 1/3，以降低雄激素水平，减轻多毛症状，提高妊娠率。

二、中医治疗

(一) 辨证论治

1. 肾虚

证候　月经后期，量少，色淡，质稀，渐至闭经，不孕，伴头晕耳鸣，腰膝酸软，形寒肢冷，小便清长，大便不实，性欲淡漠，形体肥胖，多毛；舌淡，苔白，脉细无力。

治法　补肾填精，调补冲任。

方药　右归丸(《景岳全书》)。

熟地　山药　山茱萸　枸杞　鹿角胶　菟丝子　杜仲　当归　肉桂　制附子

若月经量多者，去附子、肉桂、当归温阳活血之品，酌加党参、黄芪、炮姜炭、艾叶、仙灵脾、巴戟天。

2. 痰湿阻滞

证候　月经量少，经行延后，甚或闭经，婚久不孕，或带下量多，头晕头重，胸闷泛恶，四肢倦怠，形体肥胖，多毛，大便不实；苔白腻，脉滑或濡。

治法　燥湿除痰，理气行滞。

方药　苍附导痰丸（《叶天士女科诊治秘方》）合佛手散（《普济本事方》）。

茯苓　半夏　陈皮　甘草　苍术　香附　胆南星　枳壳　神曲　生姜　当归　川芎

若痰多湿盛，形体肥胖，多毛明显者，酌加山慈菇、穿山甲、皂角刺、石菖蒲以化痰通络；若小腹结块者，加昆布、海藻、夏枯草软坚散结。

3. 肝经郁热

证候　闭经，或周期延后，量少，或先后无定期，崩漏，婚久不孕，毛发浓密，面部痤疮，经前乳房、胸胁胀痛，或有溢乳，口干喜冷饮，大便秘结；苔薄黄，脉弦数。

治法　疏肝解郁，清热泻火。

方药　丹栀逍遥散(《女科撮要》)。

丹皮　炒栀子　当归　白芍　柴胡　白术　茯苓　甘草

若大便秘结明显者，加生大黄清热泻火通腑；溢乳者，酌加牛膝、炒麦芽；胸胁、乳房胀甚者，加郁金、王不留行、路路通。

4. 气滞血瘀

证候　月经延后，或量少不畅，经行腹痛，拒按，或闭经，婚后不孕，精神抑郁，胸胁胀满；舌质暗紫，或舌边尖有瘀点，脉沉弦或沉涩。

治法　行气导滞，活血化瘀。

方药　膈下逐瘀汤（《医林改错》）。

当归　赤芍　川芎　桃仁　红花　枳壳　延胡索　五灵脂　丹皮　制香附　甘草

若心烦易怒者，酌加青皮、木香、柴胡疏肝解郁，行气宽中；若腹内有痞块，则加三棱、莪术活血化瘀，消痞块。

第三节　痛　经

凡在经期及月经前后，出现明显的小腹部痉挛性疼痛、坠胀或腰酸痛等不适，影响生活和工作者，称为痛经（dysmenorrhea）。我国妇女的发病率约为30%～40%。

痛经可分为原发性和继发性两种，前者系指生殖器官无器质性病变者，多见于青春期少女、未婚或未育者，又称为功能性痛经；后者多由盆腔器质性疾病，如子宫内膜异位症、盆腔炎等所致。本节仅讨论原发性痛经。

中医亦称为"痛经"。《诸病源候论》首立"月水来腹痛候"，《景岳全书·妇人规》称之为"经行腹痛"。

【病因病理】

一、西医病因病理

1. 子宫因素　子宫过度倾曲，子宫颈口或子宫颈管狭窄可使经血流出不畅，造成经血潴留，刺激子宫收缩，引起痛经；子宫发育不良导致子宫收缩不协调，如合并有血液供应异常，造成组织缺氧，引发痛经；子宫内膜整块脱落，排出不畅，也可致痛经。

2. 内分泌因素　原发性痛经的发生与月经时子宫内膜释放前列腺素（PG）有关。现已证实，痛经患者子宫内膜和月经血中前列腺素含量较正常妇女明显升高，且内膜中 PG 浓度越高，痛经也越严重。

3. 精神、神经因素　焦虑、恐惧以及生化代谢物质等可通过中枢神经系统刺激盆腔神经纤维而引起疼痛；个体对疼痛的敏感性和耐受性不同，故某些神经、精神不稳定患者容易发生痛经。

二、中医病因病机

中医认为，痛经的发生与冲任、胞宫的周期性生理变化密切相关，主要病机在于邪气内伏或精血素亏，更值经期前后冲任二脉气血的生理变化急骤，导致冲任、胞宫气血运行不畅，"不通则痛"，或冲任、胞宫失于濡养，而致"不荣则痛"。其病位在冲任、胞宫，变化在气血，表现为痛证。临床多由以下因素引起。

1. 气滞血瘀　素体抑郁，或情志不舒，肝郁气滞，血行不畅，冲任受阻，经前、经期气血下注冲任，胞脉气血更加壅滞，"不通则痛"，发为痛经。

2. 寒湿凝滞　经期冒雨涉水，感寒饮冷，寒湿伤于下焦，客于胞中，经血为寒湿凝滞，经前、经期气血下注冲任，胞脉气血更加壅滞而不畅，"不通则痛"，故致经行腹痛。

3. 湿热瘀阻　经期、产后感受湿热之邪，湿热流注冲任，蕴结胞宫、胞脉，气血凝滞不畅，经前、经期气血下注冲任，胞脉气血更加壅滞，"不通则痛"，故发痛经。

4. 气血虚弱　素体气血不足，或大病久病之后，气血亏虚，经行之后，血海空虚，胞脉失养，而致疼痛。

5. 肝肾亏虚　素体肝肾不足，或多产房劳，以致精亏血少，冲任不盛，经行之后，血海空虚，胞脉失养，不荣而痛。

【临床表现】

一、症状

1. 原发性痛经主要发生于青春期少女、未婚或未育的年轻妇女。多在初潮后 6～12 个月有排卵月经周期建立后发病。

2. 下腹部疼痛是痛经的主要症状，多在经前或经期 1～2 天发生，呈阵发性坠胀疼痛甚或痉挛性绞痛，疼痛可牵涉至腰骶、外阴、肛门等部位，疼痛时间数小时至 2～3 天不等，随后逐渐减轻至消失，经后亦有发生者。

3. 常伴有恶心、呕吐、坐卧不宁、面色苍白、冷汗淋漓、四肢厥冷等全身症状。

二、体征

疼痛时，患者呈痛苦状，或冷汗淋漓，四肢厥冷，甚或休克。腹部检查无明显阳性体征。

【实验室及其他检查】

1. 经血前列腺素测定显示有异常增高。

2. 基础体温测定呈双相曲线。

3. 妇科检查盆腔生殖器一般无异常病变，偶见子宫发育不良、宫颈口狭小、宫颈管狭长或子宫过度倾曲。

4. 未婚女子或盆腔检查不满意者，可采用 B 超检查。

【诊断与鉴别诊断】

一、诊断要点

1. **病史** 经行期间下腹部疼痛史，常在精神过度紧张，经期产后冒雨涉水，或过食寒凉情况下发生。

2. **临床表现** 周期性下腹部疼痛，可牵涉至腰骶、外阴、肛门等部位，甚或休克。

3. **检查** 妇科检查无明显阳性体征，子宫内膜及经血中的 $PGF_{2\alpha}$ 含量明显增高。

二、辨证要点

痛经的辨证，应围绕周期性下腹部疼痛的时间、部位、性质进行辨证。一般经前痛者为实，经后痛者为虚。痛甚于胀，血块排出则痛减者为血瘀，胀甚于痛者多为气滞；剧痛拒按者多为实，隐痛喜按者多属虚；冷痛喜热者多属寒，灼痛恶热者多属热。

三、鉴别诊断

主要应与继发性痛经鉴别，如子宫内膜异位症、子宫腺肌病、慢性盆腔炎、子宫黏膜下肌瘤、盆腔淤血症及子宫畸形等器质性病变。根据病史，结合妇科检查和必要的辅助检查，一般可以鉴别。

【治疗】

痛经的治疗本着"急则治其标，缓则治其本"的原则，痛经剧烈时，应给予镇静、止痛、解痉的西药，或用针灸，或加服止痛中药，及时控制疼痛以治标，而平时应采用中医辨证论治以治本，最终达到治愈目的。

一、西医治疗

（一）一般治疗

重视精神心理治疗，消除恐惧及一切不必要的心理障碍；经前期及经期应注意保暖；体弱者注意加强营养和体格锻炼。

（二）止痛、解痉、镇静剂

索米痛片每次 1 片，每日 2～3 次，口服。颠茄片每次 1 片，每日 3 次，口服；严重痛经者皮下注射硫酸阿托品 0.5mg，轻者口服阿托品每次 0.3 mg，每日 3 次。对精神过度紧张、情绪不稳定者，可用安定 2.5～5mg，每日 3 次，口服；或苯巴比妥每次 30mg，每日 3 次。

（三）前列腺素合成酶抑制剂

复方阿司匹林每次 1 片，每日 3 次；或吲哚美辛每次 25 mg，每日 3 次。经来时服用，连服 2～3 天。氟灭酸每次 200 mg，每日 3 次，或甲灭酸每次 500mg，每日 3 次，均于月经来潮即开始服用，连续 2～3 日。

（四）性激素类药物治疗

性激素治疗能抑制排卵，防止和消除痛经症状。

1. 雌激素疗法　已烯雌酚每次 0.5～1mg，于月经周期第 6 天开始服用，每晚 1 次，连续服 20 天，连用 3 个周期，并配用维生素 B_6 口服，减轻胃肠道的副反应。适用子宫发育不良所致痛经。

2. 避孕药疗法　避孕药 I 号（复方炔诺酮片）或 II 号（复方甲地孕酮片），于月经周期第 5 天开始，每晚口服 1～1.5 片，连服 22 天。适用于要求避孕的痛经妇女。

二、中医治疗

（一）辨证论治

1. 气滞血瘀

证候　经前或经期小腹胀痛，拒按，经量少，色紫暗有块，块下痛减，伴胸胁、乳房作胀；舌质暗，或边有瘀点，脉弦或弦滑。

治法　理气行滞，逐瘀止痛。

方药　膈下逐瘀汤（《医林改错》）。

当归　川芎　赤芍　桃仁　红花　枳壳　延胡索　五灵脂　丹皮　乌药　香附　甘草

若属膜样痛经者，加莪术、山楂、血竭、益母草；若伴恶心呕吐者，为冲脉之气夹肝气上逆犯胃，加黄连、吴茱萸、生姜。

2. 寒湿凝滞

证候　经前或经期小腹冷痛，得热痛减，拒按，经量少，色暗有块，畏寒身痛，恶心呕吐；舌暗淡，苔白腻，脉沉紧。

治法　温经祛寒，活血止痛。

方药　少腹逐瘀汤(《医林改错》)加苍术、茯苓。

小茴香　干姜　延胡索　没药　当归　川芎　官桂　赤芍　蒲黄　五灵脂

若痛甚，面色苍白，手足厥冷，冷汗淋漓，为寒凝胞宫，阳气不达，宜加附子温阳暖宫。

3. 气血虚弱

证候　经期或经净后小腹隐隐作痛，喜揉喜按，月经量少，色淡，质薄，神疲乏力，面色萎黄，或食欲不振；舌淡，苔薄，脉弱。

治法　益气补血，活血止痛。

方药　圣愈汤(《兰室秘藏》)加益母草。

当归　川芎　白芍　熟地　党参　黄芪

若脾虚气弱者，加茯苓、白术、砂仁、佛手。

4. 肝肾亏虚

证候　经后小腹隐痛，经来色淡，量少，腰膝酸软，头晕耳鸣；舌质淡红，苔薄，脉沉细。

治法　滋肾养肝。

方药　调肝汤(《傅青主女科》)。

山药　阿胶　当归　白芍　山茱萸　巴戟天　甘草

若腰骶痛甚者，加杜仲、川断；少腹痛兼胸胁胀痛者，加川楝子、延胡索；夜尿频数者，加益智仁。

(二) 中成药

1. 元胡止痛片　口服，每次 3 片，每日 2 次。适用于气滞血瘀型痛经。

2. 痛经丸　口服，每次 6g，每日 2 次。适用于寒凝血瘀型痛经。

3. 八珍益母丸　口服，每次 1 丸，每日 3 次。适用于气血虚弱型痛经。

4. 归肾丸　口服，每次 1 丸，每日 3 次。适用于肝肾亏虚型痛经。

5. 参茸鹿胎丸 口服，每次 1 丸，每日 3 次。适用于虚寒型痛经。

（三）其他治疗

1. 针灸常用穴位为关元、中极、子宫、三阴交。虚证用补法或针后加艾灸；实证用泻法。耳针可取内分泌、交感、子宫、肾、肝等耳穴。

2. 热敷、火罐、按摩等，视情况选用，均有一定止痛效果。

【预防与调护】

注意经期、产后摄生保健，经期、产后勿食生冷及辛辣之物，经期宜增强营养，补充维生素和矿物质；注意精神情志的调养；消除经前恐惧心理；提倡计划生育，节制房事。

【预后】

本病采取中西医结合治疗，配合心理治疗，早期诊断，治疗及时，则效果满意。对于先天性子宫畸形和子宫过度屈曲者，则治疗效果欠佳，必要时可采取手术治疗。

第四节　子宫内膜异位症

具有生长功能的子宫内膜组织（包括内膜的腺体及间质）出现在子宫腔被覆黏膜以外的身体其他部位而引起的病症，称之为子宫内膜异位症（endometriosis，EMT），简称异位症。因其病变绝大多数出现在盆腔内生殖器官及其邻近器官的腹膜面，故临床常称盆腔子宫内膜异位症。

本病是常见妇科疾病之一，近年来发病率有增高趋势，多见于育龄妇女，以 30~40 岁妇女居多，是造成不孕和慢性盆腔疼痛的重要原因。

中医无"子宫内膜异位症"的病名记载，根据其主要临床表现，可归属于"痛经"、"癥瘕"、"月经不调"、"不孕"等范畴。

【病因病理】

一、西医病因病理

（一）病因

子宫内膜异位症具有类似恶性肿瘤远处转移和种植生长的能力，但属良性病变，其发病机制尚未完全阐明，目前有下列学说：

1. 子宫内膜种植学说 认为各种原因使子宫内膜随经血逆流，经输卵管进入腹腔，种植于卵巢和盆腔腹膜并生长、蔓延，形成子宫内膜异位症。故先天性宫颈狭窄或阴道闭锁等原因致使经血潴留者，常并发本病。

2. 淋巴及静脉播散学说 认为子宫内膜细胞可通过子宫肌层的淋巴管或微血管播散至盆腔或远离盆腔的部位。在盆腔静脉或淋巴结中发现子宫内膜组织的存在，均支持该论点。

3. 体腔上皮化生学说 卵巢生发上皮、盆腔腹膜都是由胚胎期具有高度化生潜能的体腔上皮分化而来的，在反复受到经血、慢性炎症或持续卵巢激素刺激后，上述组织均可被激活而衍化为子宫内膜样组织，以致形成子宫内膜异位症。

4. 免疫学说 目前认为，内异症患者既可有体液免疫反应增强，亦可有细胞免疫功能不足。

5. 遗传因素 子宫内膜异位症患者一级亲属（女性）的发病风险是无家族史者的 7 倍。提示本病与遗传有关，可能为一种多基因遗传性疾病。

（二）病理

异位的内膜组织随卵巢的变化而发生周期性出血，伴有周围纤维组织增生和粘连形成，以致病变区出现紫褐色斑点或小泡，最后发展成为大小不等的紫蓝色实质性结节或包块等。这是本病的主要病理变化。如异位于卵巢，可形成卵巢巧克力囊肿；异位于宫骶韧带、直肠子宫陷凹、腹膜、宫颈、输卵管等器官均可因周期性出血而出现紫褐色斑点或小泡，日久可形成大小不等的紫蓝色实质性结节；若与周围组织发生粘连则形成包块；输卵管还可因此发生扭曲影响其蠕动，但管腔多通畅。

镜下检查病灶组织，可见到内膜间质细胞，少数异位内膜有正常周期性变化，而大多数异位内膜仅表现为增生期改变。

二、中医病因病机

1. 气滞血瘀 七情内伤，肝郁气结，气机不通，血行不畅，瘀阻胞脉，不通则痛，故发为痛经；血瘀停留日久不能排出则聚成癥瘕。瘀血阻滞，冲任胞宫功能失调，则可致月经不调及不孕。

2. 寒凝血瘀 经期产后，血室正开，余血未净，若摄生不慎，感受寒邪，血遇寒则凝，导致寒凝血瘀。瘀阻冲任胞脉，可致癥瘕、痛经、不孕、月经不调等。

3. 湿热瘀结 经期产后，胞脉空虚，感受湿热之邪，湿热之邪稽留于冲任，蕴结于胞宫胞脉，阻滞气血运行，导致血瘀。湿热瘀血互相胶结而成癥瘕，并导致痛经、不孕、月经过多、经期延长等。

4. 气虚血瘀 饮食不节，思虑过极，劳倦过度，或大病久病，损伤脾气，气虚运血无力，血行迟滞，冲任瘀阻，而发生癥瘕、不孕、痛经、月经不调等症。

5. 肾虚血瘀 先天不足，或后天损伤肾气，肾阳不足，冲任虚寒，血失温煦推动而致血瘀；肾阴不足，虚火内生，内热灼血亦可致瘀。冲任不畅，瘀血内阻，则发生癥瘕、不孕、痛经、月经不调等证。

【临床表现】

一、症状

1. 痛经和持续下腹痛 痛经是子宫内膜异位症的典型症状，表现为继发性痛经，进行性加重。疼痛多位于下腹部及腰骶部，可放射至阴道、会阴、肛门或大腿。常于经前数日开始，也有周期性腹痛与月经不同步而出现于经后者。病灶粘连严重者也可持续存在下腹部、腰骶部疼痛不适。

2. 月经不调 约有15%的患者可表现为月经量多、经期延长，少数患者可出现周期紊乱或经前点滴出血。

3. 不孕 约有50%左右患者出现原发性或继发性不孕。原因不明的不孕症中经腹腔镜检查约1/3或更多伴有子宫内膜异位症。

4. 性交痛及肛门坠胀 性交触动可引起严重疼痛，经前期最明显。

5. 急性腹痛 见于卵巢巧克力囊肿的患者。可出现剧烈腹痛，伴恶心、呕吐和肛门坠胀，多发生在经期前后或经期。

6. 其他 因病变部位不同，可有排便、排尿疼痛，甚或发生周期性血便、血尿；或周期性咯血、胸痛，经期或月经前后低热；或切口瘢痕处周期性疼痛、结节等。

三、体征

在妇科检查时，典型的盆腔子宫内膜异位症可发现子宫多后倾固定，正常或增大；直肠子宫陷凹、宫骶韧带或子宫后壁下段等部位扪及触痛性结节；在子宫的一侧或双侧附件处扪及与子宫相连的不活动囊性偏实包块，有轻压痛；若病变累及直肠阴道隔，可在阴道后穹隆部扪及甚至可看到隆起的紫蓝色斑点、小结节或包块。

【实验室及其他检查】

1. 免疫测定　CA$_{125}$值测定、酶联免疫吸附试验对协助诊断和判定疗效有一定价值。

2. B 超检查　可用于确定卵巢子宫内膜异位囊肿的位置、大小、形状和囊肿内容物。囊肿一般有较明显的界限，呈椭圆形或圆形，囊壁较厚，囊肿内容物多呈囊性，有点状细小的絮状光点，或呈混合性或实性。由于囊肿的回声图像并无特异性，故不能单纯根据 B 超检查确诊。

3. 腹腔镜检查　是目前诊断子宫内膜异位症的最佳方法，结合活检，确诊率可达100％，可直接看到局部病灶的颜色、状态、范围与程度，配合输卵管通液术，可了解输卵管是否通畅。

【诊断与鉴别诊断】

一、诊断要点

1. 病史　生育年龄妇女，有进行性痛经、不孕、月经不调及性交痛的病史和症状。

2. 妇科盆腔检查　子宫后位固定，直肠子宫陷凹或子宫骶骨韧带有触痛性结节，或有与子宫紧密相连不活动的囊性包块，即可初步诊断为盆腔子宫内膜异位症。结合上述辅助检查，特别是腹腔镜检查和组织病检，则可确诊。

二、辨证要点

本病以癥瘕、痛经、月经不调、不孕为主症，由瘀血引起，常虚实夹杂，而以实证居多。经前、经期小腹疼痛剧烈拒按者多属实；因虚致瘀者，则痛在经期或经后；因寒而瘀者，为冷痛、绞痛，得热痛减；因热致瘀者，为灼痛，喜冷恶热，得热痛增；气滞者，多为胀痛；血瘀者，多刺痛。同时，气滞或寒凝血瘀者，经量不多，色紫暗，有血块；因热或湿热而瘀者，月经量多，色红或深红，质稠或有血块；气虚血瘀者，月经量多或少，色淡质稀，或夹血块；肾虚血瘀者，月经量少，色暗淡，质稀，或夹血块。

三、鉴别诊断

1. 卵巢恶性肿瘤　无痛经，以腹胀为主，盆腔肿块增大迅速，晚期可出现持续性下腹部疼痛，全身情况差，可伴有腹水，妇检时后穹隆可触及多个不规则硬结，无触痛。腹腔镜检查及腹水细胞学检查可助鉴别，确诊困难时宜行剖腹探查术。

2. 盆腔炎性包块 多有急性盆腔炎治疗不彻底或慢性盆腔炎反复发作病史，下腹痛反复发作，月经期加重，平时阴道分泌物增多，有时呈脓性。通过妇检可做鉴别，抗感染治疗有效。

3. 子宫腺肌病 痛经症状与子宫内膜异位症相似，甚至更重。子宫多呈均称性增大，质地较正常子宫硬，经期检查时子宫压痛明显。此病可与盆腔子宫内膜异位症合并存在。

【治疗】

以缓解症状，改善生育功能及防止复发为目的，根据患者年龄、症状、病变部位和范围以及对生育要求等不同情况制定相应的治疗方案。一般年龄较轻，有生育要求的患者宜采用中医治疗，结合激素或保守性手术治疗；年龄较大，无需生育的重症患者可行根治性手术治疗。

一、西医治疗

（一）定期随访

症状轻微，体征不明显者可每半年随访一次；不孕患者应做有关检查，促进受孕，经过妊娠分娩，病变有可能自然消退。

（二）药物治疗

1. 对症治疗 常选用氟灭酸、布洛芬等。氟灭酸，每次 0.2g，每日 3 次；布洛芬，每次 300mg，每日 2 次，可缓解痛经，经前开始使用，至症状消失停用。

2. 性激素疗法

（1）口服避孕药 避孕药为低剂量高效孕激素和炔雌醇的复合片，长期连续服用避孕药 9 个月造成类似妊娠的人工闭经，称假孕疗法。一般用法是每日 1 片，连续用 6～12 个月。此疗法适用于轻度内异症患者。

（2）高效孕激素疗法 是目前首选药物，疗效与达那唑和 GnRH－α 等接近，但费用较低，副反应也小。常用制剂有：甲羟孕酮每日口服 30mg；炔诺酮每日口服 5mg；甲地孕酮每日口服 40mg 等。亦可采用甲羟孕酮避孕针 150mg 肌注，每月 1 次；或羟孕酮 250mg 肌注，每两周 1 次。以上药物一般应持续应用 6 个月。

（3）米非司酮 每日口服 25～100mg，可以抑制内异症，无雌激素样影响，也没有用 GnRH – α 治疗导致骨质丢失的危险，但长期疗效有待证实。

（4）达那唑 每次 200mg，每日 2～3 次，从月经第 1 日开始，持续用药 6 个月。停药 4～6 周月经恢复，受孕率约为 50%～70%。肝功能不全者不宜服用。

（5）孕三烯酮 每周 2 次，每次 2.5mg，月经第 1 日开始，连续服药 6 个月。副反应较丹那唑小，停药后受孕率可达 60%。

（6）促性腺激素释放激素激动剂（GnRH – α） 月经第 1 日皮下注射亮丙瑞林 3.75mg 或皮下注射戈舍瑞林 3.6mg，以后每隔 28 日再注射一次，共 3～6 次。用药第二个月后一般可闭经，疗效与达那唑、孕激素治疗相近，均可缓解痛经症状。副反应主要为雌激素过低所引起的潮热、阴道干燥、性欲减退及骨质丢失等绝经症状，但无达那唑引起的体重增加、痤疮、转氨酶升高等副反应。

（三）手术治疗

可经腹腔镜或剖腹直视下进行。

1. 保留生育功能手术 适用于年轻、有生育要求、药物治疗无效者的患者。手术范围为尽量切净或灼除内膜异位灶，但保留子宫，保留双侧、一侧或至少部分卵巢。手术可经腹腔镜或剖腹直视下进行。

2. 保留卵巢功能手术 适用年龄在 45 岁以下且无生育要求的重症患者。切除子宫及盆腔内病灶，保留至少一侧卵巢或部分卵巢以维持患者的卵巢功能。

3. 根治性手术 适用于 45 岁以上的重症患者。将子宫、双侧附件及盆腔内所有异位病灶予以切除和清除。

二、中医治疗

（一）治疗原则

以活血化瘀为主。尚需结合月经周期不同时期及不同体质分别论治。一般经前以调气祛瘀为主；经期以活血祛瘀，理气止痛为主；经后以益气补肾，活血化瘀为主。

（二）辨证论治

1. 气滞血瘀

证候 小腹结块，固定不移，推之不散，经期少腹胀痛，拒按，乳房或胸胁胀痛，月经量少，色紫暗，有血块，块下痛减；舌紫暗，或有瘀点、瘀斑，脉弦涩。

治法　理气活血，化瘀消癥。

方药　膈下逐瘀汤(《医林改错》)。

当归　川芎　赤芍　桃仁　红花　枳壳　延胡索　五灵脂　丹皮　乌药　香附　甘草

若积块坚硬，加鳖甲、穿山甲；若疼痛剧烈者，加全蝎、地鳖虫、三棱、莪术以活血通络止痛；月经量多夹块者，加蒲黄、槐花、茜草根以化瘀止血。

2. 寒凝血瘀

证候　小腹结块，推之不移，触痛明显，经前或经期小腹冷痛，喜温畏冷，拒按，月经量少，或经行不畅，色紫暗，夹血块，块下痛减，伴形寒肢冷，面色青白，痛甚呕恶，或婚久不孕；舌质紫暗，舌边尖有瘀点、瘀斑，脉沉紧。

治法　温经散寒，化瘀消癥。

方药　少腹逐瘀汤(《医林改错》)。

小茴香　干姜　延胡索　肉桂　当归　川芎　赤芍　没药　蒲黄　五灵脂

恶心呕吐者，加吴茱萸、半夏以温中止呕；癥块较大者，加三棱、莪术、水蛭。

3. 湿热瘀结

证候　下腹结块，触痛明显，平时带下量多，色黄，质稠，味臭，小腹隐痛，经期加重，灼痛难忍，拒按，得热痛增，月经量多，色红或深红，质黏，或伴低热缠绵，或经行发热；舌质紫暗，舌边尖有瘀点、瘀斑，苔黄腻，脉濡数或滑数。

治法　清热利湿，化瘀消癥。

方药　四妙散(《成方便读》) 合失笑散(《太平惠民和剂局方》) 加红藤、蒲公英、夏枯草。

黄柏　苍术　薏苡仁　牛膝

蒲黄　五灵脂

若月经量多者，加茜草炭、生地榆以凉血止血。

4. 气虚血瘀

证候　小腹包块，推之不移，触痛明显，经期或经后腹痛，喜温喜按，肛门坠胀，月经量多或少，色淡，质稀，或婚久未孕，面色少华，神疲乏力，大便不实；舌淡暗，边有齿痕，苔薄白，脉细无力。

治法　益气健脾，化瘀消癥。

方药　理冲汤(《医学衷中参西录》)。

黄芪　党参　白术　山药　花粉　知母　三棱　莪术　鸡内金　甘草

若腹痛甚者，加玄胡、香附、木香行气止痛；兼血虚者，加鸡血藤、当归以养血活血。

5. 肾虚血瘀

证候　下腹结块，触痛明显，经行或经后小腹疼痛，痛引腰骶，月经不调，经行量少，色暗淡，质稀，或夹血块，婚久不孕，或孕而易于流产，伴头晕耳鸣，腰膝酸软；舌暗滞，或有瘀点、瘀斑，苔薄白，脉沉细而涩。

治法　补肾调冲，化瘀消癥。

方药　归肾丸(《景岳全书》) 合失笑散(《太平惠民和剂局方》)。

当归　熟地　山药　山茱萸　茯苓　枸杞　杜仲　菟丝子

蒲黄　五灵脂

偏肾阳虚者，加仙茅、补骨脂、艾叶、肉桂；偏肾阴虚者，加地骨皮、山茱萸、鳖甲。

【预防与调护】

1. 防止经血逆流　及时治疗先天性处女膜闭锁、阴道横隔或瘢痕狭窄、宫颈管粘连及残角子宫等疾病，避免经血潴留以致逆流入盆腔。

2. 防止医源性子宫内膜种植　经期及刮宫术后不做盆腔检查；人工流产手术用力要适度，不带负压进出宫颈管；剖宫产术中注意保护腹壁切口；正常分娩过程中注意保护会阴侧切伤口；宫颈及阴道手术应在月经净后 3~7 天进行，防止子宫内膜种植在创面等。

3. 适龄婚育及药物避孕，提倡母乳喂养　妊娠及哺乳可控制本病发展，药物避孕可抑制排卵，使子宫内膜萎缩，经量减少，从而降低经血逆流及内膜种植的机会。

【预后】

一般轻度子宫内膜异位症如能及时采用中医或中西医结合治疗，怀孕生育后可痊愈；较严重的子宫内膜异位症或巧克力囊肿，药物或手术治疗后临床症状和体征均可缓解或消失，从而恢复生育功能；但也有部分患者药物保守治疗或手术治疗效果不佳，最终行根治性手术，则丧失性腺功能和生育功能。

附　子宫腺肌病

当子宫内膜的腺体与间质侵入子宫肌层时称为子宫腺肌病（adenomyosis）。

该病多发于 30~50 岁的经产妇，约半数患者合并子宫肌瘤，15% 患者合并子宫内膜异位症。绝经后症状缓解，病灶萎缩消失。

本病属中医"痛经"、"癥瘕"、"月经不调"等范畴。

【病因病理】

一、西医病因病理

（一）病因

1. 多次宫腔手术、妊娠、分娩或炎症等造成子宫壁损伤，是导致本病发生的主要原因。

2. 高雌激素刺激可促进子宫内膜向肌层生长。

3. 子宫内膜碎片经血管、淋巴管扩散，可能是导致深肌肉层内孤立病灶的原因。

（二）病理

异位内膜在子宫肌层局限性生长，形成子宫腺肌瘤，其周围无假包膜存在，肌层内呈岛状分布的内膜腺体与间质多处于增生期变化，偶可见到局部区域有分泌期变化。

二、中医病因病机

同"子宫内膜异位症"。

【临床表现】

一、症状

1. 继发性痛经，进行性加重，是典型症状。一般需用止痛剂。

2. 月经过多伴经期延长。年轻患者可伴不孕。

三、体征

妇检时可发现子宫多均匀增大，一般不超过孕 8 周大小，偶可见孕 12 周大小者，质硬，经期增大，稍软，有压痛，经后缩小，是本病主要特征。

【实验室及其他检查】

1. B 超检查　子宫增大呈球形，肌层回声不均匀，可见条索状低回声或散在点状强回声反射；但特异性不强，与子宫肌瘤声像不易区别。

2. 子宫碘油造影　子宫腔增大，碘油溢入肌层形成憩室样球形隆起。阴性时亦不能排除本病。

3. 病理检查　子宫肌壁增厚且硬，切面肌壁间夹杂粗糙的肌纤维和小囊腔，其中偶见陈旧性血液，病变局部呈结节状，与周围组织边界不清。镜检病变区，如见到肌层内子宫内膜腺体和间质，有助于确诊。

【诊断与鉴别诊断】

一、诊断要点

根据病史、临床症状及妇科检查一般能确诊，如有困难则应结合上述辅助检查。

二、辨证要点

同"子宫内膜异位症"。

三、鉴别诊断

1. 子宫肌瘤　月经量多，但多无痛经，子宫增大，有的可超过孕 12 周，形态不规则。B 超显示肌瘤结节为边界清晰的局限性低回声区。

2. 子宫肥大症　也可有月经量多，但无痛经。子宫均匀性增大，一般为孕 6 周大小，很少超过孕 8 周大小。B 超示子宫增大，肌壁回声均匀。

【治疗】

以缓解症状和消除病灶为治疗目的。对有生育要求的年轻妇女或患者已近绝经期，可采用中医治疗或西医对症治疗，年轻患者受孕后，绝经过渡期患者绝经后，则症状可消除；如药物治疗无效，或患者长期剧烈痛经，则可用手术治疗，以消除病灶。

一、西医治疗

1. 手术治疗　药物治疗无效并有长期剧烈痛经者，应行子宫切除术。卵巢是否保留取决于患者年龄和卵巢有无病变。

2. 药物治疗　在给予非甾体类抗炎药对症治疗后症状可缓解或已近绝经期的患者，可采用药物治疗。口服避孕药、孕激素、达那唑和 GnRH－α 均能缓解症状。

二、中医治疗

参照"子宫内膜异位症"。

【预防与调护】

1. 避免多次妊娠、分娩和人工流产等宫腔手术。
2. 积极预防和治疗生殖系统炎症。
3. 不要滥用雌激素，避免雌激素对子宫内膜的过量或长期刺激。

【预后】

药物治疗可缓解症状。若子宫腺肌病较严重而行子宫切除术后，则丧失生育功能。

第五节　经前期综合征

经前期综合征（premenstrual syndrome，PMS）是指妇女每于经前或经期出现精神和躯体及行为改变所引起的症状，如烦躁易怒、神经过敏、精神紧张、头痛、失眠、发热、浮肿、泄泻、身痛、乳房胀痛、口舌糜烂、皮肤瘙痒等，严重者影响生活质量，经期过后症状消失。发病率约占妇女 30% ~40%。

本病属于中医学"经行头痛"、"经行浮肿"、"经行发热"、"经行泄泻"、"经行口糜"、"经行身痛"、"经行乳房胀痛"、"经行风疹块"、"经行情志异常"、"月经前后诸证"等病证范畴。

【病因病理】

一、西医病因病理

经前期综合征的发病与精神社会因素、卵巢激素失调、神经递质改变及 5 - 羟色胺、单胺类活性改变及维生素 B_6 缺陷等原因有关。

二、中病因病机

中医认为，本病的发生主要与经行前后冲任气血的周期性变化有关。妇人以血为本，月经乃血所化，值经期或行经前后，气血下注冲任，易使机体阴阳失衡，若素有脏腑、气血、阴阳不足，或有瘀滞，值经期或行经前后则虚者更虚，瘀者更甚而发病。

如平素抑郁易怒，情志不畅，值经前肝郁益甚，肝失条达，而出现经前胸胁、乳房胀痛；肝郁化火，随冲气上扰清窍，致经行头晕头痛，烦躁失眠；肝肾阴虚，水不涵木，木火上炎，则经行口糜、头痛失眠等；脾肾阳虚，不能温煦，故运化不健，则水湿停聚，泛于肌肤而为水肿或泄泻等；气血虚弱，经期阴血下注，气血更虚，经脉失养，不荣则痛，而出现经行身痛、头痛，或血虚生风而发皮肤瘙痒；素有瘀滞，经前气壅血盛，加重瘀阻，使经脉不通，而出现经行头痛、身痛等。

【临床表现】

一、病史

多见于 25~45 岁妇女，伴随月经周期反复发作，症状出现于经前 1~2 周，经前 2~3 天加重，月经来潮后症状减轻或消失。常因家庭不和、工作环境不顺心而诱发。

二、症状

1. 躯体症状　乳房胀痛，头痛，肢体浮肿，体重增加，泄泻，运动功能减退，代偿性月经等。

2. 行为改变　思想不集中，工作效率低，意外事故倾向，易有犯罪行为或自杀意图等。

3. 精神症状　易怒，抑郁，焦虑，情绪不稳定，精神紧张，烦躁，失眠，注意力不集中，哭闹，不能自控。

三、体征

1. 经前可见下肢凹陷性水肿，体重增加，或乳房胀痛，或有触痛性结节，或见荨麻疹、痤疮、口腔溃疡等。经净后渐消。

2. 妇科检查多在正常范围。

四、辅助检查

1. 雌、孕激素测定　孕酮水平低下或正常，雌二醇浓度偏高；或雌、孕激素比值增高；催乳素水平较高。

2. 阴道角化细胞检查、宫颈黏液涂片　显示雌激素水平增高，孕激素不足。

3. 基础体温测定　大多数为双相型，但曲线上升缓慢，上升时间短，呈黄体功能不足象。

【诊断与鉴别诊断】

一、诊断要点

根据经前期出现的周期性典型症状，诊断多不困难。

二、辨证要点

本病症状多端，临床可根据发病的时间、全身症状及舌、脉辨其寒热虚实。

三、鉴别诊断

需与轻度精神病及心、肝、肾等疾病引起的浮肿、周期性精神病、乳房肿瘤等进行鉴别。

【治疗】

治疗以中药治疗为主，症状严重时加用西药控制，根据发病特点为周期性发作，故应在月经的不同时期分别施治。

一、一般治疗

重视心理治疗，使病人消除恐惧、紧张的心理，注意劳逸结合，调整饮食结构，补充矿物质及维生素，尤其维生素 B 族类。

二、西医治疗

1. 纠正水钠潴留 对月经前体重增加明显（≥1.5kg）者，予口服螺内脂 20mg，每日 3 次。

2. 调节神经、精神症状 在黄体后期给予口服艾司唑仑（舒乐安定）1mg，每日 2 次，谷维素 20mg，每日 3 次。

3. 补充矿物质及维生素 对于经前紧张者，近年有报道用碳酸锂 0.3g，每日 3 次口服，于月经来潮 10 天开始，经潮停止。能促进睡眠，消除紧张抑郁、乳房胀痛、头痛等症状。维生素类如维生素 B_6、维生素 A、维生素 E 有调节自主神经系统与下丘脑－垂体－卵巢轴的作用，并抑制催乳素分泌而改善症状。

4. 激素治疗 用于雌激素过高，黄体不足者，在月经周期第 16 天开始隔日肌注黄体酮 20mg，共 5 次，能拮抗过量雌激素，支持黄体。

5. 溴隐亭 用于泌乳激素增高乳房胀痛者，每次 1.2～2.5mg，口服，每日

1～2次，可降低泌乳素水平。

三、中医治疗

根据月经病的治疗原则，审因论治，重在温脾、补肾、疏肝理气、活血祛瘀，使脏腑、阴阳、气血功能平衡协调。

（一）辨证论治

1. 肝肾阴虚

证候　经前经期头痛头晕，腰酸腿软，肢体麻木，烦躁失眠，潮热出汗，口干不欲饮，口舌糜烂；舌红苔少，脉细数。

治法　滋养肝肾，清热泻火。

方药　知柏地黄汤（《医宗金鉴》）加莲子心。

生地　山萸肉　山药　泽泻　丹皮　茯苓　知母　黄柏

若潮热汗出，加龟甲、地骨皮；胸胁胀痛，加柴胡、川楝子。

2. 肝郁气滞

证候　经前乳房胀痛，烦躁易怒，胸胁闷胀，头晕目眩，精神抑郁，经血量少，色暗，经行不畅；舌边红或暗，脉弦。

治法　疏肝健脾，理气止痛。

方药　逍遥散（《太平惠民和剂局方》）加川芎、香附、枳壳。

柴胡　白芍　当归　茯苓　白术　甘草　薄荷　生姜

若乳房有结节者，加橘核、王不留行、白芥子；胸胁胀满甚者，加川楝子、郁金；有口苦、咽干、目赤等可用丹栀逍遥散。

3. 脾肾阳虚

证候　经前、经期面目、肢体浮肿，经行腰腿酸痛，神疲乏力，形寒肢冷，经行泄泻；舌淡苔白，脉沉缓。

治法　健脾利湿，补肾固涩。

方药　四君子汤（《太平惠民和剂局方》）合四神丸（《证治准绳》）加薏苡仁、车前子。

党参　白术　茯苓　甘草

补骨脂　吴茱萸　肉豆蔻　五味子

4. 心脾两虚

证候　经前、经后形寒肢冷或麻木，自汗，神疲乏力，少气懒言，心悸失眠，经行感冒，或发风疹；舌淡，苔薄白，脉弱无力。

治法　健脾益气，养血安神。

方药 归脾汤(《济生方》)。

白术 茯苓 黄芪 桂圆肉 枣仁 党参 木香 当归 远志 甘草 生姜 大枣

若经行风疹块,加生地、白蒺藜;经行感冒用荆防四物汤。

5. 瘀血阻滞

证候 经前、经期身痛,经行量少,色暗有块,腰膝酸痛,或巅顶胀痛,入夜尤甚;舌红苔白,脉沉紧或沉涩。

治法 温经通络,活血化瘀。

方药 趁痛散(《校注妇人良方》)加桑寄生、鸡血藤、细辛。

当归 黄芪 白术 炙甘草 肉桂 独活 牛膝 生姜 薤白

(二)中成药

1. 逍遥丸 每次 9g,每日 2 次,口服。适用于肝郁气滞型患者。经前 1 周开始服用。

2. 济生肾气丸 每次 9g,每日 3 次,口服。适宜于脾肾阳虚型以水肿为主者。

3. 知柏地黄丸 每次 9g,每日 3 次,口服。适宜于肝肾阴虚型者。经后 1 ~ 2 天后开始服用,连服 20 天,连续服用 3 个月为一疗程。

4. 八珍冲剂、补中益气丸、归脾丸 适宜于气血虚弱型患者。

【预防与调护】

1. 调情志 本病的发生与精神因素及情志有关,故平时应保持心情舒畅,注意化解矛盾,疏通思想,避免情绪波动,重视心理治疗,尤其在经期。

2. 调饮食,适寒热 经前、经期勿食过于寒凉之品,以免损伤脾胃阳气;或过食辛燥之品,以防损伤阴津。经前、经期勿居潮湿之地,勿淋雨涉水,以免损伤冲任。经前期紧张症者膳食中钙/磷比值常高于正常,发钙也可能高,应注意少饮奶,少食含钙高的食物。经后加强调养,补益气血,增强体质,预防感冒。为防治此症的发生,平素饮食中要注意少盐少糖,多食用含镁多的食物和富含维生素 A、维生素 E、维生素 B_6 的豆类、花生仁、葵花子、西瓜子等食物。避免铅的摄入。

3. 劳逸结合 经期不宜过度疲劳,以免耗气伤血。

【预后】

本病的发病特点是伴随月经周期反复发作。病情轻者,不需治疗,月经过后自行消失；但病情严重，影响工作、学习者，应适当加用中西药治疗，尤其是中医辨证施治可收到明显疗效。如不及时处理可导致月经失调、不孕等疾病，甚至精神失常或导致家庭和社会的不安。

第六节 围绝经期综合征

绝经是妇女生命进程中必然发生的生理过程，绝经提示卵巢功能衰退，生殖功能终止。由于卵巢功能的衰退是渐进性的，所以人们一直用"更年期"来描述这一时期的病理生理状况。1994年WHO提出废除"更年期"这一术语，推荐采用"围绝经期"一词。围绝经期（peirmenopausal period）指围绕绝经的一段时期，包括从接近绝经出现与绝经有关的内分泌、生物学和临床特征起至最后一次月经后一年，即绝经过渡期至最后一次月经后一年。围绝经期综合征指妇女绝经前后由于性激素减少所致的一系列躯体及精神、心理症状。

绝经分为自然绝经和人工绝经，前者指卵巢内卵泡生理性耗竭所致绝经，后者是指两侧卵巢经手术切除或受放射性毁坏导致的绝经。人工绝经者更易发生围绝经期综合征。

本病属中医"经断前后诸证"、"年老血崩"、"老年经断复来"、"脏躁"、"百合病"范畴。

【病因病理】

引起围绝经期综合征临床症状和代谢变化的主要原因是卵巢功能衰退，排卵性周期逐渐减少，以至无排卵，黄体进行性衰退或无黄体形成。由于雌激素分泌减少，对垂体的抑制作用减弱，出现继发性垂体功能亢进，下丘脑－垂体－卵巢轴之间的平衡状况发生了改变，导致自主神经系统功能失调，产生一系列不同程度的自主神经功能失调的临床症状。

一、围绝经期的内分泌变化

1. 卵巢的变化 卵巢体积缩小，重量仅为性成熟期妇女的 $1/3 \sim 1/2$。卵巢门血管硬化，动脉分支减少。卵巢皮质变薄，原始卵泡几乎耗尽，遗留的少数卵泡对促性腺激素不敏感，以致卵泡成熟发生障碍，不再排卵。

2. 性激素 围绝经期由于卵巢功能衰退，雌激素分泌减少。卵巢间质虽能分泌雌激素，由于卵巢内缺乏芳香化酶，故不能在卵巢内转化成为雌激素。因此，绝经后妇女体内仅有低水平的雌激素，且以雌酮为主，是来自肾上腺皮质的雄烯二酮经周围组织转化为雌酮的结果，而雌酮、雌二醇也可以互相转化。转化的部位主要在脂肪、肌肉、肝、肾、脑等组织。

3. 孕酮 绝经过渡期卵巢尚有排卵功能，但因卵泡期延长，黄体功能不全，导致孕酮分泌减少。绝经后无孕酮分泌。

4. 雄激素 绝经后雄激素来源于卵巢间质细胞及肾上腺，总体雄激素水平下降。其中雄烯二酮主要来源于肾上腺，量约为绝经前的一半。卵巢主要产生睾酮，由于升高的 LH 对卵巢间质细胞的刺激增加，使睾酮水平较绝经前增高。

5. 促性腺激素 由于雌激素的不足，对下丘脑、垂体不能进行有效的负反馈，使垂体分泌促性腺激素增加，绝经后 2~3 年达最高水平，约持续 10 年，至老年期下降。

6. 催乳素 由于雌激素具有肾上腺能耗竭剂的功能，可抑制下丘脑分泌催乳素抑制因子（PIF），从而使催乳素浓度升高，绝经后雌激素水平下降，下丘脑分泌 PIF 增加，致使催乳素浓度降低。

7. 促性腺激素释放激素 绝经后 GnRH 的分泌增加与 LH 相平行，说明下丘脑、垂体间保持良好的功能。

8. 抑制素 抑制素通过反馈抑制垂体 FSH 和 GnRH 对自身受体的升调节，使抑制素水平与 FSH 水平负相关，围绝经期妇女血抑制素浓度下降，较雌二醇下降早且明显，可能成为反映卵巢功能衰退敏感的指标。绝经后卵泡抑制素低，而 FSH 升高。

二、中医病因病机

本病的发生与经断前后的生理特点密切相关。《素问·上古天真论》曰："女子……七七任脉虚，太冲脉衰少，天癸竭，地道不通，故形坏而无子也。"妇女于 49 岁前后，肾气由盛渐衰，天癸渐至竭止，冲任二脉随之衰少。若素体阴阳有所偏衰，或素性抑郁，或宿有痼疾，或家庭、社会等环境不和谐，易导致肾之阴阳失调而发病。肾阴肾阳为五脏阴阳之本，故本病在发生发展过程中还常累及心、肝、脾等多脏、多经，致使本病证候复杂。

1. 肾阴虚 肾阴素虚，精血亏少，于经断前后，天癸将竭，冲任衰少；或忧思不解，积念在心，营阴暗耗；或产乳过众，房事不节，精血耗伤，肾阴更虚，心肝失养而发病。

2. 肾阳虚 素体阳虚，或大病久病，损伤阳气，或房事不节，损伤肾气，命门火衰，七七之年，肾气渐衰，肾阳更虚，脏腑失煦，而致经断前后诸证。

【临床表现】

围绝经期综合征症状涉及全身各个系统，发生年龄在 45~55 岁之间，持续时间长短不一，约 2~5 年，严重者可达 10 年。

1. 血管舒缩症状 潮热，汗出，眩晕，持续时间短者数秒，长则数分钟，症状轻者每日发作数次，重者十余次或更多。

2. 月经紊乱 绝经前无排卵周期增加，开始出现月经紊乱，表现为月经周期延长，经量逐渐减少，至停经或周期缩短，经量增加，或大量阴道出血，或淋沥不断，或由正常而突然停止，以后不再来潮。

3. 精神、神经症状 围绝经期妇女往往激动易怒，抑郁多疑，失眠，记忆力减退，甚至出现喜怒无常，似精神病发作。

4. 心血管系统变化 绝经后冠心病、高血压发病率增高。因血胆固醇水平升高，各种脂蛋白增加，高密度脂蛋白/低密度脂蛋白比值较低，易诱发动脉粥样硬化。

5. 泌尿、生殖道的改变 外阴及阴道萎缩，弹性减退，致性交疼痛，可产生老年性阴道炎，表现为外阴瘙痒、灼热感、阴道血性分泌物等；子宫缩小，卵巢萎缩，盆底松弛，乳房萎缩下垂；尿道缩短，黏膜变薄，括约肌松弛，常有尿失禁；膀胱黏膜变薄，易出现反复发作性膀胱炎。

6. 骨质疏松 由于雌激素不足，使骨质吸收增加，成骨过程减慢，促使骨质丢失变疏松，可引起骨骼压缩，身材变矮，严重者可致骨折。

7. 皮肤及毛发 皮肤变薄，弹性降低，出现皱纹及色素沉着；毛发逐渐脱落并出现白发。

【实验室及其他检查】

1. 激素测定 绝经过渡期血 FSH > 10U/L，提示卵巢储备功能下降。FSH > 40U/L 提示卵巢功能衰竭。雌激素水平低下。

2. 氯米芬兴奋试验 月经第 5 日起服用氯米芬，每日 50mg，共 5 日，停药第 1 日测定血 FSH，若 FSH > 12U/L，提示卵巢储备功能下降。

3. 阴道细胞学检查 出现中层及底层细胞。

4. 诊断性刮宫 适用于阴道大量出血或淋沥不断出血者，了解子宫颈及子宫内膜情况。刮宫仅能见到少量的基底层萎缩内膜，有时也可见到增生型或分泌型子宫内膜。

5. 骨质检查 血清钙、碱性磷酸酶、尿钙测定，骨矿物质含量测定。腰背酸痛者进行 X 线检查。

6. 血脂、心血图检查 血 β 脂蛋白升高，心电图 S－T 段下降，提示有血管疾病。

7. 泌尿系检查 反复尿频尿急等症状者，应查尿常规，必要时做尿细菌培养，或膀胱镜检查，排除泌尿系病变。

【诊断及鉴别诊断】

一、诊断要点

根据病史及临床表现，结合实验室检查不难诊断。

二、辨证要点

本病以肾虚为本，主要根据临床表现辨清阴阳属性。阴阳两证同时并见者，亦有偏阴虚或偏阳虚之别。其次要注意合并他脏（心、肝、脾）时的病变情况。

三、鉴别诊断

围绝经期综合征的发病时间是绝经前后，此时也是生殖器肿瘤的好发年龄，应尽早与之加以鉴别。同时要与心血管疾病、精神神经系统疾病、泌尿系统疾病、甲状腺功能亢进相鉴别。

【治疗】

围绝经期综合征是妇科疾病的常见病，宜采用中西医结合方法治疗，常以中医药辨证治疗、西药激素替代疗法为主，配合心理疏导和调理。

一、西医治疗

1. 一般治疗 要使患者解除思想顾虑，认识到围绝经期是生命的改期过程，合理安排生活、工作，积极参加适合自己的体育锻炼，保持乐观情绪，顺利渡过围绝经期。其临床症状可因神经类型不稳定或精神状态不健全而加剧，必要时选用适量的镇静药以助睡眠，如夜晚服用艾司唑仑 2.5mg；谷维素有助于调节自主神经功能，口服 20mg，每日 3 次。绝经后还应坚持体格锻炼，增加日晒时间，摄入足量蛋白质及含钙丰富食物。

2. 激素治疗 绝经及绝经后期主要是激素替代治疗（hormone replacement therapy，HRT），以补充雌激素最为关键。

（1）**雌激素治疗** 有下列情况者可考虑使用雌激素治疗：① 围绝经期女性有症状，一般治疗效果不佳者；②患有阴道炎、尿道炎，经抗感染治疗效果不佳者；③性交疼痛者；④人工绝经或过早绝经有症状者；⑤脂代谢障碍及明显骨质疏松者。己烯雌酚 0.25～0.5mg，每日 1 次；雌三醇 1～4mg，每日 1 次；乙炔雌二醇 0.01～0.05mg，每日 1 次。均服用 3 周，停药 5～7 天为一周期。尼尔雌醇 2mg，半月 1 次，或 5mg，每月 1 次。老年性阴道炎患者可用己烯雌酚栓剂放置于阴道内，可重复使用。对骨质疏松患者，目前认为一般应尽早给予雌激素，并长期服用。长期服用雌激素者应采用雌、孕激素序贯疗法，以防长期应用雌激素，使子宫内膜增生以致癌变。因雌、孕激素贯序疗法可发生撤退性出血，治疗前应向患者讲明。

（2）**雄激素治疗**　常用甲睾酮每日 5～10mg，口服，或丙酸睾酮每日 25～50mg，肌注，每月用量不应超过 300mg，以免出现男性化。也可和雌激素联合应用，加强疗效，又能减少对子宫内膜的副作用。用法：己烯雌酚每日 0.25mg，甲睾酮每日 5mg。

（3）**月经异常治疗**　目的是减少出血，延长周期，使其尽快渡过无排卵期而进入绝经期。出现月经量过多或淋沥不断者，应对症止血治疗，或用孕激素周期撤退治疗。黄体酮每日 20mg，丙酸睾酮每日 50mg，肌注，连用 3 天，共 3 个月。治疗无效时，可行诊断性刮宫，排除器质性病变。

（4）**禁忌证**　①绝对禁忌证有妊娠、不明原因子宫出血、血栓性静脉炎、胆囊疾病及肝脏疾病；②相对禁忌证有乳癌病史、复发性血栓性静脉炎病史或血栓、血管栓塞疾病。

（5）**副作用**　主要包括子宫出血、性激素引起的副反应、子宫内膜癌和乳腺癌。

二、中医治疗

（一）治疗原则

本病主要因肾虚所致，治疗以调治肾阴阳为大法，若涉及他脏者，则兼而治之。但要注意清热不宜过于苦寒，祛寒不宜过于辛热，更不可妄用克伐，以免犯虚虚之戒。

（二）辨证施治

1. 肾阴虚

证候　绝经前后妇女，月经紊乱，量少或量多，或崩漏，烘热汗出，潮热面红，头晕耳鸣，手足心热，尿少便干；舌红少苔，脉细数。

治法　养阴清热。

方药　六味地黄汤(《症因脉治》) 加紫草、莲子心、枸杞子、白芍。

熟地　山茱萸　山药　茯苓　丹皮　泽泻

若烘热汗出明显，五心烦热，阴虚内热者，可用知柏地黄汤，或加龟甲、鳖甲、五味子以滋阴潜阳；若月经先期量多，或崩或漏者，加旱莲草、地榆炭、茜草炭以增清热凉血止血之功。

2. 肾阳虚

证候　绝经前后，月经紊乱，或经行量多，或崩中漏下，经色淡暗，腰背冷痛，形寒肢冷，精神萎靡，小便清长，夜尿频数，或面浮肢肿；舌淡，苔薄白，脉沉细弱。

治法　温肾扶阳。

方法　右归丸(《景岳全书》) 加仙灵脾。

山药　菟丝子　山茱萸　熟地　枸杞子　鹿角胶　杜仲　当归　肉桂　制附子

若月经量多或崩中漏下者，加赤石脂、补骨脂；腰背冷痛明显者，加川椒、附子；脾肾阳虚者，见经断前后，腰背冷痛，肢冷畏寒，倦怠乏力，纳呆便溏，甚则五更泄泻，面浮肢肿，或经行量多，崩中漏下，舌淡嫩，苔白润，脉沉迟，宜以温肾健脾为法，上方合理中丸(《伤寒论》方：党参、白术、炙甘草、干姜)加减。

3. 肾阴阳两虚

证候　绝经前后，月经紊乱，或前或后，头晕耳鸣，健忘，乍寒乍热，颜面烘热，汗出恶风，腰背冷痛；舌淡，苔薄，脉沉弱。

治法　阴阳双补。

方药　二仙汤(《中医方剂临床手册》) 合二至丸(《医方集解》) 加菟丝子、何首乌、生龙骨、牡蛎。

仙茅　仙灵脾　巴戟天　当归　知母　黄柏

女贞子　旱莲草

若便溏者，去润肠之当归，加茯苓、炒白术以健脾止泻；腰背冷痛较重者，加川椒、桑寄生、川断、杜仲以温肾强腰。

4. 心肾不交

证候　绝经前后，腰膝酸软，头晕耳鸣，烘热汗出，心悸怔忡，心烦不宁，失眠多梦，甚至情志异常；舌尖红，苔薄白，脉细数。

治法　滋阴降火，交通心肾。

方药　黄连阿胶汤(《伤寒论》) 加莲子心、五味子、山药、百合、麦冬、远志。

黄连 黄芩 阿胶 白芍 鸡子黄

若彻夜难眠，加紫贝齿、珍珠母，以镇静安神；若情志异常，加炙甘草、淮小麦、大枣以甘润养心神。

（三）中成药

1. 更年安片 每次 4 片，每日 3 次，口服。适用于肾阴虚者。

2. 甲蓉片 每次 3~5 片，每日 3 次，口服。适用于肾阳虚者。

3. 天王补心丸 每次 6g，每日 2 次，口服。用于心肾不交之患者。

4. 杞菊地黄丸 每次 6g，每日 2 次，口服。用于阴虚阳亢者。

【预防与调护】

定期进行体格检查、妇科检查、防癌检查、内分泌检查；调整心态，防止心理早衰；注意参加各项体育锻炼，增强体质，以调节气血阴阳；做到生活有规律，避免过度疲劳；饮食有节度，并适当限制高脂、高糖类的摄入，多食新鲜水果、蔬菜，并补充钙、钾等矿物质；注重参加社会保健体检，以利有病早治，无病早防。

【预后】

本病持续时间长短不一，短则几个月或 2~3 年，严重者可长达 10 年。如该阶段对肾气衰退，天癸渐竭，未能引起足够的重视，施以必要的改善措施，或因长期失治和误治等，易发生情志异常、心悸、心痛、贫血、骨质疏松症等疾患。

第十二章
女性生殖系统炎症

　　女性生殖系统炎症是妇产科常见病、多发病。临床常见有外阴炎、前庭大腺炎、阴道炎、宫颈炎、盆腔炎等。这些疾病临床可表现为带下量多、阴痒等，属中医"带下病"、"阴痒"、"阴肿"、"阴疮"等范畴。

　　中医认为，带下的量明显增多，色、质、气味发生异常，或伴全身、局部症状者，称为"带下病"，又称"下白物"、"流秽物"。"带下"一词，古医籍有广义、狭义之分。广义带下泛指妇产科疾病而言，由于这些疾病都发生在带脉之下，故称为"带下"。《金匮要略心典·妇人杂病脉证并治》云："带下者，带脉之下，古人列经脉为病，凡三十六种，皆谓之带下病，非今人所谓赤白带下也。"狭义带下又有生理及病理之分。生理性带下是指正常生育年龄女子由于肾气充盛，脾气健运，任脉通调，带脉健固，阴道内有少量白色或无色透明无臭的黏性液体，在经期前后、月经中期及妊娠期量增多，其作用为润泽阴户，防御外邪。《沈氏女科辑要笺正·卷上》引王孟英语："带下，女子生而即有，津津常润，本非病也。"若带下量明显增多，或色、质、气味异常，即为带下病。其发病主要是"湿"邪损伤任带二脉，使任脉不固，带脉失约而为患，而脾肾功能失常又是发病的内在条件。临床上以白带、黄带、赤白带为常见。

　　带下病的诊断，主要依据带下量明显增多，或色、质、气味异常，或伴全身或局部症状。阴道炎、宫颈炎、盆腔炎及生殖器肿瘤等均可见带下量多，应明确诊断后按带下病辨证施治。

　　带下病的治疗原则以健脾、升阳、除湿为主，辅以舒肝固肾。湿浊之邪可从阳化热而成湿热，也可从阴化寒而成寒湿，故在治疗时要佐以清热除湿、清热解毒、散寒除湿等法。

第一节　外阴及前庭大腺炎症

　　女性平时两侧大阴唇自然合拢，遮掩阴道口，可以防止外界污染。但由于外阴与尿道及肛门毗邻，易受污染；外阴又是性交、分娩及各种宫腔操作的必经之处，易受到损伤及病原体的感染而发生外阴炎。前庭大腺因解剖部位的特殊，在性交、分娩或其他情况污染外阴时，病原体易侵入而引起炎症。

外 阴 炎

外阴皮肤或黏膜发生炎症时称外阴炎（Vulvitis）。可发生于各年龄段的妇女。

本病相当于中医"阴痒"、"阴疮"范畴。

【病因病理】

一、西医病因病理

外阴部与阴道、尿道及肛门邻近，经常受到经血、阴道分泌物、尿液、粪便的浸渍和刺激，若不注意局部卫生易引起外阴炎。此外，糖尿病患者的尿糖刺激，以及穿紧身化纤内裤和经期使用卫生巾的刺激等，均可引起外阴炎。

二、中医病因病机

1. 湿热下注 素体虚弱，劳逸失度，饮食失节，损伤脾气，脾虚湿盛，郁久化热，或情志不畅，肝郁化火，肝热脾湿，湿热互结，流注下焦，损伤任带，任脉不固，带脉失约，而致带下量增多，浸渍外阴，皮肤痒痛。

2. 湿毒蕴结 经期产后，胞脉空虚，忽视卫生，或阴户破损，感染湿毒，而致外阴肿痛，甚至破溃渗脓。

【临床表现】

1. 症状 患者自觉外阴皮肤瘙痒、灼热、疼痛，于活动、性交、排尿时疼痛加剧。

2. 体征 外阴充血、肿胀、溃烂，常有抓痕，严重者可见溃疡或湿疹。慢性炎症可形成外阴皮肤增厚、粗糙或呈苔藓样变，有时可见皲裂。

【实验室及其他检查】

外阴分泌物涂片检查可明确有无滴虫、假丝酵母菌等病原体；疑为糖尿病所致者，应检查血糖、尿糖。外阴皮肤增厚或苔藓样变者，应做病理活组织检查。

【诊断与鉴别诊断】

一、诊断要点

根据病史、临床表现、局部体征和实验室检查可明确诊断。

二、辨证要点

应根据外阴局部情况，结合带下的量、色、质以及舌脉进行辨证。外阴瘙痒，灼痛，充血，带下量多、色黄，有秽臭者，为湿热下注；外阴肿痛，渗流脓水，带下量多，色黄而秽臭者，为湿毒蕴结。

三、鉴别诊断

急性炎症外阴有溃疡者应与以下疾病鉴别。

1. 梅毒 梅毒引起的外阴溃疡，有典型的硬下疳，患者有性乱史或感染史。梅毒血清试验阳性。

2. 白塞病 可见口腔、眼黏膜、生殖器等部位的溃疡，多见于 20～30 岁的妇女，有慢性反复发作的特点。

【治疗】

外阴炎发病的常见原因是阴道分泌物、尿液等的浸渍以及尿糖、内裤、月经垫等刺激，去除这些因素，结合中西药内服外治，均可获得良效。

一、西医治疗

1. 一般治疗 保持外阴清洁、干燥，急性期应卧床休息，禁止性生活。

2. 局部治疗 用 1∶5000 高锰酸钾溶液坐浴，每日 1～2 次，拭干后涂以抗生素软膏或紫草油。

二、中医治疗

（一）治疗原则

以清热解毒利湿为主，配合外治法可提高疗效。

（二）辨证论治

1. 湿热下注
证候 外阴瘙痒、灼痛、充血或有溃疡，带下量多，色黄质稠，味秽臭，烦躁易怒，口苦口干，尿少色黄，大便秘结；舌质红，苔黄腻，脉弦数。

治法 清热利湿。

方药 龙胆泻肝汤（《医宗金鉴》）加土茯苓、苦参。

龙胆草 栀子 黄芩 柴胡 车前子 生地 泽泻 当归 木通 甘草

2. 湿毒蕴结

证候 外阴肿胀疼痛，甚则溃烂，渗流脓水，带下量多，色黄秽臭；舌质红，苔黄腻，脉滑数。

治法 清热解毒除湿。

方药 五味消毒饮（《医宗金鉴》）加土茯苓、苦参。

银花 紫花地丁 野菊花 公英 紫背天葵子

（三）外治法

蛇床子、百部、苦参、黄柏、川椒、土茯苓，水煎，熏洗外阴部，每日 1 ~ 2 次。

【预防与调护】

1. 保持外阴清洁干燥，勤换内裤，注意经期卫生。
2. 避免过食肥甘或辛辣生冷之品，以免滋生湿热。

前庭大腺炎

因病原体侵入前庭大腺而引起的炎症病变，称前庭大腺炎（Bartholinitis）。好发于生育年龄的妇女。

本病相当于中医"阴肿"、"阴疮"的范畴。

【病因病理】

一、西医病因病理

前庭大腺腺管开口于处女膜与小阴唇之间，因解剖部位的特殊，当外阴部受到污染时，病原体易侵入而致前庭大腺炎。主要病原体为葡萄球菌、大肠杆菌、链球菌等，近年来淋病奈瑟菌已成为常见的病原体。急性炎症发作时，腺管呈急性化脓性炎症，腺管口充血肿胀而闭塞，则形成前庭大腺脓肿。若脓液吸收后，被黏液性分泌物所代替而形成前庭大腺囊肿。

二、中医病因病机

经行产后，感染湿热毒邪；或恣食膏粱厚味，酿生湿热；或情志抑郁，日久化火，湿热毒邪直犯阴部，发为本病。

【临床表现】

1. 症状 炎症多发生于一侧。局部肿胀，疼痛，有灼热感，常伴有恶寒、发热。

2. 体征 外阴下 1/3 处皮肤红肿、灼热，触痛明显。当脓肿形成时，触之有波动感。若脓肿溃破，有脓液流出；破口小引流不畅者，则炎症可反复急性发作。

【诊断与鉴别诊断】

一、诊断要点

根据不洁性交或外阴污染史、临床表现和局部检查可明确诊断。

二、辨证要点

根据本病具有红、肿、热、痛的特点结合伴随症状，辨证应为肝经湿热毒盛。

三、鉴别诊断

1. 前庭大腺囊肿 可有前庭大腺脓肿病史，于大阴唇下 1/3 处可见椭圆形、大小不等的囊肿，常伴有外阴坠胀感或有性交不适。

2. 外阴疖肿 可发生于外阴的任何部位，初期轻浅，根部逐渐形成硬结，顶端开始化脓，脓出逐渐痊愈。

【治疗】

急性炎症发作时，应选用抗生素，并给清热解毒的中药内服、外洗。脓肿形成后，可切开引流并做造口术。

一、西医治疗

急性炎症发作时，需卧床休息。可取前庭大腺开口处分泌物做细菌培养，确定病原体，根据病原体选择相应的抗生素。脓肿形成后，可切开引流并做造口术。

二、中医治疗

（一）治疗原则

本病以肝经湿热毒盛为多见，治疗以清热解毒利湿为主。

（二）辨证论治

证候 阴部一侧或两侧红肿、灼痛，行动不便，甚则溃破流脓，或恶寒发热，口苦口干，大便秘结，小便短赤，舌质红，苔黄腻，脉滑数。

治法 清热利湿解毒。

方药 五味消毒饮（《医宗金鉴》）加龙胆草、车前子、泽泻、栀子、柴胡。

金银花　蒲公英　紫背天葵子　野菊花　紫花地丁

（三）外治法

用野菊花、蒲公英、黄柏、丹皮、龙胆草、赤芍、土茯苓煎水熏洗坐浴。

【预防与调护】

参见"外阴炎"预防与调护。

第二节　阴道炎症

阴道的解剖及生理特点形成自然的防御功能：阴道口闭合，阴道前后壁紧贴，可防止外界的污染；阴道上皮细胞中的糖原，在乳酸杆菌作用下分解为乳酸，维持阴道正常的酸性环境（pH3.8~4.4），可抑制病原体的繁殖。当不注意卫生、阴道手术、性交不洁等原因改变阴道的酸碱度，阴道的自然防御功能被破坏，潜在的致病菌迅速繁殖，外界病原体也易侵入，而引起阴道炎症。

阴道炎是指阴道黏膜及黏膜下结缔组织的炎症。常见阴道炎有滴虫阴道炎、外阴阴道假丝酵母菌病、细菌性阴道病、老年性阴道炎。阴道炎为妇科生殖器炎症中最常见的疾病。

本病属于中医"带下病"、"阴痒"范畴。

滴虫阴道炎

【病因病理】

一、西医病因病理

滴虫阴道炎（trichomonal vaginitis）由阴道毛滴虫引起，是常见阴道炎。阴道毛滴虫适宜生长在温度 25℃ ~40℃、pH 值 5.2 ~6.6 的潮湿环境中，在 pH 值 5 以下或 7.5 以上的环境中则不生长。滴虫阴道炎患者的阴道 pH 值 5 ~6.5。月经前、后阴道 pH 值发生变化，经后接近中性，故隐藏在腺体及阴道皱襞中的滴虫得以繁殖，引起炎症发作。

其传播方式有：①直接传播：经性交传播；②间接传播：经公共浴池、游泳池、浴盆、坐便器、污染的器械及敷料等传播。

二、中医病因病机

1. 湿热下注 脾虚湿盛，郁久化热，或情志不畅，肝郁化火，肝热脾湿，湿热互结，流注下焦；经期产后，胞脉空虚，忽视卫生，或手术器械等消毒不严，或游泳、性交，病虫湿毒，直接内侵，损及任带而发病。

2. 肾虚湿盛 素体亏损，正虚邪侵，湿浊流注下焦，蕴而化热，积久生虫。

【临床表现】

1. 症状 阴道分泌物增多，质稀薄，脓性，黄绿色，呈泡沫状。外阴瘙痒，灼痛，或性交痛等。若合并尿道感染，可有尿频、尿痛，甚至尿血。

2. 体征 妇科检查可见阴道黏膜充血，甚则有散在出血点，后穹隆有多量灰黄色或黄白色稀薄液体，或黄绿色脓性分泌物，常呈泡沫状。

【实验室及其他检查】

最简便的方法是生理盐水悬滴法。方法是：取温生理盐水一滴放于玻片上，用棉签取阴道侧壁分泌物混于生理盐水中，立即在低倍镜下检查，可见到呈波浪状运动的滴虫及增多的白细胞被推移。如多次悬滴法未能发现滴虫时，可送培养。

【诊断与鉴别诊断】

一、诊断要点

根据不洁性交史，或滴虫污染接触史，结合临床症状、体征及实验室检查可明确诊断。

二、辨证要点

应根据白带的特征，结合伴随症状及舌、脉进行辨证。若带下量多，色黄或黄绿如脓，呈泡沫状，气味腥臭，伴外阴瘙痒，心烦口苦等，为湿热下注；若带下色黄或赤，呈泡沫状，伴腰酸乏力等，为肾虚湿阻。

三、鉴别诊断

1. 外阴阴道假丝酵母菌病　带下色白稠厚，呈凝乳或豆腐渣样，外阴奇痒灼痛。检查阴道壁覆盖一层白膜状分泌物，擦去可见黏膜充血，镜检可见芽孢和假菌丝。

2. 细菌性阴道病　带下色灰白，质地均匀一致，稀薄，有鱼腥臭味，外阴轻度瘙痒或烧灼感，氨臭味试验阳性，检出线索细胞。

3. 老年性阴道炎　带下色淡黄，稀薄，甚者为脓血性白带，外阴瘙痒，有灼热感，检查阴道黏膜菲薄、平滑，可见小出血点及溃疡。

【治疗】

滴虫阴道炎是由阴道毛滴虫引起，彻底杀灭滴虫是治愈的根本措施。要避免重复感染，必须夫妻同时治疗，用药内服外用相结合。

一、西医治疗

因滴虫阴道炎可同时有尿道、前庭大腺滴虫感染，需全身用药，主要治疗药物为甲硝唑。

1. 全身用药　常用甲硝唑 400mg，每日 2~3 次，连服 7 日。或单次给药 2g。于下次月经后继续治疗一个疗程。服药后偶见食欲减退、恶心、呕吐等胃肠道反应。如见头痛、皮疹、白细胞减少等应停药。甲硝唑可由乳汁排泄，故哺乳期妇女不宜口服。

2. 局部治疗

（1）改善阴道内环境　用 0.5%~1% 乳酸或醋酸液冲洗阴道，7 次为一疗程。

（2）甲硝唑　甲硝唑200mg，每晚1次，连用7日。

3. 随访　对治疗失败患者，可重复应用甲硝唑400mg，每日2~3次，连服7日。

4. 治疗中注意事项　有复发症状的病例多数为重复感染，为避免重复感染，内裤及洗涤用的毛巾，应煮沸5~10分钟以消灭病原体。

二、中医治疗

（一）治疗原则

本病有虚实之分，实者因湿热病虫为患，虚者因脾肾两虚所致，但以实证多见。治疗以清热利湿、杀虫止痒为主要原则，配合外治法，共奏其效。

（二）辨证论治

1. 湿热下注

证候　带下量多，色黄或黄绿如脓，质稠，呈泡沫状，气味腥臭，外阴瘙痒，心烦口苦，尿黄便结；舌质红，苔腻，脉弦数。

治法　清热利湿，杀虫止痒。

方药　龙胆泻肝汤（《医宗金鉴》）加苦参、蛇床子。

龙胆草　栀子　黄芩　木通　车前子　泽泻　生地　当归　柴胡　甘草

2. 肾虚湿盛

证候　带下量多，色白，呈泡沫状，外阴瘙痒，腰膝酸软；舌苔薄腻，脉沉细。

治法　益肾利湿，清热止痒。

方药　肾气丸（《金匮要略》）合草薢渗湿汤（《疡科心得集》）。

干地黄　山药　山茱萸　茯苓　丹皮　桂枝　泽泻　附子　草薢　薏苡仁　黄柏　赤茯苓　丹皮　泽泻　通草　滑石

（三）外治法

1. 溻痒汤　鹤虱、苦参、威灵仙、归尾、蛇床子、狼毒，水煎熏洗，每日1~2次。用于湿浊滋生型。外阴溃疡者勿用。

2. 蛇床子散　蛇床子、花椒、明矾、苦参、百部，煎汤先熏后坐浴，每日1~2次。若阴痒破溃者，则去花椒。

【预防与调护】

1. 保持外阴清洁干燥，勤换内裤。
2. 勿冒雨涉水和久居阴湿之地，以免感受寒湿之邪。
3. 注意性生活卫生，在治疗期间禁止性生活。
4. 医务人员应严格执行消毒隔离规程，防止医源性交叉感染。
5. 治疗期间避免游泳和使用公共洁具，以免播散和再度感染。

外阴阴道假丝酵母菌病

外阴阴道假丝酵母菌病（vulvovaginal candidal vaginitis）是常见阴道炎症，也称念珠菌阴道炎。国外资料显示，约 75% 妇女一生中至少患过 1 次外阴阴道假丝酵母菌病。

【病因病理】

一、西医病因病理

（一）病因

1. 诱因 常见的诱因有妊娠、糖尿病、大量应用免疫抑制剂及广谱抗生素。其他诱因有胃肠道假丝酵母菌、应用避孕药、穿紧身化纤内裤及肥胖。

2. 病原体 80%～90% 病原体为白假丝酵母菌，10%～20% 为光滑假丝酵母菌、近平滑假丝酵母菌、热带假丝酵母菌等。

3. 传染途径 ①主要为内源性传染，假丝酵母菌除作为条件致病菌寄生于阴道外，也可寄生于人的口腔、肠道，一旦条件适宜可引起感染。②少数患者通过性交直接传染。③接触感染的衣物间接传染。

（二）病理

假丝酵母菌适宜酸性环境，有假丝酵母菌感染的阴道 pH 值多在 4.0～4.7，通常 <4.5。假丝酵母菌对热的抵抗力不强，加热至 60℃1 小时即死亡；但对干燥、日光、紫外线及化学制剂等抵抗力较强。白假丝酵母菌为条件致病菌，10%～20% 非孕妇女及 30% 孕妇阴道中有此菌寄生，但菌量极少，并不引起症状。只有在诱因作用下，全身及阴道局部抵抗力下降，假丝酵母菌大量繁殖，才出现症状。如妊娠及糖尿病时机体免疫力下降，阴道组织内糖原增加，酸度增高，有利于假丝酵母菌生长。长期应用抗生素，抑制了乳酸杆菌生长，有利于假丝酵母

菌的繁殖。

二、中医病因病机

1. 湿虫滋生 素体脾虚湿盛，日久化热，流注下焦，损伤任带，湿热积久生虫，或久居阴湿之地，湿虫滋生，虫蚀阴中，均可导致本病。

2. 肾虚湿阻 素体肾气不足，肾阳虚弱，封藏失职，带脉失约，任脉不固，湿浊流注下焦，导致本病。

【临床表现】

1. 症状 主要表现为外阴瘙痒、灼痛，白带增多，严重时坐卧不宁，还可伴有尿频、尿痛及性交痛。

2. 体征 妇科检查可见外阴水肿，有抓痕；小阴唇内侧及阴道黏膜附有白色块状物，擦除后露出红肿黏膜面，严重者可见到糜烂及浅表溃疡。

【实验室及其他检查】

直接镜检法及革兰染色检查可找到芽孢和假菌丝。若有症状而多次涂片检查为阴性，或为顽固病例，为确诊可采用培养法。

【诊断与鉴别诊断】

一、诊断要点

1. 病史 应询问有无诱因，如糖尿病，长期应用抗生素，接受大剂量肾上腺皮质激素治疗等。

2. 临床症状、体征及实验室检查 见前文。

二、辨证要点

本病与湿热病虫入侵，或肾虚有关，临证时应根据带下的量、色、质、气味改变，结合局部和全身症状及舌、脉辨其虚实。若阴部瘙痒，灼热疼痛，带下量多，如豆腐渣状，臭秽，为湿虫滋生；带下增多，色白，如豆腐渣样，腰脊酸楚，神疲乏力，为肾虚湿阻。

三、鉴别诊断

参见"滴虫阴道炎"。

【治疗】

消除诱因，根据患者病情选择局部或全身用药。

一、西医治疗

1. 一般治疗 若有糖尿病应积极治疗；立即停用广谱抗生素及皮质激素。勤换内裤，用过的内裤、毛巾及盆应用开水烫洗。用 2% ~ 3% 苏打液冲洗外阴及阴道，每日 1 次，7 ~ 10 次为一疗程。

2. 局部用药 冲洗阴道后，可选用下列药物放于阴道内：①咪康唑栓剂，每晚 1 粒（200mg），连用 7 日。②克霉唑栓剂，每晚 1 粒（150mg），连用 7 日。③制霉菌素栓剂，每晚 1 粒（10 万 U），连用 10 ~ 14 日。

3. 全身用药 对未婚妇女、局部用药效果不好或病情顽固者可选用氟康唑 150mg，顿服；或选用伊曲康唑 200mg，每日 1 次，连用 3 ~ 5 日。

妊娠期患者应采用局部治疗，禁用口服唑类药物。治疗期间应避免性生活，夫妇应同时治疗。

二、中医治疗

（一）治疗原则

治疗实证以清热利湿、杀虫止痒为法；虚证以温肾健脾、燥湿止带为治。并配合外治法以增加疗效。

（二）辨证论治

1. 湿虫滋生

证候 阴部瘙痒，甚则奇痒难忍，灼热疼痛，带下量多，色白，如豆腐渣状，臭秽，心烦少寐，口苦咽干；舌红，苔黄腻，脉滑数。

治法 清热利湿，杀虫止痒。

方药 萆薢渗湿汤（《疡科心得集》）加苍术、苦参、白鲜皮。

萆薢　生苡仁　黄柏　赤芍　丹皮　泽泻　滑石　通草

2. 肾虚湿阻

证候 带下增多，色白，如豆腐渣样，腰脊酸楚，神疲乏力，外阴瘙痒；舌淡，苔薄白，脉沉细。

治法 温肾健脾，燥湿止带。

方药 内补丸（《女科切要》）加苦参、黄柏、苍术。

鹿茸　肉桂　菟丝子　黄芪　白蒺藜　沙苑蒺藜　肉苁蓉　桑螵蛸　熟附子　紫菀　茯神

（三）外治法

紫花地丁、马鞭草煎汤，熏洗外阴。

【预防与调护】

参见"滴虫性阴道炎"。

细菌性阴道病

【病因病理】

一、西医病因病理

细菌性阴道病（bacterial vaginosis）为阴道内正常菌群失调所致的一种混合感染，但临床及病理特征没有炎症改变。生理情况下，阴道内乳酸杆菌占优势。细菌性阴道病时，阴道内乳酸杆菌减少而其他细菌如加德纳菌、动弯杆菌等厌氧菌及支原体大量繁殖，其中以厌氧菌居多。厌氧菌繁殖的同时可产生胺类物质，碱化阴道，使阴道分泌物增多并有臭味。促使阴道菌群发生变化的原因，推测可能与频繁性交、多个性伴侣或阴道灌洗使阴道碱化有关。

二、中医病因病机

1. 肝经湿热　脾虚湿盛，郁久化热，或情志不畅，肝郁化火，肝热脾湿，湿热互结，流注下焦，损及任带，约固无力，发为本病。

2. 脾虚湿困　素体脾虚，或饮食所伤，劳倦过度，损伤脾气，运化失司，聚而生湿，湿蕴化热，损及任带，约固无力，发为本病。

【临床表现】

1. 症状　10%～40%患者无症状，有症状者主要表现为阴道分泌物增多，有腥臭味，可伴有轻度外阴瘙痒或灼热感。

2. 体征　妇科检查见阴道黏膜无充血，分泌物量多，呈灰白色，均匀一致，稀薄，黏度极低，容易从阴道壁擦去。

【实验室及其他检查】

胺臭味试验及线索细胞阳性。

【诊断与鉴别诊断】

一、诊断要点

1. 病史 应询问有无频繁性交史、多个性伴侣或阴道过度灌洗史。

2. 临床表现及实验室检查 见前文。

二、辨证要点

应根据白带的特征，结合伴随症状及舌、脉进行辨证。若白带增多，色淡黄，质稀，味腥臭，心烦不宁，为肝经湿热；白带量多，色白或淡黄，质稀薄，有臭味，为脾虚湿困。

三、鉴别诊断

参见"滴虫阴道炎"。

【治疗】

一、西医治疗

1. 全身用药 首选甲硝唑400mg，每日2~3次，口服，连服7日。或克林霉素300mg，每日2次，口服，共7日。

2. 局部用药 可用过氧化氢溶液冲洗阴道，每日1次，共7日。冲洗后阴道放置甲硝唑泡腾片200mg，每晚1次，连用7日。或2%克林霉素软膏阴道涂布，每次5g，每晚1次，连用7日。

二、中医治疗

（一）治疗原则

治疗以泻肝清热、除湿杀虫为主，配合外治法，可提高疗效。

（二）辨证论治

1. 肝经湿热
证候 白带增多，色淡黄质稀，味腥臭，心烦不宁，大便黏腻，小便短赤；

舌红，苔黄腻，脉滑数。

治法　泻肝清热，除湿杀虫。

方药　龙胆泻肝汤（方见滴虫阴道炎）加苦参。

2. 脾虚湿困

证候　白带量多，色白或淡黄，质稀薄，有臭味，神疲倦怠，纳少便溏；舌淡，苔薄黄，脉缓弱。

治法　健脾除湿，清热止带。

方药　易黄汤（《傅青主女科》）加萆薢、薏苡仁。

山药　芡实　车前子　白果　黄柏

（三）外治法

参见"滴虫阴道炎"。

【预防与调护】

注意个人卫生，增强体质，保持外阴清洁，避免用刺激性强的药物冲洗阴道。

老年性阴道炎

【病因病理】

一、西医病因病理

老年性阴道炎（senile vaginitis）常见于绝经后、卵巢切除或盆腔放射治疗后妇女，因卵巢功能衰退，雌激素缺乏，阴道壁萎缩，黏膜变薄，上皮细胞内糖原减少，局部抵抗力降低，致病菌容易入侵繁殖引起炎症。

二、中医病因病机

1. 阴虚夹湿　年老绝经或久病失养，暗耗阴精，相火偏旺，复感湿邪，伤及任带，约固无力，发为本病。

2. 湿热下注　年老绝经或卵巢切除后，肾虚体弱，湿热之邪乘虚而入，流注下焦所致。

【临床表现】

1. 症状　白带增多，稀薄，呈淡黄色，严重者呈脓血性白带，外阴瘙痒，有灼热感。可伴有性交痛。

2. 体征 妇科检查可见外阴潮红，阴道上皮皱襞消失，萎缩变薄，常有散在出血点或点状出血斑，有时可见浅表溃疡。

【实验室及其他检查】

阴道分泌物涂片检查，镜下见大量基底层细胞及白细胞而无滴虫及假丝酵母菌。对有血性白带患者，需常规做宫颈刮片，必要时行分段诊刮，以与子宫恶性肿瘤鉴别。

【诊断与鉴别诊断】

一、诊断要点

1. 病史 多发生于绝经后、卵巢切除后或盆腔放疗后的妇女。

2. 临床表现 主要症状白带增多，稀薄，呈淡黄色，严重者呈脓血性白带，外阴瘙痒，有灼热感。可伴有性交痛。

3. 检查 妇科检查可见阴道呈老年性改变伴有局部炎症，阴道分泌物涂片检查，镜下见大量基底层细胞及白细胞而无滴虫及假丝酵母菌。

二、辨证要点

应根据白带的特点并结合伴随症状来辨证。如带下量多或量少，色白或色黄，外阴干涩疼痛，腰膝酸软，为阴虚夹湿；带下量多，色黄秽臭，甚则呈脓样，口干口苦，为湿热下注。

三、鉴别诊断

1. 与其他阴道炎鉴别 参见"滴虫阴道炎"。

2. 与子宫恶性肿瘤鉴别 对血性白带患者，应排除子宫恶性肿瘤。需常规做宫颈刮片，必要时行分段诊刮及活组织检查。

【治疗】

一、西医治疗

1. 抑制细菌生长 选用1%乳酸或0.5%醋酸液冲洗阴道，每日1次。冲洗后用甲硝唑200mg或氧氟沙星100mg，放于阴道后穹隆，每日1次，7～10日为一疗程。

2. 增加阴道抵抗力 因雌激素缺乏，可局部或全身给予雌激素制剂。已烯雌酚 0.125 ~ 0.25mg，每晚 1 次，放入阴道深部，7 日为一疗程；全身用药常用尼尔雌醇，首次 4mg，以后每 2 ~ 4 周 1 次，每次 2mg，口服维持 2 ~ 3 月。乳癌或子宫内膜癌患者慎用雌激素制剂。

二、中医治疗

（一）治疗原则

根据本病发生的病因病机，其辨证以肾阴亏虚为主，常兼有湿热，因此，治疗以滋阴清热为主要原则，兼湿热者，佐以清热利湿，同时结合外治法。

（二）辨证论治

1. 阴虚夹湿

证候 带下量少或多，色黄或赤白相兼，质稠，有气味，阴部干涩，有灼热感，腰膝酸软，头晕目眩，心烦失眠，潮热汗出，耳鸣心悸；舌红，苔少，脉细数。

治法 滋阴益肾，清热除湿。

方药 知柏地黄丸(《症因脉治》) 加芡实、龙骨、牡蛎。

知母 黄柏 熟地 山药 山茱萸 丹皮 茯苓 泽泻

2. 湿热下注

证候 带下量多，色黄或呈脓性，质黏稠，有臭秽，阴部瘙痒，口苦口腻，小便短赤；舌苔黄腻，脉滑数。

治法 清热利湿，滋阴益肾。

方药 知柏地黄丸(《症因脉治》) 合易黄汤(《傅青主女科》)。

知母 黄柏 熟地 山药 山茱萸 丹皮 茯苓 泽泻

芡实 车前子 白果 山药 黄柏

（三）外治法

参见"滴虫阴道炎"。

【预防与调护】

参见"滴虫阴道炎"。

第三节 宫颈炎症

宫颈炎症是子宫颈的急、慢性炎症病变，是妇科常见疾病之一。包括宫颈阴道部炎症及宫颈管黏膜炎症。临床常见的宫颈炎是宫颈管黏膜炎，由于宫颈管黏膜上皮为单层柱状上皮，抗感染能力较差，易发生感染，并且宫颈管黏膜皱襞多，一旦发生感染，很难将病原体完全清除，日久可导致慢性宫颈炎症。

本病因以带下增多，色、质、气味异常改变为主要临床症状，属于中医"带下病"范畴。

【病因病理】

一、西医病因病理

（一）病因

1. 诱因 分娩、流产或手术损伤宫颈，不洁性交等。
2. 病原体 主要病原体为葡萄球菌、链球菌、厌氧菌等，其次为性传播疾病的病原体，如淋病奈瑟菌及沙眼衣原体。

（二）病理

1. 急性宫颈炎（acute cervicitis） 肉眼见宫颈红肿，宫颈管黏膜充血、水肿，脓性分泌物可经宫颈外口流出。镜下见血管充血，宫颈黏膜及黏膜下组织、腺体周围大量中性粒细胞浸润，腺腔内可见脓性分泌物。

2. 慢性宫颈炎（chronic cervicitis）

（1）宫颈糜烂 宫颈糜烂是慢性宫颈炎最常见的一种病理改变。宫颈外口处的宫颈阴道部外观呈细颗粒状的红色区，称为宫颈糜烂，但并非真正的糜烂，又称假性糜烂。

临床根据糜烂深浅程度分为三型：单纯型糜烂：即炎症初期，糜烂面平坦；颗粒型糜烂：糜烂面凹凸不平呈颗粒状；乳突型糜烂：表面不平更加明显，呈乳突状。根据糜烂面积占宫颈表面的比例，又把宫颈糜烂分为三度：轻度（Ⅰ度）是指糜烂面占宫颈表面的1/3以内；中度（Ⅱ度）是指糜烂面占宫颈表面的1/3~2/3；重度（Ⅲ度）是指糜烂面占宫颈表面的2/3以上（图12-1）。

（2）宫颈肥大 由于慢性炎症的长期刺激，宫颈充血水肿，呈不同程度肥大，硬度增加，表面多光滑，有时可见宫颈腺囊肿。

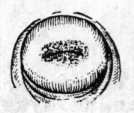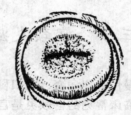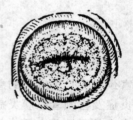

轻度（Ⅰ）　　　　　　中度（Ⅱ）　　　　　　重度（Ⅲ）

图 12 - 1　宫颈糜烂分度

（3）宫颈息肉　慢性炎症长期刺激，宫颈管黏膜增生并向宫颈外口突出形成息肉。息肉一个或多个不等，直径约1cm，色红，呈舌形，质软而脆，易出血，蒂细长。恶变率＜1%，但易复发。

（4）宫颈黏膜炎　炎症局限于宫颈黏膜及黏膜下组织，宫颈阴道部外观光滑，宫颈口充血、发红，宫颈外口可见有脓性分泌物。

（5）宫颈腺囊肿　在宫颈糜烂愈合过程中，新生的鳞状上皮覆盖宫颈腺管口或伸入腺管，形成腺体囊肿。可见宫颈表面突出多个青白色小囊泡，内含无色黏液。若囊肿感染，则外观呈白色或淡黄色小囊泡。

二、中医病因病机

1. 脾肾两虚　素体脾虚，或饮食不节，劳倦过度，损伤脾气，日久及肾；素体肾虚，或年老肾衰，久病及肾，或多产，损伤肾气，火不生土，脾肾两虚，水湿内停，湿邪下注，损伤任带两脉而发病。

2. 湿热下注　脾虚湿盛，湿郁化热，或肝热脾湿，湿热下注；经行产后，胞脉空虚，如摄生不慎，或手术损伤，以致湿毒之邪乘虚而入，损伤任带二脉而发病。

【临床表现】

一、急性宫颈炎

1. 症状　主要表现为阴道分泌物增多，呈黏液脓性，外阴瘙痒，伴灼热感，或伴有经间期出血、性交出血、尿急、尿频、尿痛等症状。部分患者没有症状。

2. 体征　妇科检查见宫颈充血、水肿，黏膜外翻，触痛，触之易出血，并有脓性分泌物从宫颈管流出。

二、慢性宫颈炎

1. 症状 主要症状是阴道分泌物增多。分泌物呈乳白色黏液状，或呈淡黄色脓性，可有性交后出血或血性白带，甚者可出现腰骶部疼痛、下腹坠痛、不孕等症状。

2. 体征 妇科检查见宫颈有不同程度糜烂、肥大，有时质较硬，或可见息肉、裂伤及宫颈腺囊肿。

【实验室及其他检查】

对急性宫颈炎应做宫颈管分泌物涂片检查，以明确病原体；对慢性宫颈炎患者，需常规做宫颈刮片，必要时做阴道镜检查及活组织检查，以与宫颈上皮内瘤样病变或早期宫颈癌进行鉴别。

【诊断与鉴别诊断】

一、诊断要点

1. 急性宫颈炎

（1）**病史** 应询问有无感染性流产、产褥感染、宫颈损伤和阴道异物并发感染或不洁性生活等病史。

（2）**临床表现** 阴道分泌物增多，呈黏液脓性，外阴瘙痒，伴灼热感，或伴有经间期出血、性交出血、尿急、尿频、尿痛等症状。

（3）**妇科检查** 宫颈充血、水肿，黏膜外翻，触痛，触之易出血，并有脓性分泌物从宫颈管流出。

2. 慢性宫颈炎

（1）**病史** 常有分娩、流产或手术损伤宫颈，或不洁性生活史。

（2）**临床表现** 阴道分泌物增多，分泌物呈乳白色黏液状，或呈淡黄色脓性，可有性交后出血或血性白带，甚者可出现腰骶部疼痛、下腹坠痛、不孕等症状。

（3）**检查** 妇科检查见宫颈糜烂、肥大，或可见息肉、裂伤及宫颈腺囊肿。

二、辨证要点

本病主要根据带下的量、色、质、气味特点，结合全身症状进行辨证。如带下量多，色白质稀，无臭味者，多属脾肾两虚；带下量多，色黄或赤白相兼，质黏稠，臭秽者，多属湿热下注。

三、鉴别诊断

宫颈糜烂与宫颈上皮内瘤样病变或早期宫颈癌从外观上难以鉴别，需常规做宫颈刮片，必要时做阴道镜检查及活组织检查以明确诊断。

【治疗】

急性宫颈炎的治疗主要针对病原体，积极彻底地抗感染治疗，同时可内服清热解毒类中药，增强疗效，以免转为慢性。慢性宫颈炎治疗前应先排除宫颈癌，以局部治疗为主，也可配合中药外治。

一、西医治疗

1. 急性宫颈炎 对于单纯急性淋病奈瑟菌性宫颈炎常选用头孢曲松钠 250mg，单次肌注，或氧氟沙星 400mg，单次口服。治疗衣原体可选用红霉素 500mg，每日 4 次，连服 7 日。

2. 慢性宫颈炎

（1）局部药物治疗 适用于糜烂面积小和炎症浸润较浅的病例。可选用中药治糜灵栓、消糜栓、宫糜粉等。

（2）物理治疗 物理治疗是最常用的有效的治疗方法，适用于宫颈糜烂面大、炎症浸润较深的病例及宫颈腺囊肿。临床常用激光、冷冻、红外线凝结及微波疗法等。

注意事项：治疗前应常规行宫颈刮片，时间应在月经干净后 3～7 日内；术后常有阴道大量水样排液，故应保持外阴清洁，4～8 周内禁盆浴、性交和阴道冲洗；每月复查一次，注意创面愈合情况及有无宫颈管狭窄。

（3）手术治疗 有宫颈息肉者行息肉摘除术，并送病理组织学检查。

二、中医治疗

（一）治疗原则

以清热利湿为主，应配合使用外治法。急性宫颈炎以清热解毒为主；慢性宫颈炎尤其是宫颈糜烂，以外治法疗效较好。

（二）辨证论治

1. 脾肾两虚
证候 带下量多，色白或淡黄，质稀，无臭味，神疲乏力，纳少便溏，腰膝酸软；舌苔白，脉沉迟。

治法　健脾益肾，除湿止带。

方药　完带汤(《傅青主女科》) 加巴戟天、菟丝子、补骨脂、茯苓。

白术　苍术　山药　人参　白芍　车前子　甘草　陈皮　柴胡　黑荆芥

2. 湿热下注

证候　带下量多，色黄或赤白相兼，质黏稠，臭秽，外阴瘙痒，脘闷食少，或伴少腹、胸胁胀痛，心烦易怒；舌红，苔黄腻，脉弦数。

治法　泻肝清热，利湿止带。

方药　龙胆泻肝汤(《医宗金鉴》) 加土茯苓、蛇床子、苦参。

龙胆草　栀子　黄芩　车前子　木通　泽泻　生地　当归　柴胡　甘草

（三）外治法

乳香、蛇床子、硼砂、白矾、没药、钟乳石、雄黄、儿茶、血竭、樟丹、冰片、麝香，以上药按一定比例制成1g左右小丸。每次1丸，放于宫颈糜烂面上，以带线棉球紧贴固定，每周1次，4周为一疗程。

【预防与调护】

注意阴部卫生，尤其是经期、产褥期及性生活卫生；避免分娩时或器械损伤宫颈；产后发现宫颈裂伤应及时缝合；定期作妇科检查，发现宫颈炎症应积极治疗。

第四节　盆腔炎症

女性上生殖道及其周围组织发生炎症时称为盆腔炎 (Pelvic inflammatory disease，PID)。盆腔炎大多发生在性活跃期、有月经的妇女。最常见的是输卵管炎、输卵管卵巢炎。盆腔炎有急性和慢性两类。若在急性期未能得到彻底治愈，则转为慢性盆腔炎，经久不愈，并可反复发作。根据本病的临床特征，属于中医学的"热入血室"、"带下病"、"妇人腹痛"等范畴。

【病因病理】

一、西医病因病理

（一）病因

1. 病因 产后、流产后感染；宫腔内手术操作后感染；感染性传播疾病；性卫生不良；邻近器官炎症直接蔓延等。

2. 病原体种类 内源性病原体：以需氧菌及厌氧菌混合感染多见，如金黄色葡萄球菌、溶血性链球菌等。外源性病原体：主要为性传播疾病的病原体，如衣原体、淋病奈瑟菌及支原体等。

2. 感染途径 沿生殖道黏膜上行蔓延；经淋巴系统蔓延；经血循环传播；直接蔓延。

（二）病理

1. 急性盆腔炎

（1）急性子宫内膜炎、急性子宫肌炎　详见"产褥感染"。

（2）急性输卵管炎、输卵管积脓、输卵管卵巢脓肿　急性输卵管炎主要由化脓菌引起。若炎症经子宫内膜向上蔓延，首先引起输卵管黏膜炎，重者输卵管上皮发生退行性变或成片脱落，引起输卵管黏膜粘连，导致输卵管管腔及伞端闭锁，如有脓液积聚于管腔内则形成输卵管积脓。卵巢常与发炎的输卵管伞端粘连而发生输卵管卵巢炎，俗称附件炎。炎症可通过卵巢排卵的破孔侵入卵巢实质形成卵巢脓肿，脓肿壁与输卵管积脓粘连并穿通，形成输卵管卵巢脓肿。脓肿多位于子宫的后方或子宫、阔韧带后叶及肠管间粘连处，可破入直肠或阴道，若破入腹腔则引起弥漫性腹膜炎。

（3）急性盆腔结缔组织炎　病原体经淋巴管进入盆腔结缔组织而引起结缔组织充血、水肿及中性粒细胞浸润，以宫旁结缔组织炎最常见。若组织化脓则形成盆腔腹膜外脓肿，可自发破入直肠或阴道。

（4）急性盆腔腹膜炎　盆腔内器官发生严重感染时，往往蔓延到盆腔腹膜，形成盆腔脏器粘连。大量脓性渗出液积聚于直肠子宫陷凹处则形成盆腔脓肿。脓肿可破入腹腔引起弥漫性腹膜炎。

（5）败血症及脓毒血症　严重的产褥感染、感染性流产、输卵管结扎术后感染可引起败血症、脓毒败血症，导致感染性休克甚至死亡。

2. 慢性盆腔炎

（1）慢性子宫内膜炎　可发生于产后、流产后或剖宫产后，也可见于绝经后雌激素低下的老年妇女，子宫内膜充血、水肿，间质大量浆细胞或淋巴细胞浸润。

（2）慢性输卵管炎、输卵管积水、输卵管卵巢炎及输卵管卵巢囊肿　慢性输卵管炎双侧居多，输卵管呈轻度或中度肿大，若伞端及峡部因炎症粘连闭锁，浆液性渗出物积聚，则形成输卵管积水。输卵管发炎时波及卵巢，输卵管与卵巢相互粘连形成炎性肿块，或输卵管伞端与卵巢粘连并贯通，液体渗出，则形成输卵管卵巢囊肿。

二、中医病因病机

（一）急性盆腔炎

1. 热毒壅盛　分娩、流产、经期、宫腔手术时，血室正开，或房事不洁等，邪毒乘虚而入，与气血相搏结，致胞脉阻滞，冲任损伤。

2. 湿热内结　经期、产后，湿热之邪乘虚而入，客于胞宫、胞脉，与气血相搏，致使气机不利，经络气血受阻，冲任带脉损伤而致病。

（二）慢性盆腔炎

1. 气滞血瘀　因有宿疾，瘀血内阻，或因情志所伤，气机不利，气滞血瘀，冲任阻滞，胞脉血行不畅而发病。

2. 寒凝血瘀　经行产后，感受寒邪，或过食苦寒生冷，寒邪伤及胞脉，血为寒凝，冲任阻滞，血行不畅而发病。

3. 湿热瘀结　经期、产后失于调摄，热毒、湿浊侵蚀，或湿热下注，胞宫胞络气血受阻而发病。

4. 脾虚湿瘀　素体脾虚，或过服苦寒之品，损伤脾气，湿浊内生，流注下焦，与瘀血搏结，湿瘀互结，冲任损伤而发病。

5. 肾虚瘀滞　肾气素虚，或房事不节，命门火衰，冲任失于温煦，胞脉虚寒而发病。

【临床表现】

一、急性盆腔炎

1. 症状

（1）下腹痛　腹痛为持续性，活动或性交后加重。腹膜炎时，往往疼痛剧烈，并伴有恶心、呕吐、腹胀、腹泻等。

（2）发热　若病情严重者可有寒战、高热、头痛、食欲不振。淋病奈瑟菌感染，起病急，可有高热，体温在 38℃ 以上。衣原体感染病程较长，高热不明显，多为长期持续低热。

（3）阴道分泌物异常　阴道分泌物增多，呈脓性，秽臭。

（4）其他　月经期发病可出现经量增多、经期延长。有脓肿形成，可有下腹包块及局部压迫刺激症状。

2. 体征

（1）呈急性病容，体温升高，心率加快，下腹部有压痛、反跳痛及肌紧张，若病情严重可出现腹胀、肠鸣音减弱或消失。

（2）妇科检查可见阴道可有充血，并有大量脓性臭味分泌物；宫颈充血水肿，举痛；子宫大小正常或略大，有压痛，活动受限；子宫两侧压痛明显，可触及增粗的输卵管，或肿块。

二、慢性盆腔炎

1. 症状

（1）慢性盆腔痛　下腹部坠胀、疼痛，腰骶部酸痛，常在劳累、性交后及月经前后加剧。

（2）月经异常　子宫内膜炎可有月经不规律；卵巢功能损害可致月经失调；盆腔淤血可致月经量增多。

（3）不孕及异位妊娠　输卵管粘连阻塞可致不孕及异位妊娠。

（4）其他　带下增多。有时仅有低热，易感疲倦。部分患者有精神不振、周身不适、失眠等。

2. 体征　妇科检查子宫常呈后倾后屈位，活动受限或粘连固定。若为子宫内膜炎，则子宫增大，压痛。若为输卵管炎，在子宫一侧或两侧触到呈条索状的增粗输卵管，并有轻度压痛。若为输卵管积水或输卵管卵巢囊肿，则在盆腔一侧或两侧触及囊性肿物，活动多受限。

【实验室及其他检查】

1. 急性盆腔炎　周围血白细胞总数明显升高，中性粒细胞升高，血沉加快；分泌物或血培养阳性；B 超检查提示盆腔内有炎性渗出，或有盆腔脓肿、炎性包块。

2. 慢性盆腔炎　腹腔镜检查可见盆腔内炎性病变及粘连。

【诊断与鉴别诊断】

一、急性盆腔炎

1. 诊断要点

（1）病史　常有经期不卫生、产褥感染及宫腔手术史。

（2）临床表现　常见症状为下腹痛，发热，阴道分泌物增多，呈脓性秽臭。

（3）体征　同前。

2. 辨证要点　应根据发热的特点，结合带下的量、色、质、气味改变，腹痛情况等伴随症状及舌脉辨证。若高热寒战，下腹疼痛拒按，带下色黄呈脓性，秽臭，为热毒壅盛；低热起伏，下腹坠胀，疼痛拒按，带下量多，色黄，有气味，为湿热内结。

3. 鉴别诊断

（1）急性阑尾炎　一般无妇科感染病史，腹痛多由脐周开始，然后转移至右下腹，麦氏点压痛及反跳痛阳性，妇科检查无异常。

（2）卵巢囊肿蒂扭转或破裂　突然出现一侧下腹部剧痛，伴恶心呕吐，在子宫一侧可触及张力较大的肿块，压痛明显，或原有肿块缩小或消失。

二、慢性盆腔炎

1. 诊断要点

（1）病史　有盆腔炎反复发作史，或有分娩、流产、宫腔手术等病史，或有邻近器官感染病史。

（2）临床表现　下腹部坠胀、疼痛及腰骶部酸痛，带下增多，月经异常，低热，不孕。妇科检查子宫常呈后倾后屈位，活动受限或粘连固定，子宫一侧或两侧触到增粗的输卵管，或扪及肿块。

2. 辨证要点　应根据腹痛的特点，带下的量、色、质、气味改变，及伴随症状和舌脉辨其寒热虚实。若下腹胀痛，经期延长，月经有血块，带下量多，色白或黄，为气滞血瘀；下腹冷痛，带下量多，色白，质稀，月经后期，量少有块，畏寒肢冷，为寒凝血瘀；下腹坠胀或隐痛，经期加重，带下多色黄，痛经，为湿热瘀结；小腹隐隐作痛，食欲不振，大便溏薄，带下量多，色白黏稠，为脾虚湿瘀；小腹疼痛，绵绵不休，带下增多，腰脊酸楚，为肾虚瘀滞。

3. 鉴别诊断

（1）子宫内膜异位症　痛经呈继发性，进行性加重，妇科检查可在子宫体后壁、宫骶韧带等处扪及触痛性结节，可通过 B 超和腹腔镜检查进行鉴别。

（2）输卵管卵巢囊肿　输卵管卵巢囊肿有盆腔炎病史，肿块呈腊肠形，囊壁较薄，周围有粘连；而卵巢囊肿以圆形或椭圆形较多，周围无粘连，活动自如。

【治疗】

一、急性盆腔炎

急性盆腔炎起病急骤，病情危重，应采用中西医结合方法积极治疗，在合理、足量使用抗生素的同时配合中药治疗。对于抗生素治疗不能控制的输卵管卵巢脓肿或盆腔脓肿，应手术治疗。

（一）西医治疗

1. 一般治疗　卧床休息，取半卧位。给予高热量、高蛋白、高维生素流质或半流质饮食，补充液体，必要时少量输血。高热时采用物理降温。避免不必要的妇科检查。

2. 抗生素治疗　可根据经验选择抗生素，待药敏试验结果出来再作调整。若患者一般状况好，症状轻，能耐受口服抗生素，并有随访条件，可给予口服抗生素，如氧氟沙星、甲硝唑同时口服。若患者病情严重，均应给予抗生素药物治疗为主的综合治疗，如青霉素或红霉素与氨基糖苷类药物及甲硝唑联合运用。

3. 手术治疗　适用于抗生素不满意的输卵管卵巢脓肿或盆腔脓肿。

（二）中医治疗

1. 治疗原则　以清热解毒、活血化瘀为主要治法。对热毒炽盛，热入营分者，宜清营解毒，凉血养阴。对湿热内结者，应清热解毒，利湿活血。

2. 辨证论治

（1）热毒壅盛

证候　下腹疼痛拒按，带下量多，色黄如脓，质稠秽臭，发热头痛，或高热寒战，口干口苦，大便干结，小便短赤；舌质红，苔黄干，脉滑数。

治法　清热解毒，凉血化瘀。

方药　银翘红酱解毒汤（《妇产科学》）。

银花　连翘　红藤　苡仁　丹皮　栀子　败酱草　桃仁　延胡索　川楝子　赤芍　乳香　没药

（2）湿热内结

证候　低热起伏，下腹坠胀，疼痛拒按，带下量多，色黄，质稠，有气味，纳差食少，小便短黄，大便溏薄；舌质红，苔黄腻，脉弦滑。

治法　清热解毒，利湿活血。

方药　清热调血汤（《古今医鉴》）去白芍，加败酱草、红藤、薏苡仁、栀子。

当归　川芎　白芍　生地　黄连　香附　桃仁　红花　莪术　延胡索　丹皮

二、慢性盆腔炎

慢性盆腔炎应采用中西医结合治疗疗效可靠，同时配合中药外敷、灌肠，可提高疗效。

（一）西医治疗

1. 一般治疗　慢性盆腔炎由于病程长，患者思想压力大，治疗时需解除患者思想顾虑，增强体质，增加营养，注意劳逸结合，提高机体抵抗力。

2. 药物治疗　长期或反复多种抗生素的联合治疗有时并无显著疗效，但对于年轻需保留生育功能者，或急性发作时可以应用。也可采用α－糜蛋白酶等治疗，以利粘连和炎症吸收。

3. 物理疗法　常用的有短波、超短波、离子透入等，这些治疗通过温热的刺激可促进盆腔局部血液循环，改善组织的营养状态，提高新陈代谢，以利炎症的吸收。

4. 手术治疗　适用于存在感染灶、反复引起炎症急性发作或伴有严重盆腔疼痛，经综合治疗无效者。

（二）中医治疗

1. 治疗原则　以活血理气、化瘀散结为主要治法。结合体质的强弱和病变涉及的脏腑，灵活采用祛邪以扶正、扶正以祛邪或祛邪扶正并用的治法。

2. 辨证论治

（1）气滞血瘀

证候　下腹胀痛或刺痛，劳累后或经期加重，经期延长，有血块，块下痛减，带下增多，经前乳胀，情志抑郁；舌质暗，苔薄，脉细弦。

治法　活血化瘀，理气止痛。

方药　血府逐瘀汤（《医林改错》）。

当归　生地　川芎　桃仁　红花　枳壳　赤芍　柴胡　甘草　牛膝

（2）寒凝血瘀

证候　小腹冷痛，遇热痛减，月经后期，量少色暗有块，带下量多，色白质稀，畏寒肢冷，或婚久不孕；舌质有瘀点，苔白腻，脉沉迟。

治法　温经散寒，活血化瘀。

方药　少腹逐瘀汤(《医林改错》)加茯苓、白术。

小茴香　干姜　生蒲黄　五灵脂　延胡索　没药　当归　川芎　赤芍　肉桂

（3）湿热瘀结

证候　下腹坠胀，或隐痛，经期加重，带下量多，色黄，质稠，或有秽臭，月经量多，痛经，尿黄便干；舌红，苔黄腻，脉弦数。

治法　清热利湿，活血化瘀。

方药　清热化瘀汤(《实用妇产科手册》)。

当归　川芎　香附　赤芍　木香　枳壳　三棱　莪术　连翘　红藤　薏苡仁　甘草

（4）脾虚湿瘀

证候　小腹隐隐作痛，月经后期，经量少或多，带下量多，色白黏稠，倦怠乏力，食欲不振，大便溏薄；舌质胖，淡暗，苔白，脉细缓。

治法　健脾化湿，祛瘀通经。

方药　完带汤(《傅青主女科》)去白芍，加丹参、赤芍、当归、郁金、香附。

人参　白术　车前子　苍术　甘草　山药　柴胡　陈皮　白芍　黑荆芥

（5）肾虚瘀滞

证候　小腹冷感或坠痛，带下量多，质稀如水，腰酸如折，小便频数清长，夜尿多，头晕耳鸣；舌质淡，苔薄白，脉沉迟。

治法　补肾化瘀，固涩止带。

方药　内补丸（《女科切要》）去鹿茸、潼蒺藜、白蒺藜、紫菀茸、肉苁蓉，加丹参、当归、鸡血藤、补骨脂、淫羊藿。

制附子　肉桂　菟丝子　黄芪　桑螵蛸　鹿茸　潼蒺藜　白蒺藜　紫菀茸　肉苁蓉

（三）外治法

1. 红藤、败酱草、蒲公英、丹参、鸭跖草、三棱、莪术、延胡索，水煎保留灌肠。

2. 当归、赤芍、川芎、红花、羌活、独活、防风、白芷、透骨草、艾叶，蒸透后热敷患处。

【预防与调护】

1. 积极宣传性生活卫生知识，预防性传播疾病引起的盆腔炎。

2. 遵守医疗技术操作规程，严格执行无菌操作，防止盆腔感染。

3. 积极治疗内生殖器官邻近器官的炎症，如阑尾炎、结肠炎等，以防炎症蔓延继发盆腔炎。

4. 加强锻炼，增强体质，防止盆腔炎的发生和促进盆腔炎的吸收。

【预后】

急性盆腔炎病变范围较广，如能给予恰当的抗生素积极治疗，绝大多数能彻底治愈；如治疗不彻底，会变成慢性盆腔炎。慢性盆腔炎如长期不愈，可致月经不调、不孕、癥瘕等。

第十三章 外阴上皮内非瘤样病变

外阴上皮内非瘤样病变是一组常见的外阴皮肤、黏膜组织变性及色素改变的慢性疾病。因病变部位皮肤和黏膜多呈白色，故又称其为外阴白色病变。该病病因不明，1987 年国际外阴病研究协会建议废止 1966 年 Jeffcoate 提出的慢性外阴营养不良的术语，以"皮肤和黏膜上皮内非瘤样病变"来替代。它们均归类于外阴皮肤病范畴。

第一节 外阴鳞状上皮增生

鳞状上皮增生（squamous hyperplasia）是以外阴瘙痒为主要症状的外阴疾病。根据其症状及体征，本病属于中医"阴痒"范围。

【病因病理】

一、西医病因病理

迄今为止，病因尚不明确，但外阴局部皮肤长期处于潮湿状态和阴道分泌物的刺激等因素可能与其发病有关。主要病理变化为表层角化过度和角化不全，棘细胞层不规则增厚，上皮脚向下延伸，末端钝圆或较尖。上皮脚之间的真皮层乳头明显，并有轻度水肿以及淋巴细胞和少量浆细胞浸润。

二、中医病因病机

1. 肝郁气滞 素性抑郁，或恚怒伤肝，使肝失疏泄，气机郁滞，冲任被阻，阴部脉络气血运行不畅而为病。患病后因难言之苦及夫妻感情等因素又加重肝郁，使病情反复难愈。

2. 肝肾阴虚 年老体弱，肝肾不足，精血亏虚，阴部肌肤失养而致外阴瘙痒。

3. 肝经湿热 忧思忿怒，肝郁化热，湿热之邪下注而致阴痒。

【临床表现】

1. 症状 此病多见于绝经后妇女，但亦可发生于生育年龄。主要症状是外阴瘙痒，患者难以忍受。

2. 体征 在早期病变时，外阴皮肤暗红色或粉红色，角化过度部位呈白色，甚者外阴皮肤增厚似皮革，色素增加，皮肤纹理明显突出，皮崤隆起，呈小多角性扁平丘疹，并群集成片，出现苔藓样变。

【实验室及其他检查】

依靠病理检查才能确诊。

【诊断与鉴别诊断】

一、诊断要点

1. 病史 多发生于绝经后妇女，亦可见于生育期妇女。

2. 临床表现 主要为外阴瘙痒。

3. 检查 病变早期外阴皮肤暗红色或粉红色，严重者外阴皮肤出现苔藓样变。

二、辨证要点

应根据患者的症状、舌脉，结合局部的病变特点分辨虚实。若外阴灰白，皮肤干燥，或粗糙皲裂，或溃疡久治不愈，为虚证；如外阴皮肤发白，粗糙增厚，局部红肿，溃烂渗水，带下色黄，量多臭秽者，属实证。

三、鉴别诊断

1. 白癜风 外阴皮肤出现界限分明的发白区，但表面光滑润泽，质地完全正常，且无任何自觉症状。

2. 外阴炎 外阴皮肤增厚，发白或发红，伴有瘙痒或阴道分泌物增多者，应首先排除假丝酵母菌、滴虫感染所致阴道炎或外阴炎；外阴皮肤出现对称性发红、增厚，伴有严重瘙痒，但无阴道分泌物者应考虑糖尿病所致外阴炎的可能。

【治疗】

本病属临床难治性疾病，应中西医结合进行综合治疗。

一、西医治疗

1. 一般治疗 应保持外阴皮肤清洁干燥，禁用肥皂或刺激性药物擦洗；避免用手或器械搔抓；不食辛辣及过敏食物；衣着应宽大；内裤应为棉织品。对瘙痒症状明显者，可给予镇静、抗过敏治疗。

2. 药物治疗 一般均主张采用皮质激素局部治疗。临床常用药物有0.025%氟轻松软膏或1%～2%氢化可的松软膏等。

3. 手术治疗 适用于已有恶变或恶变可能及长期药物治疗无效者。

4. 激光治疗 一般采用二氧化碳激光或氦氖激光治疗。

二、中医治疗

（一）治疗原则

本病治疗要根据辨病辨证相结合的原则，内服、外治并举，治法以补肝益肾、祛风止痒、清热利湿为主。

（二）辨证论治

1. 肝郁气滞

证候 外阴瘙痒，干燥，灼热疼痛，外阴皮肤色素减退，粗糙，肥厚，或皲裂，脱屑，性情抑郁，经前乳房胀痛，胸闷嗳气，两胁胀痛；舌质暗红，脉弦。

治法 疏肝解郁，养血祛风。

方药 黑逍遥散（《太平惠民和剂局方》）。

地黄 柴胡 当归 白芍 白术 茯苓 甘草 生姜 薄荷

若外阴痒痛，加郁金、石菖蒲等；肝郁化热，心烦易怒者，加丹皮、黑栀子、黄芩等；口燥咽干，头晕目眩者，加枸杞子、麦冬、沙参、川楝子。

2. 肝肾阴虚

证候 外阴干燥瘙痒，夜间加重，外阴萎缩，皮肤变白，阴道口缩小，伴头晕耳鸣，双目干涩，腰膝酸软；舌红，苔少，脉细数。

治法 补益肝肾，润燥止痒。

方药 左归丸（《景岳全书》）合二至丸（《医方集解》）加当归、生首乌、白鲜皮。

熟地 山药 山茱萸 枸杞 鹿角胶 菟丝子 川牛膝 龟甲胶

女贞子 旱莲草

3. 肝经湿热

证候 外阴痛痒、干燥，局部皮肤粗糙，肥厚或皲裂，或破溃，渗流黄水，带下量多，色黄臭秽，烦躁易怒，口苦口干；舌红，苔黄腻，脉弦数。

治法 泻肝清热，利湿止痒。

方药 龙胆泻肝汤(《医宗金鉴》)加土茯苓、薏苡仁。

龙胆草 栀子 黄芩 车前子 木通 泽泻 生地黄 当归 甘草 柴胡

（三）外治法

1. 外洗 当归、苦参、蛇床子、菟丝子、补骨脂、仙灵脾、覆盆子、青蒿、白蒺藜、苍耳子、三棱、莪术等，煎水外洗。

2. 外搽 选用炉甘石、密陀僧、滑石、煅石膏、制南星、皂荚、枯矾，共研细末，用凡士林调匀，涂擦于患处。适用于实证病变。

【预防与调护】

本病病因不明确，应积极治疗可能导致阴道分泌物增多的阴道炎，避免衣着或月经垫的刺激。

【预后】

外阴鳞状上皮增生，通过药物治疗有治愈的可能，但疗程较长。对非典型性增生的患者，必须早期发现，积极治疗，密切随访，预防癌变。

第二节 外阴硬化性苔藓

外阴硬化性苔藓（lichen sclerosus of vulva）是一种以外阴及肛周皮肤萎缩变薄为主的皮肤病。

本病属于中医"阴痒"范畴。

【病因病理】

一、西医病因病理

（一）病因

尚不明确。有母女、姐妹等直系亲属家族性发病的报道。也有人认为此病与HLA－B$_{40}$有关。另有学者发现此病与自身免疫性疾病有关。此外，此病患者血中二氢睾酮水平明显低于正常同龄妇女，且患处局部使用睾酮治疗能获取疗效，提示患者睾酮水平低下可能为发病因素之一。

（二）病理

典型的病理特征为表皮层角化和毛囊角质栓塞，表皮棘层变薄伴基底细胞液化变性，黑素细胞减少，上皮脚变钝或消失，在真皮浅层出现均质化，真皮中层有淋巴细胞和浆细胞浸润带。

二、中医病因病机

1. 血虚化燥　脾虚化源不足，或久病耗伤气血，冲任血虚，不能滋养肌肤，使外阴皮肤干燥而发病。

2. 脾肾阳虚　素体肾阳虚弱，或久病伤阳，阳虚生内寒，冲任虚寒，阴部失于温煦，阴寒凝滞阴部肌表，气血流通受阻，故外阴皮肤变色、萎缩。

3. 肝肾阴虚　参见"外阴鳞状上皮增生"一节。

【临床表现】

1. 症状　此病可发生于任何年龄的妇女，但以青春期少女和绝经后妇女最多见。主要症状是病损区皮肤瘙痒，但程度较轻，个别患者无瘙痒。

2. 体征　妇科检查可见大阴唇或肛周皮肤及黏膜变白、变薄、干燥或皲裂，阴蒂多萎缩，小阴唇平坦、消失。晚期皮肤菲薄，阴道口挛缩狭窄。幼女患者在外阴及肛周区可见锁孔状珠黄色花斑样或白色病损坏。

【实验室及其他检查】

确诊需进行病理检查。

【诊断与鉴别诊断】

一、诊断要点

根据患者的临床症状、妇科检查及病理检查可明确诊断。

二、辨证要点

本病以虚证为主，可虚实错杂。辨证时需根据患者临床表现、舌脉，更重要的是结合局部的病变特点分辨虚实。凡外阴皮肤变白、薄脆、干燥，弹性减退，为虚证；皮色发红肿胀，出现粉红或象牙白色或散在丘疹，为虚实错杂。

三、鉴别诊断

要与老年生理性萎缩相鉴别，生理性萎缩仅见于老年妇女，其外阴皮肤各层组织及皮下脂肪层均萎缩，大阴唇变平，小阴唇退化，患者无任何不适。

【治疗】

一、西医治疗

1. 一般治疗　参见"外阴鳞状上皮增生"一节。

2. 药物治疗　选用丙酸睾酮局部涂擦，但疗效因人而异。对于幼女患者，治疗有别于成年妇女，治疗目的主要是暂时缓解瘙痒症状，多用氢化可的松软膏加入凡士林软膏中局部涂擦。

3. 手术治疗　很少采用。

二、中医治疗

（一）治疗原则

根据本病特征，采用内、外同治方法，以补虚通络、祛风止痒为主。

（二）辨证论治

1. 血虚化燥

证候　外阴干燥瘙痒，皮肤薄脆、变白，甚至皲裂，头晕眼花，心悸怔忡，气短乏力，面色萎黄；舌淡，苔薄，脉细弱。

治法　益气养血，润燥止痒。

方药　归脾汤(《济生方》)加蝉蜕、防风、桃仁。

人参　黄芪　白术　茯神　酸枣仁　龙眼肉　木香　炙甘草　当归　远志
生姜　大枣

2. 脾肾阳虚

证候　外阴瘙痒，皮肤、黏膜薄脆，干萎变白，弹性减弱，阴蒂、阴唇萎缩平坦，甚或粘连，腰背酸痛，小便频数，性欲淡漠，形寒肢冷，面浮肢肿，纳差便溏；舌质淡胖，苔薄白或薄润，脉沉弱。

治法　温补脾肾，祛风止痒。

方药　右归丸(《景岳全书》)。

熟地　山药　山茱萸　枸杞　鹿角胶　菟丝子　杜仲　当归　肉桂　制附子

若外阴瘙痒者，加秦艽、荆芥、防风、地肤子祛风止痒；萎缩明显者，加黄芪、陈皮、补骨脂、淫羊藿等；大便燥结，加柏子仁、肉苁蓉；纳少便溏，加炒白术、砂仁、山药。

3. 肝肾阴虚　参见"外阴鳞状上皮增生"一节。

【预防与调护】

参见"外阴鳞状上皮增生"一节。

第三节 外阴瘙痒

外阴瘙痒（pruritus vulvae）是妇科疾病中常见的症状，多由外阴各种不同病变引起。各年龄阶段的妇女均可发生，瘙痒严重时患者多坐卧不安，以致影响生活和工作。

本病属于中医"阴痒"范畴。

【病因病理】

一、西医病因病理

导致外阴瘙痒的原因很多，主要有局部原因和全身性原因。

1. 特殊感染 外阴阴道假丝酵母菌病和滴虫性阴道炎是引起外阴瘙痒的最常见原因。另外阴虱、蛲虫等也可导致发痒。

2. 原发外阴的疾病 如外阴鳞状上皮细胞增生、湿疹、疥疮等均可发生瘙痒。

3. 药物过敏、化学品刺激或外阴不洁 肥皂、避孕套等可直接刺激或因过敏而致瘙痒；月经、白带、粪便等长期刺激或浸渍，引起外阴瘙痒。

4. 全身因素 糖尿病、黄疸、维生素 A 及维生素 B 缺乏、贫血及妊娠期、围绝经期内分泌改变，均可致外阴瘙痒。

临床还可见不明原因的外阴瘙痒，有些学者认为可能与精神或心理因素有关。

二、中医病因病机

1. 湿热下注 久居阴湿之地，或阴部不洁，致湿邪虫毒侵入阴部作痒；或脾虚生湿，湿蕴化热，湿热下注。

2. 阴虚血燥 素体阴血不足，或大病久病，耗伤阴血，或年老体虚，精血不足，阴虚则燥，阴部肌肤失养，发为阴痒。

【临床表现】

1. 症状 外阴瘙痒多发生于阴蒂、小阴唇，也可波及大阴唇、会阴甚至肛周等，常为阵发性，也可为持续性，一般夜间加剧，或伴有带下量多。

2. 体征　妇科检查可见外阴皮肤正常或潮红，病程长者外阴皮肤增厚、粗糙或色素减退，甚至苔藓化或萎缩。

【实验室及其他检查】

阴道分泌物涂片检查或培养，寻找假丝酵母菌或滴虫。血糖、尿糖及肝功能检查有助于糖尿病、肝病等疾病的诊断。

【诊断与鉴别诊断】

一、诊断要点

1. 病史　常有病原体感染或药物、化学品过敏史；或有外阴原发疾病；或有糖尿病等全身性疾病。

2. 症状　外阴瘙痒，特点为持续性或阵发性，可有带下量多。

3. 检查　妇科检查可见外阴皮肤正常或潮红，病程长者可有局部病变。

二、辨证要点

应根据阴部瘙痒的特点、白带性状和全身症状来辨别虚实。如瘙痒疼痛，夜间加剧，带下量多，色黄，质黏稠，秽臭，为湿热下注；瘙痒日久不愈，带下量少，外阴干灼，为阴虚血燥。

三、鉴别诊断

1. 糖尿病阴痒　除阴痒外，可伴有多饮、多食、多尿、身体消瘦等。通过尿糖、血糖检查有助于鉴别。

2. 黄疸或贫血阴痒　除阴痒外，还伴有黄疸，头晕眼花，心悸乏力，贫血貌等，通过血常规、肝功能等检查有助于鉴别诊断。

【治疗】

查找病因，针对病因治疗。由于局部因素引起者，应采取中西医结合局部治疗为主；全身性因素引起者，应治疗原发病。

一、西医治疗

1. 一般治疗　注意经期卫生，保持外阴清洁干燥，切忌搔抓。不要用热水洗烫，忌用肥皂。衣着特别是内裤应宽松透气。忌酒及辛辣、过敏食物。有感染者用 1∶5000 高锰酸钾溶液坐浴。症状严重者可口服镇静剂。

2. 局部治疗 坐浴后涂抗生素软膏。急性期还可选用微波或红外线局部物理治疗。

3. 病因治疗 积极寻找病因，若发现糖尿病、黄疸、贫血等应及时治疗。

二、中医治疗

（一）治疗原则

本病治疗以止痒为目的。实者清热利湿止痒，虚者养血滋阴止痒。内治、外治相结合，可以提高疗效。

（二）辨证论治

1. 湿热下注

证候 阴部瘙痒甚则痒痛，带下量多，色黄如脓，或呈泡沫状，或呈米泔样，质稠秽臭，烦躁易怒，口苦而腻；舌质红，苔黄腻，脉弦数。

治法 清热利湿，杀虫止痒。

方药 萆薢渗湿汤（《疡科心得集》）加苦参、苍术、白鲜皮。

萆薢 薏苡仁 黄柏 赤茯苓 丹皮 泽泻 通草 滑石

2. 阴虚血燥

证候 阴部干涩瘙痒，日久不愈，白带量少，色黄，甚至呈血样，或外阴皮肤变白甚至萎缩，头晕眼花，心悸失眠；舌红，苔少，脉细数无力。

治法 滋阴降火，养血止痒。

方药 知柏地黄汤（《医宗金鉴》）加当归、生首乌、白鲜皮。

知母 黄柏 熟地 山药 泽泻 茯苓 丹皮 山茱萸

（二）外治法

鹤虱、苦参、威灵仙、归尾、蛇床子、狼毒，煎汤熏洗。外阴溃疡者忌用。

【预防与调护】

保持外阴清洁干燥，勤换洗内裤，穿宽大棉织品内裤。避免热水、肥皂水烫洗，不用各种消毒液，避免刺激。忌烟酒，不食辛辣刺激及过敏食品。保持心情愉快。

第十四章

妊 娠 病

妊娠病是指在妊娠期发生的与妊娠有关的疾病。中医亦称胎前病。妊娠病不但影响孕妇的健康，还可妨碍胎儿的正常发育，甚至造成堕胎、小产，因此必须注意平时的预防和发病后的调治。

临床常见的妊娠病有流产、妊娠剧吐、异位妊娠、妊娠期高血压疾病、前置胎盘、胎盘早剥、胎儿宫内生长迟缓、高危妊娠等。

中医认为，妊娠病的发病原因，主要包括外感六淫、情志内伤、劳逸过度、房事不节、跌仆闪挫等。发病机理可概括为四个方面：①由于阴血下注冲任以养胎，易出现阴血聚于下，阳气浮于上，甚至气机逆乱，阳气偏亢的状态，引起妊娠恶阻、妊娠心烦、妊娠眩晕、妊娠痫证等；②由于胎体渐长，易使气机升降失调，或气滞湿郁，出现妊娠心烦、妊娠肿胀、胎水肿满等；③胞脉系于肾，肾主生殖，因此，若肾气亏损，胎失所系，则胎元不固，导致胎动不安、堕胎、小产、滑胎等；④脾胃为气血生化之源，胎赖血养，若脾胃虚弱，营血不足，胎失所养，可致胎漏、胎动不安、胎萎不长等。

诊断妊娠病首先要确定妊娠，古称"候胎"。诊断时除根据孕妇出现的与妊娠有关的临床表现外，还需借助实验室辅助检查。要注意辨明母病、胎病的不同，若因母病而致胎不安，当重在治疗母病，母病去则胎自安；如因胎不安而致母病，应重在安胎，胎安则母病自愈。另外，还要根据妊娠的不同时期进行诊断。如妊娠期阴道流血和腹痛，若发生在妊娠早期，需鉴别是先兆流产、不全流产、完全流产，还是异位妊娠；若发生在妊娠中期，要鉴别是晚期流产，还是葡萄胎；若发生在妊娠晚期，当鉴别是早产，还是前置胎盘或胎盘早期剥离等。

妊娠病的治疗原则是治病与安胎并举。中医主要治法有：补肾，意在固胎之本；健脾，旨在益血之源；疏肝，用以通调气机。若胎元异常，胎殒难留，或胎死不下者，安之无益，宜采用西医方法从速下胎以益母。

中医认为，妊娠期间，凡峻下、滑利、祛瘀、破血、耗气、散气以及一切有毒药品，都宜慎用或禁用。但在病情需要的情况下，也可适当选用，所谓"有故无殒，亦无殒也"。唯须严格掌握剂量，并当"衰其大半而止"，以免动胎、伤胎。

西医用药参见第六章第二节孕期保健相关内容。

第一节 流 产

妊娠不足 28 周，胎儿体重少于 1000g 而终止者称流产（abortion）。其中发生在妊娠 12 周前者称早期流产；发生于妊娠 12～28 周者称晚期流产。早期流产较为多见，其发病率约占全部妊娠的 10%～15%。

根据流产的类型和时间不同，中医有"胎漏"、"胎动不安"、"胎动欲堕"、"暗产"、"堕胎"、"小产"、"滑胎"等病名之分。

【病因病理】

一、西医病因病理

（一）病因

1. 遗传因素 夫妇任何一方染色体异常可传至子代，早期流产染色体异常者占 50%～60%。染色体异常可表现为数目异常或结构异常，数目异常多见三体、X 单体、三倍体等，结构异常多见染色体断裂、倒置、缺失、易位等。染色体异常的胚胎多数会发生流产，即使极少数妊娠至足月，出生后会发生某些功能缺陷或畸形。如发生流产，妊娠产物有时仅为一空孕囊或已退化的胚胎，称为孕卵枯萎。

2. 母体因素

（1）**全身性疾病** 孕妇因全身性感染高热引起子宫收缩导致流产。细菌毒素和病毒可通过胎盘进入胎儿血液循环，导致胎儿死亡而流产。孕妇患严重贫血或心力衰竭可致胎儿缺氧而引起流产。孕妇患高血压、慢性肾炎等，胎盘可发生梗死而引起流产。

（2）**内分泌失调** 黄体功能不足、甲状腺功能亢进或低下、糖尿病等，均可影响蜕膜、胎盘，甚至妨碍胎儿的发育而发生流产。

（3）**生殖器官疾病** 子宫畸形、子宫发育不良、子宫肌瘤（黏膜下肌瘤）、卵巢肿瘤、宫颈内口松弛或宫颈重度裂伤等，均可影响胎儿的生长发育而导致流产。

（4）**创伤刺激** 严重休克、子宫创伤（如手术、直接撞击、性交过度）可引起流产；过度紧张、焦虑、恐惧、忧伤等精神创伤也有引起流产的报道。

3. 环境因素 砷、铅、甲醛、苯、氯丁二烯、氧化乙烯等化学物质和其他放射性物质的过多接触可导致流产。

4. 免疫因素 母体妊娠后，母儿双方可因免疫不适应而导致母体排斥胎儿以致流产。有关免疫因素主要有父方的组织相容性抗原（HLA）、胎儿特异抗原、血型抗原（ABO 及 Rh）、孕期母体封闭抗体不足、母体抗父方淋巴细胞的细胞毒抗体不足、孕妇抗磷脂抗体产生过多、抗精子抗体的存在等。

（二）病理变化

妊娠在 8 周内早期流产，多数是胚胎先死亡，然后底蜕膜出血，造成胚胎绒毛与底蜕膜分离、出血，已分离的胚胎组织犹如异物刺激子宫，使之收缩，排出胚胎及其附属物。一般妊娠在 8 周内时绒毛与子宫壁间附着尚不甚牢固，因此，妊娠物常可全部自行排净。妊娠 8～12 周时，绒毛已深入蜕膜层，与底蜕膜联系较牢固，流产的妊娠物往往分离不完整，而部分滞留在宫腔内影响子宫收缩，血窦不能完全关闭而出血多，需人工协助取出残留的妊娠物以止血。妊娠 12 周后，胎盘已形成，流产时先出现腹痛，然后排出胎儿、胎盘。但有时由于蜕膜反复出血，凝固的血块包绕胎块，形成血样胎块，时间久后，血红蛋白被吸收即形成肉样胎块，有时胎儿被挤压，形成纸样胎儿，胎儿钙化后即称为石胎。

二、中医病因病机

主要发病机理为冲任气血不调，胎元不固，而肾虚、气血虚弱、血瘀、血热为发病的主要原因。

1. 胎元方面 夫妇之精气不足，两精虽能结合，但胎元不固，或胎儿有缺陷，都能导致胎漏、胎动不安，甚至殒堕。

2. 母体方面 母体素体虚弱，肾气不固，或因房事不节，耗损肾精，或因气血虚弱，或因邪热动胎，或受孕后兼患其他全身性疾病，干扰胎气，以致胎漏、胎动不安，或堕胎、小产。

【临床表现】

主要症状为停经后出现阴道流血及腹痛。早期流产先出现阴道出血，后出现腹痛；晚期流产往往先有腹痛，然后出现阴道流血；稽留流产者亦可就诊时尚无明显的腹痛。

自然流产根据发展的不同阶段可分为以下临床类型。

1. 先兆流产 指妇女妊娠 28 周以前，先出现少量阴道流血，常为暗红色或血性白带，继之出现阵发性下腹痛或腰背痛，妇科检查：宫颈口未开，妊娠物尚未排出，子宫大小与停经周数相符，经治疗及休息后症状消失，胎儿存活，有希望继续妊娠者。中医称"胎漏"、"胎动不安"。若阴道流血量增多或下腹痛加剧，可发展为难免流产。

2. 难免流产 指流产不可避免。一般由先兆流产发展而来，且此时阴道流血增多，阵发性腹痛加重，腰痛如折，或胎膜破裂出现阴道流水。妇科检查：子宫颈口已扩张，有时宫颈口可见胚胎组织或羊膜囊堵塞，子宫与妊娠月份相符或略小。中医称"胎动欲堕"。

3. 不全流产 由难免流产发展而来，部分妊娠物已排出体外，尚有部分残留在子宫腔内或嵌顿于宫颈口处，影响子宫收缩，而致流血不止，孕妇可有贫血，甚至发生失血性休克。妇科检查：宫颈口已扩张，有时可见子宫颈口妊娠组织堵塞及持续性血液流出，一般子宫小于停经月份，如宫腔内充满血块时，子宫仍可增大如停经月份。中医称"堕胎"、"小产"。

4. 完全流产 妊娠物已全部排出宫腔，阴道流血逐渐减少，腹痛明显减轻。妇科检查：子宫颈口关闭，子宫略大或正常大小，阴道内仅有少量血液或流血停止。属中医"堕胎"、"小产"或"暗产"的范围。

5. 稽留流产 胚胎或胎儿已死亡，滞留在宫腔内尚未自然排出者。子宫不再增大反而缩小，早孕反应消失，如至妊娠中期，孕妇腹部不见增大，胎动消失。妇产科检查：子宫颈口关闭，子宫明显小于停经周数，未闻及胎心音。中医称"胎死不下"。

6. 习惯性流产 连续 3 次或 3 次以上自然流产称为习惯性流产，中医称"滑胎"。近年国际上常用"复发性流产"取代"习惯性流产"，改为连续 2 次的自然流产。每次流产往往发生于同一妊娠月，其流产过程与一般流产相同。

7. 流产感染 流产过程中，若阴道流血时间长，有组织残留于宫腔内或非法堕胎等，有可能引起宫腔感染，严重时感染可扩展到盆腔、腹腔甚至全身，并发盆腔炎、腹膜炎、败血症及感染性休克等，称流产感染。除流产的一般症状外，还可有高热寒战、腹痛等感染症状。腹部检查时有明显的压痛及反跳痛，腹肌较紧张。妇科检查：子宫及附件压痛明显，阴道有灼热感，可有脓性白带或败酱样血性分泌物，有臭味。严重时可有盆腔腹膜炎、败血症，甚或中毒性休克症状。

【诊断与鉴别诊断】

根据病史及临床表现诊断流产一般并不困难，仅少数需行辅助检查确诊。诊断的关键是确定自然流产的临床类型，决定处理方法。

一、诊断要点

1. 病史 应询问患者有无停经史和反复流产史，有无早孕反应、阴道流血，并询问阴道流血的量及持续时间，有无腹痛，腹痛部位、性质、程度，有无阴道排液及妊娠物排出，阴道分泌物有无臭味等。

2. 查体 观察患者全身状况，有无贫血，测量体温、血压、脉搏等。在消毒后进行妇科检查，注意宫颈口是否扩张，羊膜囊是否膨出，有无妊娠物堵塞于宫颈口内，子宫大小与停经周数是否符合，有无压痛等，双侧附件有无压痛、增厚或包块。疑为先兆流产者，操作应轻柔。

3. 辅助检查

（1）**B 超检查** 用于鉴别各种不同类型的流产有实际意义。疑有先兆流产可能时，可用超声显像观察有无胚囊，观察胎动、胎心反应等，以确定胚胎存活与否，指导处理方法的选择。

（2）**妊娠试验** 近年临床多用早早孕试纸诊断妊娠。

（3）**激素测定** 早孕时测定孕妇血孕酮水平，可协助判断先兆流产的预后。

二、鉴别诊断

1. 鉴别流产的类型，见表 14 - 1。

表 14 - 1 各种类型流产的鉴别诊断

临床类型	病 史			妇 科 检 查	
	出血量	下腹痛	组织排出	宫颈口	子宫大小
先兆流产	少	无或轻	无	闭	与妊娠周数相符
难免流产	中→多	加剧	无	扩张	相符或略小
不全流产	少→多	减轻	部分排出	扩张或有物堵塞或闭	小于妊娠周数
完全流产	少→无	无	全排出	闭	正常或略大

2. 早期流产还应与异位妊娠、葡萄胎、功能失调性子宫出血及子宫肌瘤等鉴别。

三、辨证要点

临证时需动态观察阴道流血、腹痛、腰酸、小腹下坠四大症状和舌脉的变化，辨别寒热虚实及胎儿的死活。

【治疗】

一经确诊，应根据流产的不同类型，给予积极恰当的处理。

一、先兆流产

（一）西医处理

卧床休息，禁止性生活，必要时给予对胎儿危害小的镇静剂，如口服苯巴比妥 0.03g，每日 3 次；利眠宁 10mg，每日 3 次。黄体功能不足者可给予黄体酮 10～20mg，每日 1 次，肌注；维生素 E 30～50mg，每日 2 次，口服。甲状腺机能低下者给予甲状腺素片 0.03～0.06g，每日 1 次，口服。

（二）中医辨证治疗

以补肾安胎为大法，根据不同的证型辅以益气养血、滋阴清热或活血消癥。

1. 肾虚

证候　妊娠期阴道少量下血，色淡红，腰酸，腹坠痛，或伴头晕耳鸣，小便频数，夜尿多，甚至失禁，或曾屡次堕胎；舌淡，苔白，脉沉滑尺弱。

治法　固肾安胎，佐以益气。

方药　寿胎丸（《医学衷中参西录》）加党参、白术、首乌、杜仲、甘草。

桑寄生　菟丝子　续断　阿胶

若阴道流血多者，加仙鹤草、地榆、艾叶、鹿角霜止血安胎；腹痛明显者，加木香、砂仁。

2. 气血虚弱

证候　妊娠期阴道少量流血，色淡红，质稀薄，或腰腹胀痛，或小腹下坠，伴神疲肢倦，面色㿠白，心悸气短；舌质淡，苔薄白，脉细滑。

治法　补气养血，固肾安胎。

方药　胎元饮（《景岳全书》）去当归，加黄芪、阿胶、山药、苏梗、寄生。

杜仲　人参　当归　白芍　熟地　白术　陈皮　甘草

3. 血热

证候　妊娠期阴道下血，色鲜红，或腰腹坠胀作痛，伴心烦不安，手心烦热，口干咽燥，小便短黄，大便秘结；舌质红，苔黄而干，脉滑数或弦滑。

治法　滋阴清热，养血安胎。

方药　保阴煎（《景岳全书》）加苎麻根 。

生地　熟地　黄芩　黄柏　白芍　续断　淮山药　甘草

若下血多者，加阿胶、旱莲草；腰痛者，加菟丝子、杜仲。

4. 血瘀

证候　孕前有子宫肌瘤、子宫内膜异位症等妇科宿疾，或孕后跌仆闪挫，腰酸下坠，小腹坠胀，或阴道下血，色暗滞；舌边有瘀点或暗红，脉滑无力。

治法　活血消癥，补肾安胎。

方药　桂枝茯苓丸(《金匮要略》) 加菟丝子、桑寄生、续断。

桂枝　茯苓　芍药　丹皮　桃仁

若下血较多者，加艾叶炭、阿胶养血止血安胎。

二、难免流产

一旦诊断明确，应尽早使胚胎、胎盘组织完全排出。早期流产应行负压吸宫术。对妊娠物进行认真检查，并送病理检查。晚期流产时因子宫较大，可用缩宫素10U，加入葡萄糖注射液500ml静脉滴注，促使子宫收缩，当胎儿和胎盘组织排出后，需检查是否完全，必要时刮宫以清除宫腔内残留的妊娠物。

三、不全流产

诊断明确后及时行吸宫术或钳刮术，以清除宫腔内残留组织，必要时补液、输血，刮宫后给抗生素预防感染，刮出物送病理检查。

四、完全流产

症状消失，B超检查宫腔内无残留物，如无感染征象，一般不需处理。

五、稽留流产

诊断确定，应尽早排空子宫。因胎盘组织有时机化，与子宫壁紧密粘连，造成刮宫困难。同时，胎儿死亡后释放凝血活酶入血液循环，易发生凝血机制障碍，导致弥散性血管内凝血（DIC），故在术前应检查血常规、出凝血时间、血小板计数、血纤维蛋白原、凝血酶原时间、凝血块收缩试验及血浆鱼精蛋白副凝试验等，并做好输血准备。若凝血功能正常，则先给炔雌醇1mg，每日2次，或己烯雌酚5~10mg，每日3次，口服，连续5天，以提高子宫肌肉对缩宫素的敏感性。若子宫小于12孕周妊娠者，行刮宫术。术前备血，术时注射缩宫素10U，加强子宫收缩，减少出血。一次不能刮净者，可于5~7日后再次刮宫。如子宫大于12孕周妊娠者，可静滴缩宫素人工引产，或用依沙吖啶引产，待胎儿、胎盘自然排出，必要时再行清宫。若凝血功能检查异常，则可静脉注射纤维蛋白原，输新鲜血，等待凝血功能改善后再行引产或刮宫。

六、习惯性流产

（一）西医处理

1. 在怀孕前进行必要的检查，包括卵巢功能检查、夫妇双方染色体检查、血型鉴定及丈夫的精液检查；女方进行生殖道检查，包括有无宫颈内口松弛，有无肿瘤、宫腔粘连。可做子宫输卵管造影，宫腔镜检查，以确定子宫有无畸形与病变等，查出引起习惯性流产的原因。若宫颈内口松弛诊断明确者，应在未妊娠前做子宫颈内口松弛修补术。如已妊娠，宜在妊娠第 14～16 周行子宫颈内口环扎术，术后定期随访，孕 37 周前提前入院，孕 37～38 周或有临产先兆时拆除缝线，一般拆线后迅速自然分娩。如缝合后有流产征象，即治疗失败，应及时拆除缝线，以免造成宫颈严重撕裂。子宫畸形应在未妊娠前先行矫治手术，术后避孕一年。原因不明者当有怀孕征兆时可按黄体功能不足处理，尽早用黄体酮 10～20mg，每日 1 次，肌注，或 HCG 3000U，隔日肌注 1 次，用药至妊娠 10 周或超过以往流产发生的妊娠月份。并嘱其卧床休息，禁止性生活，补充维生素 E，给予心理治疗，以解除精神紧张，安定情绪。

（二）中医辨证治疗

以习惯性流产及伴见的症状、舌象、脉象为辨证依据，于孕前予以培补，孕后保胎治疗。

1. 脾肾两虚

证候　屡孕屡堕，月经初潮晚，月经周期推后，或时前时后，经量较少，色淡或暗，头晕耳鸣，腰膝酸软，神疲体倦，气短懒言，纳少便溏，或夜尿频多，或眼眶暗黑，面有暗斑；舌质淡或淡暗，脉沉弱。

治法　补肾健脾，益精养血。

方药　补肾固冲丸(《中医学新编》)。

菟丝子　续断　杜仲　巴戟天　鹿角胶　当归　熟地　枸杞　阿胶　党参　白术　大枣　砂仁

2. 气血虚弱

证候　屡孕屡堕，月经量少，或月经周期推后，或闭经，面色㿠白或萎黄，头晕心悸，神疲肢软；舌质淡，苔薄，脉细弱。

治法　益气养血，佐以健脾。

方药　泰山磐石散(《景岳全书》)。

人参　黄芪　当归　续断　黄芩　川芎　白芍　熟地　白术　炙甘草　砂仁

糯米

若小腹空坠不适，重用党参、黄芪，并加升麻、柴胡升阳举陷；若心烦，咽干，舌红少苔，脉细数，加生地、知母、白薇养阴清热；若心悸失眠，加酸枣仁、柏子仁、夜交藤养心安神。

3. 阴虚血热

证候　屡孕屡堕，月经量少，或崩中漏下，经色紫红或鲜红，质黏稠，两颧潮红，手足心热，烦躁不宁，口干咽燥，或形体消瘦；舌质红，少苔，脉细数。

治法　养阴清热，凉血固冲。

方药　两地汤（《傅青主女科》）加熟地、玉竹、石斛。

生地　麦冬　白芍　地骨皮　阿胶　玄参

若胸胁、乳房胀痛，加香附、郁金解郁疏肝；若头晕耳鸣，心悸少寐，加首乌、山茱萸、枸杞、夜交藤补血安神。

七、流产感染

处理原则是积极控制感染，尽快清除宫内残留物。

（一）西医治疗

若阴道流血不多，先用广谱抗生素 2～3 日，待控制感染后再刮宫。若阴道流血量多或应用大量抗生素治疗后未能控制感染时，则可在继续静脉滴注广谱抗生素和输血同时，用卵圆钳将宫腔内容物钳出以控制出血，但切不可用刮匙全面搔刮宫腔，以免感染扩散，术后继续用抗生素，待感染控制后再行彻底刮宫。若流产合并感染性休克时，应积极抢救休克。如子宫严重感染或盆腹腔有脓肿形成时应行手术引流，必要时可考虑子宫切除。

（二）中医辨证治疗

本病多系邪毒感染所致，以清热解毒祛瘀为大法。

证候　孕后阴道不规则流血，量时多时少，色暗红污秽，腥臭，小腹疼痛，发热，恶寒，全身不适，便秘溲黄；舌质红，苔黄腻，脉滑数或弦数。

治法　清热解毒，活血化瘀。

方药　五味消毒饮（《医宗金鉴》）合大黄牡丹皮汤（《金匮要略》）加红藤、败酱草、连翘。

蒲公英　银花　野菊花　紫花地丁　紫背天葵

大黄　丹皮　桃仁　冬瓜仁　芒硝

【预防和调护】

大多数流产是可以预防的，婚前检查可避免流产的潜在因素，孕前应强健夫妇体质，孕后宜慎交合，以免扰动胎元。避免劳累，增加营养。反复流产者，宜尽早安胎。

【预后】

先兆流产可在安胎后转为正常妊娠，至足月分娩健康婴儿。亦可进一步发展为各类流产，若处理得当一般无不良后果，若处理不当或不及时可导致严重贫血、感染，甚至发生休克、死亡。

第二节 妊娠剧吐

孕妇在妊娠早期有择食、轻度恶心呕吐、头晕、倦怠等症状，称早孕反应。一般不需特殊处理，12周左右自行消失。但少数孕妇呕吐频繁，不能进食，以致影响身体健康，甚至危及生命者，称妊娠剧吐（hyperemesis gravidarum）。发生率为 0.35% ~ 0.47%。

本病相当于中医"妊娠恶阻"。亦称"阻病"、"子病"、"病儿"等。

【病因病理】

一、西医病因病理

（一）病因

确切病因不明，可能与孕妇血中 HCG 水平急剧升高有关。但呕吐严重程度不一定和 HCG 含量成正比。此外还可能与孕妇精神紧张、焦急、忧虑及中枢神经系统功能不稳有关。

（二）病理

1. 由于妊娠剧吐丢失大量胃液及上消化道液，造成低钾、钠、氯血症及代谢性碱中毒。

2. 因长期饥饿，动用脂肪，造成其中间代谢产物——酮体过多积聚，形成代谢性酸中毒。

3. 剧吐造成脱水、血容量不足，影响器官灌注，导致组织缺氧，肝肾功能受损，严重者可出现黄疸及肾衰表现。

二、中医病因病机

主要发病机理是冲气上逆，胃失和降。发病的关键在于孕妇的体质和脏腑功能强弱。

1. 脾胃虚弱 冲脉隶于阳明，孕后血聚养胎，冲脉气盛，遂循经上逆犯胃，若孕妇脾胃素虚，则致胃失和降，随冲气上逆而发为妊娠恶阻。

2. 肝热犯胃 若孕妇平素性躁多怒，肝郁化热，复因孕后血聚养胎，肝血益虚，肝火愈炽，且因冲气偏盛，而冲脉附于肝，肝脉夹胃贯膈，冲气夹肝火上逆犯胃，胃失和降，遂致妊娠恶阻。

3. 痰湿内停 若孕妇脾阳素虚，痰湿内生，复因孕后血聚养胎，冲气较盛，冲气夹痰湿上逆犯胃，胃失和降，遂致妊娠恶阻。

呕伤气，吐伤阴，复因浆水不入，日久气阴俱虚。胃阴伤则肠道失润，腑气不通；肝肾阴伤则肝气愈逆，呕吐益甚，如此因果相干，导致恶阻重症。

【临床表现】

1. 症状 多见于年轻初孕妇，于停经 6 周左右出现呕吐频繁，饥不欲食，或食入即吐，呕吐物中可有胆汁或咖啡样物，晨起较重，或伴头晕、倦怠乏力等症状。

2. 体征 明显消瘦，精神萎靡，面色苍白，皮肤干燥，眼眶凹陷，脉搏加快，体温可轻度升高，严重者可见黄疸、昏迷等。妇科检查：妊娠子宫，大小与停经月份相符。

【实验室及其他检查】

妊娠试验阳性。为判断病情轻重，可测定尿量、尿比重、尿酮体；检查血常规，血细胞比容，血钾、钠、氯及二氧化碳结合力，检查血胆红素、转氨酶、尿素氮、肌酐等，以判断有无血液浓缩、水电解质紊乱及酸碱失衡，肝肾功能是否受损及受损的程度。必要时还应进行心电图检查、眼底检查。

【诊断与鉴别诊断】

一、诊断要点

1. 病史 有停经史。
2. 临床表现 主要为停经 6 周左右出现频繁呕吐，不能进食。

3. 实验室检查 妊娠试验及尿酮体、电解质、肝肾功能等检查有助于本病的确诊及判断病情轻重。

二、辨证要点

应着重根据呕吐物的性状，患者的口感，结合全身证候、舌脉进行综合分析，以辨寒热虚实。口苦，呕吐物为酸水或苦水者，多为肝热犯胃；口淡，呕吐物为清水或食物者，多为脾胃虚弱；口黏腻，呕吐物为痰涎者，多为痰湿内停；口干渴，呕吐血样物者，多为气阴两虚。

三、鉴别诊断

1. 葡萄胎 除剧吐外，有不规则阴道出血，子宫增大迅速与停经月份不相符合，血 $\beta - HCG > 100kU/L$，且持续不降，B 超显像子宫腔内充满飞絮状光点或小囊样无回声区，仪器分辨率低时呈粗点状或落雪状，无妊娠囊、胎儿结构及胎心搏动征。

2. 妊娠合并病毒性肝炎 有与病毒性肝炎患者密切接触史，或有输血、注射血制品史；除恶心呕吐、食欲减退外，尚有腹胀、厌油腻、腹泻及肝区痛，或有高热或黄疸，检查肝脏肿大，肝区有触痛或叩击痛等；肝炎病毒抗原系统血清学标志可协助鉴别。

3. 妊娠合并急性胆囊炎 有饱餐病史；除恶心呕吐外，右上腹绞痛，向右肩放射，并可有高热、寒战；检查右上腹腹肌紧张、反跳痛；化验白细胞增多等。

此外，尚需与妊娠合并急性胰腺炎、胃肠道疾患等有呕吐症状的疾病相鉴别。

【治疗】

尽早控制呕吐，一般以中医治疗为主。重症患者，应中西医结合治疗，及时纠正失水、电解质紊乱及酸碱失衡，以控制病情。若经上述治疗无好转，体温升高达 38℃ 以上，心率每分钟超过 120 次，出现持续黄疸或持续蛋白尿，及伴发 Wernicke 脑病时，则应终止妊娠。

一、西医治疗

1. 镇静止呕 每次用维生素 B_6 10～20mg、维生素 B_1 10～20mg、维生素 C 100～200mg，口服，每日 3 次；小剂量镇静剂如苯巴比妥，每次 30mg，每日 3 次，对轻症有一定效果。

2. 止吐，纠正脱水、电解质紊乱及酸碱失衡 重症剧吐患者需住院治疗，先禁食 2~3 日，每日静脉滴注 5% 葡萄糖注射液 2000ml，5% 葡萄糖生理盐水 1000ml，输液中加入 10% 氯化钾 10~20ml，维生素 C 1~2g，维生素 B_6 200mg，同时肌内注射维生素 B_1 100mg。合并酸中毒者，应根据二氧化碳结合力水平，静脉补充碳酸氢钠溶液，使每日尿量至少应达 1000ml。一般经上述治疗 2~3 日后，病情多迅速好转。另外可根据贫血或营养不良的程度，输液中适当加入辅酶 A、肌苷，甚至输注氨基酸、白蛋白、新鲜血等。呕吐停止后，可以试进饮食，若进食量不足，应适当补液。

三、中医治疗

（一）治疗原则

以调气和中，降逆止呕为大法。用药时需顾护胎元，凡重坠下降之品不可过用，升提补气之品亦当少用，如有胎元不固，酌加安胎之品。

（二）辨证论治

1. 脾胃虚弱

证候 妊娠早期，恶心呕吐，恶闻食气，甚则食入即吐，口淡，吐出物为清水或食物，头晕，神疲倦怠，嗜睡；舌淡，苔白，脉缓滑无力。

治法 健脾和胃，降逆止呕。

方药 香砂六君子汤（《名医方论》）。

木香 砂仁 党参 白术 茯苓 甘草 陈皮 半夏 生姜 大枣

若唾液分泌量异常增多，时时流涎者，加益智仁、白豆蔻以温脾摄涎；若兼内热，证见口干喜饮者，加黄芩、竹茹以清热止呕。

2. 肝热犯胃

证候 妊娠早期，恶心呕吐，恶闻食气，甚则食入即吐，呕吐酸水或苦水，口苦咽干，头晕而胀，胸胁胀痛，心烦急躁，便秘溲赤；舌质红，苔薄黄或黄，脉弦滑数。

治法 清肝和胃，降逆止呕。

方药 苏叶黄连汤（《温热经纬》）加橘皮、竹茹、枇杷叶、半夏、乌梅、麦冬。

苏叶 黄连

如便秘，加生首乌、胡麻仁润畅通便；若头晕甚，加杭菊花、钩藤以清热平肝。

3. 痰湿内停

证候 妊娠早期，呕吐痰涎，口中黏腻，胸膈满闷，不思饮食，头晕目眩，心悸气短；舌淡胖，苔白腻，脉滑。

治法 化痰除湿，降逆止呕。

方药 小半夏加茯苓汤（《金匮要略》）加白术、陈皮、砂仁。

半夏 生姜 茯苓

上述三型都可因呕吐不止，不能进食，而导致阴液亏损，精气耗散，出现精神萎靡，形体消瘦，眼眶下陷，双目无神，四肢无力，呕吐带血样物，发热口渴，尿少便秘，唇舌干燥，舌红少津，苔薄黄或光剥，脉细滑数无力等气阴两亏的严重证候。治宜益气养阴，和胃止呕。方用生脉散（《内外伤辨惑论》方：人参、麦冬、五味子）合增液汤（《温病条辨》方：玄参、生地、麦冬）加乌梅、竹茹、芦根、陈皮。若呕吐带血可酌加乌贼骨、藕节以凉血止血。

【预防与调护】

1. 调情志，保持精神愉快，克服恐惧心理，增强治愈信心。

2. 用药宜清淡，药味宜少；汤药宜浓煎，少量频服；服药前可用生姜汁数滴滴舌，或以灶心土 60g 煎汤代水，以利于服药。药入即吐者可以陈皮、砂仁各 6g，苏叶、藿香各 3g，香菜一把，煮沸后倒入大壶内，用鼻吸入气雾后再服少量中药，或进食少许稀粥。

3. 孕妇宜进食清淡而富于营养的食品，勿食生冷、油腻、辛辣之品，宜少食多餐。

【预后】

妊娠剧吐如能及时诊断并积极治疗，预后较好。极个别重症患者，需终止妊娠才能缓解。

第三节 异位妊娠

受精卵在子宫体腔以外着床称异位妊娠（ectopic pregnancy），俗称宫外孕。根据受精卵着床的部位不同，可分为输卵管妊娠、卵巢妊娠、腹腔妊娠、宫颈妊娠和阔韧带妊娠（图 14-1）。其中以输卵管妊娠最常见，约占异位妊娠的 95%，而输卵管妊娠又以壶腹部妊娠最多见，约占 78%，其次为峡部妊娠，伞部及间质部妊娠较少见。近年来，异位妊娠的发生率有上升趋势，不及时诊断和积极抢救，可危及生命，是妇产科常见的急腹症之一。本节主要讨论输卵管妊娠。

中医学无此病名，据其临床表现，散见于"妊娠腹痛"、"胎动不安"、"癥瘕"等病证中。

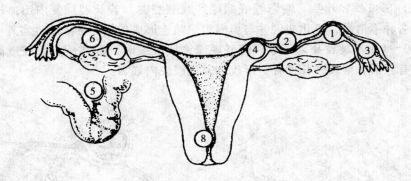

图 14 - 1　异位妊娠的发生部位

1. 输卵管壶腹部妊娠　2. 输卵管峡部妊娠

3. 输卵管伞部妊娠　4. 输卵管间质部妊娠

5. 腹腔妊娠　6. 阔韧带妊娠　7. 卵巢妊娠　8. 宫颈妊娠

【病因病理】

一、西医病因病理

（一）病因

凡可使受精卵运行至宫腔受阻或延迟的因素，均能引起异位妊娠。输卵管炎症是其主要病因。其他如输卵管发育或功能异常、输卵管手术、宫内节育器避孕失败、助孕技术、输卵管周围肿瘤、子宫内膜异位症、受精卵游走等，也可形成本病。

（二）病理

1. 输卵管妊娠的特点　输卵管壁薄腔窄，且缺乏黏膜下组织，妊娠时不能形成完好的蜕膜，不利于胚胎或胎儿的生长发育，其结局如下：

（1）输卵管妊娠流产　多见于孕 8 ~ 12 周的输卵管壶腹部妊娠。若为完全流产则出血量一般不多；若为不全流产则反复出血，可形成输卵管血肿或输卵管周围血肿或盆腔血肿（图 14 - 2）。

（2）输卵管妊娠破裂　多见于孕6周左右的输卵管峡部妊娠，间质部妊娠虽少见，却几乎全部发生输卵管妊娠破裂，时间多在妊娠12~16周时。输卵管妊娠破裂时，短期内即可发生大量腹腔内出血使患者休克，亦可反复出血，在盆腔与腹腔内形成血肿，间质部妊娠破裂时，内出血更严重（图14-3）。

（3）陈旧性宫外孕　输卵管妊娠流产或破裂时，若长期反复内出血所形成的盆腔血肿不消散，机化变硬并与周围组织粘连形成包块，称陈旧性宫外孕。

（4）继发性腹腔妊娠　输卵管妊娠流产或破裂时，囊胚落入腹腔或阔韧带内，偶有存活者继续生长发育，形成继发性腹腔内妊娠。

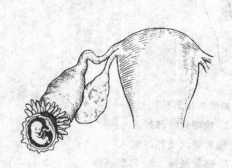

图14-2　输卵管妊娠流产

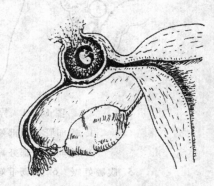

图14-3　输卵管妊娠破裂

2. 子宫的变化　输卵管妊娠时，滋养细胞产生的 HCG 维持黄体生长，使甾体激素分泌增加，子宫增大变软，但小于停经周数，月经停止来潮，子宫内膜出现蜕膜反应。胚胎死亡后，蜕膜自宫壁剥离而发生阴道流血。

二、中医病因病机

本病病机实质是少腹血瘀实证。常因少腹宿有瘀滞，冲任受阻，胞脉胞络不畅，孕卵阻滞不能运达胞宫所致。

1. 气虚血瘀　素体脾肾不足，或多产房劳伤肾，或饮食劳倦伤脾，气虚运血无力，血行瘀滞，孕卵不能及时运达胞宫，形成异位妊娠。

2. 气滞血瘀　素性抑郁，或忿怒过度，气滞血瘀；或经期产后余血未尽，不禁房事，或感染邪毒，以致血行瘀滞，胞脉不畅，孕卵受阻不能运达胞宫而致异位妊娠。

异位妊娠时，孕卵日渐发育，日久必胀破脉络，血溢少腹，发生血瘀、血虚、厥脱等一系列证候。如瘀久不散则成癥瘕。

【临床表现】

一、症状

1. 腹痛 是输卵管妊娠患者就诊的主要症状。输卵管妊娠未发生流产或破裂前，常表现为一侧下腹部隐痛或酸胀感。当输卵管妊娠流产或破裂时，患者突感一侧下腹部撕裂样剧痛，伴有恶心呕吐。随着出血量的增加，可出现肛门坠胀感，疼痛可波及下腹部及全腹，血液刺激膈肌时，可引起肩胛部放射性疼痛。

2. 阴道流血 胚胎死亡后，常有不规则阴道少量流血，色深褐，可伴有蜕膜管型或蜕膜碎片排出，也有少数患者流血量多如月经。病灶去除后，阴道流血方能停止。

3. 腹部包块 输卵管妊娠流产或破裂时，形成血肿，或血肿日久不消散，与周围组织粘连形成陈旧性的包块。

4. 休克和昏厥 腹腔内急性出血及剧烈腹痛，轻者出现昏厥，重者出现失血性休克，但与阴道流血量不成正比。

二、体征

1. 一般检查 可呈贫血貌及休克表现。腹部检查可有明显压痛、反跳痛及轻度腹肌紧张，叩诊可有移动性浊音。一般情况下体温正常，腹腔内血液吸收时，体温可略高（<38℃）。

2. 妇科检查 阴道内可见来自宫腔的少量褐色或暗红色血。子宫体稍大，质软，但小于停经周数。输卵管妊娠未发生流产或破裂者，患侧附件可能触及胀大的输卵管，软或呈囊性感，轻度压痛。输卵管妊娠流产或破裂者，阴道后穹隆饱满、触痛，宫颈摇举痛，内出血多时子宫有漂浮感，子宫一侧或其后方可触及大小、形状可变之软包块，触痛明显。若病灶陈旧，则包块机化变硬，边界清楚，不活动。输卵管间质部妊娠时，子宫不对称，一侧突出。

【实验室及其他检查】

1. HCG 测定 β－HCG 测定是早期诊断异位妊娠的重要方法。异位妊娠时，患者体内 HCG 水平较宫内妊娠低，采用灵敏度较高的放射免疫法定量测定血 β－HCG，对保守治疗的疗效评价具有重要意义。

2. 阴道后穹隆穿刺 适用于疑有腹腔内出血的患者，若抽出暗红色不凝固血液，说明有腹腔内出血存在。陈旧性宫外孕时，可抽出小血块或不凝固的陈旧血液。若抽出的血液较红，放置 10 分钟后即凝固，应考虑针头刺入静脉的可能。

无内出血或内出血量很少，血肿位置较高或直肠子宫陷凹有粘连时，可能抽不出血液，因而穿刺阴性不能否定输卵管妊娠存在。

3. 超声检查 对诊断有帮助，阴道 B 型超声较腹部 B 型超声准确性高。B 型超声显像示子宫增大但宫内无妊娠物，一侧附件部位有包块，其内有胚芽及原始心管搏动，可诊断异位妊娠。但应注意子宫内有时可见到假妊娠囊（蜕膜管型与血液形成）。B 超显像示腹腔内存在无回声暗区或直肠子宫陷凹处积液暗区像时，尚需结合病史、临床表现，以明确诊断。

4. 子宫内膜病理检查 诊断价值有限，仅适用于阴道流血量多的患者，目的在于排除宫内妊娠流产。切片中若见到绒毛可诊断宫内妊娠，仅见蜕膜而未见绒毛有助于诊断异位妊娠。

5. 腹腔镜检查 适用于输卵管妊娠尚未流产或破裂的早期患者和原因不明的急腹症鉴别。在诊断明确情况下还可起到治疗作用。腹腔内大量出血或伴有休克者，禁做腹腔镜检查。

【诊断与鉴别诊断】

一、诊断要点

1. 病史 除输卵管间质部妊娠停经时间较长外，多数患者停经 6～8 周。少数患者无明显停经史。

2. 临床表现 主要为剧烈腹痛、不规则阴道流血及腹部包块。

3. 检查 妇科双合诊、β－HCG 测定、B 型超声、阴道后穹隆穿刺、腹腔镜等检查有助于确诊。

二、辨证要点

本病宜首先辨其腹痛及亡血程度，以判断输卵管妊娠的结局。如仅见下腹部一侧隐痛、酸胀，多为未破损期；若突发腹部剧痛，则多见于已破损期休克型及不稳定型；如腹痛由剧烈渐减至轻微胀痛，则为已破损期包块型。如失血严重则短时间内即呈贫血貌，血红蛋白下降明显。

三、鉴别诊断

1. 流产 两者均有腹痛和阴道流血，流产之腹痛系下腹中央阵发性坠痛，腹部无压痛、反跳痛；流产类型不同阴道流血量不同，色鲜红，或有绒毛排出。血红蛋白下降和休克程度与阴道出血成正比。盆腔检查宫颈无摇举痛。阴道后穹隆穿刺阴性。B 超检查示宫内可见妊娠囊，或胚芽及原始心管搏动。附件区无妊娠图像。

2. 黄体破裂 两者腹痛的部位和程度相同，但黄体破裂多无停经史，腹痛多发生在月经来潮之前。阴道无出血或量如月经，后穹隆穿刺可抽出血液。盆腔检查无宫颈摇举痛，一侧附件区压痛。妊娠试验阴性。B超显像示一侧附件低回声。

3. 急性阑尾炎 两者均有剧烈腹痛，急性阑尾炎之腹痛系持续性疼痛，从上腹部开始，经脐周转至右下腹，体温升高，无停经史、阴道流血及休克。盆腔检查子宫附件均正常。妊娠试验阴性。血常规检查时白细胞总数及中性粒细胞均增高。后穹隆穿刺阴性。

4. 急性卵巢囊肿蒂扭转 两者均有腹痛，急性卵巢囊肿蒂扭转无停经史、阴道流血及休克。盆腔检查宫颈举痛，卵巢肿块边缘清晰，蒂部触痛明显。妊娠试验阴性，B超显像示一侧附件低回声区，边缘清晰，有条索状蒂。

5. 急性输卵管炎 无停经史、阴道流血及休克，其腹痛为两侧下腹持续性疼痛，体温升高。妊娠试验阴性。血常规检查白细胞总数和中性粒细胞均增高，血红蛋白正常。

【治疗】

治疗原则以手术治疗为主，药物保守治疗和期待疗法为辅。西药杀胚作用可靠，中药能协同杀胚，还可促进包块吸收，保守治疗时，二者联用效果较好。但需符合下列条件：①输卵管妊娠包块直径不超过3cm；②输卵管妊娠未破裂或流产；③无明显内出血；④血β-HCG<2000U/L。若用药后病情无改善，甚至发生急性腹痛或输卵管破裂症状则应立即进行手术治疗。

一、西医治疗

1. 手术治疗 分为根治手术和保守手术。

（1）根治手术 适用于内出血并发休克的急症患者。在积极抢救休克的同时打开腹腔，迅速钳夹出血部位暂时止血，并加快输血、输液速度，待血压上升后切除输卵管，酌情处理对侧输卵管。输卵管间质部妊娠，应争取在破裂前手术，必要时切除子宫。

（2）保守性手术 手术仅清除妊娠物而保留患侧输卵管及其功能。主要用于需保留生育能力的妇女。

2. 药物治疗 常用甲氨蝶呤全身或局部用药，可抑制滋养细胞增生，破坏绒毛，使胚胎组织坏死、脱落、吸收。常用剂量为每日每千克体重0.4mg，5日为一疗程，间隔5日，共用2个疗程。局部用药可在B超引导下，也可在腹腔镜

直视下，将药物直接注入输卵管的妊娠囊。甲氨蝶呤治疗期间须用 B 超或血 β –
HCG 测定进行严密监护，若用药后 14 日，血 β – HCG 下降并连续 3 次阴性，腹
痛缓解或消失，阴道流血减少或停止者为显效。

3. 期待疗法　输卵管妊娠未破裂而发生自然流产或被吸收，症状较轻，包
块直径不超过 3cm，血 β – HCG < 1000U/L 且逐步下降，内出血极少者，宜采用
此法。期待疗法须用 B 超或血 β – HCG 测定严密监护，并注意生命体征和腹痛
变化。

二、中医治疗

（一）治疗原则

中医辨证本病为少腹血瘀实证，治疗始终以活血化瘀为主，但应注意不可过
用攻下，以免增加出血量，宜中病即止。对异位妊娠已破损者，补气药也不可过
用，以免引起腹胀痛剧，加重病情。尽量不用炭类药，以免积血成癥。

（二）辨证论治

1. 未破损期　指输卵管妊娠未发生流产或破裂者。

证候　可有停经史及早孕反应，或有一侧下腹隐痛或胀痛；妇科检查可触及
一侧附件有软性包块、压痛。妊娠试验弱阳性或阳性。B 超检查一侧附件有妊娠
囊。脉弦滑。

治法　活血化瘀，消癥杀胚。

方药　宫外孕 II 号方（山西医学院附属第一医院方）加土元、蜈蚣、天
花粉。

丹参　赤芍　桃仁　三棱　莪术

2. 已破损期　指输卵管妊娠流产或破裂者。临床有休克型、不稳定型、包
块型。

（1）休克型

证候　突发下腹一侧撕裂样剧痛，面色苍白，四肢厥逆，或冷汗淋漓，恶心
呕吐，血压下降或测不到，有时烦躁不安；脉微欲绝或细数无力。并有腹部及妇
科检查的异常体征。

治法　益气固脱，活血祛瘀。

方药　生脉散（《内外伤辨惑论》）合宫外孕 I 号方（山西医学院附属第一医
院方）。

人参　麦冬　五味子

丹参　赤芍　桃仁

若四肢厥逆者，加附子；若大汗淋漓不止，酌加山茱萸以敛汗涩津。

（2）不稳定型　输卵管妊娠破损后时间不长，病情不够稳定，有再次发生内出血可能者。

证候　腹痛拒按，腹部压痛及反跳痛，但逐渐减轻，可触及边界不清的包块，有少量阴道流血，血压平稳；脉细缓。

治法　活血祛瘀为主，佐以益气。

方药　宫外孕Ⅰ号方（方见休克型）酌加党参、黄芪等。

此型有再次内出血的可能，应做好随时抢救休克和手术的准备。

（3）包块型　指输卵管妊娠破损时间较长，腹腔内血液已形成血肿包块者。

证候　腹腔血肿包块形成，腹痛逐渐减轻，可有下腹坠胀或便意感，阴道出血逐渐停止；脉细涩。

治法　活血消癥。

方药　宫外孕Ⅱ号方（方见未破损期）。

为加快包块吸收，可辅以消癥散（经验方：千年健60g，续断120g，追地风、花椒、羌活、独活、血竭、乳香、没药各60g，五加皮、白芷、桑寄生、赤芍、归尾各120g，艾叶500g，透骨草250g）或双柏散（广州中医药大学第一临床医学院经验方：侧柏叶60g，黄柏30g，大黄60g，薄荷30g，泽兰30g）热敷。

兼证的处理：最多见的兼证是腑实证，表现为腹胀便秘，胃脘不适，腹痛拒按，肠鸣音减弱或消失。①属实热者，于主方中加大黄、芒硝清热泻下。②属实寒者，用九种心痛丸。③寒热夹杂者，可用大黄、芒硝佐以适量肉桂。④在疏通胃肠的同时，加枳实、厚朴各3~9g，以治疗或预防胃脘部胀痛。

【预防与调护】

1. 掌握好避孕方法，避免产后和流产后感染。积极治疗盆腔炎、输卵管炎、输卵管肿瘤等病证。

2. 保守治疗过程中要绝对卧床休息，保持大便通畅，避免突然变换体位。

3. 异位妊娠术后或保守治疗后应积极治疗炎症，以防再发本病。

【预后】

异位妊娠的预后因其发生部位、诊治早晚不同而各异。及早诊断、及时治疗可保留生育能力，预后较好。如内出血严重，抢救不及时，可危及生命。此外，约有10%的患者可再次患输卵管妊娠，50%~60%患者可继发不孕。

第四节 妊娠期高血压疾病

妊娠期高血压疾病（hypertensive disorder complicating pregnancy）是妊娠期特有的疾病，临床表现主要为水肿、高血压和蛋白尿，严重时出现抽搐、昏迷、心肾衰竭，甚至母婴死亡。该病严重影响母婴健康，是孕产妇和围生儿病率及死亡率的重要原因之一。我国发病率为 9.4%。

本病属中医"子气"、"子肿"、"子晕"、"子痫"范畴。

【病因病理】

一、西医病因病理

（一）高危因素与病因

1. 高危因素 据流行病学调查，初产妇、孕妇年龄小于 18 岁或大于 40 岁、多胎妊娠、羊水过多、葡萄胎、妊娠期高血压疾病史及家族史、慢性肾炎、慢性高血压、糖尿病、营养不良、血管紧张素基因 T_{235} 阳性、冬季及初春寒冷季节和气压升高、低社会经济状况等均为本病的好发因素。

2. 病因 本病的发病原因尚未阐明。目前多认为可能因母体－胎儿之间免疫平衡失调，导致免疫排斥反应，从而引起一系列的血管内皮细胞病变而发生本病；或因胎盘浅着床（即子宫螺旋小动脉生理重铸过程障碍），胎盘灌注减少，滋养叶细胞缺血，使血管痉挛，血压升高而发生本病；或因细胞毒性物质和炎性介质引起血管内皮损伤，使血管内皮舒张因子（氧化亚氮、前列环素）减少而血管内皮收缩因子（血栓素 A_2、内皮素）升高，二者比例失调所致；或因胰岛素抵抗产生高胰岛素血症，使血管内皮舒张因子（氧化亚氮）合成下降，血管扩张剂（前列腺素 E_2）合成下降，外周阻力增加所致；此外，营养不良如低蛋白血症，钙、镁、硒、锌等缺乏及遗传因素均可导致本病的发生。

（二）病理

1. 病理生理变化 全身小动脉痉挛为本病的基本病理生理变化。由于小动脉痉挛，造成管腔狭窄，周围阻力增大，血管内皮细胞损伤，通透性增加，体液和蛋白质渗漏，表现为血压升高、蛋白尿、水肿和血液浓缩等。重度先兆子痫和子痫患者可发生凝血方面改变，主要表现为血管内微凝血、血小板减少和红细胞破坏，可发生 HELLP 综合征（微血管病性溶血、肝酶升高、血小板减少），甚至 DIC 等。全身各器官组织因缺血缺氧而受到损害，严重时脑、心、肾、肝及胎盘等的病理组织学变化可导致抽搐、昏迷、脑水肿、脑出血、心肾衰竭、肺水肿、肝细胞坏死及包膜下出血、胎盘绒毛退行性变及出血和梗死、胎盘早期剥离等。

2. 主要脏器病理组织学变化

（1）脑 大脑病变为脑血管痉挛，通透性增加，可致脑水肿、充血、血栓形成及出血等。

（2）肾 肾小球肿胀，血管内皮细胞肿胀，纤维素沉积于内皮细胞下或肾小球间质，使管腔狭窄，血流减少，肾小球滤过率下降，血浆尿酸及肌酐升高，肾功能严重损害。血浆蛋白自肾小球漏出形成蛋白尿，其多少标志着妊娠期高血压疾病的严重程度。

（3）肝 先兆子痫可出现肝功能异常，肝动脉周围阻力增加，严重时门静脉周围坏死，肝包膜下出血及血肿形成，甚至肝破裂，危及母儿生命。

（4）心血管 冠状小动脉痉挛时引起心肌缺血、间质水肿、心肌点状出血或坏死、肺水肿，严重时导致心力衰竭。

（5）胎盘 胎盘浅着床及血管痉挛导致胎盘灌流下降，螺旋动脉直径变狭窄，部分因内皮损害、血浆成分沉积于血管壁、脂质蓄积而发生急性动脉粥样硬化，导致胎盘功能下降，胎儿宫内生长受限及胎儿窘迫。若胎盘床血管破裂可出现胎盘早剥，甚则母儿死亡。

二、中医病因病机

本病的发生与妊娠期胎碍脏腑、胎阻气机、血聚养胎密切相关，但发病与否，则取决于孕妇体质。

1. 脾虚湿盛 脾气素虚，因孕更虚，或过食生冷，内伤脾阳，或忧思劳倦伤脾，脾失健运，水湿内停，湿聚为痰，泛溢于肌肤、四肢而发子肿。

2. 肾虚水泛 肾气素虚，孕后血聚养胎，有碍肾阳敷布，不能化气行水，且肾为胃之关，肾阳不布，关门不利，膀胱气化失司，水聚泛溢而为子肿。

3. 气滞湿阻 素多忧郁，气机不畅，复因胎阻，气滞益甚，气滞湿郁，浊阴下滞，泛溢而为子肿。

4. 阴虚肝旺 素体阴虚，复因孕后血聚养胎，阴血愈亏，肝阳偏亢，上扰清窍，发为子晕。

5. 脾虚肝旺 脾气素虚，运化失职，水湿内停，气血生成减少，肝体失养，复因孕后血聚养胎，肝血益虚，肝阳偏亢，上扰清窍，遂致子晕。

6. 痰火上扰 素体阴虚，因孕重虚，虚火内生，灼津成痰，痰火交织，或素体脾虚，湿聚成痰，郁久化热，痰热壅盛，上蒙清窍，发为子痫。

7. 肝风内动 素体阴虚，孕后精血益虚，精不养神，心火偏亢，血不荣筋，肝风内动，风火相煽，发为子痫。

【分类及临床表现】

一、妊娠期高血压疾病分类

表 14－2　　　　　　　　　　妊娠期高血压疾病分类

分　类	临床表现
妊娠期高血压	BP≥140/90mmHg，妊娠期首次出现，并于产后 12 周恢复正常，尿蛋白（－）；患者可伴有上腹部不适或血小板减少，产后方可确诊
先兆子痫	
轻度	BP≥140/90mmHg，孕 20 周以后出现；尿蛋白≥300mg/24 小时或（＋）。可伴有上腹部不适、头痛等症状
重度	BP≥160/110mmHg；尿蛋白≥2g/24 小时或（＋＋）；血肌酐＞106μmol/L；血小板＜100×10^9/L；微血管病性溶血（血 LDH 升高）；血清 ALT 或 AST 升高；持续性头痛或其他脑神经或视觉障碍；持续性上腹不适
子痫	在先兆子痫基础上孕妇发生抽搐（除外其他原因）
慢性高血压并发先兆子痫	高血压孕妇孕 20 周前无尿蛋白，若出现尿蛋白≥300mg/24 小时；高血压孕妇孕 20 周前突然尿蛋白增加，血压进一步升高或血小板＜100×10^9/L
妊娠合并慢性高血压	BP≥140/90mmHg，孕前或孕后首次诊断高血压并持续到产后 12 周后

二、子痫的临床表现

发作时先双目上视，随即牙关紧闭，继而口角及面肌抽动，数秒钟后全身强直，四肢抽搐。抽搐时呼吸暂停，面色青紫。持续 1 分钟左右抽搐强度减弱，全身肌肉松弛，随即呼吸恢复。抽搐发作前及抽搐期间，患者神志丧失。轻者抽搐次数少，间隔时间长，短期内即苏醒；重者抽搐频繁，持续时间长，往往陷入深昏迷。在抽搐过程中易发生种种创伤，如唇舌咬伤、摔伤甚至骨折。昏迷中呕吐可造成窒息或吸入性肺炎。子痫多发生于妊娠晚期或临产前，称产前子痫；少数发生于分娩过程中，称产时子痫；个别发生于产后 24 小时内，称产后子痫。

【实验室及其他检查】

1. 血液检查 包括全血细胞计数、血红蛋白含量测定、血细胞比容、血黏度、凝血功能等，以了解有无血液浓缩及凝血功能异常。

2. 肝肾功能测定 肝细胞功能受损可使 ALT、AST 升高，患者可出现白蛋白缺乏为主的低蛋白血症，白/球蛋白比值倒置。肾功能受损时，血尿素氮、肌酐及尿酸升高。此外，血电解质和二氧化碳结合力的测定，可了解有无电解质紊乱及酸中毒。

3. 尿液检查 应测尿比重，检查尿常规及 24 小时尿蛋白含量。

4. 眼底检查 视网膜小动脉的痉挛程度反映体内主要器官的小动脉痉挛情况，对估计病情和决定处理均有重要意义。其主要变化为视网膜小动脉痉挛，视网膜动静脉管径比例可由正常的 2:3 变为 1:2、1:3 或 1:4，可见反光增强，絮状渗出物，严重者有视网膜水肿、出血、剥离等，导致患者视力模糊或失明。

5. 其他检查 如心电图、超声心动图、胎盘功能、胎儿成熟度检查等，可判断心肌有无损害、血清钾对心脏的影响以及胎儿的安危等，应视病情而定。

【诊断与鉴别诊断】

一、诊断要点

1. 病史 有前述高危因素。特别应询问有无头痛、视力改变、上腹不适等。

2. 临床表现 ①高血压，持续血压升高至收缩压 ≥140mmHg 或舒张压 ≥90mmHg，至少 2 次以上并间隔 ≥6 小时测得；慢性高血压孕 20 周后血压持续升高。②尿蛋白 ≥300mg/24 小时。③水肿，孕妇体重突然增加 ≥0.9 kg/周，可为显性或隐性水肿。其特点为自踝部向上延伸的凹陷性水肿，经休息 6～8 小时后仍不能消退。水肿局限于膝以下为"＋"，延及大腿为"＋＋"，延及外阴和腹部为"＋＋＋"，全身水肿或伴有腹水为"＋＋＋＋"。④自觉症状，可有头痛、头晕、视物不清、恶心呕吐、上腹部不适等症状。⑤抽搐及昏迷。

3. 检查 根据需要可做相关实验室检查。

二、辨证要点

以肿为特征者为子肿，首辨水肿与气肿，次辨在脾在肾；以头晕目眩为主者为子晕，有阴虚肝旺与脾虚肝旺之不同；以抽搐昏迷为主者为子痫，当辨肝风与痰火。

三、鉴别诊断

1. 妊娠合并慢性肾炎　孕前常有肾炎病史，孕前或孕早期发病，主要表现尿蛋白改变，持续大量尿蛋白、管型，低蛋白血症，明显浮肿，疾病早期血压不一定升高，晚期多有高血压，眼底动脉硬化。

2. 妊娠合并癫痫　妊娠前就有癫痫发作史，无高血压、蛋白尿及水肿，脑电图检查有特殊改变。

【治疗】

妊娠期高血压疾病严重影响母婴健康，是导致孕产妇和围生儿病率及死亡的重要原因之一，属危、急、重症。先兆子痫及子痫患者宜住院治疗，中西医结合积极救治，预防子痫及并发症的发生。常以积极解痉、酌情降压、适当镇静、合理扩容及必要时利尿、适时终止妊娠为原则。

一、西医治疗

1. 妊娠期高血压　如在家治疗，应密切监测母儿状态。

（1）休息　充分休息，左侧卧位。

（2）饮食　高维生素、高蛋白饮食，补足铁剂、钙剂。全身浮肿者应限制食盐摄入。一般情况下，不必严格限制食盐和液体的摄入。

（3）药物　药物治疗并不重要。为保证休息与睡眠，可给予镇静剂苯巴比妥 30mg 或地西泮 2.5mg，每日 3 次，口服。

（4）间断吸氧　增加血氧含量，改善全身主要脏器和胎盘的氧供。

2. 先兆子痫

（1）解痉药物　首选硫酸镁。镁离子能抑制运动神经末梢对乙酰胆碱的释放，阻断神经和肌肉间的传导，使骨骼肌松弛，有效地预防和控制子痫发作。还可通过刺激血管内皮细胞合成前列环素，抑制内皮素及降低平滑肌细胞内钙离子水平而缓解血管痉挛，减少血管内皮细胞损伤。此外，尚有一定的中枢抑制和血管扩张作用，但降压作用不明显。适用于先兆子痫和子痫患者，对宫缩和胎儿均无不良影响。

①用药方案　首次负荷剂量用 25% 硫酸镁 20ml 溶于 10% 葡萄糖注射液 20ml 中，缓慢（5~10 分钟）静脉注入；继以 25% 硫酸镁 60ml 溶于 5% 葡萄糖注射液 500ml 中静脉滴注，滴速为 1~2g/小时。根据血压情况，必要时加用 25% 硫酸镁 20ml 和 2% 利多卡因 2ml，臀肌深部注射，每日 1~2 次。每日总量为 25~30g，用药过程中可监测血清镁离子浓度。

②注意事项　用药前及用药过程中，膝反射必须存在；呼吸每分钟不少于16 次；尿量每小时不少于 25ml；治疗时须备钙剂，发现镁中毒时，立即静脉注射 10% 葡萄糖酸钙 10ml 以解毒；肾功能不全时应减量或停用；产后 24 小时应停药。

（2）镇静药物　可消除患者的焦虑和精神紧张，达到降低血压，缓解症状及预防子痫发作的作用。

①地西泮　有镇静、抗惊厥、催眠和肌松弛作用，对胎儿和新生儿的影响较小，用于子痫或先兆子痫。可用 10mg 肌注或静脉缓慢推入（＞2 分钟），必要时可以间隔 15 分钟后重复给药，如已用硫酸镁静注者，则只用地西泮 10mg 静脉缓注即可，以免出现呼吸抑制等副作用。

②冬眠药物　冬眠 I 号合剂对中枢神经系统有广泛抑制作用，有利于控制子痫抽搐，此外，还有解痉、降血压的作用。但对肝有损害，对胎儿不利，现仅用于对硫酸镁有禁忌或疗效不明显者。若估计 6 小时内分娩者则禁用。可用冬眠 I 号合剂（哌替啶 100mg、氯丙嗪 50mg、异丙嗪 50mg）加于 10% 葡萄糖注射液500ml 内静脉滴注；紧急情况下，可将 1/3 量溶于 25% 葡萄糖注射液 20ml 内缓慢静脉推注（＞5 分钟），余 2/3 量溶于 10% 葡萄糖注射液 250ml 内静脉滴注。

（3）降压药物　收缩压 ≥160mmHg 或舒张压 ≥110mmHg 或平均动脉压 ≥140mmHg，以及妊娠前高血压已用降压药者，须用降压药物。选用药物以不影响心搏出量、肾血流量及胎盘灌注量为宜，舒张压宜控制在 90 ~ 100mmHg，不宜下降过快或过低。①肼屈嗪：降压快，舒张压下降较显著，能增加心排血量、肾血流量及胎盘灌注量。常用 10 ~ 20mg，每日 2 ~ 3 次口服；或 40mg 加于 5%葡萄糖注射液 500ml 中静脉滴注。②拉贝洛尔：降压效果良好且不影响肾及胎盘血流量，不引起血压过低或反射性心动过速，并可对抗血小板凝集，促进胎儿肺成熟。用 50mg 加于 5% 葡萄糖注射液 500ml 中静脉滴注，待血压稳定后改为口服，每次 100mg，每日 2 次。③硝苯地平（心痛定）：与硫酸镁有协同作用，适宜于妊娠期高血压疾病有弱宫缩者。每次 10mg 口服，每日 4 次，24 小时量不超过 60mg。④甲基多巴：妊娠期使用效果较好。每次 250mg 口服，每日 3 次。⑤硝普钠：分娩期或产后血压过高，应用其他降压药效果不佳时，可用 50mg 加于5% 葡萄糖注射液 1000ml 内，缓慢静脉滴注。用药不宜超过 72 小时，用药期间，应严密监测血压及心率。本药对胎儿有毒性，妊娠期不宜使用。

（4）扩容治疗　可改善重要器官的血液灌注，纠正组织缺氧，改善病情。当血细胞比容 ≥0.35，全血黏度比值 ≥3.6，血浆黏度比值 ≥1.6 及尿比重 ＞1.020 时可扩容。若心血管负担过重，肺水肿、全身水肿、心肾功能不全或衰竭则禁忌扩容。扩容应在解痉的基础上进行。常用扩容剂有白蛋白、血浆、全血、右旋糖酐及平衡液等。扩容剂可根据是否有低蛋白血症、贫血及电解质紊乱加以选择。

（5）利尿药物 利尿剂可加重血液浓缩和电解质紊乱，其使用仅限于全身性水肿、心力衰竭、肺水肿、脑水肿及血容量过高且常伴有潜在肺水肿者。呋塞米对脑水肿、无尿或少尿患者效果显著，与洋地黄类药物合并应用，对控制妊娠期高血压疾病引起的心力衰竭与肺水肿效果良好。常用剂量为 20～40mg，静脉注射。甘露醇对有肾功能不全出现少尿、无尿，或需降低颅压时有一定效果。常用剂量为 20% 甘露醇 250ml，快速静脉滴注，15～20 分钟内滴完。心力衰竭、肺水肿者忌用。

（6）适时终止妊娠 先兆子痫患者经积极治疗 24～48 小时无明显好转者；先兆子痫患者胎龄已超过 34 周，经治疗好转者；先兆子痫患者胎龄不足 34 周，胎盘功能减退，胎儿已成熟或胎儿虽未成熟经用地塞米松促胎肺成熟后；子痫控制后 2 小时，可考虑终止妊娠。宫颈条件成熟者，行人工破膜后加用缩宫素静脉滴注，或单用缩宫素静脉滴注引产。宫颈条件不成熟，不能在短期经阴道分娩者；有产科指征者；引产失败者；胎盘功能明显减退者；或已有胎儿窘迫表现者，应剖宫产。

3. 子痫 应迅速控制抽搐。首选硫酸镁解痉，必要时加用强有力的镇静药以尽快控制抽搐。血压过高者宜静脉滴注降压。降低颅压时用甘露醇，肺水肿时用呋塞米。此外，尚需严密监护孕妇和胎儿，及早发现和处理心力衰竭、脑出血、肺水肿、HELLP 综合征、急性肾衰竭、DIC 等并发症。对早发性高血压治疗效果好者，在严密监护孕妇和胎儿情况下，可适当延长孕周。

二、中医治疗

（一）治疗原则

应辨病与辨证相结合，随证施治。勿过用滑利、峻下、逐水、耗散之品，以免伤胎。

（二）辨证论治

1. 子肿

（1）脾虚湿盛

证候 妊娠数月，面浮肢肿，甚则遍身俱肿，皮薄光亮，按之凹陷，脘腹胀满，气短懒言，口淡无味，食欲不振，小便短少，大便溏薄；舌淡体胖，边有齿痕，苔白润或腻，脉缓滑。

治法　健脾除湿，行水消肿。

方药　白术散(《全生指迷方》)加砂仁。

白术　茯苓　大腹皮　生姜皮　陈皮

（2）肾虚水泛

证候　妊娠数月，面浮肢肿，下肢尤甚，按之没指，腰酸无力，下肢逆冷，心悸气短，小便不利，面色晦暗；舌淡，苔白润，脉沉迟。

治法　补肾温阳，化气行水。

方药　五苓散(《伤寒论》)加山药、菟丝子。

白术　茯苓　猪苓　泽泻　桂枝

（3）气滞湿阻

证候　妊娠数月，肢体肿胀，始肿两足，渐及于腿，皮色不变，压痕不显，步履沉重，头晕胀痛，胸闷胁胀；苔薄腻，脉弦滑。

治法　理气行滞，化湿消肿。

方药　茯苓导水汤(《医宗金鉴》)去槟榔。

桑白皮　苏叶　陈皮　木香　腹皮　砂仁　生姜　木瓜　槟榔　白术　茯苓　猪苓　泽泻

2. 子晕

（1）阴虚肝旺

证候　妊娠中晚期，头晕目眩，头痛头胀，心中烦闷，口干咽燥，耳鸣腰酸，尿少便秘，颜面潮红；舌红或绛，少苔，脉弦细滑数。

治法　滋阴养血，平肝潜阳。

方药　杞菊地黄丸(《医级》)加钩藤、石决明、龟甲、天麻。

熟地　山茱萸　山药　茯苓　泽泻　丹皮　枸杞　菊花

（2）脾虚肝旺

证候　妊娠中晚期，面浮肢肿，头晕头胀，目眩，胸闷呕恶，纳差便溏；舌淡胖，苔白腻，脉缓滑或弦滑。

治法　健脾利湿，平肝潜阳。

方药　白术散（方见子肿）加钩藤、石决明、白蒺藜、天麻。

3. 子痫

（1）肝风内动

证候　妊娠晚期或产时或产后1~2天，头晕头痛，目眩，颜面潮红，突发四肢抽搐，牙关紧闭，甚则昏不知人，伴烦躁不安，手足心热；舌红或绛，苔薄黄或无苔，脉弦细数。

治法　养阴清热，平肝熄风。

方药　羚角钩藤汤(《重订通俗伤寒论》)。

羚羊角（后入）　钩藤　桑叶　菊花　贝母　鲜竹茹　生地　白芍　茯神　甘草

（2）痰火上扰

证候　妊娠晚期或正值分娩时或新产后，头晕头重，胸闷泛恶，忽然倒仆，全身抽搐，牙关紧闭，昏不知人，气粗痰鸣；舌红，苔黄腻，脉弦滑而数。

治法　清热熄风，豁痰开窍。

方药　牛黄清心丸(《痘疹世医心法》) 加鲜竹沥。

牛黄　朱砂　黄连　黄芩　郁金　栀子仁

或用安宫牛黄丸(《温病条辨》)温开水溶化，灌服或鼻饲，每次 1/2 ~ 1 丸，每日 2 ~ 3 次。

【预防与调护】

妊娠期高血压疾病防重于治。但因其病因不明确，因此，目前尚无肯定的有效预防措施，早期诊断与治疗对控制病情发展有重要意义。以下措施可减少本病的发生，阻止其发展。

1. 积极推行孕期健康教育，切实开展产前检查，及时发现轻型病例，进行严密观察，给予适当休息治疗。

2. 妊娠中期开展预测性诊断，测平均动脉压、尿钙排泄量，并做翻身试验和血液流变学试验，对阳性者密切随诊。

3. 孕期增加富含蛋白质、维生素、钙、铁、镁及硒、锌等微量元素的食品，减少脂肪，不过多摄入盐，注意休息。

4. 子痫患者应严密观察呼吸、脉搏、血压、宫缩及胎心情况。避免声、光等外界刺激，保持环境安静。

5. 子痫发作时，以压舌板缠纱布，插入白齿间，以防咬伤唇舌。保持呼吸道的通畅。放置床档，以防跌伤。如有义齿应取出。

6. 子痫患者，必要时间断吸氧，留置导尿管，记录出入量，专人护理。

【预后】

妊娠期高血压疾病如能及早诊断，合理治疗，大多预后较好。如合并脑血管病、心衰、DIC 等并发症则可导致孕产妇死亡，为孕产妇死亡四大原因之一。关于妊娠期高血压疾病是否致产后血压持续不能恢复或肾脏持久性损害，至今尚无统一认识。绝大多数患者在产后不久血压即恢复正常，如超过 12 周不恢复，即为慢性高血压，这可能与隐性高血压或家族性高血压史有关。

第五节 前置胎盘

胎盘正常附着在子宫体部的前、后及侧壁。孕 28 周后如果胎盘全部或部分附着于子宫下段或覆盖在子宫颈内口处，位置低于胎儿的先露部，称为前置胎盘（placenta previa）。前置胎盘为妊娠晚期出血的主要原因之一，是妊娠期严重并发症，如处理不当，可危及母儿生命安全。发病率国内为妊娠的 0.46% ~2.1%。

中医无此病名，据临床症状可归属中医"胎动不安"范围。

【病因病理】

一、西医病因病理

（一）病因

前置胎盘的形成，可能与多次刮宫、剖宫产、产褥感染、多胎经产引起子宫内膜炎症或损伤有关，子宫蜕膜营养不良时，影响受精卵正常着床，为摄取足够营养，胎盘伸展到子宫下段；子宫畸形或子宫肌瘤等原因使宫腔的形态改变时致胎盘附着在子宫下段；双胎妊娠等胎盘面积过大，或胎盘本身异常，如副胎盘、膜状胎盘等可使胎盘附着在子宫下段。妊娠晚期，下段不断伸展，宫颈管消失，宫口开大而使胎盘与附着面剥离引起出血。

（二）分型

根据胎盘边缘与宫颈口的关系，可分为以下三种类型（图14-4）：

1. 完全性前置胎盘 宫颈内口全部为胎盘所覆盖。

2. 部分性前置胎盘 宫颈内口部分为胎盘所覆盖。

3. 边缘性前置胎盘 胎盘边缘附着于子宫下段，但不超过宫颈内口。

胎盘边缘与宫颈口的关系随着宫颈管的消失和宫颈口的逐渐扩大而改变，原则上以处理前最后一次检查时两者关系来决定其分类。

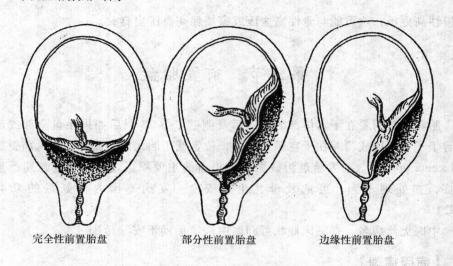

完全性前置胎盘   部分性前置胎盘   边缘性前置胎盘

图 14 - 4 前置胎盘的类型

二、中医病因病理

本病的发病原因主要有肾虚、气血虚弱、血热等。肾虚冲任不固，血海不藏，胎失所系；气血虚弱，胎失所养，胎元不固；热伤冲任，迫血妄行，胎动不安。

【临床表现】

一、症状

妊娠晚期或临产时，阴道反复出现无痛性出血，往往无先兆，突然出血。初次出血量不多，常自止。阴道流血发生时间早晚、反复发生次数、出血量多少与前置胎盘类型有关。完全性前置胎盘出血早，次数频，量多，甚至一次大出血伴休克；边缘性前置胎盘出血较晚，多在妊娠 37～40 周或临产后；部分性前置胎盘初次出血时间和出血量介于两者之间。

二、体征

1. 贫血 贫血严重程度多与出血量成正比，严重时可致休克。

2. 腹部检查 腹软，无宫缩，子宫大小与停经月份相符；出血不多时胎心音正常，出血多时胎儿因缺氧而导致窘迫，严重时可致胎死宫内；当前置胎盘附着于子宫前壁时，可在耻骨联合上方听到胎盘杂音；约 15% 并发先露高浮，有时出现胎位异常，如臀位等。

【诊断与鉴别诊断】

一、诊断

1. 病史　既往有多次刮宫、分娩史，子宫手术史，或高龄、双胎等。

2. 症状与体征　有上述临床症状和体征，可对前置胎盘的类型作出初步判断。

3. B 超检查　B 超断层显像可清楚显示子宫壁、胎先露、宫颈和胎盘位置，并根据胎盘边缘与子宫颈内口的关系进一步明确前置胎盘的类型。阴道 B 超能更准确地确定胎盘边缘与子宫颈内口的关系。B 超诊断前置胎盘时需注意妊娠周数、类型及有无阴道出血。妊娠中期 B 超检查为前置胎盘者，约 60% 到妊娠晚期胎盘上移；妊娠中期为完全性前置胎盘者，约 80% ~ 90% 到妊娠晚期仍为前置胎盘。同时需结合临床有无阴道出血，妊娠 32 周以前无阴道出血一般不作前置胎盘的诊断。

4. 产后检查胎膜及胎盘　前置部分的胎盘有陈旧血块附着，呈黑紫色，如胎膜破口距胎盘边缘大于 7cm 时，除外前置胎盘。

二、鉴别诊断

主要与胎盘早剥、早产、胎盘边缘血窦破裂、帆状胎盘等疾病鉴别。以上病种行 B 型超声检查胎盘位置均正常。此外，尚需与宫颈病变如息肉、糜烂、子宫颈癌所致的出血鉴别，一般结合病史，通过阴道检查、超声检查及分娩后胎盘检查可以确诊。

【对母儿影响】

1. 产后出血　分娩后由于子宫下段肌肉组织菲薄，收缩力差，既不能使附着于此处的胎盘完全剥离，又不能有效地收缩压迫血窦而发生出血。

2. 胎盘植入　由于子宫蜕膜发育不良，胎盘绒毛可植入子宫下段肌层，使胎盘剥离不全，而引发大出血。

3. 产褥感染　前置胎盘剥离面接近宫颈外口，细菌自阴道上行易侵入胎盘剥离面而引发感染。出血多致母体贫血，体质虚弱也可致产褥期容易发生感染。

4. 早产儿及围生儿死亡率高　前置胎盘出血发生在妊娠中晚期而被迫终止妊娠，致早产率增加。早产儿生命力差，并发症多，加之因出血多可致胎儿窘迫，甚至缺氧死亡等因素，使早产儿及围产儿死亡率明显升高。

【治疗】

处理原则是抑制宫缩，止血，纠正贫血和预防感染。应根据出血量的多少、有无休克、前置胎盘的类型、妊娠周数、产次、胎儿是否存活、是否临产、宫颈扩张程度等综合分析后制定治疗方案。

一、期待疗法

应在保证孕妇安全的前提下让胎儿达到或更接近足月，从而提高胎儿的成活率。适于妊娠 36 周以前，胎儿体重小于 2300g，阴道出血量不多，产妇一般情况好，胎儿存活者，应住院治疗。

（一）西医治疗

绝对卧床休息，尤以左侧卧位为佳；定时吸氧，每日 3 次，每次 1 小时；保持心态平静，适当使用镇静剂，如地西泮 2.5mg，每日 3 次，口服；应用宫缩抑制剂，25% 硫酸镁 20ml 溶于 10% 葡萄糖注射液 250ml 中，以每小时 1g 速度静脉滴注，症状消失后改用沙丁胺醇口服，每次 2.4～4.8mg，每日 3 次；纠正贫血，口服硫酸亚铁，每次 0.3g，每日 3 次；密切观察阴道出血量；禁止阴道检查及肛查，腹部检查要轻柔；监测宫内胎儿情况，必要时可抽羊水检查胎儿的肺成熟度，并同时注入地塞米松 10mg 以促进胎儿肺成熟，提高产后存活率。

（二）中医辨证治疗

本病治疗以安胎止血为要。

1. 肾虚

证候　妊娠期阴道少量出血，反复发作，色淡红或淡暗，质清稀，腰膝酸软，小腹空坠，头晕耳鸣，小便频数，夜尿频多，面色、目眶暗黑；舌淡，苔白，脉沉滑尺弱。

治法　益气固肾，止血安胎。

方药　寿胎丸(《医学衷中参西录》) 加仙鹤草、地榆炭、甘草。

菟丝子　桑寄生　续断　阿胶

临床常于上方加人参、白术健脾益气以载胎元；加艾叶、鹿角霜止血安胎；若腹痛者，加苏梗、陈皮理气止痛；腹胀者，加大腹皮宽肠理气；夜尿多者，加益智仁、金樱子。

2. 气血虚弱

证候　妊娠期阴道少量出血，反复不止，色淡红，质稀薄，腰腹坠胀，神疲乏力，面色㿠白，心悸气短，纳呆便溏；舌质淡，苔白，脉细滑。

治法　补气养血，止血安胎。

方药　安胎饮（《太平惠民和剂局方》）。

当归　川芎　熟地　白芍　黄芪　阿胶　白术　茯苓　地榆　半夏　生姜甘草

临床常因当归、川芎辛温，走而不守，有活血作用，于本病有碍，以枸杞、山茱萸易之，并加艾叶炭以增加止血安胎之效。

3. 血热

证候　妊娠期阴道少量出血，血色鲜红或深红，质稠，口干咽燥，心烦不安，手足心热；舌红或尖边红，苔黄，脉弦滑数。

治法　清热养血，滋肾安胎。

方药　清热安胎饮（《刘奉五妇科经验》）加仙鹤草、地榆炭。

山药　石莲　黄芩　黄连　椿根白皮　侧柏炭　阿胶

若兼有肝郁者，加柴胡、白芍疏肝解郁；若阴虚内热者，去黄柏、熟地，加女贞子、旱莲草，滋阴清热，凉血安胎。

二、终止妊娠

当阴道大量出血时，应以抢救孕母为主，及时终止妊娠。胎龄达 36 周以上，胎儿成熟度检查提示肺成熟者，或胎龄未达 36 周，出现胎儿宫内窘迫征象者均需终止妊娠。

1. 剖宫产术　剖宫产术是处理前置胎盘的主要手段，可及时止血，缩短胎儿宫内缺氧的时间，对母子较为安全。完全性和部分性前置胎盘的处理，约 70%～90% 采用剖宫产。术前输液，输血，纠正贫血及休克。切口应避开胎盘附着处以减少术中出血，胎盘附着于后壁选下段横切口，附着于前壁选下段偏高纵切口或体部切口，附着于前壁偏左，切口选右侧；胎盘大而薄或呈筒状附着于前壁大部分，则可直接从下段切入，迅速撕开胎盘，取出胎儿。胎儿娩出后，一方面于子宫体部及时注射缩宫素 10U 或麦角新碱 0.2mg；一方面立即娩出胎盘，使子宫下段血窦尽快闭合，减少出血。如有植入胎盘时应做子宫切除术。做好新生儿抢救复苏准备，新生儿出生后测血红蛋白，贫血时应输血纠正。

2. 阴道分娩　阴道分娩是利用胎先露部压迫胎盘达到止血目的，此法仅适用于边缘性前置胎盘且胎儿为头位者，或在临产后发生出血，但血量不多，产妇一般情况好，产程进展顺利，估计在短时间内可以结束分娩者。决定阴道分娩后，行人工破膜，利用胎头下降压迫胎盘而达到止血。如破膜后先露仍下降不顺利，应立即行剖宫产术，产后给抗生素预防感染。

患者大量出血而当地没有条件处理，先输液、输血，在消毒后进行阴道填塞纱布，腹部加压包扎，以暂时压迫止血，并迅速护送转院治疗。

【预防】

做好计划生育工作，避免多次刮宫及感染，防止多产，以免发生子宫内膜损伤或子宫内膜炎。妊娠期出血须及时就诊，以便早期诊断，正确处理。

【预后】

本病预后与孕周大小、前置胎盘的类型、阴道流血量的多少、胎儿是否存活以及是否临产密切相关。

第六节 胎盘早剥

妊娠 20 周后或分娩期胎儿娩出前，正常位置的胎盘部分或全部从子宫壁剥离，称胎盘早剥（placental abruption）。是妊娠晚期严重并发症。国内发病率为 0.46% ~ 2.1%，围生儿死亡率为 20% ~ 35%。往往起病急，进展快，如处理不及时，可危及母儿生命。

本病属中医"妊娠腹痛"、"胎动不安"、"堕胎"、"小产"等范畴。

【病因病理】

一、西医病因病理

（一）病因

本病的发病机制尚未完全阐明，其发病可能与以下几种因素有关。

1. 血管病变 当母体并发慢性高血压、妊娠期高血压疾病、慢性肾脏疾病或全身血管病变时，胎盘早剥发生率增高。有可能因小动脉痉挛、硬化或粥样化，引起远端毛细血管缺血坏死而破裂出血，以致使胎盘与子宫壁剥离。

2. 机械因素 腹部直接受撞击或摔倒等外伤，脐带过短或脐带绕颈，用力过猛的倒转胎位术，双胎妊娠第一胎娩出过快，或羊水过多，破膜时羊水骤然流出所造成的子宫内压急剧下降等，均可引起出血不止而早剥。

3. 子宫静脉压突然升高 妊娠晚期或临产时，孕妇长时间处于仰卧位，妊娠子宫压迫下腔静脉，阻碍静脉血的回流，使子宫的静脉压突然升高，传到绒毛间隙导致蜕膜静脉床充血怒张或破裂，可引起部分或全部胎盘剥离。

（二）病理

胎盘早剥的主要病理变化是底蜕膜内出血，形成胎盘后血肿，致使胎盘自附着处剥离。胎盘早剥分为显性、隐性及混合性剥离三种（图 14 – 5）。如剥离面小，血浆很快凝固，临床可无症状。

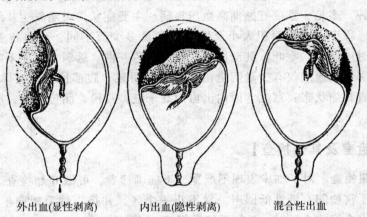

外出血(显性剥离)　　　　内出血(隐性剥离)　　　　混合性出血

图 14 – 5　胎盘早剥的类型

如果胎盘剥离面大，继续出血，则形成胎盘后血肿，使胎盘剥离部分不断扩张，出血逐渐增多，当血液冲开胎盘边缘，沿胎膜与子宫壁之间向子宫颈口外流出，即为显性剥离。如胎盘边缘仍附着于子宫壁上，血肿位于胎盘与子宫壁之间，即为隐性剥离。此时由于血液不能外流，胎盘后血液增多，子宫底也随之升高，当内出血过多时，血液仍可冲开胎盘边缘，向宫颈口外流，形成混合性出血。血液浸润达子宫浆膜层时，子宫完全失去张力，呈现紫蓝色，称为子宫胎盘卒中。出血更严重时也可引起凝血功能障碍、休克及肾衰竭，造成母婴死亡。

二、中医病因病机

本病的发病多由素体阴虚，或失血伤阴，或久病失养，或多产房劳，耗散精血所致。孕后血聚养胎，阴血益感不足，虚热内生，热扰胎元，遂致胎盘早剥。或因外伤导致瘀血内停，胞脉阻隔，冲任不固而致胎盘早剥。

【临床表现】

国外多采用 Sher 分类法，将胎盘早剥分为Ⅰ、Ⅱ、Ⅲ度，而我国则以轻、重两型分类。轻型相当于 SherⅠ度，重型包括 SherⅡ、Ⅲ度。

1. 轻型　以外出血为主，多见于分娩期，胎盘剥离面不超过胎盘的 1/3，且在胎盘边缘，主要症状为阴道流血量较多，色暗红，可伴有轻度腹痛或无明显腹痛，患者的贫血不显著。腹部检查时子宫软，压痛不明显，或仅有轻度局限性压痛，大小与妊娠月份相符，胎位、胎心音清楚，产后检查胎盘可见胎盘上有凝血块及压迹。

2. 重型 以内出血和混合性出血为主，胎盘剥离面超过1/3，同时有较大的胎盘后血肿，多见于重度妊娠期高血压疾病。主要症状为突然发生持续性腹痛或腰酸，腹痛程度因剥离面积大小及胎盘后积血多少而不同，积血越多疼痛越剧烈，严重时可恶心、呕吐，甚至出现冷汗、面色苍白、脉弱、血压下降等休克状态，可无阴道出血或仅有少量阴道出血，贫血明显。腹部检查子宫体压痛明显，呈持续强直收缩状态；宫底常因内出血而高于妊娠月份，胎位不清，胎心不规律或听不到。

【实验室及其他检查】

1. B 超检查 对于临床表现不严重，不能确诊者，可做 B 超检查。其图像显示胎盘与子宫壁间有液性低回声，常不止一个区，并挤压绒毛板向羊膜腔突出。若血液流出未形成血肿时，B 超无特异图像。

2. 化验检查 常规检查有血、尿常规及凝血功能。重症患者应做 DIC 筛选试验，包括血小板计数、凝血酶原时间、纤维蛋白原测定和血浆鱼精蛋白副凝试验（3P 试验），以及纤溶确诊试验、凝血酶时间及优球蛋白溶解时间测定等。情况紧急时，可抽取肘静脉血于一试管中，轻叩管壁，7～10 分钟后观察是否有血块形成，若无血块或血块质量差，说明有凝血障碍。

【诊断与鉴别诊断】

一、诊断

依据病史、症状、体征，结合实验室检查结果可作出临床诊断。胎盘附着于子宫体后壁的早剥，因腹痛可能以腰痛代替，腹部压痛也不很明显，诊断时应特别注意。

二、鉴别诊断

1. 前置胎盘 当有出血伴有非宫缩性腹痛时，前置胎盘可以除外，但早剥外出血型时多无腹痛，应与之鉴别。B 超检查进行胎盘定位一般即可确诊。

2. 先兆早产 一般出血不多，腹痛为阵发性宫缩引起，并不剧烈，故与早剥中的严重者易于区别，与早剥的轻型者，可通过观察或 B 超检查有无胎盘后液性暗区而确定。

3. 先兆子宫破裂　常有头盆不称、异常分娩、剖宫产史。腹部检查，强烈宫缩，子宫下段延长，有压痛，甚至有病理性缩复环，胎位清楚，有胎儿窘迫或胎心消失。而各种化验检查无特殊变化。

【对母儿的影响】

胎盘早剥对胎儿影响极大。剖宫产率、产后出血率、贫血及 DIC 发生率均升高。由于胎盘早剥出血可引起胎儿急性缺氧，新生儿窒息率、早产率明显升高，围产儿死亡率是无胎盘早剥者的 15 倍。

【治疗】

本病发病急，进展快，以西医抢救治疗为主。

一、纠正休克

重症病人应立即开放静脉通道，及时输入新鲜血，补充血容量，积极纠正休克。

二、终止妊娠

胎儿娩出前胎盘剥离有可能继续加重，一旦确诊应及时终止妊娠。根据孕妇病情轻重、胎儿宫内状况、产程进展、胎产式等，决定终止妊娠的方式。

1. 阴道分娩　轻型，经产妇，宫口已开大，估计短时间内能结束分娩者可阴道分娩。先行人工破膜，使羊水缓慢流出，减少子宫张力，用腹带裹紧腹部压迫胎盘，防止继续剥离。必要时静脉滴注缩宫素缩短第二产程。产程中密切观察心率、血压、宫底高度、阴道流血量以及胎儿宫内状况，一旦发现病情加重或出现胎儿宫内窘迫征象，立即行剖宫产结束妊娠。

2. 剖宫产　轻型，初产妇，胎儿可存活，但不具备短期内阴道分娩的条件；重型，无论胎儿是否存活，均应立即剖宫产。剖宫产娩出胎儿、胎盘后，立即注射宫缩剂并按摩子宫。如发现有子宫胎盘卒中，配以按摩子宫和热盐水纱垫湿热敷子宫。若发生难以控制的大量出血，可在输新鲜血、新鲜血浆及血小板的同时行子宫切除术。

三、防止产后出血

分娩前配血备用，开通静脉输液通路，胎儿娩出后及时应用缩宫素、麦角新碱、米索前列醇等宫缩剂。如大量出血且无凝血块，应考虑凝血功能障碍，立即进行化验并同时按凝血功能障碍处理。必要时切除子宫。

四、防治凝血功能障碍

1. 补充凝血因子 及时足量输入新鲜血、血小板及纤维蛋白原。

2. 肝素的应用 DIC 高凝阶段主张及早应用肝素，但禁止在有显著出血倾向或纤溶亢进阶段应用。

3. 抗纤溶药物的应用 应在肝素化和补充凝血因子的基础上应用，常用的药物有氨基己酸、氨甲环酸、氨甲苯酸等。

五、防治急性肾衰竭

失血过多、休克时间过长及 DIC 均影响肾血流量，而致双侧肾皮质或肾小管坏死，临床上要密切注意患者尿量及肾功能变化。如每小时尿量少于 30ml，应及时补充血容量；如少于 17ml 或无尿时，可用 20% 的甘露醇 500ml 快速静脉滴注，或呋塞米（速尿）40～80mg 静脉推注，必要时重复使用，通常 1～2 日尿量可以恢复。若短期内尿量不增，且血清尿素氮、肌酐、血钾进行性增高，二氧化碳结合力下降，提示肾衰竭。出现尿毒症时及时行血液透析以挽救孕妇生命。

【预防】

积极预防和治疗慢性高血压、妊娠期高血压疾病、慢性肾炎等，避免长时间仰卧及腹部外伤。产前检查动作轻柔，处理羊水过多或双胎分娩时避免宫腔压力骤减。

【预后】

本病发病急，进展快，如不及时处理，可威胁母儿生命。严重并发症有弥散性血管内凝血、产后出血、急性肾衰竭等。当胎盘早剥面积大于胎盘面积 1/2 时，胎儿多因缺氧死亡。

第七节　胎儿生长受限

胎儿生长受限（fetal growth restriction，FGR）是指孕 37 周后，胎儿出生体重低于 2500g，或低于同孕龄平均体重的两个标准差，或低于同孕龄正常体重的第 10 百分位数，是围生期的重要并发症。我国的发病率平均为 6.39%。胎儿生长受限围生儿死亡率为正常儿的 4～6 倍，不仅影响胎儿的发育，远期也影响儿童期及青春期的体能与智能发育。

本病相当于中医学的"胎萎不长"、"妊娠胎萎燥"。

【病因病理】

一、西医病因

本病病因多而复杂，约40%的患者病因尚不明确。主要可见：

1. 孕妇因素　占50%～60%。

（1）营养因素　孕妇偏食，妊娠剧吐，摄入蛋白质、维生素及微量元素不足。

（2）妊娠并发症与合并症　并发症如妊娠期高血压疾病、多胎妊娠、前置胎盘、胎盘早剥、过期妊娠、妊娠肝内胆汁淤积症等；合并症如心脏病、慢性高血压、肾炎、贫血等，均可使胎盘血流量减少，灌注下降，导致胎儿生长受限。

（3）其他　除与孕妇年龄、地区、体重、身高等有关外，孕妇子宫发育畸形、吸烟、吸毒、酗酒、宫内感染、接触放射线或有毒物质等均可导致胎儿生长受限。

2. 胎儿因素　生长激素、胰岛素样生长因子等调节胎儿生长的物质在脐血中水平的下降，可能会影响胎儿内分泌和代谢；胎儿基因或染色体异常时也常伴有胎儿生长受限。

3. 胎盘、脐带因素　胎盘的各种病变、脐带过长、脐带过细、脐带扭转或打结等可导致子宫胎盘血流量减少，胎儿血供不足。

二、中医病因病机

主要机理是父母禀赋虚弱，或孕后将养失宜，以致气血不足，胎失荣养，而生长迟缓。

1. 肾气亏损　素禀肾虚，或孕后房事不节，损伤肾气，胎气内系于肾，肾精不足，胎失所养，而生长迟缓，遂致胎萎不长。

2. 气血虚弱　素体气血不足，或孕后恶阻较重，或脾虚气血化源不足，或胎漏下血日久耗伤气血，冲任气血不足，胎失所养，以致胎萎不长。

3. 阴虚血热　孕妇素体阴虚，或久病失血伤阴，或孕后过服辛辣食物及辛热暖宫药物，以致邪热灼伤阴血，胎为邪热所伤，又失阴血濡养，而致胎萎不长。

【分类及临床特点】

胎儿宫内生长受限根据其发生时间、胎儿体重以及病因分为三类。

一、内因性均称型 FGR

属于原发性胎儿生长受限，在受孕时或在胚胎早期抑制生长因素即发生作用，使胎儿生长、发育严重受限。因胎儿在体重、头围和身长三方面均受限，头围与腹围均小，故称均称型。其病因包括基因或染色体异常、病毒感染、接触放射性物质及其他有毒物质。

特点：体重、头径和身长相称，但均小于该孕龄正常值。外表无营养不良，器官分化或成熟度与孕龄相符，但各器官的细胞数量均减少，脑重量轻，神经元功能不全和髓鞘形成迟缓；胎盘小，但组织无异常。胎儿无缺氧表现。胎儿出生缺陷发生率高，围产儿死亡率高，预后不良。产后新生儿多有脑神经发育障碍，伴小儿智力障碍。

二、外因性不均称型 FGR

属于继发性生长发育不良，胚胎发育早期正常，至孕晚期才受到有害因素的影响，如合并妊娠期高血压疾病、高血压、糖尿病、过期妊娠，致使胎盘功能不全。

特点：新生儿外表呈营养不良或过熟儿状态，发育不均称，头径和身长与孕龄相符而体重偏低。胎儿常有慢性缺氧及代谢障碍，各器官细胞数量正常，但细胞体积缩小，以肝脏为著。胎盘体积正常，但功能下降，伴有缺血缺氧的病理改变，常有梗死、钙化、胎膜黄染等，加重胎儿宫内缺氧，使胎儿在分娩期间对缺氧的耐受力下降，导致新生儿脑神经受损。新生儿在出生以后躯体发育正常，易发生低血糖。

三、外因性均称型 FGR

为上述两型的混合型，其病因有母儿双方的因素，多系缺乏重要生长因素如叶酸、氨基酸、微量元素，或因有害药物的影响所致。致病因素虽是外因，但在整个妊娠期间均产生影响。

特点：新生儿体重、头径和身长均小于该孕龄正常值。外表有营养不良表现。各器官细胞数目减少，导致器官体积均缩小，肝、脾严重受累，脑细胞数也明显减少。胎盘小，外观正常。胎儿宫内缺氧不常见，但存在代谢不良。新生儿的生长与智力发育常受影响。

【诊断】

胎儿宫内生长受限的产前诊断主要根据病史、临床检查和超声测量。

1. 病史　有引起 FGR 的高危因素，如孕妇患有心血管疾患、合并有妊娠期高血压疾病或孕期有感染史等。有生过先天畸形儿、FGR、死胎的不良分娩史。有吸烟、吸毒与酗酒等不良嗜好。

2. 临床监测　定期测量孕妇的宫高、腹围、体重，描记妊娠图。其中宫高是较为敏感的指标。若发现宫高在第 10 百分位数以下时，应警惕 FGR 的可能。妊娠晚期孕妇每周增加体重 0.5kg，若停滞或增长缓慢时可能为 FGR。准确核对孕周是诊断 FGR 的前提。

3. 超声检查　上述 FGR 的高危孕妇和临床高度怀疑有 FGR 的可能时，应进一步行超声检查。

（1）B 超测量　胎儿发育常用参数有：胎头双顶径、头围、胎儿股骨长度、腹围，辅助参数有羊水量与胎盘成熟度。双顶径和头围反应胎儿脑部的发育，双顶径在 20 周前可以较准确地核对孕周。胎儿的腹围反应胎儿肝脏的大小和皮下脂肪的厚度，与胎儿的体重最相关，是诊断胎儿是否有 FGR 最敏感的指标。若胎儿腹围小于相应孕周的第 10 百分位数，则应考虑为 FGR，如果估计胎儿体重亦低于相应孕周的第 10 百分位数则应诊断为 FGR。严重的 FGR 时因胎盘功能严重不良会出现羊水过少、胎盘老化。

（2）彩色超声多普勒检查　通过测量胎儿和脐带的血流信号，可以预测和了解胎儿是否有宫内缺氧。孕晚期（30 周以后）脐动脉血流 S/D 值≤3 为正常值。S/D 值升高时可能提示胎盘功能不良。如果脐血流中舒张期血流消失或出现反流，常提示胎儿宫内严重缺氧，应立即终止妊娠。

4. 生化检查　常检测尿 E_3 和 E/C 比值、血甲胎蛋白（AFP）、胎盘生乳素、妊娠特异性 β 糖蛋白、绒毛膜促性腺激素（HCG）。其中 AFP 作为胎盘异常的一个指标较有意义。妊娠中期不明原因的 AFP 升高，发生 FGR 的几率会增加 5 ~ 10 倍。

5. 电子胎心监护　有利于判断胎儿宫内的状况，更有助于决定分娩时机及分娩方式。

【治疗】

一经诊断，当尽早处理。妊娠 32 周前开始治疗效果好，妊娠 36 周后治疗效果差。

一、西医治疗

（一）孕期治疗与监护

1. 一般治疗　卧床休息，均衡膳食，吸氧，左侧卧位，有助于改善子宫胎盘血液。

2. 病因治疗 如果 FGR 病因明确，则应针对病因进行积极治疗。

3. 补充营养物质 口服多种氨基酸 1 片，每日 1~2 次；脂肪乳注射剂静脉滴注 250~500ml，3 日 1 次，连用 1~2 周；10% 葡萄糖注射液 500ml 加维生素 C 或能量合剂，每日 1 次，连用 7~10 日；叶酸 5~10mg，每日 3 次，连用 15~30 日；适量补充维生素 E、维生素 B 族、钙剂、铁剂、锌剂等。

4. 疏通微循环 右旋糖酐 -40 500ml 加复方丹参注射液 4ml 静脉滴注，每日 1 次。

二、中医治疗

（一）治疗原则

重在补脾胃，滋化源，养精血，益胎元。若发现畸胎、死胎情况时，则应下胎益母。

（二）辨证论治

1. 肾气亏损

证候 孕后腹形明显小于妊娠月份，胎儿存活，头晕耳鸣，腰膝酸软，或形寒畏冷，手足不温，倦怠无力；舌淡，苔白，脉沉细。

治法 补肾益气，填精养胎。

方药 寿胎丸(《医学衷中参西录》) 加党参、覆盆子、桑椹子。

桑寄生 菟丝子 续断 阿胶

2. 气血虚弱

证候 妊娠腹形明显小于妊娠月份，胎儿存活，身体羸弱，头晕心悸，少气懒言，面色苍白；舌淡，苔少，脉细弱。

治法 补气养血育胎。

方药 胎元饮(《景岳全书》) 加续断、枸杞子。

杜仲 人参 当归 白芍 熟地 白术 陈皮 甘草

3. 阴虚血热

证候 孕后腹形明显小于妊娠月份，胎儿存活，颧赤唇红，手足心热，烦躁不安，口干喜饮；舌红而干，脉细数。

治法 滋阴清热，养血育胎。

方药 保阴煎(《景岳全书》) 加枸杞子、桑椹子。

生地 熟地 黄芩 黄柏 白芍 续断 淮山药 甘草

三、继续妊娠指征

宫内监护胎儿情况良好；胎盘功能正常；妊娠未足月，孕妇无合并症及并发症，可在严密监护下妊娠至足月。

四、终止妊娠指征

①治疗后 FGR 无改善，电子胎心监护反应差，胎儿生物物理评分 4～6 分；②有胎儿宫内缺氧表现，胎盘提前老化，胎儿停止生长 3 周以上；③在治疗过程中妊娠合并症、并发症病情加重，继续妊娠将危害母婴健康或生命者。胎儿未足月，在终止妊娠前 2 日，肌注地塞米松 5mg，每日 3 次，或经腹羊膜腔内注射地塞米松 10mg 以促进胎儿肺成熟。同时严密监测胎儿宫内情况。

五、分娩方式选择

1. 阴道分娩　经治疗，胎儿在宫内发育情况良好，胎盘功能正常，胎儿成熟，无胎儿窘迫，Bishop 宫颈成熟度评分 ≥7 分，羊水量正常，无经阴道分娩禁忌者，予以引产。另有胎儿难以存活，无剖宫产指征时予以引产。
2. 剖宫产　胎儿病情危重，产道条件欠佳，阴道分娩对胎儿不利者，均应行剖宫产结束分娩。

不论阴道分娩还是剖宫产分娩，新生儿科医生均应到场，做好抢救新生儿的准备。

【预防】

加强产前检查，定期测量宫高、腹围、体重，用妊娠图进行孕期监护，加强妊娠合并症和并发症的诊治。可疑 FGR 者，在核对孕周后，进一步做超声检查，做到早诊断、早治疗。孕期加强宣教，注意营养，减少疾病，避免接触有害毒物，禁烟酒。孕期用药需在医生指导下进行。

第八节　羊水量异常

羊水过多

妊娠期间，羊水量超过 2000ml 称羊水过多（polyhydramnios）。发病率约占分娩总数的 0.5%～1%，合并妊娠糖尿病者，其发生率高达 20%。多数患者羊水增加较慢，称为慢性羊水过多；少数在数天内急剧增加，称为急性羊水过多。羊水过多时，羊水的性状及成分与正常妊娠者相同。

羊水过多常伴有胸腹胀满，甚则遍身浮肿，喘不能卧等临床表现，属中医"子满"、"胎水肿满"范围。

【病因病理】

一、西医病因病理

本病确切病因现尚不清楚，但常与下列因素影响胎儿与母体间水分交换调节机制，致使羊水积蓄有关。

1. 特发性羊水过多 不合并任何孕妇、胎儿或胎盘异常，原因不明，约占30% ~40% 。

2. 胎儿畸形 羊水过多的孕妇中约18% ~40% 有胎儿畸形，其中以神经管缺陷性疾病最常见，约占50% 。脊椎裂、脑膜膨出、脉络组织增殖时渗出液增加导致羊水过多；无脑儿、脑积水时由于中枢吞咽功能缺乏，不能吞咽羊水，又缺乏抗利尿激素，以致尿量增多形成羊水过多。其次是消化道畸形，约占25% ，主要为消化道闭锁。甲状腺肿大引起颈部受压，以及肺发育不全时影响吞咽，这些均可因羊水积聚导致羊水过多。

3. 多胎妊娠 多胎妊娠并发羊水过多为单胎妊娠的10倍，尤多见于单卵双胎，且常发生在体重较大的胎儿。由于单卵双胎之间循环互相沟通，其中占优势的胎儿，循环血量多，心脏、肾脏肥大，尿量增多，而致使羊水过多。有时羊水过多与双胎中的畸胎同时存在。

4. 母儿血型不合 由于绒毛水肿，影响液体交换，导致羊水过多。

5. 糖尿病 孕妇羊水过多可能与胎儿血糖过高引起尿生成多有关。

二、中医病因病机

主要机理是脾失健运，水渍胞中所致。

1. 脾气虚弱 素体脾虚，孕后贪凉饮冷，损伤脾气，加之气血下聚冲任养胎，脾气更虚，水湿内停，湿渗胞中，发为胎水肿满。

2. 气滞湿郁 素多抑郁，肝郁气滞，孕后血聚冲任养胎，胎儿渐大，阻滞气机，两因相感，气机不畅，气滞湿郁，蓄积胞中，而致胎水肿满。

【诊断】

一、临床表现

一般羊水超过 3000ml 才出现机械性压迫所引起的临床症状。羊水量愈多，发生时间愈短，临床症状愈明显。

1. 急性羊水过多　约占 1%～2%，大多在妊娠 20～24 周时发病。因羊水急剧增加，子宫过度膨胀，横膈上升，孕妇可有腹部长大快，胀痛，行走不便，呼吸困难，不能平卧等症状。体格检查可见孕妇呈痛苦表情，端坐呼吸，甚至发生紫绀；腹部过度膨胀可有触痛，有震水感，腹壁变薄，皮下小静脉显露；子宫显著大于妊娠月份，胎位不清或易于变更，胎心音遥远或听不清；下肢、外阴或腹部皮肤有凹陷性水肿。

2. 慢性羊水过多　约占 98%，多见于妊娠 28～32 周。由于羊水增长较慢，子宫逐渐膨大，症状亦较缓和，压迫症状不明显。体格检查时子宫大于正常妊娠月份，腹壁及子宫张力大，腹部液体震颤感明显，胎位不清，有胎儿浮沉感，胎心音遥远或听不清。

二、实验室及其他检查

1. B 超检查　不但可诊断羊水过多，而且可判断胎儿有无畸形。羊水过多的检查方法：①羊水量最大暗区垂直深度测定（AFV）＞7cm 考虑羊水过多；②羊水指数（AFI）测定，即孕妇平卧，头高 30°，将腹部经脐横线与腹白线作为标志点分为 4 个区，测定各区最大羊水暗区相加而得。国内资料显示，羊水指数＞18cm 为羊水过多，国外资料显示，羊水指数＞20cm 方可诊断。经比较 AFI 显著优于 AFV。

此外，可见胎儿在宫腔只占小部分，肢体呈自由状态漂浮于羊水中，可同时发现多胎妊娠或各种胎儿畸形，如无脑儿、脑积水、唇裂、联指、先天性心脏病等。

2. 羊膜囊造影　了解胎儿有无消化道畸形，经腹壁穿刺羊膜腔注入 76% 泛影葡胺 20～40ml，3 小时后 X 线摄影，羊水中的造影剂逐渐减少，在胎儿肠内出现造影剂阴影，胎儿如有吞咽障碍或食管闭锁则消化道不显影，若仅在胃内见造影剂，可高度怀疑有十二指肠闭锁。羊膜囊造影可引起早产、宫内感染，放射线与造影剂对胎儿也有一定损害，故应慎用。

3. 甲胎蛋白（AFP）含量测定　无脑儿、脊柱裂及脑脊膜膨出等开放性神经管缺陷的胎儿，羊水 AFP 含量增高，当羊水 AFP 含量超过同期正常妊娠平均值 3 个标准差以上，母体血清 AFP 值超过同期正常妊娠平均值 2 个标准差以上，有助于临床诊断。

在诊断本病时应注意与双胎妊娠、葡萄胎、巨大儿或妊娠合并卵巢囊肿相鉴别，还应除外糖尿病等。

【对母儿的影响】

羊水过多子宫膨胀，孕妇易并发妊娠期高血压疾病、早产。破膜后因子宫骤然缩小，可引起胎盘早剥。产后可引起子宫收缩乏力而导致产后出血。胎儿容易引发胎位异常，破膜时脐带可随羊水滑出造成脐带脱垂、胎儿窘迫及早产。围生儿死亡率为 28%，病死率是正常妊娠的 7 倍。

【治疗】

对羊水过多的处理主要取决于胎儿有无畸形及孕妇自觉症状严重情况。症状轻，胎儿无明显畸形者，予以保守治疗。若胎儿合并畸形，则应及时引产，终止妊娠。

一、西医治疗

1. 羊水过多合并胎儿畸形　应立即终止妊娠。

（1）依沙吖啶引产　孕妇无明显心肺压迫症状，一般情况尚好，可经腹羊膜腔穿刺放出适量羊水后注入依沙吖啶 50～100mg 引产。

（2）人工破膜引产　高位破膜器自宫口沿胎膜向上送入 15～16cm 刺破胎膜，使羊水以 500ml/小时速度缓慢流出为妥，破膜 12 小时后无宫缩应用抗生素抗感染。若 24 小时仍无宫缩，适当应用普拉睾酮促宫颈成熟，或用缩宫素、前列腺素等引产。

2. 胎儿无明显畸形　根据胎龄及孕妇的自觉症状决定处理方案。

（1）妊娠已足月，可行人工破膜，终止妊娠。

（2）症状较轻未足月者可继续妊娠，嘱患者注意卧床休息，低盐饮食。必要时服用利尿剂及镇静剂，防止早产。

（3）症状严重，无法忍受子宫内张力，胎龄不足 37 周者，可考虑在 B 超监测下由腹壁用 15～18 号腰椎穿刺针做羊膜囊穿刺，引流出部分羊水，放水速度以 500ml/小时为宜，其量以放至孕妇感觉症状有所缓解即可（一般不超过 1500ml），不宜过多，以免诱发临产。3～4 周后可重复进行，并于放水前给予抗生素以防宫内感染。

3. 前列腺素合成酶抑制剂的应用　吲哚美辛，每日 2.2～2.4mg/kg，分 3 次口服，作用机制在于抑制胎儿尿排出量和促进羊水经肺部重吸收。用药 1 周胎尿减少最明显，羊水可减少。若羊水量再增多可重复使用。用药期间，每周做一次 B 超进行监测。有报道吲哚美辛有致动脉导管闭合的副作用，不宜长期服用。

无论选用何种方式放羊水，均应从腹部固定胎儿为纵产式，并防止胎盘早剥、脐带脱垂及产后出血。

二、中医治疗

（一）治疗原则

若胎儿无畸形，可采用中医辨证治疗，本病多为本虚标实证，治宜标本兼顾，健脾行气消水而不伤胎。

（二）辨证论治

1. 脾气虚弱

证候　孕期胎水过多，腹大异常，腹皮薄而光亮，下肢及阴部水肿，严重时全身浮肿，食少腹胀，神疲肢软，面色淡黄；舌淡胖，苔白腻，脉沉滑无力。

治法　健脾渗湿，养血安胎。

方药　鲤鱼汤（《千金要方》）。

鲤鱼　白术　白芍　当归　茯苓　生姜

2. 气滞湿郁

证候　孕期胎水过多，腹大异常，胸膈满闷，呼吸迫促，甚至喘不得卧，肢体肿胀，皮色不变，按之压痕不显；苔薄腻，脉弦滑。

治法　理气行滞，利水除湿。

方药　茯苓导水汤（《医宗金鉴》）去槟榔。

茯苓　槟榔　猪苓　缩砂　木香　陈皮　泽泻　白术　木瓜　腹皮　桑白皮苏叶

若喘甚者，加葶苈子、杏仁、苏子、旋覆花降逆平喘；肿甚而小便不利者，加防己除湿消肿。

羊水过少

妊娠晚期羊水量少于 300ml，称为羊水过少（oligohydramnios）。多发生于妊娠 28 周以后，发生率约占分娩总数的 0.4% ~4%。本病胎儿畸形率、新生儿发病率及围生儿死亡率较正常妊娠增高，若羊水量 <50ml，胎儿窘迫发生率达

50％以上，围生儿死亡率达 88％，故应引起临床重视。

本病在中医古籍中无单独记载，其症状散见于"胎萎不长"等病中。

【病因病理】

一、西医病因病理

羊水过少原因不明，临床多与下列因素有关。

1. 胎儿畸形　以泌尿系畸形为主，如先天性肾缺如、肾脏发育不全、输尿管及尿道狭窄等泌尿道畸形，因胎儿尿量减少或无尿，以致羊水过少。

2. 胎盘功能异常　过期妊娠、胎儿生长受限、妊娠期高血压疾病、胎盘退行性变均可导致胎盘功能异常，循环灌注量不足，胎儿脱水，宫内慢性缺氧，引起胎儿循环血液重新分配，血液主要供应脑和心，而肾血流量下降，胎儿尿生成减少，发生羊水过少。

3. 其他　胎膜本身病变，亦可出现羊水过少。

二、中医病因病机

本病多因夫妇双方禀赋不足，胞脏虚损，或因孕后调养失宜，以致脏腑气血不足，胎失所养。临床上常见的病因有气血虚弱，或脾肾不足，或阴虚血热。

【诊断】

一、临床表现

孕妇自觉胎动时腹痛，产前检查发现腹围及子宫底高度均较同期妊娠者小。子宫的敏感性较高，常因轻微刺激引起宫缩。临产后阵痛剧烈，宫缩多不协调，宫口扩张缓慢，产程延长，由于胎儿活动受限，故臀先露多见。常于人工破膜引产时，发现无羊水或仅有少量黏稠液体流出。

二、B超检查

B超检查羊水过少的敏感性为 77％，特异性为 95％，但诊断标准尚有不同意见。一般应用羊水指数法（AFI），将 AFI≤8.0cm 作为诊断临界值，将 AFI≤5.0cm 作为诊断的绝对值。此外，B超可见，羊水与胎体交界面不清，胎儿肢体明显聚集，应特别注意观察胎儿有无畸形，观察胎儿有无宫内生长受限。

【治疗】

羊水过少是胎儿危险的重要信号，一旦发现应积极处理。

一、西医治疗

1. 终止妊娠　妊娠已足月应尽快行人工破膜观察羊水的情况，若羊水少且黏稠，有严重胎粪污染，同时出现其他胎儿窘迫的表现，估计短时间内不能结束分娩，在除外胎儿畸形后，选择剖宫产终止妊娠。

2. 保守期待　若妊娠未足月，且辅助检查未发现胎儿畸形，可行羊膜腔灌注。将 37℃ 的 0.9% 氯化钠注射液，以每分钟 15~20ml 的速度灌注入羊膜腔，一直滴至胎心率变异减速消失，或 AFI 达到 8cm。通常需灌注 100~700ml，若灌注 800ml 变异减速仍不消失，视为失败。此法有发生绒毛膜羊膜炎等并发症的可能，不宜多次进行。

二、中医辨证治疗

本病主要由于气血虚弱，脾肾不足或阴虚血热所致。治疗重在养气血、补脾胃、滋化源，使其精充血足，则胎有所养。排除胎儿畸形后可参照"胎儿生长受限"辨证治疗。

【预后】

羊水量异常者胎儿的畸形率、新生儿发病率及围产儿死亡率较正常儿增高，应积极做好产前检查，尽早发现并及时处理。若不合并胎儿畸形，预后尚可。羊水过多引产时严防羊水栓塞、胎盘早剥等严重并发症的发生。

第九节　高危妊娠

在妊娠期和分娩时，由于某种致病因素和并发症对孕妇、胎儿、新生儿可能构成危害而导致难产者称高危妊娠（high risk pregnancy）。具有高危因素的孕产妇为高危孕产妇；具有高危因素的围生儿为高危儿。

【高危因素】

一、高危孕产妇

妊娠全过程的高危因素大致可分五个方面。

1. 孕妇的基本情况　如年龄、身高、体重、胎产次、家族史等。

2. 既往病史　如心脏病、肝脏病、肾脏病、高血压、糖尿病、内分泌疾病等。

3. 过去妊娠、分娩史 流产、早产、胎死宫内、胎儿畸形、难产史、低体重儿、巨大儿等。

4. 本次妊娠经过 早期妊娠期间是否服用过多特殊药物，或接受过 X 射线等。妊娠期间各种妊娠并发症，尤其对母儿影响大的，如妊娠期高血压疾病、妊娠合并糖尿病、产前出血等。对胎婴儿影响大的有胎位异常、多胎、母儿血型不合等。

5. 产程中高危因素 胎儿宫内窘迫、脐带脱垂、产程异常、手术产等。

上述因素中前三项是妊娠前已存在的固定因素，其中有部分绝对高危因素，如心脏病心功能 3～4 级，早期即应终止妊娠；自然流产或早产达 3 次以上无活胎者，胎儿有致死性畸形史者亦属绝对高危，可在监测下继续妊娠；若本胎次出现胚胎死亡或致死性畸形立即终止妊娠。后两项为动态因素，发生在妊娠不同阶段或分娩过程中，危险的程度随处理而有变化。

二、高危儿

1. 胎龄异常 早产或过期。

2. 体重异常 按孕周有小于胎龄儿或大于胎龄儿；新生儿小于 2500g 或大于 5000g。

3. 新生儿窒息 出生后 Apgar 评分 1 分钟 0～4 分或 5 分钟 <7 分者。

4. 产伤及各种手术产儿。

5. 某些高危妊娠的新生儿 如重度妊娠期高血压疾病、妊娠合并糖尿病、宫内感染等。

6. 先天畸形 染色体异常或形态结构异常。

7. 各种原因导致的溶血 如母儿 ABO 血型不合、Rh 血型不合等。

【诊断】

一、病史

详细询问病史，如孕产史、月经史及内科疾病史等。了解是否存在上述高危孕产妇和高危儿的因素。

二、临床检查

1. 身高体重、步态及体态的检测 身高不足 140cm 者，易发生头盆不称；体重不足 40kg 或大于 85kg 者，易发生妊娠期或分娩期危险；步态不正者当注意有无骨盆不对称。

2. 血压测量 血压高于 140/90mmHg 者为异常。

3. 骨盆大小测量 髂前上棘间径 ≤22cm，髂嵴间径 ≤25cm，骶耻外径 ≤18cm，坐骨结节间径 ≤7.5cm，均属异常。

4. 测量子宫大小是否符合妊娠月份 过大时检查羊水的多少或是否为双胎；过小时应注意是否胎儿宫内生长受限。足月妊娠估计胎儿体重 ≥4000g 或 ≤2500g 时均应注意。

5. 分娩时密切观察 分娩时注意羊膜是否破裂；羊水是否清亮；羊水量多少；产程进展情况；宫缩是否正常；能否自行排小便；更应注意胎心变化，防止宫内窘迫的发生。

三、实验室检查

定期常规检查，如血、尿常规；特殊检查如肝功能、血糖筛查等，有指征的病例查肾功能、相关病原体检测等。

四、超声检查

测量双顶径的大小及增长情况估计胎儿发育与妊娠周是否相符。探测羊水量，观察胎盘成熟度。

五、高危妊娠特殊检测

包括先天畸形的宫内诊断、胎儿发育、胎儿成熟度、胎儿－胎盘功能、胎儿宫内储备力等。

【处理原则】

一、针对高危因素给予相应的处理

1. 遗传咨询及染色体检查 年龄 >35 岁，或有出生畸形儿史，或有遗传病家族史，或孕早期有用特殊药物、放射线接触史等，应作绒毛、羊水或脐血的染色体核型分析。

2. 内科合并症 孕早期详细询问病史，对不宜妊娠者应及早终止妊娠，可继续妊娠者应制定处理计划。

3. 产科合并症 中西医结合进行病因和对症治疗，在保证孕妇安全的前提下延长孕周，提高胎儿的存活力。

二、改善胎儿宫内生长发育和供氧环境

1. 定时左侧卧位　增加胎盘血流灌注量。

2. 定时吸氧　提高脐静脉血氧饱和度。

3. 加强营养　以高蛋白、高热量、高维生素饮食为主，适当补充如钙、铁、氨基酸、叶酸和微量元素等。胎儿宫内生长受限者除针对病因治疗外，可试用静脉注入必要的氨基酸、葡萄糖及疏通微循环的右旋糖酐、丹参注射液等。

三、适时终止妊娠

终止妊娠的时机一方面取决于母体的合并症或并发症的病情，另一方面也要权衡胎儿的成熟度、胎儿胎盘功能，一旦时机成熟，应果断终止妊娠。对某些高危妊娠者可提前使用糖皮质激素，促进胎肺成熟，提高围生儿存活率。

终止妊娠有引产和剖宫产两种途径。前者要具备相应的宫颈条件和胎儿－胎盘的储备力，需作全面评估，慎重选择。引产方法可根据具体条件，但必须严密监测引产过程中胎心、羊水的变化，引产切勿过度，遇有异常情况应及时改变分娩方式。

四、加强高危新生儿产时和生后的管理

无论剖宫产或阴道分娩，均应做好新生儿抢救工作的准备。分娩时必须有熟练的医务人员在场，有条件者应有新生儿科医生在场协助。

【预防】

识别和系统管理高危妊娠，降低孕产妇死亡率和围产儿死亡率是衡量围生医学质量的指标之一。关键在于做好高危妊娠的早期筛查，对高危孕妇及高危儿予以重点监护，及时处理。我国大部分城市和地区已建立三级围生保健医疗网，实行分级管理和逐级转诊制度，使孕产妇死亡率和围产儿死亡率逐年下降，但各地围生保健医疗水平尚不平衡，三级保健医疗网还有待进一步健全和完善。

第十五章

妊娠合并疾病

第一节　心脏病

妊娠合并心脏病（pregnancy combined with cardiac diseases）是孕产妇死亡的重要原因之一。心脏病患者在妊娠期、分娩期及产褥早期都可能因心脏负担加重而发生心力衰竭，甚至威胁生命。国内发病率1992年报道为1.06%，死亡率为0.73%。妊娠合并心脏病以风湿性心脏病最多见，其次是先天性心脏病。

根据不同表现本病分别属于中医"惊悸"、"怔忡"、"水肿"、"喘证"、"心痹"等范畴。

【病因病理】

一、西医病因病理

1. 妊娠期　孕妇的血液循环量于妊娠6周以后逐渐增加，至妊娠32～34周时达到最高峰，每分钟心输出量可超过平时的30%左右，总血容量约比未孕时增加30%～45%，增加了心脏的负担。妊娠后期子宫增大，横膈抬高，使心脏向左上方移位，大血管扭曲，也使心脏负担加重。因此，在妊娠32周前后，易发生心力衰竭。

2. 分娩期

（1）第一产程　因每次子宫收缩约有250～500ml血液从子宫被挤入血液循环，回心血量增加，中心静脉压升高，进一步加重了心脏的负担。

（2）第二产程　在子宫收缩强度加大的同时，产妇屏气用力，腹肌和骨骼肌同时收缩，周围循环阻力及肺循环阻力均增加；同时增加腹压使内脏血液涌向心脏。因此，在第二产程中，心脏的负担也比较重，容易发生心力衰竭。

（3）第三产程　胎儿娩出后，胎盘血循环停止，子宫血窦中的大量血液回流进入全身循环，使回心血量急剧增加，心脏负担增加；同时子宫迅速缩小，腹压骤降，大量血液回流内脏，回心血量明显减少，导致周围循环衰竭。

3. 产褥期 产后 3 日内，产妇机体组织中潴留的大量水分于短期内回到循环中，血容量再度增加的同时心脏负担也相应增加，因此易发生心力衰竭。

综上可见，妊娠 32～34 周、分娩期和产后 3 日内，由于心脏负担较重，是发生心力衰竭的高危时期，临床处理上应倍加注意。

二、中医病因病机

中医学认为本病多因先天禀赋不足，或后天失养，或大病久病之后，脏腑功能失调，心之气血阴阳受损所致。孕后气血下聚以养胎，心之气血更虚，心主血脉不利，导致瘀血内停；孕后阴血下聚，胎体渐长，有碍气机升降而不能通调水道，影响肾阳敷布而不能化气行水，加之素有心肾阳虚不能温化水液，导致水停心下。本病以阳虚为本，瘀血、水饮为标，久病之后阳损及阴，又可见气阴两虚或阴阳两虚之候。

【心脏病对妊娠的影响】

孕妇发生心力衰竭时，由于子宫缺氧、易激惹，易诱发子宫收缩导致早产，并因血液含氧量不足致胎儿宫内生长受限、死胎、胎儿窘迫及新生儿窒息的发生率明显增高。常见心脏病对妊娠的影响如下：

1. 风湿性心脏病 常见病变为二尖瓣狭窄及关闭不全。由于狭窄的二尖瓣阻碍血液从左心房到左心室，妊娠期及分娩期血液及循环总量的增加和血流动力学的急剧改变使左心房压力骤增，造成急性肺水肿及心力衰竭。单纯二尖瓣关闭不全尚能适应妊娠，很少发生心衰。

2. 先天性心脏病 大部分无紫绀型患者能安全度过孕产各期，而紫绀型和无紫绀型中的主动脉缩窄患者，对妊娠血流动力学改变的耐受力很差，一般不宜继续妊娠。

3. 妊娠期高血压病性心脏病 因冠状动脉痉挛引起心肌供血不足，全身组织水钠潴留，周围血管痉挛致阻力增加，血液黏度增高，均加重有病心脏的负担而导致心力衰竭。分娩后妊娠期高血压病及心脏症状消失，心电图恢复正常。

【临床表现】

1. 症状 孕妇有风湿病及心脏病史，妊娠后心慌气短加重，胸闷气急，紫绀，端坐呼吸，咳嗽，或下肢浮肿。

2. 体征 心脏听诊心律不齐或心前区震颤，心瓣膜区有舒张期或Ⅲ级以上收缩期杂音。

3. 辅助检查 X 线和心电图提示心室肥大、心律失常或心肌损害。

【诊断与鉴别诊断】

一、妊娠合并心脏病的诊断要点

1. 病史　孕妇初诊时应仔细询问有无心脏病及风湿病病史，特别是风湿性心脏病及风湿热病史，过去的诊疗情况，有无心力衰竭史。

2. 体征　①心脏扩大；②有舒张期杂音；③Ⅱ级或Ⅲ级以上粗糙响亮的收缩期杂音；④严重心律失常，如心房颤动或扑动、房室传导阻滞。

3. 心电图检查　可有心律失常或心肌损害。

4. X 线检查　发现心界扩大。

5. 心脏功能代偿分级　纽约心脏病协会将心脏病心功能分为四级：

Ⅰ级：一般体力活动不受限。

Ⅱ级：一般体力活动后有疲劳、心慌、气促感，休息后好转。

Ⅲ级：一般体力活动明显受限，轻微活动后也感心慌、气短，甚至发生心绞痛。休息时无症状。

Ⅳ级：不能进行轻微活动，即使在休息情况下仍有明显的心功能不全症状。

6. 妊娠期心力衰竭的诊断

（1）早期心力衰竭　①轻微活动后即感胸闷、心慌、气急、干咳。②夜间常感胸闷，须坐起呼吸，或到窗口呼吸新鲜空气。③休息时心率超过 110 次/分，呼吸超过 20 次/分，肺底有少量湿啰音，咳嗽后啰音不消失。

（2）心力衰竭　有气急、紫绀、端坐呼吸、咳嗽或痰中带血，检查发现肺底有持续性啰音，颈静脉充盈，肝肿大伴有压痛等。

二、辨证要点

依据心悸及浮肿的特点，结合兼症、舌、脉辨其虚实。如心悸怔忡，气短乏力，动则加剧，舌淡，脉细滑，为心气不足；若心悸怔忡，气急咳嗽，动则尤甚，甚至喘息不能平卧，口唇紫绀，下肢水肿，舌质有瘀斑，脉结代，则病性属实。

三、鉴别诊断

本病应与正常妊娠时出现的轻度心悸、气短及浮肿、过早搏动、室上性心动过速进行鉴别。临床可依据病史、体征及 X 线、心电图、心脏超声检查综合分析，以鉴别之。

【治疗】

妊娠合并心脏病孕妇的主要死亡原因是心力衰竭与感染，妊娠合并心脏病孕妇的胎儿预后较正常孕妇的胎儿差，故应做到早期诊断和积极预防。以西医治疗为主，配合中医治疗。西医要掌握终止妊娠的指征，按妊娠期、分娩期、产褥期进行分期治疗；中医以益气养血、通阳活血为大法辨证论治。

一、西医治疗

（一）未妊娠时

有器质性心脏病的育龄妇女，一定要求做到孕前咨询，明确其心脏病的病因、病变程度、病程、心脏代偿功能及能否手术纠正，以决定是否可以妊娠。若心脏病变较轻，心功能Ⅰ级及Ⅱ级病人，一般可以妊娠，但一定要从早孕开始，定期进行产前检查，防止发生心力衰竭。心脏手术后，如心脏瓣膜置换术后的妇女可否妊娠则取决于原发病变是否消除及心功能改善的程度；若心脏病较重，孕、产期心力衰竭或休克发生率明显增高，皆不宜妊娠，应劝告避孕。

（二）妊娠期

1. 终止妊娠的指征 心功能在Ⅲ～Ⅳ级，风湿性心脏病有肺动脉高压、慢性心房颤动、高度房室传导阻滞、活动性风湿病、并发细菌性心内膜炎，先天性心脏病有明显紫绀或肺动脉高压者，或有其他严重并发症，如肺结核、慢性肾炎、高血压、严重贫血等。已发生心衰者应待病情控制后，再根据孕周选择相应的终止妊娠的方式。

2. 继续妊娠

（1）加强产前检查 产前检查内容除了针对产科的情况外，应明确心脏病性质及功能分级，只根据症状而判定的心功能分级不一定可靠，要通过各种客观检查，以全面评价。产前检查发现心功能Ⅲ级或Ⅲ级以上者，均应住院治疗。先天性心脏病紫绀型者应于预产期前两周住院待产。二尖瓣狭窄患者即使未出现症状，亦应于预产期前一周住院待产。

（2）保证充分休息和睡眠 每日至少有 10 小时的睡眠，避免劳累，同时防止情绪过度激动。

（3）加强营养 应予高蛋白、高维生素、低盐、低脂肪饮食。纠正贫血，妊娠 4 个月后食盐摄入量每日不超过 4～5g。

（4）积极防治各种并发症 如上呼吸道感染、妊娠期高血压疾病等，应及早防治，并控制病情发展。

（三）分娩期

（1）剖宫产术　剖宫产指征主要根据产科情况考虑，但如果产程进展较慢，产妇过度劳累，易发生心力衰竭，故在心功能未恶化之前，以剖宫产结束分娩，较之出现心衰症状再进行手术的预后要好。发生急性心力衰竭时，则首先应控制心衰，再行手术，比较安全。手术麻醉以硬膜外阻滞麻醉为宜。因麻醉平面不高，血流动力学的改变比阴道分娩者小，但麻醉剂中不加肾上腺素。手术应在有心脏监护条件的医院内进行，严格注意手术前后各种事项，如术中尽量减少出血、注意控制输液量和输液速度等。

（2）经阴道分娩　心功能 I～Ⅱ级，胎儿中等大小，胎位正常，宫颈条件良好者可经阴道试产。

第一产程：鼓励和安慰产妇，消除其紧张情绪。适当使用镇静剂，估计 6 小时以内胎儿不会娩出时，可根据产妇的一般情况、宫缩状态，酌情选用地西泮、异丙嗪或哌替啶等。并随时检查脉搏、呼吸、血压及心功能的变化，有心脏功能代偿不全者取半卧位、给氧，同时用强心剂。临床常用毛花苷 C（西地兰）0.4mg 加入 50% 葡萄糖注射液 20ml 缓慢静脉推注，必要时每隔 4～6 小时重复给药一次，每次 0.2mg。产程开始时，即给予抗生素预防感染，如无产褥感染，可在产后 1 周左右停药。

第二产程：尽量让产妇减少屏气用力，争取缩短产程。宫口开全后，酌情采取会阴侧切术、产钳术或胎头吸引术，臀位者行臀牵引术，死胎行穿颅术，减少产妇体力消耗，缩短产程。

第三产程：可给予镇静剂，如吗啡、哌替啶。为防治腹压骤然降低引发心衰，胎儿娩出后，应立即在腹部放置沙袋加压。一般不常规用宫缩剂，以免回心血量骤增。但若产后出血较多时可考虑使用缩宫素，而不用有升压作用的麦角新碱及垂体后叶素。必要时可输血，但输入速度宜慢。分娩结束后，不宜马上移动产妇，应继续观察 2 小时，病情稳定后可回病房。

（四）产褥期

产后 3 日内，尤其 24 小时内仍是发生心衰的危险时期，仍需严密观察脉搏、心率、血压及体温。产妇应卧床 1～2 周，保证产妇休息，必要时给予小剂量镇静剂。心功能 Ⅲ～Ⅳ级者不应哺乳。继续使用抗感染药物，预防细菌性心内膜炎及产后感染。

（五）孕期心力衰竭的治疗

1. 如孕妇发生早期心力衰竭时，应绝对卧床休息，选用毛花苷 C（西地兰）0.4mg 稀释于 25%～50% 葡萄糖注射液 20～40ml，缓慢静注，必要时 2～4 小时后再注入 0.2～0.4mg，总量为 1.2～1.6mg。或用毒毛旋花苷 K 0.25mg 稀释于 25%～50% 葡萄糖注射液 20ml 缓慢静注，必要时 2～4 小时后再注入 0.125～0.25mg，至总量 0.5mg 后改用口服地高辛 0.25～0.5mg/日作为维持量。

2. 取半卧位，四肢加止血带，减少回心血量，每隔 5～10 分钟轮流放松 1 次。给高浓度面罩吸氧。肺水肿加重时，可给予氨茶碱 0.25g 稀释于 25% 葡萄糖注射液 20ml 中缓慢静脉注入，或用呋塞米 20～40mg，或丁尿胺 1mg 口服或静注，每日 2～3 次，切不可过度使用，以防水电解质紊乱。并适当给予镇静剂，如安定 10mg 肌注。

二、中医治疗

（一）治疗原则

根据证候、舌脉及西医检查结果综合判断病情的虚实及轻重缓急，病情轻者，可中西结合治疗，重者尤其有心力衰竭者应以西医抢救为主。治疗原则：虚证者以补虚为原则；实证者以活血化瘀，逐瘀行水为主。

（二）辨证论治

1. 心气不足

证候　心悸怔忡，气短乏力，活动后加剧；舌质淡，苔薄白，脉细弱而数。

治法　补益心气。

方药　养心汤（《证治准绳》）加合欢皮。

人参　黄芪　五味子　当归　川芎　肉桂　茯苓　半夏　茯神　酸枣仁　柏子仁　远志　炙甘草

若心气虚进一步发展致心阳亏虚，兼见畏寒肢冷者，可用保元汤（《博爱心鉴》方：黄芪、人参、肉桂、甘草）补益心气，温通心阳；若阳虚气化不利，水气不行，饮停心下，症见心悸气短，渴不欲饮，小便量少者，治宜温阳蠲饮，健脾利水，方用苓桂术甘汤（《金匮要略》方：茯苓、桂枝、白术、甘草）加味。兼血虚者，加阿胶、龙眼肉养血；汗出多者加龙骨、牡蛎、浮小麦敛汗。

2. 气阴两虚

证候　心悸怔忡，气短，活动后尤甚，自汗盗汗；舌尖红，苔薄白，脉细弱或结代。

治法　益气养阴。

方药　生脉散(《内外伤辨惑论》)加生地、阿胶、远志、酸枣仁。

人参　麦冬　五味子

若心动悸，脉结代，加桂枝温通心阳；咳嗽，咳痰而黄，加桑白皮、知母、贝母清热化痰。

3. 心脉瘀阻

证候　心悸怔忡，气急咳嗽，动则尤甚，头晕乏力，面颊紫红，口唇紫绀，下肢水肿；舌质有瘀斑，苔薄腻或白腻，脉结代或涩。

治法　宽胸化瘀行水。

方药　血府逐瘀汤(《医林改错》)合五苓散(《伤寒论》)。

桃仁　红花　当归　川芎　生地　赤芍　柴胡　枳壳　牛膝　桔梗　甘草

茯苓　猪苓　泽泻　白术　桂枝

若气滞重者，加乌药、枳壳、香附理气行气；若心悸失眠者，加酸枣仁、远志、丹参养心安神。

4. 心肾阳虚

证候　心悸气喘，畏寒肢冷，腰酸尿少，面色苍白或青紫，全身浮肿；舌苔淡白，脉沉细或结代。

治法　温阳利水。

方药　真武汤(《伤寒论》)。

制附子　茯苓　白术　白芍　生姜

兼气虚者，加人参、黄芪补气；兼血虚者，加当归、阿胶养血；兼血瘀者，加丹参、红花以祛瘀。

5. 脾肾阳虚

证候　心悸，喘息不能平卧，下肢浮肿，或全身浮肿，腰酸膝软，畏寒肢冷，小便短少，倦怠神疲；舌淡胖，边有齿痕，脉沉弱。

治法　温肾暖脾，化气利水。

方药　实脾饮(《济生方》)合五苓散(《伤寒论》)。

制附子　干姜　白术　厚朴　草果　槟榔　木瓜　木香　生姜　大枣

茯苓　甘草　猪苓　泽泻　桂枝

若心悸，喘息不能平卧者，加桑白皮、杏仁、葶苈子泻肺平喘利水。

【预防与调护】

对妊娠合并心脏病者，应从孕早期开始定期检查，注意心功能的变化，必要时进行家庭随访。患者保证休息，避免精神刺激，饮食宜少盐、低脂肪、高蛋白、含维生素丰富的易消化食物，忌烟酒，防感冒。如有浮肿，应限制水的摄入，积极治疗，每天记录出入量。

【预后】

本病的预后与心脏病的种类、病变程度有密切关系。如系心功能不全、严重二尖瓣狭窄伴有肺动脉高压的风湿性心脏病及先天性心脏病伴有肺动脉高压或明显紫绀者，若妊娠则预后差，孕妇死亡率为 30% ~70%，胎儿死亡率大于 40%。

第二节　急性病毒性肝炎

病毒性肝炎是妊娠妇女最常见的肝病。妊娠合并病毒性肝炎严重威胁孕产妇生命安全，是孕产妇主要死亡原因之一。近几年来，病毒性肝炎的发病率有上升的趋势，而妊娠合并病毒性肝炎的发病率约为 0.8% ~17.8%。

本病属中医"黄疸"、"胁痛"范畴。

【正常妊娠时肝功能试验的生理改变】

正常非孕时，肝血流量、肝细胞、肝小叶都无明显改变，但由于妊娠时体内激素含量的生理改变及受胎盘、胎儿产生的物质的影响，使肝功能试验有所改变。

1. 血清蛋白　孕期血容量扩张，血清白蛋白降低，约半数孕妇总蛋白低于 60g/L，白蛋白降低更多。

2. 血清酶的活性　正常非孕时，碱性磷酸酶小于 13 金氏单位，受精两周后逐渐上升，孕后期可达非孕时 2 倍。此酶的增加与胎盘中酶的释放有关。并非肝细胞有损害或肝外胆道梗阻或肝内浸润病变；谷丙转氨酶（ALT）和谷草转氨酶（AST）多在正常范围，少数在妊娠晚期稍升高。

3. 凝血酶原时间　妊娠晚期，纤维蛋白原较非孕时增加 50%，凝血因子 V、Ⅶ、Ⅸ、Ⅹ 可增加 0.2~0.8 倍。凝血酶原时间正常。

4. 胆固醇　妊娠 4 个月后开始升高，第 8 个月时达高峰，其他血总脂质、磷脂、α 和 β 脂蛋白亦相应增加。

5. 甲胎蛋白（AFP）　在妊娠期升高，孕早期主要由卵黄囊产生，孕 12 周以后，卵黄囊退化，则主要来自胎儿的肝脏。最高可达 500ng/ml（正常 <20 ng/ml）。

上述改变并不表明妊娠时肝脏有损害，但这些改变，是否会增加机体对肝炎病毒的易感性，目前尚无统一意见。

【妊娠对病毒性肝炎的影响】

1. 妊娠期 由于胎儿生长发育的需要，孕妇代谢增加；孕期雌激素产生明显增多，而雌激素又必须在肝内代谢灭活，均使肝脏负担增加，易感染肝炎病毒，感染后也易使病情加重。尤其在妊娠晚期合并妊娠高血压病时，可发生急性肝坏死，危及母儿生命。

2. 分娩期 分娩过程的疲劳、出血、损伤及麻醉药物等引起组织缺氧和新陈代谢障碍，加重肝功能损害。

【病毒性肝炎对妊娠的影响】

1. 对母体的影响 妊娠早期合并病毒性肝炎，可使妊娠反应加重。妊娠晚期合并病毒性肝炎的患者妊娠期高血压疾病发生率增高，可能与患肝病时醛固酮灭活能力下降有关。分娩时由于肝凝血因子合成功能减退，产后出血率增高。若为重症肝炎，常并发 DIC，直接威胁母儿生命。

2. 对胎儿的影响 妊娠早期罹患病毒性肝炎，胎儿畸形发病率升高约 2 倍。妊娠时肝炎病毒感染胚胎、胎儿，可引起流产、早产、死胎、死产或新生儿死亡，围产儿死亡率明显增加，有资料报道，肝功能异常孕产妇的围生儿死亡率高达 46%。

3. 母婴传播 病毒性肝炎的母婴传播问题，越来越被人们关注，其传播情况因病毒的类型不同而有所不同。

（1）乙型肝炎病毒（HBV） 主要传播途径为：经胎盘垂直传播；分娩时通过软产道接触母血或羊水传播；产后接触母亲唾液或哺乳传播。其中母婴间传播情况为：孕晚期患急性乙型肝炎者，约有 70% 的胎儿受到感染；孕中期患病者，胎儿感染率为 25%；孕早期患病者，胎儿无一例感染。围生期感染的婴儿，85%～90% 将转为慢性病毒携带者；孕妇 HBsAg 阳性，其新生儿约半数为阳性；孕妇 HBeAg 阳性，表示为感染期，胎儿多数受感染。

（2）丙型肝炎病毒（HCV）和丁型肝炎病毒（HDV） 通过输血及血制品、注射、性生活、母婴传播等途径传播。HCV 存在母婴传播，HCV 感染后易导致慢性肝炎，最后发展为肝硬化和肝癌。HDV 感染需同时有 HBV 感染，此为必备条件，但与 HBV 相比，HDV 的母婴垂直传播少见，而性传播相对重要。在原有 HBV 感染的基础上重叠感染 HDV，易发展为重症肝炎。

（3）甲型病毒肝炎（HAV）和戊型病毒肝炎（HEV） 均主要经粪－口途

径传播，不通过胎盘或其他途径传给胎儿。临床表现类似。但 HEV 感染病情较重，孕妇病死率高达 10% ~ 20% 。

【病因病理】

一、西医病因病理

（一）病因

目前认为引起病毒性肝炎的病原体有五种，主要包括甲型、乙型、丙型、丁型、戊型五种肝炎病毒。其中除乙型肝炎病毒为 DNA 病毒外，其余四型均为 RNA 病毒，而这四型之间也有较大差异。从流行病学和传染途径方面可将肝炎分为两类：一类包括甲型和戊型，主要经粪－口传播，有季节性，可引起暴发流行，很少转为慢性；另一类包括乙型、丙型和丁型，主要经血液传播，无季节性，多为散发，易转为慢性。

（二）病理

1. 急性病毒性肝炎　肝细胞变性、坏死、炎性反应，再生性改变。

2. 急性重症肝炎　①急性水肿型：表现为严重的弥漫性肝细胞肿胀，小叶结构紊乱，在肝组织内可见散在的多个大小不等的坏死灶；②急性坏死型：以广泛性肝细胞坏死为特征，为全小叶或多个小叶的坏死，广泛出血，可见有静脉内膜炎。

二、中医病因病机

1. 湿热蕴结　饮食不节，损伤脾胃，脾失健运，湿浊内生，郁而化热，湿热阻滞中焦，又妊娠后胎儿渐大，有碍气机的升降，使肝失疏泄，胆液不循常道，渗入血液，浸淫肌肤，发为黄疸。

2. 热毒内陷　外感湿热疫毒，内阻中焦，气机不利，脾胃运化失常，湿热交蒸，熏蒸肝胆，肝失疏泄，胆液不循常道，渗入血液，浸淫肌肤，发为黄疸。若外感湿热夹时邪疫毒，热毒炽盛，内陷心营，发为急黄。

【临床表现】

1. 症状

（1）主要表现为全身乏力、食欲不振、厌食油腻、恶心、呕吐等。

（2）黄疸　发病后 1 周皮肤与巩膜出现黄疸，伴深色尿和淡色粪便，病程为 3～5 周。

（3）晚期妊娠合并重症肝炎者大都在发病的第 7～10 天突然加剧，表现为黄疸显著加深、乏力明显、头痛、持续性呕吐、腹痛等症状。

（4）神经系统症状　肝功能衰竭时出现神经系统症状，如烦躁不安、欣快多语，或意识障碍，反应迟钝，性格改变，继而有嗜睡、精神失常、谵妄、运动障碍，继而进入昏迷状态。

（5）浮肿与腹水　由于肝脏合成蛋白功能受损，血浆蛋白明显降低，可引起全身浮肿和腹水。

（6）弥散性血管内凝血（DIC）　肝细胞坏死者，可发生弥散性血管内凝血。

（7）呼吸衰竭　肾衰竭，体液积聚过多，肺部感染，内毒素血症及低蛋白血症等综合因素引起非心源性肺水肿，导致呼吸衰竭。

2. 体征

（1）肝大　有轻度肝脏增大者占 50%～78%，肝区有压痛和叩击痛。

（2）皮肤、巩膜黄染　黄疸型肝炎患者，皮肤及巩膜有不同程度的黄染，少数患者有皮肤毛细血管扩张及蜘蛛痣。

（3）肝浊音界缩小　重症肝炎发生急性或亚急性肝坏死者，肝浊音界呈进行性缩小，同时出现肝臭、腹水、腹胀、全身浮肿及神经系统与呼吸、循环系统阳性体征。

【实验室及辅助检查】

急性期白细胞常稍低或正常，淋巴细胞增高；肝功能、凝血酶原及病毒抗原、抗体的检验，可明确病原体的种类和肝炎类型。

肝炎病毒抗原抗体系统检查更为可靠，其临床意义如下：①抗 HAV – IgM 阳性，提示 HAV 急性感染。②抗 HAV – IgG 阳性，提示 HAV 感染后长期或终生存在。③HBsAg 阳性，提示目前感染有 HBV，见于乙型肝炎患者或病毒携带者。④抗 HBs 阳性，提示过去曾感染过 HBV。⑤抗 HBc – IgM 阳性，提示患者体内乙型肝炎正在进行复制、增殖，处于 HBV 感染期。抗 HBc – IgG 阳性，提示慢性持续性肝炎或既往感染。⑥HBeAg 阳性，提示大量乙型肝炎病毒存在于血液中，传染性较强，转为慢性肝炎者可能较大。⑦抗 HBe 阳性，提示 HBV 感染恢复期，传染性较低。

【诊断与鉴别诊断】

一、诊断要点

妊娠期病毒性肝炎的诊断要比非孕期困难，尤其是妊娠晚期，因可伴有其他因素引起的肝功能异常，不能仅凭转氨酶升高就作出肝炎的诊断。

（一）急性病毒性肝炎

1. 病史 有与病毒性肝炎病人密切接触史，半年内曾接受输血、注射血液制品的历史。

2. 症状 近期内出现不能用妊娠反应或其他原因可解释的症状，如乏力、食欲减退、恶心呕吐、上腹隐痛、腹胀腹泻及肝区痛等症状。

3. 体格检查 肝脏肿大，有叩击痛，部分病人有脾大。

4. 实验室检查 血清谷丙转氨酶活性增高。病原学检查，相应肝炎病毒血清学抗原抗体检测为阳性。血清总胆红素在 $17\mu mol/L$（10mg/dl）以上，尿胆红素阳性。

（二）妊娠合并急性黄疸型病毒性肝炎

1. 发病急 肝炎症状、体征及实验室检查同急性病毒性肝炎。

2. 黄疸迅速加深 血清谷丙转氨酶活性显著增高，血清总胆红素高于 $17\mu mol/L$（10mg/dl），尿胆红素阳性；并排除其他原因引起黄疸者。

（三）妊娠合并重症肝炎

1. 急性重症肝炎（暴发型肝炎）

（1）发病急骤，病情发展迅速，有严重的消化道症状，如厌食、频繁呕吐、腹胀或呃逆等。

（2）极度乏力、嗜睡、烦躁不安、性情改变、神志不清、昏迷等精神神经症状。

（3）黄疸进行性加深，肝脏进行性缩小，出血倾向明显。SB 或 SGPT 迅速增高，亦可出现"酶胆分离"现象，凝血酶原时间延长。

2. 亚急性重症肝炎（亚急性肝坏死） 急性黄疸型肝炎在发病后 3 周以上，黄疸迅速加深，高度乏力，食欲明显减退，恶心呕吐，重度腹胀及腹水，可有明显的出血倾向，肝脏逐渐缩小。可出现不同程度的意识障碍以至昏迷，后期可出现肾衰竭及脑水肿。SB 迅速上升，在数日内可达 100mg/L 以上，SGPT 升高，或出现"酶胆分离"现象；浊度试验阳性，血清白蛋白减少，丙种球蛋白升高，白/球蛋白比值倒置；凝血酶原时间延长。

3. 慢性重症肝炎（慢性肝炎亚急性肝坏死）　临床表现同亚急性重症肝炎，但有慢性肝炎或肝炎后肝硬化的病史、体征及肝损害。

二、鉴别诊断

1. 妊娠肝内胆汁淤积症（ICP）　又称妊娠特发性黄疸。发生率仅次于病毒性肝炎，占妊娠期黄疸的 1/5 以上。常有家族史或口服避孕药后发病史。临床表现主要为全身瘙痒，继而发生黄疸，但本病孕妇一般情况较好，无典型肝炎症状。妊娠终止后瘙痒、黄疸迅速消退。肝功能检查呈阻塞性黄疸表现，血清谷丙转氨酶（ALT）轻度升高，血清直接胆红素升高，但不超过 12.6μmol/L（60mg/dl），血清胆酸在症状出现前可明显升高。

2. 妊娠期高血压疾病引起的肝损害　血清谷丙转氨酶（ALT）、血清碱性磷酸酶（ALP）轻至中度升高，胃肠道症状不明显，多伴高血压、浮肿、蛋白尿，妊娠终止后迅速恢复。但应警惕妊娠期病毒性肝炎常合并妊娠期高血压疾病。

3. 妊娠剧吐　妊娠早期发病，因严重失水，尿少，消瘦，长期饥饿，引起代谢性酸中毒，尿酮体阳性，有时血清胆红素及 ALT 轻度升高，少数病例可出现黄疸，但在补足水分及纠正酸中毒后，症状很快好转。

4. 药物性肝损害　患者有用药史，无肝炎接触史，亦无肝炎典型症状。主要表现为黄疸及 ALT 升高，有时有皮疹，皮肤瘙痒，嗜酸粒细胞增高。停药后多可恢复。

5. 妊娠急性脂肪肝（AFLP）　临床少见，但母婴死亡率较高，约为 85%。为妊娠晚期特有的疾病，以初产妇及妊娠期高血压疾病多见，病因不明。临床特点是病情发展快，剧烈呕吐，上腹部疼痛，黄疸迅速加深，可并发 DIC 和肝肾功能衰竭。虽有明显黄疸，尿胆红素却多为阴性。超声检查显示典型脂肪肝图像。在凝血酶原时间尚正常时做肝活检可确诊。肝小叶中心肝细胞急性脂肪变性与急性重症肝炎时肝细胞广泛坏死截然不同。

【治疗】

妊娠合并急性病毒性肝炎是产科危重症，可采用中西医结合方法积极治疗。在基础治疗的同时配合中药治疗可取得较好的疗效，重症肝炎的患者应以西医治疗为主，可结合中药清热解毒凉血、芳香开窍治疗。

一、西医治疗

1. 一般治疗　急性期应卧床休息，给予高糖类及维生素饮食；对有胆汁淤积或肝性脑病者，应限制蛋白质及脂肪的摄入，必要时静脉输液；纠正水、电解质紊乱；避免应用损害肝脏的药物，如镇静药、麻醉药、雌激素等；预防感染，产时严格消毒，并用广谱抗生素，以防内源性感染诱发肝性脑病；防治产后出血，观察凝血功能指标，若有异常应及时补充凝血因子，并给予大量缩宫剂加强子宫收缩。

2. 保肝治疗　补充适量葡萄糖和多种维生素，如每日给予维生素 C 600mg，能促进肝细胞增生，改善肝功能。每日肌注维生素 K 10mg，以促进一些凝血因子的合成。给予三磷腺苷（ATP）、辅酶 A、细胞色素 C 可促进肝细胞代谢。输新鲜血、血浆、人体白蛋白等，可纠正低蛋白血症，起保肝作用，并可改善造血功能。

3. 重症肝炎的治疗

（1）支持疗法　饮食应低盐、低脂、高糖。为预防昏迷，应限制蛋白质摄入〔<0.5g/（kg·d）〕。给予大量葡萄糖和维生素，每天热量保持 7500kJ 以上；保持大便通畅，减少氨及毒素的吸收。若发生肾衰竭或 DIC 应积极处理。

（2）调整氨基酸代谢失调　重症肝炎患者血浆中芳香氨基酸增多，支链氨基酸减少，芳香氨基酸进入脑组织可诱发肝性脑病。若已出现肝性脑病或有前驱症状，即可用降氨药物以改善大脑功能，如谷氨酸钠或其钾盐 23～46g/日，或精氨酸 25～50g/日静脉滴注，神志好转后逐渐减量。

（3）纠正酸碱平衡和电解质紊乱　重症肝炎患者发生多种酸碱平衡失调，应结合病情和血生化、血气分析给予适当治疗。对呼吸性碱中毒患者主要针对病因治疗，减少过度通气；对呼吸性酸中毒者可通过加强通气而纠正。对严重呼吸性酸中毒或合并代谢性酸中毒者，可适当补给碳酸氢钠；对呼吸性酸中毒合并代谢性碱中毒者应避免二氧化碳排除过快或补碱过量，并给予氯化钾，纠正低钾和低氯，要特别防止低血钾的发生，如肾功能正常，可每日给予氯化钾 2～3g。低氯性碱中毒或有低血钙者，可给予 5% 氯化钙 30～60ml 加入液体静脉滴注。

（4）胰高糖素-胰岛素（G-I）联合疗法　即胰高糖素 1～2mg 加胰岛素 4～8U，溶于 5% 葡萄糖注射液 250ml 内静脉滴注，每日 1 次。可减少肝细胞坏死及促使肝细胞再生，但要注意低血糖反应。

（5）肝细胞生长因子疗法　应用肝细胞生长因子治疗重症肝炎前景乐观。用法：每次 40mg 肌注，每日 1～2 次，1 个月为一疗程。

（6）调节免疫功能疗法　①胸腺激素及胸腺素疗法：重症肝炎患者细胞免

疫功能低下，胸腺素可调节 T 细胞的数量及功能，提高正常细胞免疫功能，增强抗感染能力。用法：10～20mg 肌注或静脉滴注，2～3 个月为一疗程。用药前先做过敏试验。②肾上腺皮质激素疗法：肾上腺皮质激素有抗炎、抗毒作用，并可减轻脑水肿，对暴发型肝衰竭者可有一定疗效，常用琥珀酸可的松 300～500mg/日，连用 5～7 天。

（7）抗病毒疗法　重症肝炎患者血清干扰素水平较低，主张在发病早期应用。病程发展较缓慢者，或在 HBV 感染基础上有 HDV、HCV 重叠感染者，使用抗病毒疗法则难以奏效。①干扰素：第一天给药 300 万 U 肌注，第二天 200 万 U，第三天后每天 100 万 U，连用 14 天。或每天给药 300 万 U，连用 7～10 天。②阿糖腺苷（Ara－A）与单磷酸阿糖腺苷（Ara－AMP）：与干扰素联合应用，剂量从 10 mg/（kg·d）开始，静脉滴注，7 天后减为 10 mg/（kg·d），共用 28 天。此药使用后有食欲不振、恶心、呕吐、腹泻等不良反应。③膦甲酸盐：国外证明此药对多种病毒均有抑制作用，认为它是有良好前景的抗病毒药。

4. 产科处理

（1）妊娠期　若病毒性肝炎发生在妊娠早期，应进行人工流产。若发生在妊娠中、晚期，一般不主张终止妊娠，但经各种保守治疗无效，病情继续发展时，亦可考虑终止妊娠。

（2）分娩期　重症肝炎多主张采取措施尽早结束分娩，在短期内进行保肝治疗及纠正凝血功能后，及时行选择性剖宫产。阴道分娩适合于宫颈条件成熟，估计短时间内能顺利结束分娩者。分娩期主要防止出血，在预产期前一周开始给予维生素 K_1，每日 20mg，临产时加用 20mg 静脉注射，并配好新鲜血备用。准备好抢救休克和新生儿窒息，必要时留脐带血检测新生儿肝炎病毒抗原。为了防止胎盘剥离面严重出血，胎肩娩出后立即静注缩宫素可减少产后出血。若患者在用肝素治疗过程中突然临产或需剖宫产，则应立即停用肝素，待 4 小时后才能进行手术，否则伤口渗血很难控制。

（3）产褥期　产后感染是促使肝炎病情迅速恶化的重要原因，故应及早选用对肝脏损害较小的广谱抗生素控制感染，如氨苄西林、头孢霉素等。严密观察病情及肝功能变化，予以对症治疗，防止演变为慢性肝炎。产后不宜哺乳，回奶不用雌激素，以免损害肝功能，可煎服炒麦芽或用芒硝外敷乳房回奶。

二、中医治疗

（一）治疗原则

治疗因病情轻重不同应区别对待。病情轻者，应以治病与安胎并举为原则，使病愈胎安；病情重者，以治病为主，以清热解毒、化湿利小便为原则。用药应注意药物的剂量及配伍；若病情严重威胁孕妇生命时，虽胎儿存活，也应下胎益母。

（二）辨证论治

1. 湿热兼表证

证候　妊娠期间，身目黄染，或黄染不明显，恶寒发热，头重身痛，倦怠乏力，脘腹胀满，不思饮食，尿黄；舌红，苔薄腻，脉浮弦或数。

治法　清热利湿解表。

方药　甘露消毒丹(《温热经纬》) 加麻黄。

茵陈　滑石　黄芩　石菖蒲　川贝母　木通　藿香　射干　连翘　薄荷　白豆蔻

若表证已除，则去麻黄、薄荷辛散解表；伴咳嗽咳痰，胸闷者，加枳壳、瓜蒌宽胸理气化痰；发热明显者，加石膏清热生津。

2. 热重于湿

证候　妊娠期身目俱黄，色鲜明，发热口渴，心腹胀满，口干而苦，恶心欲吐，小便短黄，大便秘结；舌红，苔黄腻，脉弦数。

治法　清热利湿退黄。

方药　茵陈蒿汤(《伤寒论》) 加黄芩、猪苓、车前草。

茵陈　栀子　大黄

胁痛明显者，加柴胡、郁金、川楝子疏肝理气，行气止痛；恶心呕吐甚者，加竹茹、橘皮和胃降逆止呕；心中烦满者，加黄连、龙胆草清热除烦。

3. 湿重于热

证候　妊娠期出现身目俱黄，色泽不鲜，身热不扬，头身困重，胸腹满闷，口淡乏味，纳呆，恶心欲吐，口渴不欲饮，小便黄，大便黏滞不爽；舌红，苔厚腻微黄，脉弦滑。

治法　利湿化浊，佐以清热。

方药　茵陈五苓散(《金匮要略》) 加黄芩、连翘、石菖蒲。

茵陈　桂枝　茯苓　猪苓　白术　泽泻

若胸腹满闷，恶心欲吐者，加竹茹、藿香化湿降逆止呕。

4. 热毒炽盛

证候　妊娠期突然发病，黄疸迅速加深，色黄如金，高热烦渴，胁痛腹满，神昏谵语，或见衄血、便血，或有瘀斑；舌红绛，苔黄燥，脉弦滑数或细数。

治法　清营解毒，凉血退黄。

方药　犀角地黄汤（《千金要方》）合黄连解毒汤（《外台秘要》）加茵陈、大黄。

犀角（用水牛角代）　生地　丹皮　赤芍

黄连　黄芩　黄柏　栀子

神昏谵语者，送服安宫牛黄丸、至宝丹清心化浊开窍。出血者，加地榆、柏叶炭凉血止血。有腹水者加木通、白茅根、大腹皮行气利水。

【预防与调护】

1. 已患病毒性肝炎的育龄妇女应避孕，待肝炎痊愈至少半年但最好 2 年后再妊娠。

2. 加强围生期保健，重视孕期监护，产前检查应注意查肝功能和肝炎病毒抗原抗体系统，提高病毒性肝炎的检出率。

3. 对 HBsAg 及 HBeAg 阳性孕妇所分娩的新生儿，产后不宜给予哺乳，及时注射乙肝疫苗，以切断乙型肝炎病毒的母婴传播。基因工程乙肝疫苗因不含血液成分，安全性好，在临床得到广泛使用。用法为：HBsAg 阳性孕妇的新生儿出生后 24 小时内、1 个月后、6 个月后分别肌注基因工程乙肝疫苗 5μg。

第三节　糖尿病

妊娠合并糖尿病，系指在原有糖尿病的基础上又妊娠；或妊娠前为隐性糖尿病，在妊娠后发展为临床糖尿病；或妊娠后新发的糖尿病，又称妊娠期糖尿病（gestational diabetes mellitus，GDM）。糖尿病孕妇中 80% 以上为 GDM，在糖尿病基础上又妊娠者不足 20%。妊娠期糖尿病多可在产后恢复，但将来发生糖尿病的机会增加。糖尿病孕妇的临床经过复杂，对母儿有较大危害，当引起重视。

本病属中医"消渴"范畴。

【病因病理】

一、西医病因病理

1. 正常妊娠早期，由于胎儿不断从母血中摄取葡萄糖，使孕妇血糖水平略低于非孕时，以后随着妊娠的进展，糖类的代谢增强，胰岛素的分泌量也代偿性增高，以维持糖代谢平衡，如果胰岛素的代偿分泌不足，不能适应这些变化，将表现为糖尿病。

2. 妊娠后，胎盘分泌的胎盘泌乳素（HPL）和孕激素以及母体肾上腺分泌的氢化可的松随妊娠的进展而升高，这些激素有抗胰岛素的作用，可引起糖代谢降低，虽然妊娠期胰岛素的分泌应有所增加，但若胰岛功能较差者，则不能消除上述的拮抗作用，最终导致糖代谢障碍而引发糖尿病。

二、中医病因病机

1. 饮食不节 过食肥甘厚味或辛辣炙煿之品，伤及脾胃，运化失职，湿热内生，化燥伤津，孕后阴血下聚养胎，母体阴血不足，燥热愈重，耗伤津液，导致消渴。

2. 情志失调 长期情志刺激，气机郁结，久而化火，消烁津液，孕后阴血下聚养胎，肝之阴血愈亏，火热愈盛，耗阴伤津，发为消渴。

3. 肝肾阴虚 素体肾阴亏虚，或房事不节，劳伤过度，致肾精亏虚，虚火内生，孕后阴血下聚养胎，母体阴血更加亏虚，两因相感，阴虚更重，虚火愈胜，上蒸肺胃，发为消渴。

本病的基本病机是阴虚燥热。阴虚为本，燥热为标，二者互为因果，阴愈虚，燥热愈盛，燥热愈盛，伤津愈重，日久阴损及阳，可形成气阴两虚、阴阳两虚及肾阳虚衰。

【妊娠对糖尿病的影响】

孕期胰岛素需求量增加，妊娠可使隐性糖尿病显性化，使既往无糖尿病的孕妇发生 GDM，使原有的糖尿病患者病情加重。

1. 妊娠期 早孕时的剧吐，使原有糖尿病的患者易发生酮症酸中毒。随着妊娠期的增长，体内各种内分泌激素如性激素、生长激素、肾上腺皮质激素和甲状腺激素的分泌量均有增加，胎盘还分泌胎盘生乳素。这些激素在周围组织中都有抗胰岛素的作用，使母体对葡萄糖的利用和消耗量降低，以满足胎儿对葡萄糖的需要和摄取。因此，妊娠期胰岛素的需要量较非孕时增加 1 倍左右。而且，胎盘分泌的胎盘生乳素并不经过胎儿循环而直接进入母血中，此激素不但在周围组织中有抗胰岛素的作用，而且有脂解作用，使身体周围的脂肪分解成糖类与脂肪酸，故孕期糖尿病较易发生酮症酸中毒。

2. 分娩期 子宫肌肉的收缩活动，消耗大量糖原以及临产后产妇进食减少，也易发生酮症酸中毒。

3. 产褥期 由于胎盘的排出及全身内分泌逐渐恢复到非孕时水平，故胰岛素的需要量又相应减少，若不及时调整用量，易发生低血糖症。

【糖尿病对妊娠的影响】

糖尿病对孕妇、胎儿及新生儿的影响，取决于疾病的严重程度和是否得到有效的控制。

1. 对孕妇的影响

（1）糖尿病患者，多有小血管内皮细胞增厚及管腔狭窄，故特别容易并发妊娠期高血压疾病，其发病率比普通孕妇高 4～8 倍。因此，子痫、胎盘早剥、脑血管意外的发生率相对较高。

（2）糖尿病时，白细胞有多种功能缺陷，趋化性、吞噬作用、杀菌作用均明显下降，因此，糖尿病孕妇在孕期、分娩期泌尿生殖系统极易被感染，甚至发展为败血症。

（3）糖尿病产妇，因胰岛素分泌不足，糖利用障碍，能量不足，常因产程进展缓慢或产后子宫收缩不良而引起出血。

（4）糖尿病孕妇中羊水过多的发病率增高，较非糖尿病孕妇增加 10 倍，原因不明。有时羊水骤增，可引起孕妇心、肺功能失常，需提高警惕。

（5）手术产率增高，主要由于巨大儿发生率高，另一方面由于胎儿发生的某些紧急情况需立即手术结束分娩，手术所引起的并发症也随之增高。

2. 对胎儿及新生儿的影响

（1）巨大儿发生率高　发生率为 25%～42%。可能由于母体血糖高，通过胎盘运转，进入胎儿循环，引起胎儿胰岛增生，产生大量胰岛素，活化氨基酸转移系统，促进蛋白合成，促进脂肪酸合成，抑制脂解，致胎儿巨大，与一般胎龄不符。

（2）畸形胎儿发生率高　发生率 6%～8%。合并羊水过多者为 10%～11.1%。

（3）胎儿及新生儿死亡率高　围生期死亡率 10%～15%。糖尿病伴有严重血管病变或其他产科并发症时胎盘供血受到影响，功能下降，死胎、死产的发生率都较高。新生儿因母体血糖供应中断而产生的反应性低血糖症及因肺泡表面活性物质不足而发生呼吸窘迫综合征，增加了新生儿的死亡率。

【诊断】

一、诊断要点

1. 病史　既往分娩史中有不明原因的死胎、死产、巨大儿、畸形儿，或本次妊娠胎儿巨大、羊水过多，或有糖尿病家族史、患病史。

2. 表现 孕期有多饮、多食、多尿症状或反复发作的外阴阴道假丝酵母菌感染症状或体征者；孕妇体重 >90kg，本次妊娠伴有羊水过多或巨大胎儿者，应警惕糖尿病。

3. 实验室检查 有确诊意义。

（1）尿糖测定 尿糖阳性者应除外妊娠期生理性尿糖，需做空腹血糖及糖耐量试验确诊。

（2）符合下列任何一项即可确诊 ①两次空腹血糖（FBS）≥5.8mmol/L（105mg/dl）；任何一次血糖 ≥ 11.1mmol/L（200mg/dl），且再测空腹血糖（FBS）≥5.8mmol/L（105mg/dl）。②口服糖耐量试验结果两次异常。

二、辨证要点

应依据病史、临床症状的特点及舌脉，同时结合临床检验辨疾病的标本虚实、轻重缓急和脏腑所属。如患者以多饮为主症，则为燥热伤肺；以多食为主症，则为胃热炽盛；以多尿为主症，则为肝肾阴虚。

【治疗】

妊娠合并糖尿病属高危妊娠，应积极采用中西医结合治疗。应用胰岛素治疗，积极控制血糖，减少并发症的发生。合并严重并发症者，应根据病情及时终止妊娠。妊娠期糖尿病分娩后可用中药调治以治本，可减少糖尿病的发生。

一、西医治疗

糖尿病患者如已有严重的心血管疾病、肾衰竭或眼底有增生性视网膜炎者，则应避孕，不宜妊娠。如已妊娠，则宜早日终止妊娠。

器质性病变较轻或控制较好，可继续妊娠者，孕期应密切随访，积极控制糖尿病，使空腹血糖控制在 5.6mmol/L（100mg/dl）。

1. 饮食控制 是治疗糖尿病的基础，每日热量按 150J/（kg·d）〔36cal/（kg·d）〕计算，其中糖类占 40% ~50%，脂肪占 30% ~35%，蛋白质占 12% ~20%，按 3 ~4 餐分配。每增加一个妊娠月，热卡增加 15% ~40%。并给予维生素、钙及铁剂，适当限制食盐摄入。饮食控制能达到上述血糖水平而孕妇又无饥饿感，则为理想；否则需增加药物治疗。

2. 药物治疗 不用磺脲类降糖药，因其能通过胎盘，引起胎儿胰岛素分泌过多，导致胎儿低血糖死亡或畸形。通常应用胰岛素，孕期胰岛素的用量约为非孕时的 2 倍，但个体差异很大，因此，每人的使用剂量需通过实践摸索。应用胰岛素后血糖控制标准：0 点和三餐前血糖值≤5.6mmol/L（100mg/dl），三餐后 1

小时≤7.8mmol/L（140mg/dl），2 小时≤6.8mmol/L（120mg/dl）。应用胰岛素治疗注意防止低血糖或酮症酸中毒。若出现酮症酸中毒，现主张应用小剂量治疗法，首次剂量予 0.1U/（kg·h）静脉滴注，直至酸中毒纠正（血 pH7.34），尿酮体转阴。若小剂量治疗 2 小时血糖仍无改变，可增大剂量。

3. 加强对胎儿监护　包括胎儿生长发育情况、胎儿成熟度、胎儿 - 胎盘功能等监测，预防胎死宫内。

4. 妊娠 35 周后应住院严密监护，同时应促胎肺成熟　每日静脉滴注地塞米松 10～20 mg，连用 2 日，促进肺泡表面活性物质产生，减少新生儿呼吸窘迫综合征的发生。

5. 终止妊娠的指征　①严重妊娠期高血压疾病，特别是发生子痫者；②酮症酸中毒；③严重肝肾损害；④恶性、进展性、增生性视网膜病变；⑤动脉硬化性心脏病；⑥胎儿生长受限；⑦严重感染者；⑧孕妇营养不良者；⑨胎儿畸形或羊水过多。终止妊娠前应加强糖尿病的治疗。

6. 分娩方式的选择

（1）分娩时间的选择　应根据胎儿大小、成熟程度、胎盘功能和孕妇血糖控制及并发症情况综合考虑终止妊娠时间，使胎儿达到最大成熟度而又避免胎死宫内。妊娠 35 周后应住院，在严密监护下待产，终止妊娠一般以 37 周为宜，若在待产过程中有任何提示胎盘功能不良或胎儿处境危险信号时，应立即终止妊娠。

（2）分娩方式的选择　有巨大儿、胎盘功能不良、糖尿病病情重、胎位异常或其他产科指征者，应行剖宫产。阴道分娩应注意胎心率，若有胎儿窘迫或产程进展缓慢，应行剖宫产，术前 3 小时需停用胰岛素，以防新生儿发生低血糖。

7. 终止妊娠中注意事项

（1）血糖应控制在接近正常水平，代谢紊乱基本纠正，尿酮体阴性，无低血钾、脱水现象。

（2）阴道分娩或剖宫产过程中，血糖波动较大，为了能较精确地调节血糖，可按每 4g 糖加 1U 胰岛素的比例给予补液，并定时监测血糖、尿糖和尿酮体，以防发生低血糖。阴道分娩者，产程中还应密切监测宫缩、胎心变化，应在 12 小时内结束分娩，若产程超过 16 小时易发生酮症酸中毒。

（3）剖宫产麻醉的选择：宜选连续硬膜外阻滞麻醉，也可用局部浸润麻醉，但局部麻醉不宜加用肾上腺素。

（4）分娩后由于胎盘排出，抗胰岛素的激素迅速下降，故产后 24 小时内的胰岛素用量应减至原用量的一半，第二日以后约为原用量的 2/3。

（5）产后应继续注意电解质平衡，预防产后出血。应用广谱抗生素预防创口感染，拆线时间稍延长。

8. 新生儿处理 新生儿抵抗力弱，均应按早产儿处理，注意低血糖、低血钙及胆红素血症。由于产后母体血糖来源中断，新生儿本身又有胰岛 β 细胞增生，极易发生低血糖。因此，新生儿娩出后 30 分钟开始定时滴服 25% 葡萄糖液，多数新生儿在出生后 6 小时内血糖恢复正常值。若出生时一般状态较差，应根据血糖值给予 25% 葡萄糖注射液 40~60ml 静脉滴注。

二、中医治疗

（一）治疗原则

本病的病机以阴虚为本，脏腑伤及肺、脾、肾，但以肾为主，故治疗原则以滋阴为主。燥热较盛时则佐以清热。病久，阴损及阳者，宜阴阳双补。兼有血瘀者，适当佐以活血化瘀之品。

（二）分型论治

1. 燥热伤肺

证候　妊娠期烦渴多饮，口干舌燥，小便频数量多；舌边尖红，苔薄黄，脉洪数或滑数。

治法　清热润肺，生津止渴。

方药　消渴方（《金匮翼》）合二冬汤（《医学心悟》）。

麦冬　黄芩　茯苓　石膏　玉竹　人参　升麻　枳实　龙胆草　生姜　天花粉　枸杞根

天冬　麦冬　沙参　天花粉　黄芩　知母　荷叶　甘草

若苔黄燥，烦渴引饮，脉洪大者，为肺胃热炽，耗伤气阴，可用白虎加人参汤（《伤寒论》方：石膏、知母、甘草、粳米、人参），加生地、麦冬、芦根养阴生津。

2. 胃热炽盛

证候　妊娠期多食易饥，形体消瘦，小便频数，有甜味，大便秘结；苔黄燥，脉滑实有力。

治法　清胃润燥，养阴生津。

方药　玉女煎（《景岳全书》）加玄参、天花粉、芦根、黄连、黄芩。

生地　生石膏　知母　牛膝　麦冬

若大便秘结不行，胃中痞满不适，苔黄燥，脉滑数者，证属胃热燥坚，治宜清胃泻火，润肠通便，方药选用增液承气汤（《温病条辨》方：生地、玄参、麦冬、大黄、芒硝）加生石膏、天花粉。大便通后，仍用上方治疗。

3. 肝肾阴虚

证候　妊娠后小便量多，小便混浊如脂膏或尿甜，腰膝酸软无力，头晕耳鸣，皮肤干燥；舌红少津，脉细数。

治法　滋补肝肾，养阴清热。

方药　六味地黄丸（《小儿药证直诀》）合生地黄饮子（《杂病源流犀烛》）。

熟地　山药　山茱萸　泽泻　牡丹皮　茯苓

人参　黄芪　生地　石斛　天冬　麦冬　枳壳　枇杷叶　甘草

若阴虚火旺者，加黄柏、知母、龟甲；尿多混浊者，加益智仁、桑螵蛸、补骨脂；气阴两虚者，加黄芪、西洋参、麦冬益气养阴。

4. 阴阳两虚

证候　妊娠期小便频数，混浊如脂膏，甚至饮一溲一，面色黧黑，耳轮焦干，形寒肢冷，腰膝酸软；舌淡苔白，脉沉细无力。

治法　滋阴温阳。

方药　肾气丸（《金匮要略》）加仙灵脾、补骨脂、益智仁。

熟地　山茱萸　山药　泽泻　牡丹皮　茯苓　肉桂　制附子

【预防与调护】

1. 糖尿病治疗期间应避孕。

2. 进行孕前咨询检查，及时发现家族遗传病史；对曾有反复流产、胎儿畸形、死胎、死产、新生儿死亡等病史者，应查找其原因。

3. 孕期注意节制饮食，少食或不食肥甘厚味、辛辣食物。

第四节　贫　血

妊娠合并贫血是指妊娠期间红细胞计数在 $3.5 \times 10^{12}/L$ 或血红蛋白在 $100g/L$ 以下，或红细胞比容在 0.30 以下，称为妊娠合并贫血。妊娠合并贫血属高危妊娠。WHO 资料表明，50% 以上孕妇合并贫血，临床最常见的为缺铁性贫血，巨幼细胞性贫血较少见，而再生障碍性贫血极为少见。

缺铁性贫血

缺铁性贫血（iron deficiency anemia）是体内贮铁缺乏，影响血红蛋白合成而引起的贫血。正常非孕妇女，铁的微量排泄和日常摄取量保持着动态平衡。但在妊娠 4 个月以后，铁的需要量逐渐增加，故在妊娠后半期约有 25% 的孕妇可因铁的摄入量不足而患有缺铁性贫血。

本病属中医"萎黄"、"虚劳"、"心悸"、"眩晕"等范畴。

【病因病理】

一、西医病因病理

妊娠后由于血容量增加及胎儿发育的需要，铁的需要量增加，是孕妇缺铁的主要原因。铁是人体制造血红蛋白的必需原料。正常成年妇女体内含铁量平均为 35mg/kg（约 2g），其中 60% ~70% 存在于血红蛋白，其他以肌红蛋白、铁蛋白等形式存在，可利用的贮备铁约为 20%。据 WHO 的报告，不少妇女在非孕期已存在铁的摄入不足，因此孕期可利用的贮备铁仅 100mg 左右。

妊娠妇女机体对铁的需要量明显增加，研究证明妊娠晚期血容量增加约 1300ml，其中血浆 1000 ml，红细胞 300ml，如果以每毫升血液含铁 5mg 计，则需要铁 500 ~650mg，胎儿生长需要铁约 350mg，胎盘的发育需铁约 70 ~75mg，孕期约需铁 1000 ~ 1500mg。而每日饮食中含铁 10 ~ 15mg，吸收利用率仅为 10%，约 1 ~1.5mg。妊娠后半期，虽然铁的吸收率可达 40%，但仍不能满足需要，故孕妇易患缺铁性贫血。

二、中医病因病机

1. 心脾两虚　思虑过度，暗耗阴血，或大病、久病、失血之后，阴血亏虚，孕后阴血愈虚，心血不足，心神失养，血虚不能上荣于面，而致萎黄、心悸、眩晕之候，重者见虚劳之候。

2. 肝血不足　素体肝肾阴虚，或大病、久病耗伤肝血，又孕后阴血下聚养胎，肝失藏血，则肝血更虚，导致眩晕、心悸等。

3. 气血两虚　素体脾胃虚弱，或孕后思虑、劳倦过度，或饮食不节，或大病、久病失养损伤脾气，脾虚化生不足，致萎黄、心悸等。

【贫血对妊娠的影响】

妊娠期，铁的利用组织主要是母体的骨髓及胎儿组织两大部分，这两种组织竞争摄取母体血清中的铁，一般总是胎儿组织占优势，故母体有轻度贫血时，胎儿受到的影响不大。而且铁通过胎盘的运转是单向性的，不论母体有否缺铁，胎儿总是按其需要摄铁，即使在母体极度缺铁时，也不可能逆转运输，故胎儿缺铁的程度不会太严重。但若母体过度缺铁，使骨髓的造血功能过度下降而致重度贫血（红细胞在 150×10^{12}/L，血红蛋白在 50g/L，红细胞比容在 0.13 以下时），心肌缺氧导致贫血性心脏病，易患妊娠期高血压疾病或妊娠期高血压性心脏病；严重贫血对失血耐受性降低，易发生失血性休克；同时贫血也减低了机体的抵抗力，易并发产褥感染，危及生命；贫血可致胎儿生长受限、胎儿窘迫，甚至早产或死胎。

【临床表现】

病情轻者或早期临床可见疲倦、乏力、毛发枯燥、脱发、指甲凸凹不平或脆薄、舌炎、口腔炎等。重度贫血则可见乏力、面色苍白、浮肿、头晕耳鸣、心慌气短、食欲不振、腹胀腹泻等典型症状，甚或伴有腹水。也可出现烦躁、易怒、注意力不集中等行为异常。

【实验室检查】

典型的血象为小细胞、低色素性贫血。血红蛋白（Hb）< 100g/L，红细胞 < 3.5×10^{12}/L，红细胞比容 < 0.33，而白细胞计数和血小板计数均在正常范围，此为诊断本病的必备条件。

典型缺铁性贫血的血象为：①血片上是低色素、小细胞，Hb 的降低较红细胞减少更为明显；②血清铁浓度能灵敏地反映缺铁情况，血清铁降低 < $6.5\mu mol$/L（$35\mu g$/dl），可诊断为缺铁性贫血；③骨髓穿刺检查：可染色铁质消失，骨髓象显示红细胞系统增生，细胞分类见中幼红增多，晚幼红相对减少，含铁血黄素及铁颗粒减少或消失。

【诊断】

1. 诊断要点　患者常有慢性失血性疾病如月经过多、消化道的慢性疾病、营养不良或失血病史。结合临床表现和实验室检查诊断并不困难。

2. 辨证要点　本病的主要病机是脏腑虚损，气血不足，病性属虚。辨证主要依据素体禀赋、症状特点及舌、脉等明辨脏腑所属。

【治疗】

本病属高危妊娠，是妊娠期最常见的合并症，故应积极治疗。病情轻者，中药治疗即可取得较好的疗效。重者采用中西医结合治疗或输鲜血纠正。

一、西医治疗

1. 补充铁剂 一般血红蛋白在 60g/L 以上的贫血患者，给药方式以口服为好，妊娠期缺铁性贫血绝大多数口服铁剂后效果良好。不同剂型治疗用量如下：①硫酸亚铁 0.3g，每日 3 次，同时服用 1% 稀盐酸 10ml，每日 3 次；维生素 C 300mg，每日 3 次。②延胡索酸亚铁（富血铁），每片 325mg（含铁 107mg），每日 2 次，每次 1 片，饭后服用可减轻胃肠刺激症状。血红蛋白升至正常范围后，于孕期最好仍继续用铁剂，维持量 0.3g，每日 1～2 次，至少维持 3 个月，以补充体内铁储存量。服用亚铁类反应严重者，可换服 10% 枸橼酸铁铵 10～20ml，每日 3 次。若服用铁剂 3 周后，仍不见网织红细胞或血红蛋白上升，应查明原因，考虑诊断是否正确，及时予以纠正。

若口服疗效差，不能口服，或严重贫血，或患有影响铁吸收的疾病，可用注射铁剂。其优点是铁的利用率较高，可达 90%～100%。常用注射铁剂有：①右旋糖酐铁：首次量 50mg，肌注，如无反应，可增量至 100mg，肌注，每日 1～2 次。②山梨醇铁：肌注后吸收迅速，局部反应较小，剂量约为每日 50～75mg。肌注时局部疼痛明显或有恶心、呕吐、头晕、腹泻，则应停止注射。个别人可有过敏性休克，故应用时须严密观察。

2. 输血 血红蛋白在 60g/L 以下，且近预产期或在短期内需手术者，可采用输血以迅速纠正贫血，但需注意此时患者心脏处于高输出量状态，心肌常有缺氧，过多过速地输血可引起急性充血性心力衰竭。原则是少量多次，每次以不超过 200ml 为宜，输血速度宜慢。国外主张只输浓缩红细胞混悬液。

二、中医治疗

（一）治疗原则

本病以虚证为主，故以益气滋阴养血为大法。

（二）分型论治

1. 心脾两虚
证候　面色萎黄，心悸气短，头晕目眩，口唇色淡，爪甲不泽，四肢乏力，食欲不振，恶心呕吐，大便溏泻；舌质淡，苔薄，脉细弱。
治法　健脾益气，养血安神。
方药　归脾汤（《济生方》）。
人参　黄芪　白术　茯神　酸枣仁　龙眼肉　木香　炙甘草　当归　远志

生姜　大枣

食欲不振症状明显者，可加砂仁、鸡内金健脾醒胃；恶心呕吐重者，加半夏、生姜和胃降逆止呕；大便溏泻重者，加茯苓、山药、肉豆蔻健脾温中止泻。

2. 肝血不足

证候　头晕目眩，耳鸣，两目干涩，五心烦热，或潮热盗汗，口干咽燥，或手足蠕动；舌红少津，脉弦细或数。

治法　补肝养血，兼以清热。

方药　四物汤(《太平惠民和剂局方》) 合二至丸(《医方集解》) 加枸杞子。

熟地　白芍　当归　川芎

女贞子　旱莲草

若五心烦热，或潮热盗汗者，加龟甲、鳖甲、地骨皮滋阴退虚热；手足蠕动者，重用白芍、加阿胶、生龟甲、生鳖甲、生牡蛎滋阴养肝熄风。

3. 气血两虚

证候　面色苍白，倦怠无力，头晕目眩，少气懒言，心悸失眠，纳呆；舌淡苔薄，脉濡细。

治法　补益气血，健脾益胃。

方药　八珍汤(《正体类要》)。

人参　白术　茯苓　熟地　当归　白芍　川芎　甘草

倦怠无力，少气懒言者，加重益气，可加黄芪；心悸失眠重者，加阿胶、龙眼肉、酸枣仁、远志养心安神。

巨幼红细胞性贫血

巨幼红细胞性贫血（megalobastic anemia）是因缺乏叶酸或维生素 B_{12}，致脱氧核糖核酸合成障碍所导致的贫血。

本病属中医"心悸"、"眩晕"、"萎黄"、"黄胖"范围。

【病因病理】

一、西医病因病理

1. 病因　主要原因是营养不良叶酸缺乏所致，而极少由于维生素 B_{12} 缺乏所致。妊娠期叶酸需要量增加，摄入减少，排出增加，是导致叶酸缺乏的主要原因。维生素 B_{12} 体内储量较多，一般认为不是引起孕期巨幼红细胞性贫血的原因。但若孕妇患有萎缩性胃炎、胃大部切除或回肠切除术后，导致胃黏膜壁细胞分泌内因子减少，影响维生素 B_{12} 的吸收，可引起巨幼红细胞性贫血，但比较少见。

2. 病理 叶酸和维生素 B_{12} 都是合成 DNA 过程中的重要辅酶，叶酸或维生素 B_{12} 缺乏致 DNA 合成障碍，使细胞核成熟延缓和分裂受阻，导致红细胞核发育停滞，细胞浆中 RNA 大量聚集，RNA 与 DNA 比例失调，使红细胞体积增大，而红细胞核发育处于幼稚状态，形成巨幼红细胞。

二、中医病因病机

素体脾胃虚弱，或孕后思虑、劳倦过度，或饮食不节，或大病、久病耗伤气血，致形体失荣，心神失养，导致心悸、眩晕、萎黄、黄胖之候。

【临床表现】

1. 症状

（1）贫血程度较严重，出现疲倦、乏力、毛发枯燥、脱发等。

（2）本病多发生在妊娠晚期，约 50% 发生于孕 31 周后，极个别发生于孕早期，可促发流产。

（3）起病急，消化道症状多明显，无明显原因的长期腹泻、呕吐、食欲减退、腹胀等。

（4）皮肤可有干燥、脱屑，或有晒斑状皮炎及色素沉着，有时皮肤呈鱼鳞状变化。

（5）维生素 B_{12} 缺乏时，多伴有外周神经症状，以手足麻木、肢端感觉异常或刺痛最多见，其次是震动觉和位置觉消失。

2. 体征

（1）指甲凸凹不平或脆薄。

（2）可见舌炎、口腔炎，急性发作时舌体呈鲜牛肉色，伴剧痛，进一步发展可见镜面舌。

（3）发热、浮肿、脾大也常见。

【实验室检查】

1. 骨髓象 可见巨幼红细胞增多。

2. 血生化检查 血清叶酸值 $< 6.8 mmol/L$（或 $3ng/ml$），红细胞叶酸值 $< 227 mmol/L$（$100\mu g/ml$）提示叶酸缺乏；若叶酸值正常应测孕妇血清维生素 B_{12} 的含量，若 $< 90 pg/ml$，提示维生素 B_{12} 缺乏。周围血象检查呈大红细胞性贫血，红细胞平均体积（MCV）$> 94 fL$，红细胞平均血红蛋白（MCH）$> 32 pg$，有中性粒细胞分叶过多现象，网织红细胞多正常。贫血加剧，则白细胞及血小板也下降。

【诊断】

1. 诊断要点 结合病史、临床表现及实验室检查作出诊断。早期诊断主要依据血清叶酸水平测定及骨髓象改变，中性白细胞分叶核增多，5叶核超过5%以上，6叶核超过1%则提示本病；孕晚期患者发展较快，特别是当Hb下降至正常的50%以下时应考虑为本病。

2. 辨证要点 主要依据病史、症状及舌脉综合辨析疾病的性质及所损伤的脏腑。本病临床所见以虚为主，兼水湿停滞，可见浮肿。

【治疗】

病情轻者，经过积极治疗大多可继续妊娠；若病情较重，可使孕妇在妊娠、分娩、产褥时容易引发各种并发症，也可影响胎儿的发育，故应积极采用中西医结合治疗。

一、西医治疗

1. 叶酸 常用量为10~20mg/日，口服，胃肠道不能吸收者，可肌注叶酸10~30mg，效果明显，3~6天内网织红细胞计数显著增加，同时白细胞及血小板减少的现象也可迅速矫正。有神经系统症状者，单独使用叶酸有可能使神经系统症状加重，应引起注意。

2. 铁剂 因常同时缺铁，补充铁剂后使血红蛋白合成更快，一般于产后2周或症状消失后可停止治疗。

3. 加强营养，合理饮食 多食新鲜蔬菜、水果、豆类、肉类、动物的肝脏等食物。

4. 输血 若妊娠晚期，Hb在60g/L以下者，可输浓缩红细胞或鲜血以提高血红蛋白，避免产后出血引起休克等不良后果。

5. 维生素 B_{12} 维生素 B_{12}100μg，肌注，每日1次，共用2周，以后改为每周2次，直至血红蛋白恢复正常。若不能明确是叶酸缺乏还是因缺少内因子而引起维生素 B_{12}缺乏时，治疗则可两药合用，维生素 B_{12}用量100~200μg，每日1次，肌内注射。

二、中医治疗

（一）治疗原则

以健脾益气养血为主要治法。

（二）辨证论治

气血虚弱

证候　面色㿠白或萎黄，口唇、爪甲色淡无华，毛发不荣，头晕眼花，心悸气短，疲乏无力，食少便溏，或面浮足肿；舌淡，脉细弱。

治法　健脾和中，益气补血。

方药　十全大补汤（《太平惠民和剂局方》）。

黄芪　党参　白术　茯苓　当归　熟地　川芎　白芍　肉桂　炙甘草

若伴舌红无苔，口干唇燥少津者，加山药、玉竹、沙参、石斛、麦冬、扁豆等和胃养阴生津。

【预防与调护】

1. 孕期注意营养，多吃富含叶酸的新鲜蔬菜及富含蛋白质的食物，如肝、瘦肉等。

2. 预防感染，尤其肠道感染，以减少不利于叶酸吸收的因素。

3. 前次妊娠曾发生巨幼红细胞性贫血者，下次妊娠后容易再发，故应及早服用叶酸预防，每次 5mg，每日 2 次。

【预后】

一般经过积极治疗，预后良好。

再生障碍性贫血

再生障碍性贫血（aplastic anemia）是由于骨髓造血功能减少或衰竭，引起全血细胞减少为主要表现的综合征。妊娠合并再生障碍性贫血（简称再障），临床很少见。

本病属中医"虚劳"、"血枯"、"血证"、"温毒"范畴。

【病因病理】

一、西医病因病理

约半数以上患者原因不明。文献报道与以下因素有关。

1. 药物导致再障的机制主要是抑制骨髓，红骨髓容量不足，致造血功能低下或衰竭。

2. 急性传染性黄疸型肝炎并发再障，可能与病毒改变干细胞核蛋白合成，使之不能分化成为成熟细胞有关。

3. 至少一部分单纯红细胞再障病人是自身免疫性疾病。部分再障患者的 T 淋巴细胞对正常骨髓有抑制作用。如系统性红斑狼疮合并再障病人血清中发现存在抑制骨髓生长的因子。

二、中医病因病机

1. 髓枯血热 素体禀赋不足，肾阴亏虚，阴虚火旺，则液耗精少，或外感温热，燔灼营血，致髓枯血热，致气郁、血热、失血、瘀血内阻，终致血液化生障碍。

2. 肝肾阴虚 肝藏血，肾藏精，精血同源。肾阴不足，水不涵木，致肝肾阴虚，精亏血少。

3. 脾肾阳虚 脾虚日久及肾，或肾阳虚衰，不能温煦脾土，致脾肾阳虚，不能温煦和气化，肾阳虚衰则精不化血，脾虚则不能化生气血，统摄无权，引起血虚和失血。

4. 肾阴阳两虚 肾为水火之宅，内寄元阴元阳，阴虚日久及阳，阳虚日久及阴，形成阴阳两虚，水火不济，营卫失和则发热。

【妊娠与再障的相互影响】

妊娠与再障的关系，目前大多认为妊娠不是再障的病因。但妊娠可使再障病情恶化，其影响有三方面：①红细胞减少引起贫血；②血小板减少和质的异常引起出血；③白细胞减少以及淋巴组织的衰竭，使患者防御机能低下易发生感染是最危险的并发症，特别是产后严重感染，以及由此引起的败血症，常常是妊娠合并再障的主要死亡原因。

妊娠期血容量增加，血液稀释，心脏负担的加重，输尿管水肿及引流不畅，分娩后胎盘剥离的巨大创面，也容易造成感染和出血，故妊娠合并再障的危险性要比非孕期大得多。

对胎儿的影响，一般认为如果再障患者在孕期血红蛋白能维持在 60g/L 以上，对胎儿的影响不大。分娩后存活的新生儿，一般血象正常，很少发生再障。如果贫血严重，则有流产、早产、死胎的可能。

【临床表现】

1. 出血 最为多见，多局限于皮肤及黏膜，严重者可引起重要脏器出血。

2. 贫血严重 主要是进行性贫血加重。

3. 合并感染 以呼吸道感染为主，其次为口腔炎、扁桃体炎、泌尿道及皮肤感染等。

【实验室检查】

1. 血象 全血细胞减少，但初次检查时可能以某种细胞减少更为突出，使临床表现也有所不同。

2. 骨髓象 多数情况下骨髓各类造血细胞均减少，非造血细胞增多；如有细胞成分，则主要是淋巴细胞和浆细胞；在所有骨髓片中巨核细胞均显著减少或消失。

【诊断】

1. 诊断要点 根据有反复出血并不易止血的病史，结合上述临床表现及实验室检查不难诊断。

2. 辨证要点 依据病人的病史、症状及舌、脉，结合相关检查辨病证的虚实。本病以肾虚为本，燥热为标。

【治疗】

再障患者，应积极采取避孕措施。对妊娠合并再障孕妇，临床可采用中西医结合治疗，有较好的疗效。

一、西医治疗

（一）妊娠期

1. 妊娠早期，在 3 个月以内，做好输血准备予以人工流产；孕 4 个月以上，则可考虑继续妊娠，但应严密观察病情，加强治疗。

2. 支持疗法 注意休息，左侧卧位，加强营养，间断吸氧，少量、间断、多次输入新鲜血液，提高全血细胞。或间断成分输血，可输入白细胞、血小板及浓缩红细胞。

3. 有明显出血倾向时给予肾上腺皮质激素治疗，如泼尼松 10mg，每日 3 次，口服，但皮质激素抑制免疫功能，易致感染，不宜久用。也可用蛋白合成激素，如羟甲烯龙 5mg，每日 2 次，口服，有刺激红细胞生成作用。

4. 预防感染 选用对胎儿无影响的广谱抗生素。

（二）分娩期

1. 尽量经阴道分娩，缩短第二产程，防止第二产程用力过度，造成脑等重要脏器出血或胎儿颅内出血。可适当助产，但要防止产伤，产后仔细检查软产道，认真缝合伤口，防止产道血肿形成。

2. 有产科手术指征者行剖宫产术时同时将子宫切除为宜，以免引起产后出血和产褥感染。

（三）产褥期

继续支持疗法；应用宫缩剂加强宫缩，预防产后出血；应用广谱抗生素预防感染。

二、中医治疗

（一）治疗原则

临证应首辨病情标本缓急，急则治其标，缓则治其本。急证宜清热凉血为主，缓证则以补肾填精为主。

（二）分型论治

1. 髓枯血热

证候 头晕目眩，发热口渴，手足心热，乏力，斑疹，便血，尿血或吐血；舌质红绛，脉细数。

治法 清热养阴，凉血止血。

方药 四物汤(《太平惠民和剂局方》)合十灰散(《十药神书》)加旱莲草、黄芩炭、地榆炭。

生地 当归 白芍 川芎

大蓟 小蓟 荷叶 侧柏叶 白茅根 茜草 山栀子 大黄 丹皮 棕榈皮

临证可加藕节炭、蒲黄炭、连翘清热止血；若热毒炽盛，壮热烦渴，便秘者，可加生石膏、生大黄泻热解毒；见表证者，加桑叶、菊花解表。

2. 肝肾阴虚

证候 头晕目眩，耳鸣健忘，失眠多梦，口燥咽干，腰膝酸软，胁痛，五心烦热，颧红盗汗，男子遗精，女子经少；舌红少津，脉细数。

治法 滋补肝肾，养阴清热。

方药 大补元煎(《景岳全书》)合二至丸(《证治准绳》)。

熟地 当归 山茱萸 枸杞子 党参 山药 杜仲 甘草

女贞子 旱莲草

虚热明显者，加青蒿、地骨皮清退虚热；因血热妄行导致出血者，加水牛角、丹皮、赤芍、藕节、生地以凉血止血。

3. 脾肾阳虚

证候　四肢欠温，或畏寒肢冷，精神萎靡，气短懒言，面色㿠白，口唇淡白，爪甲无泽，食少便溏；舌淡胖嫩，苔白，脉沉细。

治法　补肾助阳，温中健脾。

方药　右归丸(《景岳全书》)　加仙灵脾、补骨脂、肉苁蓉。

熟地　山药　山茱萸　菟丝子　杜仲　制附子　鹿角胶　枸杞子　肉桂当归

若脾气虚甚，腹胀便溏，可合参苓白术散加减；心脾两虚，心悸怔忡，多梦者，可合归脾汤加减；若脾阳不足，出血者，可合黄土汤加减。

4. 肾阴阳两虚

证候　头晕目眩，畏寒肢冷，口渴咽干但不欲饮，面色㿠白，或少量出血，手足心热，盗汗；舌淡苔白，脉沉细。

治法　温肾填精，滋阴清热。

方药　左归丸(《景岳全书》)　合肾气丸(《金匮要略》)。

熟地黄　山药　山茱萸　菟丝子　枸杞子　川牛膝　鹿角胶　龟板胶
茯苓　泽泻　丹皮　肉桂　制附子　生地　山药　山茱萸

若见全身肌肤甲错，胸胁胀闷窜痛，或刺痛拒按，为瘀血内阻，治宜用血府逐瘀汤加阿胶、藕节炭等活血化瘀止血。

第十六章

异常分娩

影响分娩的主要因素为产力、产道、胎儿及精神心理因素，这些因素在分娩过程中相互影响，任何一个或一个以上的因素发生异常以及四个因素间相互不适应，而使分娩进展受到阻碍，称异常分娩（abnormal labor）。

本病相当于中医"难产"范畴。

第一节 产力异常

产力是分娩的动力，包括子宫收缩力、腹肌收缩力、膈肌收缩力和肛提肌收缩力。其中起主要作用的是子宫收缩力，子宫收缩力贯穿于分娩全过程。在分娩过程中，子宫收缩的节律性、对称性和极性不正常或强度、频率有改变，称子宫收缩力异常，简称产力异常（abnormal uterine action）。

产力异常临床分为子宫收缩乏力和子宫收缩过强两类，每类又分为协调性子宫收缩和不协调性子宫收缩，见图16－1。

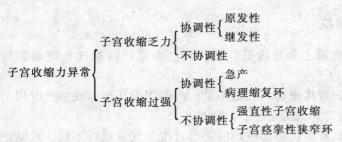

图 16－1　子宫收缩力异常的分类

子宫收缩乏力

【病因病理】

一、西医病因病理

1. 头盆不称或胎位异常 胎儿先露部下降受阻，不能紧贴子宫下段及宫颈内口，局部不能反射性地引起有效宫缩，导致继发性宫缩乏力。

2. 子宫局部因素 多胎、巨大儿、羊水过多等导致子宫壁过度膨胀，肌纤维失去正常收缩能力。经产妇或有过急慢性子宫感染史者，子宫肌纤维变性，结缔组织增生，影响子宫收缩。子宫发育不良、子宫畸形、子宫肌瘤等，均能使子宫肌纤维失去正常收缩能力，导致宫缩乏力。

3. 精神因素 产妇恐惧及精神过度紧张以致中枢神经系统功能紊乱而影响子宫收缩。

4. 内分泌失调 临产后产妇体内雌激素、宫缩素及前列腺素等合成与释放减少，雌、孕激素比例失调等，均能影响肌细胞收缩，导致宫缩乏力。

5. 药物影响 临产后产妇过多使用镇静剂、镇痛剂及麻醉药等可使宫缩受到抑制。

6. 其他因素 产妇临产后过度疲劳，过早使用腹压，膀胱、直肠充盈，影响先露下降，均可导致宫缩乏力。

二、中医病因病机

产力异常导致难产的主要机理是气血失调。常见病因有气血虚弱和气滞血瘀。

1. 气血虚弱 孕妇素体虚弱，气血不足，产时用力汗出，或临产时用力过早，耗气伤力，气虚血亏，无力运胎，以致难产。

2. 气滞血瘀 孕妇素多忧郁，或产前安逸过度，气血运行不畅，或临产过度紧张，气结血滞，胞宫瘀滞，碍胎排出，以致难产。

【临床表现】

1. 协调性子宫收缩乏力 协调性子宫收缩乏力为低张性子宫收缩乏力。子宫收缩具有正常的节律性、极性和对称性，但收缩无力，持续时间短，间歇时间长且不规律，宫缩 < 2 次/10 分钟。宫缩高峰时，宫体隆起不明显，用手指压宫底部肌壁可出现凹陷，产程延长或停滞。产程一开始就出现宫缩乏力者，称为原

发性宫缩乏力，多发生在潜伏期。临产早期宫缩正常，后因头盆不称或胎位异常等出现宫缩乏力者称为继发性宫缩乏力，多发生在活跃期或第二产程开始时。

2. 不协调性子宫收缩乏力　不协调性子宫收缩乏力为高张性子宫收缩乏力，子宫收缩失去正常的对称性、极性和节律性。子宫收缩时，宫底部不强，子宫下段强，宫缩间歇期，子宫壁不能完全松弛，属无效宫缩。产妇下腹部持续疼痛，烦躁不安，体力衰竭。下腹部有压痛，胎位触不清，胎心不规律，宫口扩张早期缓慢或停止扩张，胎先露部下降延缓或停止，潜伏期延长。

3. 产程曲线异常　子宫收缩乏力导致产程曲线异常，有以下 8 种，可以单独存在，也可合并出现。

（1）潜伏期延长　从临产规律宫缩开始至宫口扩张 3cm，初产妇超过 16 小时，称潜伏期延长。

（2）活跃期延长　从宫颈口扩张 3cm 开始至宫颈口开全，初产妇超过 8 小时，称为活跃期延长。

（3）活跃期停滞　进入活跃期后，宫颈口不再扩张达 2 小时以上，称为活跃期停滞。

（4）第二产程延长　第二产程初产妇超过 2 小时，经产妇超过 1 小时尚未分娩，称为第二产程延长。

（5）第二产程停滞　第二产程达 1 小时，胎头下降无进展，称为第二产程停滞。

（6）胎头下降延缓　活跃晚期至宫口扩张 9～10cm，胎头下降速度每小时少于 1 cm，称为胎头下降延缓。

（7）胎头下降停滞　胎头停留在原处不下降达 1 小时以上，称为胎头下降停滞。

（8）滞产　总产程超过 24 小时，称为滞产。

【鉴别诊断】

原发性宫缩乏力需与假临产相鉴别。假临产往往发生于夜晚，宫缩不规则，持续时间 <30 秒，多无"见红"，给予镇静剂后宫缩停止，不停止者为原发性宫缩乏力。

【对母儿的影响】

1. 对产妇的影响　由于产程延长，消耗体力，可影响孕妇子宫收缩。膀胱受压过久，可形成膀胱阴道瘘或尿道瘘。增加感染及手术率。产后宫缩乏力可引起产后出血。

2. 对胎儿的影响　由于对胎盘－胎儿循环的影响及胎膜早破造成脐带受压

或脱垂，容易发生胎儿窘迫甚至胎死宫内。产程延长使手术产率增高，胎儿产伤增加。

【处理】

首先应寻找宫缩乏力的原因，检查有无头盆不称与胎位异常，了解产程进展及胎儿宫内情况，及时给予相应处理。调整子宫收缩可用西药或辅以中药治疗，恢复子宫收缩正常节律及极性，促进产程进展，必要时行阴道助产或行剖宫产。

一、西医治疗

（一）协调性子宫收缩乏力

1. 加强宫缩 适用于无头盆不称或胎位异常，估计能经阴道分娩者。

（1）一般处理 消除精神紧张，鼓励多进食，注意营养与水分的补充，注意纠正酸中毒和电解质紊乱。初产妇宫口开大 <4cm，胎膜未破者，应给予温肥皂水灌肠。排尿困难者，先行诱导法，无效时及时导尿。

（2）人工破膜 宫口扩张 ≥3cm，无头盆不称，胎头已衔接者，可行人工破膜。破膜后，胎头直接紧贴子宫下段及宫颈内口，引起反射性子宫收缩，加速产程进展。破膜应在宫缩间歇期、下次宫缩将开始时进行。破膜时必须检查有无脐带先露，观察羊水的量及性状。

（3）地西泮静脉推注 适用于宫口扩张缓慢及宫颈水肿时，具有软化宫颈，促进宫口扩张作用。常用剂量为 10mg，缓慢静脉注射，间隔 4～6 小时可重复使用。与缩宫素联合应用更有效。

（4）缩宫素静脉滴注 可用于产程各阶段的宫缩乏力。将缩宫素 2.5U 加入 5% 葡萄糖注射液 500ml 内，从每分钟 8 滴开始，根据宫缩情况调整滴速，一般不超过 30 滴/分钟，直到宫缩间隔 2～3 分钟，持续 40～50 秒。在静滴过程中，应专人观察宫缩，听胎心，测血压。

2. 阴道分娩 胎头双顶径已通过坐骨棘平面，可等待自然分娩，或阴道助产。

3. 剖宫产 头盆不称或胎儿宫内窘迫或经加强宫缩处理产程无进展者应及时行剖宫产术。

4. 抗感染治疗 破膜 12 小时以上者，应给予抗生素预防感染。

5. 预防产后出血 当胎儿前肩娩出阴道口时，给予麦角新碱 0.2mg 或缩宫素 10～20U 静脉注射，加强子宫收缩，促使胎盘剥离与娩出及子宫血窦关闭。

（二）不协调性子宫收缩乏力

1. 给予强镇静剂哌替啶 100mg 或吗啡 10～15 mg 肌注，或地西泮 10 mg 静脉推注，使产妇充分休息，醒后多能恢复为协调性子宫收缩。在此之前，严禁用宫缩剂。

2. 若经上述处理，不协调性宫缩未能得到纠正，或伴有胎儿窘迫征象，或伴有头盆不称，均应行剖宫产术。

3. 不协调宫缩已恢复，但宫缩较弱时，可加强子宫收缩。

二、中医治疗

（一）治疗原则

治疗以调和气血为主，虚者补而调之，实者行而调之，采用补气行血或理气活血之法。用药补虚不可过于滋腻，以防滞产；化瘀不可过于攻破，以防伤正，影响产力。

（二）辨证论治

1. 气血虚弱

证候　产时阵痛微弱，宫缩无力，持续时间短，间歇时间长，产程过长，神疲乏力，心悸气短，或用力过早，努责无力，面色苍白；舌淡，苔薄，脉虚大或细弱。

治法　补气养血，润胎催生。

方药　蔡松汀难产方（经验方）。

黄芪（蜜炙）　当归　茯神　龟甲（醋炙）　党参　川芎　白芍（酒炒）

2. 气滞血瘀

证候　产时腰腹持续胀痛，疼痛剧烈，宫缩虽强，但无规律，无推力，久产不下，精神紧张，烦躁不安，胸闷脘胀，时欲呕恶，面色紫暗；舌暗红，苔薄白，脉弦大或至数不匀。

治法　理气活血，化瘀催生。

方药　催生饮（《济阴纲目》）加益母草。

当归　川芎　白芷　大腹皮　枳壳

（三）针灸疗法

1. 针刺合谷、三阴交、太溪、太冲、中极、关元等穴，可加强宫缩。用强刺激，留针15～30分钟。用于肾气虚弱、气血虚弱之协调性宫缩乏力。

2. 临产后针刺合谷、三阴交，以加速产程，减轻宫缩引起的疼痛，使产后子宫收缩正常。

3. 耳针取子宫、交感、内分泌穴。

【预防与调护】

1. 进行产前心理疏导，解除产妇不必要的思想顾虑和恐惧心理。
2. 加强孕期保健，积极治疗慢性全身性疾病。
3. 临产后鼓励产妇多进食，注意补充水分及营养。
4. 避免使用过多的镇静剂、麻醉药。
5. 严密观察产程进展，及时发现难产因素，积极处理。
6. 产程中注意及时排空膀胱和直肠。

子宫收缩过强

【病因病理】

一、西医病因病理

1. 不适当应用缩宫剂。
2. 精神紧张、过度疲劳。
3. 粗暴的阴道内操作。

二、中医病因病机

气滞血瘀导致冲任气血失调（参见子宫收缩乏力）。

【临床表现】

1. 协调性子宫收缩过强 子宫收缩的节律性、对称性和极性均正常，仅子宫收缩力过强、过频。若产道无阻力，宫口迅速开全，分娩在短时间内结束，总产程不超过 3 小时，称为急产。多见于经产妇。

2. 不协调性子宫收缩过强

（1）**强直性子宫收缩** 产妇持续性腹痛，拒按，烦躁不安。胎位触不清，胎心听不清。有时可出现病理性缩复环、血尿等先兆子宫破裂征象。

（2）**子宫痉挛性狭窄环** 子宫壁局部肌肉呈痉挛性不协调性收缩形成的环状狭窄，持续不放松，称为子宫痉挛性狭窄环。狭窄环多在子宫上下段交界处，或胎体某一狭窄部，以颈、腰处常见。产妇出现持续性腹痛，烦躁不安，宫颈扩张缓慢，胎先露部下降受阻，胎心跳时快时慢。阴道检查时可触及较硬而无弹性的狭窄环，特点是此环不随宫缩上升。

【鉴别诊断】

子宫痉挛性狭窄需与病理缩复环相鉴别。病理缩复环可在腹部看到和触及，并随宫缩逐渐上升，可达脐部或脐部以上，阵缩时子宫呈葫芦状，压痛明显，可伴血尿。

【对母儿的影响】

1. **对孕妇的影响** 宫缩过频过强，产程过快，可致初产妇宫颈、阴道和外阴撕裂伤。胎先露下降受阻，可发生子宫破裂。产程过快，来不及消毒，可致产褥感染。产后子宫肌纤维缩复不良，易发生胎盘滞留或产后出血。

2. **对胎儿的影响** 子宫胎盘血液循环障碍，胎儿宫内缺氧，易发生胎儿窘迫、新生儿窒息甚至死亡，胎儿分娩过快可致新生儿颅内出血及感染，若坠地可致骨折、外伤。

【处理】

子宫收缩过强对产妇和胎儿影响较大，需及时寻找原因和进行处理。以西医治疗为主，病情缓解后，可辅以中药治疗。

一、西医治疗

（一）协调性子宫收缩过强

1. 有急产史的孕妇，在预产期前 1～2 周提前住院待产。临产后不应灌肠，提前做好接生及抢救新生儿窒息的准备。胎儿娩出时，勿使产妇向下屏气。产后应仔细检查宫颈、阴道、外阴，若有撕裂应及时缝合。

2. 若属未消毒接产，应予抗生素预防感染，注意观察有无新生儿颅内出血，可予新生儿肌注维生素 K_1 10mg，预防颅内出血。

（二）不协调性子宫收缩过强

1. **强直性子宫收缩** 应立即给予宫缩抑制剂，如 25% 硫酸镁 20ml 加于 20% 葡萄糖注射液 20ml 内缓慢静脉注射（不少于 5 分钟），或肾上腺素 1mg 加于 5% 葡萄糖注射液 250ml 内静脉滴注。若属梗阻性原因，应立即行剖宫产术。若胎死宫内，可用乙醚吸入麻醉，若仍不能缓解强直性宫缩，应行剖宫产术。

2. **子宫痉挛性狭窄环** 停止一切刺激如阴道操作及宫缩剂的使用。若无胎儿宫内窘迫征象，给予镇静剂如哌替啶 100 mg 或吗啡 10 mg 肌注，也可给予宫缩抑制剂，一般可消除异常宫缩。当宫缩恢复正常时，可等待自然分娩或阴道助产。若经上述处理，痉挛不能缓解，宫口未开全，或伴胎儿窘迫征象，均应立即行剖宫产术。若胎死宫内，宫口已开全，可行乙醚麻醉，经阴道分娩。

二、中医治疗

同子宫收缩乏力之气滞血瘀证。

【预防与调护】

1. 做好产前宣教工作，消除孕妇对分娩的恐惧。
2. 分娩前注意产妇休息，加强营养。
3. 注意正确使用宫缩剂。
4. 避免粗暴的阴道操作。
5. 注意检查有无头盆不称、胎位异常等难产因素。
6. 产程过快者，应注意检查有无软产道损伤，及时修补。

第二节　产道异常

产道是胎儿经阴道分娩的必经通道，它分为骨产道和软产道两部分。骨产道即骨盆腔，其大小、形状与分娩关系密切。软产道包括子宫下段、子宫颈、阴道及外阴。产道异常可使胎儿娩出受阻，是导致难产的重要因素。临床上以骨产道异常多见。

骨产道异常

骨盆径线过短或形态异常，致使骨盆腔小于胎先露部可通过的限度，阻碍胎先露部下降，影响产程进展，称为骨盆狭窄。

【病因病理】

骨产道异常以先天性因素居多，如均小骨盆、漏斗骨盆等狭窄骨盆，少数因佝偻病、骨软化病、脊柱结核等导致畸形骨盆。

【骨盆狭窄的分类】

1. 骨盆上口平面狭窄　骶耻外径 <18cm，入口前后径 <10 cm，对角径 <11.5 cm。常见的类型有单纯扁平骨盆（图 16 - 2）和佝偻病性扁平骨盆图（16 - 3）

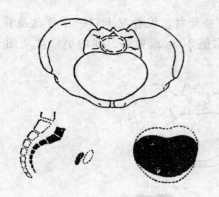

图 16 - 2　单纯扁平骨盆

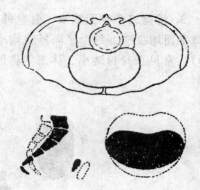

图 16 - 3　佝偻病性扁平骨盆

2. 中骨盆及骨盆出口平面狭窄

（1）漏斗骨盆　骨盆上口各径线值正常，两侧骨盆壁向内倾斜，状似漏斗（图 16 - 4）。特点是中骨盆及骨盆上口平面均明显狭窄，使坐骨棘间径、坐骨结节间径缩短，耻骨弓角度 <90°。坐骨结节间径与出口后矢状径之和 <15cm，常见于男型骨盆。

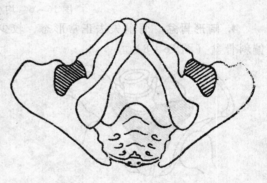

图 16 - 4　漏斗骨盆出口

（2）横径狭窄骨盆　骨盆上口、中骨盆及骨盆出口的横径均缩短，前后径稍长，坐骨切迹宽。测量骶耻外径值正常，但髂棘间径及髂嵴间径均缩短（图 16 - 5）。

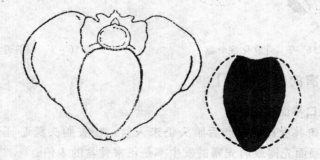

图 16 - 5　横径狭窄骨盆

3. 骨盆三个平面狭窄 骨盆外形属女型骨盆，但骨盆上口、中骨盆及骨盆出口平面均狭窄，每个平面径线均小于正常值 2 cm 或更多，称均小骨盆（图 16 －6）。常见于身材矮小、体态匀称的妇女。

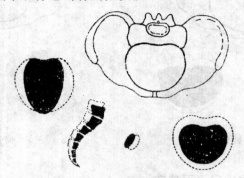

图 16 －6 均小骨盆

4. 畸形骨盆 骨盆失去正常形态，较少见。如骨软化症骨盆（图 16 －7）和偏斜骨盆（图 16 －8）。

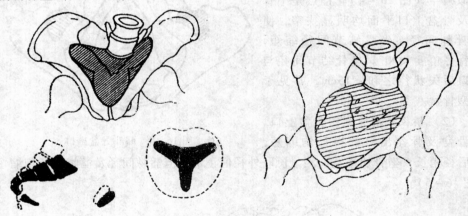

图 16 －7 骨软化症骨盆　　　　图 16 －8 偏斜骨盆

【骨盆狭窄的临床表现】

1. 骨盆上口平面狭窄

（1）胎头衔接受阻 临产后胎头仍未入盆，检查胎头跨耻征阳性。胎位异常如臀先露、颜面先露或肩先露的发生率是正常骨盆的 3 倍。

（2）骨盆临界性狭窄 若胎位、胎儿大小及产力正常，胎头常以后顶骨入盆，形成头盆倾斜势。临床表现为潜伏期及活跃期早期延长，活跃期后期产程进展顺利。若胎头迟迟不入盆，常可出现胎膜早破、继发宫缩乏力。若产力、胎儿大小及胎位均正常，但骨盆绝对性狭窄，胎头仍不能入盆，常发生梗阻性难产。

2. 中骨盆平面狭窄

（1）胎头能正常衔接　当胎头下降达中骨盆时，由于内旋转受阻，常出现持续性枕横位或枕后位，同时伴继发宫缩乏力，活跃期后期及第二产程延长甚至第二产程停滞。

（2）当胎头受阻于中骨盆时，可出现产瘤，严重时可发生脑组织损伤、颅内出血及胎儿宫内窘迫。若狭窄严重，宫缩又强，可发生先兆子宫破裂及子宫破裂。强行阴道助产，可导致严重软产道裂伤及新生儿产伤。

3. 骨盆出口平面狭窄　常与中骨盆平面狭窄同时存在。若单纯骨盆出口平面狭窄者，胎头达盆底受阻，第二产程停滞，继发性宫缩乏力，胎头双顶径不能通过出口横径，强行阴道助产，可严重损伤软产道、骨盆肌肉及会阴，胎儿严重产伤。

【狭窄骨盆的诊断】

1. 病史　询问孕妇有无佝偻病、脊髓灰质炎、脊柱和髋关节结核以及外伤史。经产妇应了解既往分娩史。

2. 一般检查　注意孕妇身高、体形、步态。身高在 145cm 以下，均小骨盆可能性大。有无脊柱及髋关节畸形，米氏窝是否对称，有无尖腹及悬垂腹等。

3. 腹部检查

（1）观察腹型　测量宫高及腹围，或用 B 超测量胎头双顶径、胸径、腹径、股骨长度，预测胎儿体重，判断能否通过骨产道。

（2）胎位异常　骨盆上口狭窄往往导致胎位异常，如臀先露、肩先露，或持续性枕横位、枕后位等。

（3）估计头盆关系　若已临产，胎头仍未入盆，应了解有无头盆不称。具体方法：孕妇排空膀胱，仰卧，两腿伸直。检查者将手放在耻骨联合上方，将浮动的胎头向骨盆腔方向推压。若胎头低于耻骨联合前表面，表示胎头可以入盆，头盆相称，称跨耻征阴性；若胎头与耻骨联合前表面在同一平面，表示可疑头盆不称，称跨耻征可疑阳性；若胎头高于耻骨联合前表面，表示明显头盆不称，称跨耻征阳性。对跨耻征阳性的孕妇，应让其取上腿屈曲半卧位，再次检查胎头跨耻征，若为阴性，提示为骨盆倾斜度异常，而非头盆不称。

4. 骨盆测量

（1）骨盆外测量　骨盆外径测量各径线小于正常值 2cm 或以上者为均小骨盆。骶耻外径小于 18 cm 为扁平骨盆。坐骨结节间径小于 8 cm，耻骨弓角度小于

90°，为漏斗形骨盆。骨盆两侧斜径（从一侧髂前上棘至同侧髂后上棘间的距离）及同侧直径（从髂前上棘至同侧髂后上棘间的距离）相差大于 1 cm 为偏斜骨盆。

（2）骨盆内测量　骨盆外测量异常，应进行骨盆内测量。对角线小于11.5cm，骶岬突出者，为骨盆上口平面狭窄，属扁平骨盆。若坐骨棘间径小于10cm，坐骨切迹宽度小于 2 横指，为中骨盆平面狭窄。若坐骨结节间径小于 8 cm，应测量出口后矢状径及检查骶尾关节活动度，估计骨盆出口平面的狭窄程度。若坐骨结节间径与出口后矢状径之和小于 15cm，为骨盆出口平面狭窄。

【狭窄骨盆对母儿的影响】

1. 对产妇的影响　易发生胎位异常，继发性宫缩乏力，导致产程延长或停滞。胎膜早破及手术助产增加感染机会。胎头长时间压迫软产道，产后易形成生殖道瘘。严重者可导致子宫破裂，危及产妇生命。

2. 对胎儿的影响　胎膜早破、脐带脱垂发生率明显增高，可导致胎儿宫内窘迫甚至死亡。产程延长，胎头受压，易发生颅内出血。手术助产增多，易发生新生儿产伤和感染。

【分娩时处理】

明确骨盆狭窄的类型和程度，结合产力、胎位、胎儿大小、胎心率及产程进展等综合考虑，决定分娩的方式。

1. 一般处理　做好心理疏导，保证营养及水的摄入，必要时补液。注意产妇休息。监测宫缩强弱及胎心音，检查胎先露部下降及宫口扩张程度。

2. 骨盆上口平面狭窄

（1）明显头盆不称（绝对性骨盆狭窄）　骶耻外径小于16 cm，骨盆上口前后径小于或等于 8 cm，胎头跨耻征阳性者，应行剖宫产术。

（2）轻度头盆不称（相对性骨盆狭窄）　骶耻外径16.5~17.5cm，入口前后径8.5~9.5cm，跨耻征可疑阳性，足月活胎，体重小于3000g，胎心率及产力均正常，可在严密监护下试产 2~4 小时。若产程进展顺利，多能经阴道分娩。若胎头仍不能入盆，或有胎儿窘迫征象时，应及时行剖宫产术。

3. 中骨盆及骨盆出口平面狭窄　若宫口开全，胎头双顶径已达坐骨棘水平以下时，可经阴道助产。若胎头双顶径未达坐骨棘水平，或出现胎儿窘迫现象，应行剖宫产术。骨盆出口平面狭窄，临产前应予充分的估计。若出口横径与后矢状径之和小于 15 cm，胎头娩出较困难，应行剖宫产术结束分娩。若两者之和大于15cm，多数可经阴道分娩。

4. 均小骨盆 估计胎儿不大，胎位正常，头盆相称，宫缩好，可以试产。反之，应尽早行剖宫产术。

5. 畸形骨盆 根据畸形骨盆种类、狭窄程度、产力、胎儿大小等情况综合分析。若畸形严重，明显头盆不称者，应及时行剖宫产术。

软产道异常

软产道包括子宫下段、宫颈、阴道及外阴。软产道异常所致难产临床较少见。

一、外阴异常

1. 会阴坚硬 多见于高龄初产妇，由于组织坚硬，伸展性差，分娩时应行会阴切开术。

2. 外阴疤痕 疤痕范围不大，分娩时可行会阴切开术；疤痕范围过大，扩张困难，应行剖宫产术。

3. 外阴水肿 多见于重度贫血、妊娠期高血压疾病、严重心脏病的产妇。临产前局部用 50% 硫酸镁湿热敷，临产后，如水肿严重，针刺放水，分娩时可行会阴切开术。

二、阴道异常

1. 阴道狭窄 若位置低且狭窄轻，可行会阴侧切经阴道分娩；若位置高且狭窄重，应行剖宫产结束妊娠。

2. 阴道横隔 横隔薄，可先做 X 形切开，待分娩后，剪去多余的组织并缝合。横隔高而坚厚，阻碍胎头下降，应行剖宫产术。

3. 阴道纵隔 纵隔发生在双阴道、双宫颈时，可自然分娩；单宫颈时，应行纵隔切开术，术后处理同阴道横隔。

4. 阴道尖锐湿疣 为防止新生儿患喉乳头瘤，应行剖宫产术。

三、宫颈异常

1. 宫颈水肿 常见于滞产、骨盆狭窄或持续性枕后位、产妇过早屏气者。宫颈两侧各注入 0.5% 利多卡因 5～10ml 或地西泮 10mg 静脉推注，待宫颈口已开大于 8cm，用手将水肿的宫颈前唇上推，使其逐渐越过胎头，经阴道分娩。若经上述处理无显效，宫口不能继续扩张，可行剖宫产术。

2. 宫颈坚硬 多见于高龄初产妇或精神过度紧张者。用药后宫颈水肿若不见缓解，应行剖宫产术。

3. 宫颈瘢痕 宫颈手术或局部治疗后形成疤痕。若宫缩很强，宫口不扩张，应行剖宫产术。

4. 宫颈癌 剖宫产结束妊娠。

5. 宫颈肌瘤 不阻塞产道，可阴道分娩。若影响先露部进入骨盆上口，应行剖宫产术。

第三节 胎位异常

胎位异常（abnormal fetal position）是造成难产的常见因素之一。分娩时胎位异常约占10%，其中胎头位置异常居多，占6%～7%，如持续性枕后位及枕横位、面先露、胎头高直位、前不均倾位。先露异常的有臀先露、肩先露及复合先露。

本病属于中医"胎位不正"范畴。

持续性枕后位、枕横位

在分娩过程中，胎头以枕后位或枕横位衔接，若胎头枕骨持续不能转向前方，直至分娩后期仍位于母体骨盆后方或侧方，致使分娩发生困难者，称为持续性枕后位（persistent occiput posterior position）或持续性枕横位（persistent occiput transverse position）。

【原因】

1. 骨盆异常 影响胎头入盆、内旋转及俯屈。常见于男型骨盆或类人猿型骨盆。

2. 头盆不称 胎头下降与内旋转受阻。

3. 胎头俯屈不良 胎头以较大径线通过骨盆各平面，使胎头内旋转及下降困难。

4. 宫缩乏力 影响胎头下降、俯屈及内旋转。

5. 其他 前壁胎盘、膀胱充盈、子宫下段肌瘤等使胎头内旋转受阻，形成异常胎位。

【诊断】

1. 临床表现　常导致临产后协调性宫缩乏力及宫口扩张缓慢，活跃期及第二产程延长。枕后位时，因枕骨持续压迫直肠，产妇肛门坠胀有排便感。过早屏气，易致产妇宫颈水肿及疲劳。

2. 腹部检查　在宫底触及胎臀，胎背偏向母体后方或侧方，在对侧明显触及胎儿肢体。若胎头已衔接，有时可在胎儿肢体侧耻骨联合上方扪及胎儿颏部。胎心音在脐下一侧偏外方听得最响亮；枕后位时，胎心音在肢体侧的胎胸部位可听到。

3. 肛门或阴道检查　若为枕后位，肛查时感到盆腔后部空虚，胎头矢状缝位于骨盆斜径上，前囟在骨盆右前方，后囟（枕部）在骨盆左后方为枕左后位；反之则为枕右后位。胎头矢状缝位于骨盆横径上，后囟在骨盆左侧方为枕左横位；反之则为枕右横位。必要时可以胎耳位置及方向判定，耳廓朝向骨盆后方，诊断为枕后位；耳廓朝向骨盆侧方，诊为枕横位。

4. B超检查　根据胎头颜面及枕部位置，能准确探清胎头位置。

【对母儿的影响】

1. 对产妇的影响　导致继发性宫缩乏力，使产程延长。手术助产，易发生软产道损伤。增加产后出血及感染的机会。若胎头长时间压迫软产道，可形成生殖道瘘。

2. 对胎儿的影响　第二产程延长和手术助产机会增多，常出现胎儿窘迫和新生儿窒息，使围生儿死亡率增高。

【处理】

首先应判断有无头盆不称，以决定是否应试产。若有头盆不称，应及时行剖宫产术。若骨盆无异常，胎儿不大，可以试产。试产时应严密观察产程，注意胎头下降、宫口扩张程度、宫缩强弱及胎心音改变。

1. 第一产程

（1）潜伏期　保证产妇充分的营养与休息。若情绪紧张、睡眠差可给予哌替啶或地西泮。产妇向胎腹方向侧卧，以利胎头枕部转向前方。若宫缩欠佳，及时静滴缩宫素。

（2）活跃期　宫口开大 3～4cm，产程停滞，排除头盆不称，可行人工破膜。产力欠佳，静滴缩宫素。若宫口开大大于每小时 1 cm，伴胎先露部下降，多能经阴道分娩。若宫口开大小于每小时 1 cm 或无进展，或试产中出现胎儿窘迫征象，应行剖宫产术。

2. 第二产程 若产程进展缓慢，初产妇近 2 小时，经产妇近 1 小时，应行阴道检查。当胎头双顶径已达坐骨棘平面或更低时，可徒手将胎头试转成枕前位，试转成功，胎头继续下降，或自然分娩，或阴道助产。如试转失败，需行剖宫产术。

3. 第三产程 胎盘娩出后，应立即静注或肌注宫缩剂，以防产后出血。新生儿重点监护。凡行手术助产及软产道裂伤者，应给予抗生素预防感染。

胎头高直位

胎头以不屈不仰姿势衔接于骨盆上口，其矢状缝与骨盆上口前后经相一致，称胎头高直位（sincipital presentation）。胎头枕骨向前靠近耻骨联合者，称胎头高直前位（图 16 - 9）；胎头枕骨向后靠近骶岬者，称为胎头高直后位（16 - 10）。

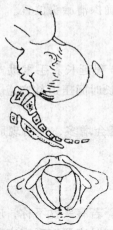
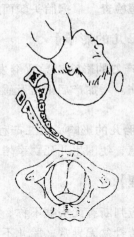

图 16 - 9　高直前位（枕耻位）　　　图16 - 10　高直后位（枕骶位）

【病因】

头盆不称，骨盆上口狭窄，胎头大，腹壁松弛及腹直肌分离，胎膜早破，均可使胎头矢状缝有可能被固定在骨盆前后径上而形成胎头高直位。

【诊断】

1. 临床表现 胎头衔接与下降均困难；有的衔接后不再下降，产程延长。

2. 腹部检查 高直前位时，胎头靠近腹前壁，不易触及胎儿肢体，胎心音位置稍高，在近腹中线听得最清楚。高直后位时，胎儿肢体靠近腹前壁，有时在耻骨联合上方可清楚触及胎儿下颏。

3. 阴道检查 胎头矢状缝与骨盆上口前后径一致，后囟在耻骨联合后，前囟在骶骨前，为胎头高直前位，反之为胎头高直后位。

【处理】

胎头高直前位，若骨盆正常、胎儿不大、产力强，应给予充分试产机会，加强宫缩，使胎头转为枕前位，可经阴道分娩。若试产失败行剖宫产术。胎头高直后位，一经确诊应行剖宫产术。

前不均倾位

胎头矢状缝与骨盆上口横经相一致，以前顶骨先入盆，称前不均倾位（anterior asynelitism）。

【原因】

常发生于头盆不称、扁平骨盆、骨盆倾斜度过大、腹壁松弛、悬垂腹及胎膜早破的孕妇。

【诊断】

1. 临床表现 胎头迟迟不衔接，即使衔接也难顺利下降。产程延长或停滞。可发生尿潴留、宫颈前唇水肿及胎膜早破。胎头受压过久，可出现胎头水肿及胎儿窘迫。

2. 腹部检查 在临产早期，于耻骨联合上方可扪及胎头前顶部。随产程进展，胎头继续侧屈，使胎头与胎肩折叠于胎肩之后，使胎肩高于耻骨联合，于耻骨联合上方只能触到一侧胎肩而触不到胎头。

3. 阴道检查 胎头矢状缝在骨盆上口横径上，向后移靠近骶岬，同时前后囟一起后移。前顶骨嵌于耻骨联合后方，盆腔后半部空虚。（图16－11）

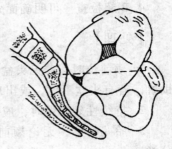

图16－11 前不均倾位

【处理】

一经确诊为前不均倾位，除极个别胎儿小、宫缩强、骨盆宽大者可给予短时间试产外，均应尽快以剖宫产术结束分娩。

面　先　露

胎儿枕骨与背部接触，胎头呈极度仰伸的姿势通过产道，以面部为先露时称为面先露（face presentation）。多于临产后发现。面先露以颏为指示点，分为颏左前、颏左横、颏左后、颏右前、颏右横、颏右后6种胎位，而以颏左前、颏右后位较多见。经产妇多于初产妇。

【病因】

骨盆狭窄、头盆不称、无脑儿、先天性甲状腺肿、脐带过短、脐带绕颈、孕妇腹壁松弛等，均可促使胎头以仰伸姿势嵌入骨盆上口。

【诊断】

1. 临床表现　潜伏期延长，活跃期延长或阻滞，胎头迟迟不能入盆。

2. 腹部检查　因胎头极度仰伸，胎体伸直，故宫底位置较高。颏前位时，在孕妇腹壁容易扪及胎儿肢体，胎心在胎儿肢体侧的下腹部听得最清楚。颏后位时，于耻骨联合上方可触及胎儿枕骨隆突与胎背之间有明显凹陷，胎心音遥远而弱。

3. 肛门及阴道检查　可触到高低不平、软硬不均的颜面部。如宫口开大，可触及胎儿口、鼻、颧骨及眼眶，并依据颏部所在位置确定其胎位。

4. B超检查　可明确面先露，并能确定胎位。

【处理】

1. 颏前位时，若无头盆不称，产力良好，可能经阴道自然分娩或低位产钳助娩。若有头盆不称，或出现胎儿窘迫征象，应行剖宫产术。

2. 持续性颏后位时，应行剖宫产术。

3. 胎儿畸形，无论颏前位或颏后位，均应在宫口开全时行穿颅术以结束分娩。

臀 先 露

胎先露为胎臀或胎足，持续至分娩前仍未纠正者，称为臀先露（breech presentation）。臀先露是最常见的异常胎位，占妊娠足月分娩总数的 3% ~ 4%，多见于经产妇。臀位以骶骨为指示点分为骶左前、骶左横、骶左后、骶右前、骶右横、骶右后 6 种胎位。.

【病因病理】

一、西医原因

1. 胎儿在宫腔内活动范围过大　羊水过多，经产妇腹壁松弛以及早产儿羊水相对偏多。

2. 胎儿在宫腔内活动范围受限　如子宫畸形、胎儿畸形、双胎及羊水过少。

3. 胎头衔接受阻　狭窄骨盆、前置胎盘、肿瘤阻塞骨盆腔及巨大胎儿等。

二、中医病因病机

1. 气虚　孕妇素体虚弱，中气不足，无力促胎调转，以致胎位不正。

2. 气滞　孕后情志不畅，肝郁气滞，胎转受阻，而致胎位不正。

【临床分类】

1. 单臀先露或腿直臀先露　胎儿双髋关节屈曲，双膝关节直伸，以臀为先露，最多见。

2. 完全臀先露或混合臀先露　胎儿双髋关节均屈曲有如盘膝坐，以臀部和双足为先露，较多见。

3. 不完全臀先露　以一足或双足、一膝或双膝或一足一膝为先露，较少见。

【诊断与鉴别诊断】

1. 诊断要点

（1）临床表现　孕妇常感肋下有圆而硬的块状物。临产后可导致子宫收缩乏力，宫颈扩张缓慢使产程延长。

（2）腹部检查　子宫呈纵椭圆形，宫底部可触及圆而硬按压时有浮球感的胎头。未衔接时在耻骨联合上方可触及不规则较软而宽的胎臀，胎心在脐上方听得最清楚。

（3）肛门或阴道检查　可触及软而不规则的胎臀、胎足或胎膝。

（4）B超检查　能准确探清臀先露类型及胎儿大小、胎头姿势、有无脐带绕颈等。

2. 辨证要点　根据胎位不正伴随的全身症状及舌脉辨其虚实。伴有神疲乏力，小腹下坠者，多为虚证；伴有胸胁胀痛，精神抑郁者，多为实证。

3. 鉴别诊断

（1）面先露　腹部检查，臀先露宫底部为胎头，先露部为胎臀；面先露宫底为胎臀，先露部为胎头。阴道检查时，若为面先露，手指伸入之孔洞无阻力，孔内可触及上腭或齿龈，如能感到吮吸动作，更确定为口部，口两颊部呈三角形；若为臀先露则手指伸入之孔洞有括约肌感，肛门孔洞与两坐骨结节呈一直线。

（2）肩先露　臀位足先露与肩先露胎手的鉴别。足趾短而齐，趾间张开度小，趾两端不易并拢；手指长，指间张开度大，指两端易并拢。各足趾端上可连成一直线，手指端连线则成弯形；足根处突出，足跟与连接部（小腿）垂直。

【对母儿的影响】

1. 对产妇的影响　容易发生胎膜早破，继发宫缩乏力及产程延长，使产后出血及产后感染的机会增多，产伤和手术产率升高。

2. 对胎儿的影响　胎膜早破，发生脐带脱垂是头先露的10倍，早产儿和低体重儿增多。脐带受压可致胎儿窘迫甚至死亡。后出头困难常发生新生儿窒息、损伤，如颅内出血、臂丛神经损伤等。

【处理】

妊娠30周后仍为臀先露应予矫正。可采用胸膝卧位、针灸、中药矫正，综合治疗优于单一治疗。无效时施行外转胎位术。临产后根据具体情况决定分娩方式。

一、西医治疗

（一）妊娠期

1. 胸膝卧位　让孕妇排空膀胱，松解裤带，做胸膝卧位的姿势，每日2次，每次12分钟，连做1周后复查。

2. 外转胎位术　于妊娠32～34周进行为宜。最好在B超监测下进行，动作轻柔，间断进行，以免发生胎盘早剥、脐带绕颈。

（二）分娩期

1. 剖宫产术　狭窄骨盆，软产道异常，胎儿体重大于3500g，胎儿窘迫，高龄初产妇，有难产史，不完全臀先露等，均应行剖宫产术结束分娩。

2. 阴道分娩

（1）第一产程　产妇应侧卧，少做肛查和阴道检查，不灌肠，尽量避免胎膜早破；一旦破膜，立即听胎心。若胎心不正常，应做肛查或阴道检查，了解有无脐带脱垂。若有脐带脱垂，胎心尚好，宫口未开，应立即行剖宫产术。若无脐带脱垂，应严密观察胎心及产程进展。当宫口开大4～5cm时，胎足即可经宫口脱出阴道。应用"堵"法使宫颈和阴道充分扩张，有利于后出头顺利。宫口近开全时，做好接生和抢救新生儿窒息的准备。

（2）第二产程　当宫口开全、软产道充分扩张后，可自然分娩和臀位助产。如胎心音异常，短期内不能娩出者，可作臀牵引术。无论何种臀分娩，均要求胎脐娩出后2～8分钟内娩出胎头，以免脐带受压时间长造成死产。

（3）第三产程　胎盘娩出后，应肌注缩宫素，防止产后出血。及时检查和缝合软产道损伤，并予抗生素以预防感染。

二、中医治疗

（一）治疗原则

以调理气血为主。虚者益气养血转胎，实者理气顺胎。针灸、中药综合治疗。

（二）辨证论治

1. 气虚

证候　妊娠后期，胎位不正，精神疲倦，小腹下坠，面色㿠白；舌淡苔白，脉滑缓。

治法　益气养血，安胎转胎。

方药　八珍汤（《正体类要》）加黄芪、续断、枳壳。

当归　川芎　白芍　熟地　人参　白术　茯苓　甘草

2. 气滞

证候　妊娠后期，胎位不正，胁肋胀痛，时轻时重，精神抑郁，胸闷嗳气；苔薄白，脉弦滑。

治法　理气行滞，安胎转胎。

方药　保产神效散(《傅青主女科》)。

全当归　川芎　厚朴　菟丝子　川贝母　枳壳　羌活　荆芥穗　黄芪　蕲艾
白芍　生姜　炙甘草

(三)针灸疗法

针刺双侧至阴穴,平补平泻,中强刺激,留针15分钟。继予艾条温灸两侧
至阴穴,以温热感为度,灸10~15分钟。每日1~2次,7天为一疗程,至胎位
转正。

肩 先 露

胎体纵轴与母体纵轴相垂直为横产式。胎体横卧于骨盆上口之上,先露部为
肩,称为肩先露(shoulder presentation)。占妊娠足月分娩总数的0.25%。根据
胎头在母体左或右侧和胎儿肩胛朝向母体前或后方,有肩左前、肩左后、肩右
前、肩右后4种胎位。

【病因】

常见于早产儿、前置胎盘、羊水过多、骨盆狭窄、子宫异常或肿瘤、经产妇
腹壁松弛。

【诊断】

1. 临床表现　易发生宫缩乏力、胎膜早破、脐带脱垂。发生忽略性(嵌顿
性)肩先露时,可造成子宫破裂。

2. 腹部检查　子宫呈横椭圆形,宫底高度低于妊娠周数,母体腹部一侧可
触到胎头,另一侧可触到胎臀,宫底部及耻骨联合上方空虚。胎心音在脐周两旁
听诊清楚。

3. 肛门或阴道检查　若胎膜已破,宫口开大,可触到胎儿肩胛骨、肋骨及
腋窝。腋窝尖端指向胎儿头端,据此可决定胎头在母体左侧或右侧。如肩胛骨朝
向母体前方,为肩前位;反之,为肩后位。若胎手已脱出阴道口外,可用握手法
鉴别,助产者的手只能与胎儿同侧的手合握。如肩左前位时,胎儿右手脱出,助
产者用右手相握。

4. B超检查　能准确探清肩先露,并能确定具体胎位。

【处理】

一、妊娠期

如无骨盆狭窄，矫正胎位方法同臀位。转胎失败，应提前住院检查，决定分娩方式。

二、分娩期

1．足月活胎，伴有产科指征，如骨盆狭窄、前置胎盘、有难产史等，应于临产前择期行剖宫产术。初产妇，足月活胎，临产后应行剖宫产术。

2．经产妇，足月活胎，胎膜已破，宜行剖宫产术。也可在宫口开大 5cm 以上时，麻醉下行内转胎位术，转成臀先露，待宫口开全后助产娩出。

3．出现子宫先兆破裂或破裂征象，无论胎儿是否存活，应立即行剖宫产术。术中若发现宫腔感染严重，应行子宫切除术。

4．胎儿已死或有畸形者，无先兆子宫破裂，宫口开全后行断头术或碎胎术娩出胎儿。

5．阴道分娩者，产后应常规检查子宫下段、宫颈及阴道有无裂伤，若有应及时缝合。注意产后出血，予抗生素防治感染。

复合先露

先露部（头或臀）伴有胎儿肢体（手或足）同时进入骨盆上口者称为复合先露（compound presentation）。最常见的是头与手的复合先露。

【病因】

凡先露部分不能完全充填骨盆上口，或在胎先露周围有空隙时均可发生。常见原因有骨盆狭窄、临产后胎头高浮、胎膜早破、早产、双胎、羊水过多以及经产妇腹壁松弛等。

【诊断】

多在因产程进展缓慢时，行阴道检查，发现胎先露旁有肢体即可明确诊断。诊断时注意和臀先露、肩先露相鉴别。

【处理】

首先应检查有无头盆不称。若无头盆不称，让产妇向脱出肢体的对侧侧卧，肢体常可自然缩回。脱出肢体和胎头已入盆，可待宫口开全后行阴道检查，上推肢体，将其回纳，然后经腹部下压胎头，使胎头下降，以产钳助产。若头盆不称明显，或伴胎儿窘迫，或有脐带脱垂，应尽早行剖宫产术。

第四节　胎儿异常

胎儿异常主要包括巨大胎儿和畸形胎儿，是引起难产的重要因素。

巨大胎儿

胎儿体重达到和超过 4000g 者称巨大胎儿（fetal macrosomia）。

【病因】

1. 产次　胎儿体重随孕妇分娩次数、孕龄增加而增大。

2. 遗传因素　父母身材高大，尤其是母亲，胎儿体重相对较重。

3. 营养因素　孕妇饮食过多而活动太少。

4. 疾病　孕妇患有糖尿病。

5. 过期妊娠　过期妊娠孕妇胎盘功能良好，可使胎儿体重增加。

【诊断与鉴别诊断】

1. 诊断要点

（1）病史　有巨大儿分娩史、糖尿病史及过期妊娠史等。

（2）临床表现　孕妇身材多高大、肥胖。妊娠晚期出现呼吸困难、腹部沉重、两胁胀痛等症状，孕妇体重增加迅速。

（3）腹部检查　腹部明显膨隆，宫底高度 ≥35cm，先露部高浮，胎心音正常有力，但位置稍高。

（4）B 超检查　胎体大，测胎头双顶径 >10cm，股骨长 ≥8cm，腹围 >33cm，80% ~85% 为巨大儿。

2. 鉴别诊断

（1）双胎　双胎时腹部往往大于单胎，可触及两个胎体，听到两个胎心音。B 超检查可确诊。

（2）羊水过多　羊水过多时腹部膨隆明显，胎体浮动感明显，胎心音遥远。B 超检查可确诊。

（3）脑积水　脑积水儿头大而有弹性，与胎体大小不成正比例。阴道检查儿头大，囟门骨缝宽，颅骨壁薄如乒乓球感。B超可确诊。

【对母儿影响】

1. 对胎儿的影响　手术助产机会增加，可导致胎儿损伤、颅内出血、肩难产、新生儿窒息，甚至死亡。

2. 对母体的影响　严重的软产道损伤，甚至子宫破裂等，增加手术助产机会，易出现感染。子宫过度扩张，使产后出血增加，由于盆底组织损伤，日后可导致子宫脱垂。

【处理】

一、妊娠期

1. 发现胎儿巨大，或有分娩巨大胎儿史者，应检查有无糖尿病，若有糖尿病应积极治疗。

2. 妊娠36周后，据胎儿成熟度、胎盘功能及糖尿病控制情况，择期终止妊娠。

二、分娩期

1. 如有骨盆狭窄、胎位异常或宫缩乏力；估计胎儿体重＞4000g，胎头停滞在中骨盆；糖尿病孕妇巨大儿或非糖尿病孕妇估计胎儿体重≥4500g，应行剖宫产术结束分娩。

2. 若无上述情况，可行阴道试产，但不宜试产过久。如胎头双顶径已达坐骨棘水平以下，第二产程延长时可会阴切开以产钳助产，同时做好肩难产的准备工作。

3. 巨大儿阴道娩出后，应仔细检查软产道，如有损伤予以修补，并注意预防和处理产后出血。

脑 积 水

造成难产的畸形胎儿以脑积水常见。胎头因脑室内外有大量脑脊液（500～3000ml）潴留在颅腔内，致颅腔体积增大，颅缝明显变宽，囟门显著增大，称脑积水（hydrocephalus）。脑积水常伴有脊柱裂、足内翻等畸形，如分娩中处理不及时可引起梗阻性难产、子宫破裂、生殖道瘘等，对母亲有严重危害。

【病因病理】

脑积水是由于大脑中央导管狭窄或中隔形成，或第四脑室出口粘连和狭窄，引起脑脊液循环阻滞，颅腔内、脑室外有大量脑积液潴留，颅内压加大，脑室扩张，颅壁变薄。

【诊断】

1. 腹部检查 头先露者在耻骨联合上方触到宽大、骨质薄软、有弹性的胎头，头颅大小与身体不成比例。

2. 阴道检查 盆腔空虚，胎先露过高，颅缝宽，囟门大而紧张，颅骨软而薄，胎头触之有乒乓球感。

3. B超检查 孕20周后，颅内大部分被液性暗区占据，中线漂动，胎头周径明显大于腹周径，应考虑脑积水。

【处理】

应以母体免受损伤为原则。不论孕龄大小，一经确诊，立即引产终止妊娠。晚期妊娠已临产，可经阴道做脑室穿刺放出颅内积水，再经阴道分娩。

无 脑 儿

无脑儿（anencephalus）即胎头缺少头盖骨，脑髓暴露，脑部发育极为原始的胎儿，是开放性神经管畸形中最常见的一种，不可能存活。女胎比男胎多4倍。其特殊外观为无颅盖骨，双眼突出，颈短。若伴羊水过多常早产，不伴羊水过多常过期产。

【诊断】

腹部检查胎头较小，若合并羊水过多，胎头常触不清。阴道检查或肛门检查时，可扪及凹凸不平的颅底。孕妇24小时尿雌三醇值常呈低值，羊水甲胎蛋白呈高值。B超检查可协助诊断。

【处理】

无脑儿一经确诊应引产。若因头小不能扩张软产道而致肩分娩困难，需耐心等待。因伴有脑脊膜膨出而分娩困难者，可行毁胎术，或穿刺脑膨出部位，放出其内容物后再分娩。

联 体 儿

联体儿（conjoined twins）极少见，系单卵双胎在孕早期发育过程中未能分离，或分离不完全所致。多数性别相同。分为①相等联体儿：头部、胸部、腹部等联体。②不等联体儿：常为寄生胎。腹部检查不易与双胎相区别。B 超诊断不困难。处理原则：一旦发现为联体儿，应尽早终止妊娠，足月妊娠应行剖宫产术。

第十七章

分娩期并发症

第一节 产后出血

胎儿娩出后 24 小时内出血量超过 500ml 者称为产后出血（postpartum hemorrhage），是分娩期严重并发症，居我国目前孕产妇死亡原因首位。

产后出血根据发病原因可分为子宫收缩乏力、胎盘因素、软产道损伤及凝血功能障碍四大类。其中以子宫收缩乏力所致者最常见。

本病属中医"产后血崩"、"胞衣不下"、"产后血晕"范畴。

子宫收缩乏力

【病因病理】

一、西医病因

1. 全身因素　产妇精神过度紧张，恐惧分娩；临产后过度使用镇静剂、子宫收缩抑制剂；体质虚弱，或合并全身慢性疾病。

2. 产科因素　产程延长，消耗体力，前置胎盘，胎盘早剥，妊娠期高血压疾病，妊娠合并贫血、宫腔感染等，均可引起子宫肌水肿或渗血。

3. 子宫因素　子宫过度伸展，如多胎妊娠、羊水过多、巨大胎儿；子宫肌壁损伤，如剖宫产、多次分娩；子宫肌肉发育不良或病变，如子宫肌瘤等。

二、中医病因病机

1. 气虚　产妇素体虚弱，或因产程过长，疲劳过度，耗损元气，气虚冲任不固，血失统摄，而致产后出血。

2. 血瘀　产时血室正开，寒邪入侵，血为寒凝，瘀阻胞宫，新血不得归经，而致产后出血。

【诊断】

1. 诊断要点

（1）病史　有难产、过量使用镇静药物、子宫病变等病史。

（2）临床表现　阴道出血多发生在胎盘娩出后，血色暗红或有血凝块，阵发性增多。如短期内大量出血，产妇可出现失血性休克表现，面色苍白，心慌，出冷汗，烦躁不安，脉搏细弱，血压下降等。若宫腔内大量积血，阴道流血量与全身情况不成正比。

（3）腹部检查　宫体升高、柔软，轮廓不清，如按摩子宫及使用宫缩剂后子宫变硬，阴道流血停止或减少，可确诊。

2. 辨证要点
　根据产后出血的特点，结合有无腹痛等伴随症状和舌脉辨其虚实。气虚者，出血量多，色鲜红或淡红，质稀无块，无明显腹痛；血瘀者，出血量时多时少，夹有血块，小腹疼痛，块下痛减。

【处理】

处理原则为加强宫缩，迅速止血，补充血容量，纠正失血性休克，预防感染。病情危急时需积极处理，待病情稳定后，配合中医辨证论治。

一、西医治疗

导尿排空膀胱后进行。

1. 按摩子宫　经腹按摩子宫，或用腹部－阴道双手按摩法。

2. 子宫收缩剂　缩宫素 10～20U，肌注或静脉滴注。或麦角新碱 0.2mg，肌注。

3. 其他治疗　上述方法无效时可采用以下方法。

（1）用无菌纱布填充子宫腔，达到刺激子宫收缩和压迫止血的作用。

（2）结扎子宫动脉或髂内动脉。

（3）髂内动脉或子宫动脉栓塞止血。

（4）行子宫次全切除术。

二、中医治疗

（一）治疗原则

应根据"急则治其标，缓则治其本"的原则，出血多时予中西医结合治疗，病情好转后，气虚者补气固冲止血，血瘀者活血化瘀止血。

（二）辨证论治

1. 气虚

证候　新产后突然阴道大量出血，血色淡红，质稀，头晕目眩，心悸怔忡，气短懒言，面色苍白；舌淡，脉虚细。

治法　补气摄血，固冲止崩。

方药　升举大补汤（《傅青主女科》）去黄连，加地榆、乌贼骨。

黄芪　白术　陈皮　人参　炙草　升麻　当归　熟地　麦冬　川芎　白芷黄连　黑芥穗

2. 血瘀

证候　新产后阴道大量下血，时多时少，色暗有块，小腹疼痛，块下痛减；舌暗淡，或有瘀斑瘀点，脉沉涩。

治法　活血祛瘀，理血归经。

方药　化瘀止崩汤（《中医妇科学》）。

炒蒲黄　五灵脂　益母草　南沙参　当归　川芎　三七粉

【预防与调护】

1. 做好孕期保健工作，积极治疗妊娠合并症。对高危孕妇，重点监护，到有抢救条件的医院生产，预防产后出血的发生。

2. 消除产妇的紧张情绪，保证充分休息，严密观察产程进展，防止产程过长。对已有宫缩乏力者，肩娩出后立即注射缩宫素，增强子宫收缩，减少产后出血。

3. 分娩后应继续留在产房观察 2 小时，注意宫缩、阴道流血、血压、脉搏变化，失血多者应及时补足血容量，鼓励产妇及时排空小便。

胎盘因素

【病因病理】

一、西医病因

胎盘剥离不全、胎盘滞留、胎盘粘连或植入、胎盘部分残留均可引起产后出血。

二、中医病因病机

1. 气虚 素体中气不足，或产时用力过度，或产程延长，耗气伤血，无力排出胞衣。

2. 血瘀 素体气虚，或精神抑郁，经脉失畅，瘀血阻滞，瘀结胞宫，胞衣阻滞不下。

3. 寒凝 素体阳气不足，阴寒内盛，或产时感寒，寒邪袭胞，血为寒凝，瘀阻胞宫，胞衣不下。

【诊断】

1. 诊断要点

（1）病史 有反复人流、宫腔感染等病史。

（2）临床表现 胎儿娩出后 10 分钟内胎盘未娩出，阴道大量出血，或胎盘娩出后出血多。

（3）检查 无胎盘剥离的征象，或宫颈口见有胎盘嵌顿，或娩出胎盘、胎膜缺损。

2. 辨证要点 本病以阴道大量下血，胞衣不下为主症。根据阴道出血量、色、质，腹痛等伴随症状及舌脉辨其虚、实、寒、热。产后出血量多，色淡质稀，小腹下坠，多属气虚；出血色暗有块，小腹疼痛拒按，块下痛减，多为血瘀；出血色暗，小腹冷痛，形寒肢冷，多为寒凝。

【处理】

查明属何种胎盘因素，积极对症处理，以西医手术为主，出血不多时，可试用中医治疗。

一、西医治疗

1. 胎盘滞留 若胎盘已剥离，应立即取出胎盘。

2. 胎盘粘连 可行徒手剥离胎盘后取出。

3. 疑有胎盘植入 多采用子宫切除术。

4. 胎盘胎膜残留 可行钳刮术或刮宫术。

二、中医治疗

（一）治疗原则

虚者宜补气养血，实者宜活血化瘀，温经行滞，促胞衣排出以止血。

（二）辨证论治

1. 气虚

证候　产后胞衣不下，小腹下坠，阴道流血量多，色淡红，神疲乏力，心悸气短，头晕眼花，面色㿠白；舌淡，苔薄，脉缓弱。

治法　补气养血，理气下胞。

方药　生化加参汤（《傅青主女科》）。

人参　当归　川芎　白术　香附

2. 血瘀

证候　产后胞衣不下，小腹疼痛，阴道大量出血，色暗有块，块下痛减；舌淡暗，或有瘀点瘀斑，脉沉涩。

治法　活血祛瘀，通利下胞。

方药　化瘀止崩汤（《中医妇科学》）。

炒蒲黄　五灵脂　益母草　南沙参　当归　川芎　三七粉

3. 寒凝

证候　产后胞衣不下，小腹冷痛，得温痛减，阴道下血，色暗红，形寒肢冷，面色青白；舌暗苔白，脉沉紧。

治法　温经行滞，活血下胞。

方药　八味黑神散（《卫生家宝产科备要》）。

熟地黄　白芍　当归　干姜　肉桂　蒲黄　黑大豆　炙甘草

【预防与调护】

1. 胎盘未剥离前不要挤压子宫，勿强行牵引脐带。

2. 胎盘娩出后，应仔细检查胎盘、胎膜是否完整，如有残留，应行钳刮术或刮宫术。

软产道损伤

【病因病理】

一、西医病因

多见于阴道手术助产（产钳、臀牵引术等）、巨大儿、急产、软产道组织弹性差、产力过强。

二、中医病因病机

产时助产不当，或产力过强，产程进展过快，或胎儿过大，产道损伤，脉络破损，而致产后出血。

【诊断】

1. 诊断要点

（1）病史　有巨大儿、急产及阴道助产史。

（2）临床表现　胎儿娩出后立即出现阴道流血，色鲜红，有凝血块，宫缩良好。

（3）检查　可见宫颈、阴道及会阴撕裂，撕裂处见活动性出血。

2. 辨证要点　以胎儿娩出后大量出血为辨证要点。

【处理】

损伤明显，应及时予以缝合，继以中药调治。

一、西医治疗

若有活动性出血或裂伤大于1cm应予缝合。缝合时注意不留死腔，避免缝线穿透直肠黏膜。

二、中医治疗

证候　胎儿娩出后，阴道大量下血，血色鲜红，持续不止，软产道有裂伤，面色苍白；舌淡，苔薄，脉细数。

治法　益气养血，生肌固经。

方药　牡蛎散（《证治准绳》）。

煅牡蛎　川芎　熟地黄　白茯苓　龙骨　当归　续断　炒艾叶　人参　五味子　地榆　甘草

【预防与护理】

1. 分娩中认真保护会阴，阴道操作轻柔。

2. 正确处理各个产程，避免胎儿娩出过快，造成软产道损伤。

凝血功能障碍

【病因病理】

一、西医病因病理

1. 病理妊娠　胎盘早剥、死胎、羊水栓塞、严重先兆子痫可引起弥散性血管内凝血。

2. 血液系统疾病　血小板减少、再生障碍性贫血等。

3. 妊娠合并症　如妊娠合并肝炎等。

二、中医病因病机

参见"羊水栓塞"节。

【诊断】

1. 诊断要点

（1）病史　孕前有血液病史或有胎盘早剥、死胎、严重先兆子痫等病史。

（2）临床表现　产后持续性阴道流血，血液不凝，止血困难，全身不同部位出血。

（3）检查　血小板计数、出凝血时间、纤维蛋白原、凝血酶原时间等检查可协助诊断。

2. 辨证要点　参见"羊水栓塞"节。

【处理】

一、西医治疗

尽快输入新鲜全血，补充血小板、纤维蛋白原或凝血因子，做好抢救休克和纠正酸中毒的准备。若并发 DIC 可按 DIC 处理。

二、中医治疗

参见"羊水栓塞"节。

【预防与调护】

1. 加强孕前、孕期保健，有凝血功能障碍和相关疾病者，应治疗后再孕，如已怀孕应在孕早期终止妊娠。

2. 重视对高危孕妇的产前检查和监护，应在有抢救条件的医院分娩。预防产后出血。

第二节　子宫破裂

子宫破裂（rupture of uterus）是指在分娩期或妊娠晚期子宫体部或子宫下段发生破裂，是产科极为严重的并发症，若不及时诊治，常引起母儿死亡。

【病因】

1. 梗阻性难产　是引起子宫破裂最常见的原因，多见于骨盆狭窄、头盆不称、胎位异常、胎儿异常、软产道阻塞等使先露部下降受阻，子宫强烈收缩导致子宫破裂。

2. 疤痕子宫　临产后子宫壁原有疤痕因子宫腔内压力升高或子宫收缩而断裂。

3. 手术创伤和外伤　不适当或粗暴的阴道助产术如内倒转术、臀位牵引术、穿颅术等容易引起子宫破裂，也有少数因外伤导致的子宫破裂。

4. 子宫收缩剂使用不当　未正确掌握宫缩剂适应证，或缩宫素剂量过大，或子宫对缩宫素过于敏感，均可引起子宫强烈收缩，发生子宫破裂。特别是高龄、多产和子宫切口愈合不良者更易发生。

【临床表现】

子宫破裂多发生在分娩期，一般经过先兆子宫破裂和子宫破裂两阶段。

1. 先兆子宫破裂　常见于产程延长，有梗阻性难产因素的产妇。表现为产妇烦躁不安，下腹疼痛，心率、呼吸加快，排尿困难，出现血尿及少量阴道出血。子宫收缩频繁，呈强直性或痉挛性收缩，子宫体及下段之间可出现病理缩复环，并逐渐上升。胎动频繁，胎心率快慢不一。胎儿心电图可表现不同程度的胎儿宫内窘迫。

2. 子宫破裂

（1）**不完全性破裂**　是指子宫肌层仅部分或全层破裂，但浆膜层完整，子宫腔与腹腔不相通，胎儿及其附属物仍在子宫腔内。多见于子宫下段剖宫产切口疤痕破裂。主要表现在不全破裂处有压痛，若子宫肌层破口累及两侧子宫血管可导致大出血或阔韧带血肿。查体可扪及子宫一侧包块，压痛，常伴胎心变化。产妇出血多表现为失血性贫血。

（2）完全性子宫破裂 指子宫肌壁全层破裂。产妇突感如撕裂样剧烈腹痛，继而强有力的子宫收缩骤停，疼痛缓解，但又很快感到全腹疼痛（子宫内容物进入腹腔），呼吸急促，心率增速，血压下降或出现休克。全腹压痛、反跳痛，胎体于腹壁下清楚扣及，子宫缩小位于胎儿的侧方，阴道有鲜血流出，胎心音消失，下降中的胎先露消失，扩张的宫口回缩。

【诊断与鉴别诊断】

1. 诊断要点

（1）病史 有导致子宫破裂的相关病史。

（2）临床表现 子宫下段压痛，胎心变化，阴道流血。胎先露部上升，宫口缩小，或触及子宫下段破口等。

（3）检查 B超检查可协助确定破口部位及胎儿与子宫的关系。

2. 鉴别诊断

（1）胎盘早剥 常有妊娠期高血压疾病史，子宫硬如板状，胎位不清，无病理缩复环，B超检查可见胎盘后血肿。

（2）产时宫内感染 有产程长，多次阴道检查史，检查胎儿先露部无上升，宫颈口无回缩。查体及B超检查，胎儿位于宫腔内，子宫无缩小，可鉴别。

【处理】

1. 先兆子宫破裂 迅速抑制宫缩，用抑制宫缩的药物如硫酸镁、哌替啶等。立即行剖宫产术。

2. 子宫破裂 立即在输液、输血、吸氧、抗休克、抗感染的同时，迅速手术治疗。根据产妇状况、裂口的情况、感染的程度和生育状况选择子宫修补术或子宫切除术。若需转院者，应输血、输液、包扎腹部后方可转送。

【预防与调护】

1. 加强产前检查，凡有子宫破裂高危因素的孕妇均应严密监护，提前住院待产，必要时提前行剖宫产术。

2. 密切观察产程，及早发现胎位异常，预防梗阻性难产的发生。出现病理性缩复环或其他子宫破裂征象时及时行剖宫产术。

3. 严格掌握使用宫缩剂的适应证和用法。使用宫缩剂时，应有专人监护。

4. 掌握阴道助产的指征，规范操作过程，切忌粗暴操作。

5. 严格掌握剖宫产指征，减少疤痕子宫破裂机会。

第三节 胎膜早破

在临产前胎膜破裂者称为胎膜早破（premature rupture of membrane）。为常见的分娩期并发症。

本病属中医"胞衣先破"的范畴。

【病因病理】

一、西医病因

1. 宫颈口松弛，前羊膜囊受压不均；胎膜发育不良，发生胎膜早破。

2. 头盆不称、胎位异常、胎先露不能衔接，使羊膜腔压力不均；或羊水过多、多胎，使羊膜腔压力过高。

3. 生殖道微生物上行感染，引起胎膜炎，使胎膜局部张力下降而破裂。

4. 缺乏维生素 C、锌及铜，可使胎膜张力下降而破裂。

二、中医病因病机

1. 气血虚弱 孕妇素体气血不足，冲任、胞宫失养，胞衣薄脆，儿身转动，触之而破，或产时用力过早、过猛而破。

2. 气滞血瘀 素多忧郁，气机不利，冲任失畅，瘀滞胞宫，胞衣薄脆，胎位不正，触破胞衣；或接生不慎，误伤胞衣而破。

【诊断】

1. 诊断要点

（1）临床表现 孕妇突然感到阴道有较多量流液，或少量间断流液，或腹压增加时即见液体流出。

（2）阴道检查 阴道窥器检查可见后穹隆有积液，或见液体自宫口流出。

（3）阴道液酸碱度检查 阴道液酸碱度检查 pH≥6.5，提示胎膜早破。

（4）阴道液涂片检查 悬滴液可见胎儿上皮细胞和毳毛，加温烘干后镜下见羊齿叶状结晶，即可确诊。

（5）B 超检查 羊水量明显减少。

2. 辨证要点 根据腹痛特点结合伴随症状及舌脉辨其虚实。若腹部阵痛微弱，产程延长，神疲乏力，多为虚证；腹部阵痛难忍，烦躁不安，多为实证。

【对母儿的影响】

1. 对母体的影响 破膜后宫内感染机会增加，破膜超过 24 小时以上，感染率增加 5～10 倍。产后感染发生率也增高。

2. 对胎儿的影响 常诱发早产。脐带脱垂、胎儿窘迫、新生儿感染性疾病增多。

【治疗】

如在妊娠 28 周以下，胎儿存活率低，应尽快终止妊娠。妊娠 28～35 周不伴宫内感染，用期待疗法，尽量维持妊娠，直至胎肺成熟。妊娠 35 周以上，胎肺已成熟，应尽快结束分娩，可用中药协助催生。

一、西医治疗

1. 期待疗法 适用于妊娠 28～35 周，胎膜早破无感染者。

（1）一般处理 卧床休息，抬高臀部，避免不必要的肛诊和阴道检查，保持外阴清洁，注意观察体温、宫缩、羊水性状、气味及血常规。

（2）预防感染 破膜 12 小时以上应预防性使用抗生素。

（3）抑制宫缩 使用子宫收缩抑制剂如硫酸镁、沙丁胺醇等药物。

（4）促肺成熟 可使用地塞米松 10mg 静脉推注，每日 1 次，共 3 天，停 5 天后可重复使用，至妊娠 34 周为止。

2. 终止妊娠

（1）足月妊娠，无感染征象，观察 6～12 小时，若仍无临产先兆，予缩宫素或前列腺素引产。

（2）孕期达 35 周以上，可考虑终止妊娠。有剖宫产指征者，可行剖宫产术。

二、中医治疗

（一）治疗原则

保护羊水，促进胎儿排出，以补虚祛瘀、滑胎催生为原则。

（二）辨证论治

1. 气血虚弱

证候 临产前或刚临产，胞衣先破，羊水流尽，产道干涩，阵痛微弱，产程过长，神疲乏力，心悸气短；舌淡，苔薄，脉虚大或细弱。

治法　补气养血，润胎催生。

方药　蔡松汀难产方（经验方）。

黄芪（蜜炙）　当归　茯神　党参　龟甲（醋炙）　川芎　白芍（酒炒）枸杞

2. 气滞血瘀

证候　临产前或刚临产，胞衣先破，羊水流尽，产道干涩，阵痛难忍，产程过长，烦躁不安，胸闷脘胀；舌暗红，苔薄白，脉弦大或至数不匀。

治法　行气化瘀，滑胎催产。

方药　济生汤（《达生篇》）。

枳壳　香附　甘草　当归　苏子　川芎　大腹皮

【预防与调护】

重视孕期卫生，加强营养；妊娠晚期禁止性生活，积极预防和治疗下生殖道感染；避免腹部受撞击；及时纠正异常胎位；胎先露未入盆者，不宜过劳及做增加腹压的动作。

第四节　羊水栓塞

羊水栓塞（amniotic fluid embolism）是指在分娩过程中，羊水进入母体循环引起急性肺栓塞、休克、弥散性血管内凝血、肾衰竭或突发死亡的分娩严重并发症。发生于足月妊娠时，产妇死亡率高达70%～80%。妊娠早、中期流产时也可发生，但病情较缓和，极少造成产妇死亡。

本病属于中医"产后血晕"范畴。

【病因病理】

一、西医病因病理

（一）病因

1. 子宫收缩过强，包括使用缩宫素不当，致使羊膜腔压力过高，羊水易被挤入已破损的血管内进入母体血液循环。

2. 子宫存在开放性血管，如宫颈裂伤、子宫破裂、剖宫产手术时、前置胎盘、胎盘早剥、中期妊娠引产子宫颈有裂伤者，在宫缩强时破膜，羊水由开放的胎盘血窦或子宫伤口进入母体血液循环。

（二）病理生理

　　羊水进入母体血液循环后，通过阻塞肺小血管，引起变态反应和凝血机制异常而导致机体发生一系列病理生理变化。

　　1. 肺动脉高压　羊水中的有形成分如胎脂、胎粪、毳毛等可直接形成栓子，进入肺循环，肺小血管阻塞、狭窄；羊水内含有大量激活凝血系统的物质，启动凝血过程，形成弥散性血管内血栓，阻塞肺小动脉血管，反射性地引起迷走神经兴奋，使肺小血管痉挛加重；羊水内抗原成分引起 I 型变态反应使小支气管痉挛，造成肺动脉高压。由于肺动脉高压加重肺组织缺氧，使毛细血管通透性增加，引起肺水肿和呼吸功能衰竭。由于右心排血受阻，发生急性右心衰竭，左心房回流减少，使左心室排血量减少，导致循环衰竭。

　　2. 过敏性休克　羊水内有形成分为致敏原，进入母体血液循环后立即引起过敏性休克。

　　3. 弥散性血管内凝血（DIC）　妊娠时母血呈高凝状态，羊水中某些成分可激发外源性凝血系统，使血管内产生广泛微血栓，消耗了大量凝血因子及纤维蛋白原。羊水内也存在纤溶激活酶，纤维蛋白原下降也可激活纤溶系统。由于大量凝血物质消耗和纤溶系统的激活，最终导致纤溶亢进，血液不凝固，发生严重的产后出血和失血性休克。

　　4. 急性肾衰竭　由于休克和 DIC，肾急性缺血导致肾功能障碍和衰竭。

二、中医病因病机

　　1. 血虚气脱　新产元气虚惫，或因分娩伤损胞宫，血去过多，营阴下夺，气随血脱，心神失养，致令血晕。

　　2. 血瘀气逆　产后胞脉空虚，寒邪乘虚内侵，血为寒凝，瘀滞不行，恶露涩少，血瘀气逆，扰乱心神，而致晕厥。

【临床表现】

　　多数发病突然，病情凶险，典型的临产表现可分为三阶段。

　　1. 休克　在胎膜破裂或胎儿娩出前后的短时间内，突然发生寒战、烦躁不安、气急等症状，继而出现呛咳，呼吸困难，紫绀，肺底部出现湿啰音，心率加快，面色苍白，四肢厥冷，血压下降，迅速进入休克状态。严重者，惊叫一声后，血压迅速下降，于数分钟内死亡。

　　2. DIC 所致出血　患者度过第一阶段，继之出现难以控制的全身广泛性出血，如产后大出血，切口渗血，全身皮肤黏膜出血，甚至消化道大出血。产妇可因出血性休克死亡。

3. 急性肾衰竭 羊水栓塞后期，出现少尿或无尿及尿毒症的表现。

【实验室及其他检查】

1. 胸部 X 线摄片 可见到双侧弥漫性点片状浸润影，沿肺门周围分布，伴右心扩大。

2. 血液涂片 取下腔静脉血，镜检有羊水中的有形成分，此为羊水栓塞确切的诊断依据。

3. 心电图 提示右心房室扩大，S－T 段下降。

4. 其他检查 与 DIC 有关的实验室检查阳性。

【诊断】

1. 诊断要点

（1）根据分娩或钳刮时出现的临床表现，可初步诊断。

（2）辅助检查可协助诊断，如在腔静脉血中见到羊水有形物质可明确诊断。

2. 辨证要点 根据眩晕的特点及恶露的多少，结合全身证候和舌脉辨其虚实。若恶露量多，面色苍白，心悸愦闷，甚则昏厥，目闭口开，手撒肢冷，为虚证、脱证。若恶露量少或不下，面色紫暗，心腹胀痛，神昏口噤，两手握拳，多为实证、闭证。

【处理】

应立即进行抢救。最初阶段以抗休克、抗过敏、解除肺动脉高压、纠正缺氧和心衰为主，DIC 阶段应早期抗凝，补充凝血因子，晚期抗纤溶同时也要补充凝血因子。少尿无尿阶段需及时应用利尿剂，预防和治疗肾衰竭。并可根据产妇当时具体情况，辨证选用中医方药配合治疗。待病情好转后再进行产科处理。

一、西医治疗

1. 解除肺动脉高压，改善低氧血症

（1）吸氧 保证供氧，减轻肺水肿，改善心、脑、肺等重要脏器的缺氧情况。

（2）解痉药物应用 常用药物有：罂粟碱 30～90 mg 加于 10%～25% 葡萄糖注射液 20 ml 中缓慢静脉推注，每日量不超过 300mg；或阿托品 1 mg 加入 10%～25% 葡萄糖注射液 10ml 中静脉推注，每 10～20 分钟一次，直至患者颜面潮红，症状改善为止；或氨茶碱 250mg 加于 25% 葡萄糖注射液 20ml 中缓慢推注。

2. 抗过敏　氢化可的松 100～200mg 加入 5%～10% 葡萄糖注射液 50～100ml 快速静脉滴注，再用 300～800 mg 加入 5% 葡萄糖注射液 250～500ml 静脉滴注，每日量可达 500～1000 mg；也可用地塞米松 20mg 静脉推注，以后依病情继续静脉滴注维持。

3. 抗休克

（1）补充血容量　用低分子右旋糖酐静滴，补充新鲜血液和血浆。

（2）适当使用升压药物　多巴胺 10～20mg 加于 10% 葡萄糖注射液 250ml 中静脉滴注，开始 20～30 滴/分钟，可根据病情调节滴速。

（3）纠正酸中毒及电解质紊乱　5% 碳酸氢钠 250ml 静脉滴注。

（4）预防和纠正心衰　毛花苷 C（西地兰）0.2～0.4mg 加入 10% 葡萄糖注射液 20ml 中缓慢静脉推注，必要时 4～6 小时重复应用。

4. 防止肾衰竭　用利尿剂呋塞米（速尿）20～40mg 静脉推注，或 20% 甘露醇 250ml 快速静脉滴注，扩张肾小球动脉（有心衰时慎用），防止肾衰，并有利于消除肺水肿。

5. 纠正 DIC 及继发纤溶　羊水栓塞发生 10 分钟内，DIC 高凝阶段应用肝素效果佳；在 DIC 纤溶亢进期，可应用抗纤溶药物，补充凝血因子，以防止大量出血。

6. 抗感染　选用对肾功能影响较小的广谱抗生素预防感染。

7. 产科处理　需在产妇呼吸、循环功能得到改善，并已纠正凝血功能障碍后进行。第一产程中发病者，行剖宫产术；第二产程中发病，立即行阴道助产结束分娩。产后子宫出血无法控制时，应及时行子宫全切术。

二、中医治疗

（一）治疗原则

治疗应本着"急则治其标，缓则治其本"的原则。当休克发生时，应首先抗休克治疗，促其复苏，待其醒后进行辨证论治，血虚气脱者，宜益气救脱，血瘀气闭者，宜活血调气。

（二）辨证论治

1. 血瘀气逆

证候　产后恶露不下，或下也甚少，小腹疼痛拒按，甚则心下满闷，气粗喘促，恶心呕吐，神昏口噤，不省人事，两手握拳，面色青紫；唇舌紫暗，脉涩有力。

治法　活血逐瘀。

方药　夺命散（《妇人大全良方》）加当归、川芎。

没药　血竭

2. 血虚气脱

证候　新产去血过多，突然昏晕，面色苍白，心悸愦闷，甚则昏不知人，眼闭口开，手撒肢冷，冷汗淋漓；舌质淡，苔少，脉微欲绝或浮大而虚。

治法　益气固脱。

方药　清魂散（《丹溪心法》）。

人参　荆芥　泽兰叶　川芎　甘草

【预防与调护】

1. 注意诱发因素，提倡计划生育。
2. 合理使用缩宫素，正确掌握缩宫素的适应证、禁忌证。
3. 前置胎盘、胎盘早剥、剖宫产破膜时应注意让羊水缓慢流出。
4. 正确处理产程，防止子宫裂伤及子宫破裂。
5. 中期妊娠钳刮时，应先破膜后钳刮。

第五节　胎儿窘迫

胎儿窘迫（fetal distress）是指胎儿在宫内因缺氧和酸中毒危及其健康和生命的综合症状。主要发生在临产过程中，也可发生在妊娠后期，据胎儿窘迫发生速度分急性、慢性两类，是当前剖宫产的主要适应证之一。

【病因病理】

一、西医病因病理

（一）病因

1. 母体血液含氧量不足　①妊娠合并心肺疾病；②急性失血及严重贫血，如胎盘早剥；③各种原因引起的休克和感染；④子宫胎盘血供不足，如妊娠期高血压病；⑤麻醉剂镇静剂过量、宫缩剂使用不当，引起子宫过强收缩；⑥产程延长，胎膜早破等，均可导致胎儿缺氧。

2．胎盘病变 如胎盘功能障碍、形状异常、胎盘感染、胎盘早剥等。

3．胎儿自身因素 心血管系统功能障碍，如先天性严重的心血管疾病、胎儿畸形等；脐带受压、脱垂、真结等导致脐带血运受阻；颅内出血及颅脑损伤。

（二）病理

胎儿轻度缺氧时，出现呼吸性酸中毒，兴奋交感神经，使血压上升，心率加快；重度缺氧时，迷走神经兴奋，心率下降，无氧糖酵解增强，出现代谢性酸中毒。缺氧使肠蠕动亢进，肛门括约肌松弛，胎粪排出污染羊水，胎儿呼吸加深，羊水吸入，新生儿易发生吸入性肺炎。

孕期慢性缺氧，胎儿生长受限，分娩期急性缺氧可发生缺血缺氧性脑病及脑瘫。

【临床表现与诊断】

1．急性胎儿窘迫 主要发生在分娩期，多因脐带异常、胎盘早剥、宫缩过强、产程延长及产妇处于低血压、休克等而引起。

（1）**胎心率的异常** 胎心率的改变是急性胎儿窘迫最重要的临床征象，胎心率＞160 次/分，为胎儿早期缺氧。缺氧严重时，胎心率＜120 次/分，胎儿电子监护仪可出现多发晚期减速，重度变异减速，胎心率＜100 次/分，或（和）基线缺乏变异，均提示胎儿窘迫。

（2）**羊水胎粪污染** 胎儿缺氧，肠蠕动亢进，肛门括约肌松弛，使胎粪排入羊水中，羊水可呈浅绿色（Ⅰ度），提示胎儿慢性缺氧。深绿色或黄绿色（Ⅱ度），提示胎儿急性缺氧。棕黄色稠厚（Ⅲ度），提示胎儿严重缺氧。

（3）**胎动异常** 急性胎儿窘迫初期，最初表现为胎动频繁，继而减弱及次数减少，进而消失。

（4）**酸中毒** 破膜后，采集胎儿头皮血，进行血气分析。胎儿头皮血 pH 正常值为 7.25 ~ 7.35。胎儿窘迫的诊断指标是：血 pH＜7.20，PO_2＜10mmHg，PCO_2＞60mmHg。

2．慢性胎儿窘迫 多发生于妊娠晚期，往往延续至临产并加重。母体常存在引起胎盘供血不足的疾病，可有胎儿宫内发育迟缓。

（1）**胎动减少** 胎动减少是胎儿窘迫的一个重要指标，胎动＜10 次/12 小时为胎动减少。计算方法是：每日早、中、晚各计 1 小时胎动数，三次胎动之和乘以 4，约为 12 小时胎动数。胎儿窘迫早期胎动频繁，继续发展则胎动减少，最后胎动消失，胎动消失 24 小时内胎心消失。应予注意，以免延误抢救时机。

（2）**胎心监测** 连续描记胎心率 20 ~ 40 分钟，胎动时胎心率无明显变化加速，基线变异率<3 次/分或明显减速，提示存在胎儿窘迫。

（3）胎盘功能低下　动态观察 24 小时尿 E_3 值，若急骤减少 30% ~ 40%，或妊娠末期多次 24 小时尿 E_3 值低于 10mg，提示胎盘功能减退。

（4）羊膜胎粪污染　羊膜镜检查见羊水混浊，呈浅绿色、深绿色或棕黄色。

【处理】

一、急性胎儿窘迫

应积极采取措施，改善胎儿缺氧状态。

1. 一般处理　左侧卧位，吸氧，纠正脱水、酸中毒及电解质紊乱。

2. 病因治疗　如脐带受压可改变体位；若为缩宫素使用不当，应停用缩宫素，进行宫内复苏。

3. 试产　宫口未开全，胎儿窘迫不严重，经上述治疗，胎心率恢复正常可继续试产。

4. 剖宫产　病情紧急或上述处理无效，应立即行剖宫产术。其指征是：持续性胎心过速或减慢（>180 次/分或<120 次/分），伴有羊水Ⅱ~Ⅲ度污染；胎儿头皮血 pH 值<7.20 者；胎儿电子监护出现频繁晚期减速或重度变异减速。

5. 阴道分娩　宫口开全，先露已达坐骨棘平面以下 3cm 者，吸氧同时应尽快由阴道助产娩出胎儿。

二、慢性宫内窘迫

据病因、孕周、胎儿成熟度及胎儿窘迫程度决定处理方式。

1. 一般处理　嘱孕妇左侧卧位，吸氧每日 2~3 次，每次 30 分钟。积极治疗合并症及并发症，争取改善胎盘供血，延长妊娠周数。

2．期待疗法　孕周小，胎儿娩出后存活可能性小，尽量保守治疗，延长孕龄，同时促胎成熟。

3. 剖宫产术　妊娠近足月，估计胎儿娩出后存活机会较大者，可考虑剖宫产术。

胎儿宫内窘胎儿娩出前做好抢救新生儿准备。

【预防与调护】

1．做好围生期保健和产前胎儿监测，积极防治妊娠合并症和围生期疾病。

2．临产后密切观察产程，早发现，早处理。

3．临产后避免滥用宫缩剂和镇静剂，必须应用时，要密切注意胎心音的变化。

4. 对胎头浮动或胎位异常，尤其是臀位和横位，应避免发生胎膜早破和脐带脱垂。

5. 产科手术应严格操作规程，减少胎儿损伤。

第六节　脐带异常

脐带先露与脐带脱垂

脐带先露（presentation of umbilical cord）又称隐性脐带脱垂，指胎膜未破时脐带位于胎先露部前方或一侧。当胎膜破裂，脐带进一步脱出胎先露部的下方，经宫颈进入阴道内，甚至显露于外阴部，称脐带脱垂（prolapse of umbilical cord）。其发生率为 0.4% ~ 10%。

【病因】

易发生在胎先露部不能衔接时：①胎头入盆困难，如骨盆狭窄、头盆不称等；②胎位异常，如臀先露、肩先露、枕后位等；③脐带过长；④羊水过多。

【诊断】

有脐带脱垂危险因素存在时，应警惕脐带脱垂的发生。若胎膜未破，于胎动、宫缩后胎心率突然变慢，改变体位、上推胎先露部及抬高臀部后迅速恢复者，应考虑有脐带先露的可能，临产后应行胎心监护。B 型超声检查判定脐带位置，脐血流图及彩色多普勒等均有助于诊断。胎膜已经破裂者一旦胎心率出现异常，应行阴道检查，了解有无脐带脱垂和脐带血管有无搏动。在胎先露部旁或胎先露部下方以及阴道内触及脐带者，或脐带脱于外阴者，即可确诊。

【对母儿的影响】

1. 对胎儿的影响　①胎先露部尚未衔接、胎膜未破时，脐带一过性受压导致胎心率异常。②胎先露部已衔接、胎膜已破者，脐带受压常致胎心完全消失，以头先露最严重，肩先露者最轻。③若脐带血液循环阻断超过 7 ~ 8 分钟，则胎死在宫内。

2. 对产妇的影响　增加剖宫产率。

【处理】

（一）脐带脱垂

一旦发现脐带脱垂者，胎心尚好，胎儿存活者，应争取尽快娩出胎儿。

1. 宫口开全，胎头已入盆，应立即行产钳术或胎头吸引术；肩先露时，可行内转胎位术及臀牵引术协助分娩；臀先露应行臀牵引术。后两者对经产妇比较容易实施。有困难者或初产妇，应行剖宫产术。

2. 若宫颈未开全，应立即行剖宫产术。在准备期间，产妇应取头低臀高位，必要时用手将胎先露部推至骨盆上口以上，以减轻脐带受压。术者的手保持在阴道内，使胎先露部不能再下降，避免脐带受压，脐带则应消毒后还纳阴道内。

3. 若宫口未开全又无立即剖宫产条件者，可采用脐带还纳术，但施术困难，成功率不高，已少用。

（二）脐带先露

经产妇、胎膜未破、宫缩良好者，取头低臀高位，密切观察胎心率，等待胎头衔接，宫口逐渐扩张，胎心仍然保持良好者，可经阴道分娩。初产妇，或不完全臀先露或肩先露者，应行剖宫产术。

【预防】

妊娠晚期及临产后 B 型超声检查有助于尽早诊断脐带先露。对临产后胎先露部未入盆者，尽量不做或少做肛查或阴道检查。必须行人工破膜者，应采取高位破膜，以避免脐带随羊水流出时脱出。

脐带缠绕

脐带围绕胎儿颈部、四肢或躯干者称为脐带缠绕（cord entanglement）。约90%为脐带绕颈，以绕颈一周者居多，占分娩总数的20%左右。发生的原因和脐带过长、胎儿小、羊水过多及胎动过频等有关。脐带绕颈对胎儿的影响与脐带缠绕松紧、缠绕周数及脐带长短有关。脐带缠绕临床特点：①胎先露部下降受阻：脐带缠绕使脐带相应变短，影响胎先露部入盆，可使产程延长或停滞；②胎儿宫内窘迫：当缠绕周数多、过紧或因宫缩，脐带受到牵拉，使胎儿血循环受阻，导致胎儿宫内缺氧；③胎心监护：出现频繁的变异减速；④彩色超声多普勒检查：在胎儿颈部发现血流信号；⑤B 型超声检查：脐带缠绕处的皮肤有明显的压迹，脐带缠绕一周者为 U 形压迹，内含一小圆形衰减包块，并可见其中小短光条；脐带缠绕两周者，皮肤压迹为 W 形；脐带缠绕三周或三周以上者，皮肤压迹为锯齿状，其上为一条衰减带状回声。当出现上述情况，应高度警惕脐带缠绕，特别是胎心监护出现异常，经吸氧、改变体位不能缓解时，应及时终止妊娠。临产前 B 型超声诊断脐带缠绕，应在分娩过程中加强监护，一旦出现胎儿宫内窘迫，及时处理。

其他脐带异常

1. 脐带长度异常　脐带短于 30cm 为脐带过短。临产后脐带被牵拉过紧，使胎儿缺氧，出现胎心率异常，可导致胎盘早剥或引起产程延长。脐带长度超过 80cm 为脐带过长。易造成脐带绕颈、绕体、打结、脱垂或脐带受压。

2. 脐带打结　有假结和真结两种。假结一般无大危害。真结拉紧后胎儿血液循环受阻可致胎死宫内。多数在分娩后才确诊。

3. 脐带扭转　少见，生理性扭转可达 6～11 圈。脐带过度扭转，可在近胎儿脐轮部变细呈索状坏死，引起血管闭塞或伴血栓存在，胎儿可因血运中断而死亡。

4. 脐带附着异常　包括脐带帆状附着及球拍状胎盘。前者是指脐带附着于胎膜上，脐带血管通过羊膜与绒毛膜间进入胎盘，后者是指脐带附着于胎盘边缘。脐带帆状附着时，若胎膜上血管跨过宫颈内口位于胎先露部前方时，称为前置血管。当胎膜破裂时，血管破裂出血，出血量达 200～300ml 时可导致胎儿死亡。若前置血管受胎先露压迫，可导致胎儿宫内窘迫或死亡。临床表现为胎膜破裂时发生无痛性阴道流血，伴胎心率异常或消失，胎儿死亡。取血片查脐血见特有的有核红细胞或幼红细胞及胎儿血红蛋白可确诊。

第十八章
产后病

产妇在产褥期内发生与分娩或产褥有关的疾病，称为"产后病"。

常见的产后病有产褥感染、晚期产后出血、产后缺乳、产后乳汁自出等。

中医认为，产后病的发病机理可概括为四个方面：一是失血过多，亡血伤津；二是元气受损，卫表不固；三是瘀血内阻，气机不利；四是外感六淫或饮食房劳所伤。

产后病的诊断，主要依据近期有分娩史，要全面了解产妇产前有无妊娠合并症及其治疗效果，产时有无异常，有无滞产、手法或器械助产、剖宫产及创伤，产时出血多少等。中医在运用四诊的基础上，还需根据新产特点注意"三审"，即先审小腹痛与不痛，以辨有无恶露停滞；次审大便通与不通，以验津液之盛衰；三审乳汁的行与不行，以及饮食之多少，以察胃气之强弱。同时，亦应抓住产后病不同临床主症的特点，结合全身兼证和舌脉征象，运用脏腑、气血、八纲辨证的方法进行综合分析，作出正确的诊断。在古代医籍中，对新产疾病颇为重视，《金匮要略方论·卷下》论述"产后三病"，即"新产妇人有三病，一者病痉，二者病郁冒，三者大便难"；《张氏医通·卷十一》指出了急重症"三冲"、"三急"的危害性。"三冲"，即冲心、冲肺、冲胃。冲心者，心中烦躁，卧起不安，甚则神志不清，语言颠倒；冲肺者，气急，喘满，汗出，甚则咳血；冲胃者，腹满胀痛，呕吐，烦乱。"大抵冲心者，十难救一；冲胃者，五死五生；冲肺者，十全一二。"产后"三急"是指呕吐、盗汗、泄泻，"三者并见必危"。而现代产科所强调的产后急重病证，主要是指产后出血、产褥感染以及各种原因引起的产科休克。

产后病的治疗，应根据亡血伤津、瘀血内阻、多虚多瘀的特点，本着"勿拘于产后，亦勿忘于产后"的原则，结合病情进行辨证论治。产后多虚，应以大补气血为主，但用药须防滞邪、助邪；产后多瘀，法当活血行瘀，但又须佐以养血，使祛邪而不伤正，化瘀而不伤血。具体选方用药时，必须照顾气血。开郁勿过耗散，消导必兼扶脾，祛寒勿过用温燥，清热勿过用苦寒。同时，应掌握产后用药"三禁"，即禁大汗，以防亡阳；禁峻下，以防亡阴；禁通利小便，以防亡津液。

产后病的辨证要点见第十章第一节诊断概要。

第一节 产褥感染

分娩时及产褥期生殖道受病原体侵袭而引起局部或全身的感染，称为产褥感染（puerperal infection）。发病率为6%，是产妇常见的死亡原因之一。

本病属中医"产后发热"范畴。

【病因病理】

一、西医病因病理

（一）病因

1. 诱因 产妇体质虚弱、孕期贫血、营养不良、慢性疾病、妊娠晚期性交、胎膜早破、羊膜腔感染、产科手术操作、产程延长、产前产后出血过多、产道异物、胎盘残留等。

2. 病原体种类 常见的致病菌主要有需氧性链球菌、厌氧性革兰阳性球菌、大肠杆菌属、葡萄球菌、类杆菌属、厌氧芽孢梭菌、衣原体、支原体以及淋病奈瑟菌等。

3. 感染途径

（1）自身感染 即正常孕妇生殖道或其他部位寄生的病原体，当出现感染诱因时可致病，如患扁桃体炎、龋齿等。

（2）外来感染 接触被污染的衣物、用具、各种手术器械，不洁性交，盆浴等，均可将病原体带入生殖道造成感染。

（二）病理

1. 急性外阴、阴道、宫颈炎及剖宫产术后伤口感染 会阴裂伤或会阴后－侧切口红肿、发硬，伤口裂开，脓液流出，压痛明显。阴道裂伤及挫伤可见黏膜充血、溃疡，脓性分泌物增多，感染部位较深时可致阴道旁结缔组织炎。宫颈裂伤感染向深部蔓延，可引起盆腔结缔组织炎。剖宫产术后伤口感染，局部红、肿、痛、化脓、裂开而长期不愈合，甚至造成腹壁子宫瘘。

2. 急性子宫内膜炎、子宫肌炎 病原体由胎盘剥离面入侵，扩散蔓延至子宫蜕膜层及子宫肌层，甚则形成肌壁间脓肿。

3. 急性盆腔结缔组织炎、急性附件炎　病原体沿宫旁淋巴和血行达阔韧带、腹腔后组织，并累及输卵管、卵巢，局部充血、水肿，可发生盆腔脓肿等。

4. 急性盆腔腹膜炎及弥漫性腹膜炎　炎症扩散至子宫浆膜，形成盆腔腹膜炎，继而发展为弥漫性腹膜炎。腹膜面分泌大量渗出液，纤维蛋白覆盖引起肠粘连，亦可在直肠子宫陷凹形成局限性脓肿。

5. 血栓静脉炎　常见盆腔内血栓静脉炎和下肢血栓静脉炎，多由厌氧性链球菌引起。前者常侵及子宫静脉、卵巢静脉、髂内静脉、髂总静脉和阴道静脉，病变单侧居多。下肢血栓静脉炎多继发于盆腔静脉炎，病变多在股静脉、腘静脉及大隐静脉。

6. 脓毒血症及败血症　感染血栓脱落进入血循环可引起脓毒血症，继而出现感染性休克和迁徙性肺脓肿、左肾脓肿。若细菌大量进入血液循环并繁殖形成败血症，可危及性命。

二、中医病因病机

1. 热毒蕴结　产时产创、出血，元气耗损，血室正开，若接生不慎，或产褥不洁，或不禁房事，邪毒乘虚侵入，热毒蕴结于冲任、胞脉，正邪交争而发热。

2. 热入营血　邪毒不解，火热炽盛，加之产后元气大伤，热毒内陷，热入营血，与血搏结，损伤营阴，或迫血妄行。

3. 热陷心包　营分失治，热毒深陷，内闭心包。

【临床表现】

一、症状

1. 发热　常出现在产后 3 ~ 7 天。外阴、阴道、宫颈部位感染者，发热常不明显。子宫内膜炎或子宫肌炎时，表现为高热、头痛、白细胞增高等。急性盆腔结缔组织炎时，可出现寒战、高热、腹胀、下腹痛，脓肿形成者则高热不退。弥漫性腹膜炎时，体温高达 40℃。盆腔内血栓性静脉炎表现为寒战、高热，可持续数周并反复发作；下肢血栓性静脉炎表现为弛张热。

2. 腹痛　从下腹部开始，逐渐波及全腹。腹膜炎时，往往疼痛剧烈并伴有恶心呕吐。

3. 恶露异常　轻度子宫内膜炎时，恶露常不多，且无臭味。重度子宫内膜炎患者恶露可明显增多，混浊，或呈脓性，有臭味。

4. 其他　下肢血栓性静脉炎可见下肢持续性疼痛、肿胀，站立时加重，行走困难。脓毒血症、败血症时，可出现持续高热、寒战、谵妄、昏迷、休克，甚至死亡。

二、体征

1. 体温升高，脉搏增快，下腹部可有压痛，炎症波及到腹膜时，可出现腹肌紧张及反跳痛。下肢血栓性静脉炎患者局部静脉压痛，或触及硬索状物，下肢水肿，皮肤发白，习称"股白肿"。

2. 妇科检查 外阴感染时，会阴切口或裂伤处可见红肿，触痛，或切口化脓，裂开。阴道与宫颈感染时黏膜充血、溃疡，脓性分泌物增多。宫体或盆腔感染者，双合诊检查子宫有明显触痛，大而软，宫旁组织明显触痛、增厚，或触及包块，有脓肿形成时，肿块可有波动感。

【实验室及其他检查】

白细胞总数及中性粒细胞升高，核左移现象出现，并有中毒颗粒。病原体培养、分泌物涂片检查、病原体抗原和特异抗体检测可明确病原体。

【诊断与鉴别诊断】

一、诊断要点

1. **病史** 应询问孕期、分娩期及产褥期有无感染诱因。
2. **临床表现** 主要为产褥期内出现发热、下腹疼痛、恶露异常。
3. **检查** 可见体温升高，脉搏增快，下腹有压痛，或有反跳痛、肌紧张；妇科检查子宫大而软，子宫及其周围压痛，活动不良，双侧附件区压痛或触及包块，或在生殖道发现明显感染灶。

二、辨证要点

应根据发热的特点，结合恶露的量、色、质、气味改变，有无腹痛等伴随症状及舌脉辨其虚实。若高热寒战，伴小腹疼痛，拒按，恶露有臭气，为感染邪毒；高热汗出，烦躁不安，皮肤斑疹隐隐，为热入营血；高热不退，神昏谵语，为热陷心包。

三、鉴别诊断

1. **产褥病率的其他疾病** 产褥病率是指分娩 24 小时以后的 10 日内，每日用口表测体温 4 次，有 2 次≥38℃。产褥病率多由产褥感染引起，但也包括生殖道以外的其他感染，如急性乳腺炎、上呼吸道感染、泌尿系统感染等。临床可见发热，但一般恶露正常，妇科检查无异常发现，子宫复旧良好。此外，有其原发病的特征。

2. 产褥中暑 发生于炎热夏季，多为产妇在产褥期间处于高温闷热环境出现的一种急性热病。主要表现为恶心、呕吐、心悸、发热，甚至谵妄、抽搐、昏迷。

【治疗】

产褥感染是产科危重症，应采用中西医结合方法积极进行治疗，在静脉给予恰当、合理的抗生素控制感染的同时配合中药治疗。如有局部较大脓肿形成时，应考虑后穹隆切开引流或剖腹去除原发感染灶。

一、西医治疗

1. 一般治疗 产妇宜取半卧位，以利恶露排出和使炎症局限于盆腔内；加强营养，纠正水及电解质失衡；病情严重或贫血者，可多次少量输新鲜血或血浆。高热可物理降温。

2. 抗感染治疗 可根据临床表现及经验选用广谱抗生素，待细菌培养和药敏试验结果出来再作调整。注意需氧菌、厌氧菌及耐药菌株问题。中毒症状严重者，短期加用肾上腺皮质激素，提高机体应激能力。

3. 局部治疗 会阴伤口及腹部伤口感染，应行切开引流术；外阴、阴道的脓肿可切开排脓引流；盆腔脓肿可经腹及后穹隆切开引流。

4. 血栓静脉炎的治疗 在大量应用抗生素同时，可加用肝素或尿激酶治疗，用药期间检测凝血功能。口服双香豆素、阿司匹林或双嘧达莫等，或用活血化瘀中药。

二、中医治疗

（一）治疗原则

以清热解毒、凉血化瘀为主要治法，对热毒炽盛，热入营血，热陷心包，甚或亡阳者，应分清标本缓急，急宜清心凉血开窍或回阳救逆。

（二）辨证论治

1. 热毒蕴结

证候 产后高热寒战，小腹疼痛拒按，恶露量多或少，色紫暗如败酱，气臭秽，烦躁，口渴引饮，尿少色黄，大便燥结；舌红，苔黄而干，脉数有力。

治法 清热解毒，凉血化瘀。

方药 五味消毒饮（《医宗金鉴》）合失笑散（方见晚期产后出血）加丹皮、赤芍、鱼腥草、益母草。

金银花 野菊花 蒲公英 紫花地丁 紫背天葵子

若高热不退，大汗出，烦渴引饮，脉虚大而数者，加生石膏、知母、天花粉、芦根、沙参等以清热透邪，生津止渴；若下肢肿胀、疼痛者，加路路通、鸡血藤、丹参等活血通络。

2. 热入营血

证候 高热汗出，烦躁不安，皮肤斑疹隐隐；舌红绛，苔黄燥，脉弦细而数。

治法 清营解毒，散瘀泄热。

方药 清营汤（《温病条辨》）加紫花地丁、蒲公英、栀子、丹皮。

犀角（可用水牛角代） 生地黄 玄参 竹叶心 麦冬 丹参 黄连 银花 连翘

3. 热陷心包

证候 高热不退，神昏谵语，甚至昏迷，面色苍白，四肢厥冷；舌红绛，脉微而数。

治法 清心开窍。

方药 清营汤送服安宫牛黄丸（《温病条辨》）或紫雪丹（《温病条辨》）。

若病情进一步发展至热深厥脱，出现冷汗淋漓，四肢厥冷，脉微欲绝等亡阳证候者，急宜回阳救逆，方用独参汤（《十药神书》）、参附汤（《校注妇人良方》）或生脉散（《内外伤辨惑论》）。

（三）外治法

会阴伤口感染，局部红、肿、热、痛，或有脓性分泌物，用蒲公英、马齿苋、黄连、黄柏、赤芍、丹皮、金银花煎水熏洗。

【预防与调护】

注意孕期卫生，保持外阴清洁，妊娠晚期避免盆浴及性交，加强营养，增强体质。避免胎膜早破、滞产、产道损伤与产后出血。产时严格无菌操作，减少不必要的阴道检查和手术操作。产后严密观察，对可能发生产褥感染者，可预防性应用抗生素。

【预后】

一般轻中度感染，经积极治疗可痊愈。如病情严重，或未及时治疗抢救，可发展为脓毒血症、败血症、中毒性休克，甚至危及生命。

第二节 晚期产后出血

分娩 24 小时后，产妇在产褥期内发生的子宫大量出血，称晚期产后出血（late puerperal hemorrhage）。产后出血的发生率约为 1.29%。一般多发病在产后 1~2 周。临床以少量或中等量阴道出血，持续或间断，或突然大量出血为特征，出血多时常导致严重贫血、休克，甚至危及生命。

此病属于中医"产后恶露不绝"、"产后血崩"范畴。

【病因病理】

一、西医病因病理

1. 胎盘、胎膜残留 多发生于产后 10 天左右，残留的胎盘组织变性、坏死、机化，形成胎盘息肉，当坏死组织脱落时，暴露基底部血管，引起大量出血。

2. 蜕膜残留 正常情况下蜕膜多于产后 1 周内脱落、排出。若蜕膜长时间大面积残留，可影响子宫复旧，继发子宫内膜炎症而发病。宫腔刮出物病理检查可见坏死蜕膜，混以纤维素、玻璃样变的蜕膜细胞和红细胞，但不见绒毛。多见于双角子宫、双子宫等。

3. 子宫胎盘附着部位感染或复旧不全 正常情况下，子宫胎盘附着面的修复约需 6~8 周。若该部位发生感染，影响产后内膜的修复，可使血栓脱落，血窦重新开放，引起大量出血。

4. 剖宫产术后子宫切口裂开或愈合不良 常见于子宫下段剖宫产横切口两侧端。以下原因常引起切口愈合不良造成出血。

（1）切断子宫动脉 子宫下段横切口两端切断子宫动脉向下斜行分支，造成局部供血不良。术中止血不良可形成局部水肿。

（2）横切口选择不合理　①切口过低：宫颈侧以结缔组织为主，血供较差，组织愈合能力低。②切口过高：若在解剖学内口水平，胎儿娩出后，上缘为子宫体组织收缩，缩复作用强，使切口上缘厚而短，下缘为宫颈组织，缩复差，切口下缘薄而长，缝合时不易对齐，创面接触不良而影响愈合。

（3）缝扎技术不当　组织对位不佳；活跃性出血的血管缝扎不牢；切口两侧角部未将回缩血管缝扎，形成血肿；缝扎组织过多、过密，切口血液循环不良；肠线过粗等，都影响愈合。

（4）子宫切口感染　子宫下段横切口距阴道较近，极易造成切口感染；手术操作过多，尤其是阴道检查频繁，增加感染机会；产程过长；无菌操作不严格等，均可造成切口感染。组织坏死、脱落，使切口不能按时愈合，在肠线溶解后，血管重新开放，引起大量流血。

5. 其他　产后子宫滋养细胞肿瘤或子宫黏膜下肌瘤，亦可导致子宫持续不断或大量流血。

二、中医病因病机

本病的发生机理，主要是冲任不固，气血运行失常。

1. 气虚　素体虚弱，因产失血耗气，正气愈虚；或因产后操劳过早，损伤脾气，气虚冲任不固，血失统摄。

2. 血热　素体阴虚，复因分娩亡血伤津，阴液愈亏，虚热内生；或产后嗜食辛燥助阳之品，或情志不畅，肝郁化热，或感受热邪。热伏冲任，迫血下行。

3. 血瘀　产后胞脉空虚，若寒客胞宫，与血搏结，血为寒凝，冲任瘀阻；或因七情郁结，气滞血瘀；或因劳倦耗气，气虚运血无力，败血滞留为瘀；或胞衣残留，阻滞冲任，以致瘀血内阻，新血不得归经。

【临床表现】

一、症状

1. 阴道出血　阴道出血反复发作，或阴道少量持续出血，亦可突然大量流血。胎盘、胎膜残留者，多发生在产后 10 天左右，先是血性恶露持续时间延长，以后反复出血或突然大量流血；胎盘附着面感染、复旧不全者多发生在产后 2 周左右，子宫切口裂开者常发生在术后 2～3 周，临床均表现为突然大量阴道流血，甚至引起休克。

2. 发热及腹痛　见于反复出血并发感染者。

二、体征

1. 出血量多势急者，患者呈贫血貌，血容量严重不足时血压下降，冷汗淋漓，脉搏细弱，甚至休克。

2. 妇科检查 子宫颈口松弛，或夹有胎盘组织；双合诊时子宫大而软，可有触痛；剖宫产切口裂开者，宫颈内有血块，宫颈外口松，有时可触及子宫下段明显变软，切口部位有凹陷或突起血块；软产道损伤者，可查见宫颈撕裂伤或阴道渗血等；切口感染者，局部有压痛；滋养细胞肿瘤患者，有时可于产道内发现转移结节。

【实验室及其他检查】

血常规检查可了解感染与贫血情况；尿妊娠试验或血绒促性素检测有助于诊断胎盘残留及除外产后滋养细胞肿瘤；B 型超声检查可了解子宫复旧情况、宫腔内有无残留组织及子宫切口愈合状况；宫腔刮出物及切除子宫标本应送病理检查。此外，还可进行宫腔分泌物培养或涂片检查。

【诊断与鉴别诊断】

一、诊断要点

1. 病史 应询问剖宫产指征和术式，术中特殊情况和术后恢复是否顺利，子宫切口缝扎情况，术后有无发热等；有无胎盘、胎膜残留史，或难产、产程过长等病史。

2. 临床表现 分娩 24 小时以后、产褥期间的子宫大量出血或反复子宫出血。

3. 检查 贫血貌或休克体征。妇科检查发现子宫大而软，复旧不良或有触痛，宫口松弛或触及残留组织。病理检查镜下找到妊娠晚期绒毛或处于不同复旧状态的血管。剖腹探查证实剖宫产后子宫壁切口裂开，可诊断为本病。

二、辨证要点

本病的辨证，重在根据恶露的量、色、质、气味的变化，结合素体因素、全身脉症，辨其寒、热、虚、实。如产后恶露不止，量多，色淡，质稀，无臭气，多属气虚；恶露量多，色鲜红或紫红，质稠黏，有臭气，多为血热；恶露淋沥不断，时多时少，色紫暗，有血块，多属血瘀。

三、鉴别诊断

1. 产褥期内外伤性出血 若产褥期内有性交史或外伤史，可引起阴道大量出血。妇科检查可见阴道或宫颈有裂伤。

2. 功能失调性子宫出血 应与发生于分娩后的功能失调性子宫出血相鉴别。功血妇科检查多无异常所见，鉴别有困难时，可通过诊断性刮宫及病理检查确诊。

【治疗】

晚期产后出血属产科危重症，治疗应以止血、固脱为先。出血量多势急时，中医应以独参汤或参附汤益气固冲，回阳救逆。西医当立即使用宫缩剂及抗生素，积极纠正贫血，补充血容量，同时查明病因，短时间内控制出血。对宫腔内有胎盘残留者，必要时行清宫术；子宫切口裂开者，手术治疗。出血得到有效控制后，除继续促宫缩、抗感染、纠正贫血外，应通过中医辨证论治，以治其本，巩固疗效。

一、西医治疗

1. 止血、抗炎 少量或中等量阴道流血，应用足量广谱抗生素、子宫收缩剂以及支持疗法。

2. 清除宫内残留物 疑有胎盘、胎膜、蜕膜残留或胎盘附着部位复旧不全者，在备血及做好开腹手术术前准备的同时采用刮宫术。操作力求轻柔，刮出物送病理检查。术后继续给予抗生素及子宫收缩剂。

3. 剖腹探查 对于剖宫产术后阴道大量流血，保守治疗无效者，可做剖腹探查。若切口周围组织坏死范围小，炎症反应轻，有生育要求者，可清创缝合及髂内动脉、子宫动脉结扎止血，或行髂内动脉栓塞术而保留子宫。若组织坏死范围大，酌情采用低位子宫次全切除术或子宫全切术。

若系肿瘤引起的阴道流血，应做相应治疗。

二、中医治疗

（一）治疗原则

应根据病情的缓急轻重，采用"急则治其标，缓则治其本"的原则，以调理气血、固摄冲任为主要治法。出血量多势急时，急宜益气固冲，或回阳救逆。待血势稍缓后，根据不同病因，遵循虚则补之、瘀则行之、热则清之的原则，注意产后特点，补虚不留瘀，祛瘀不伤正，使气血调和，冲任功能得以复常。

（二）辨证论治

1. 气虚

证候 产后恶露量多，或血性恶露持续 10 天不止，色淡红，质稀，无臭味，精神倦怠，四肢无力，气短懒言，小腹空坠，面色㿠白或苍白；唇舌色淡，苔薄白，脉缓弱。

治法 补脾益气，固冲摄血。

方药 补中益气汤（《脾胃论》）去当归，加艾叶炭、补骨脂、鹿角胶。

人参 黄芪 白术 当归 橘皮 升麻 柴胡 甘草

若心悸气短者，加五味子、龙眼肉；夹有血块，气虚兼瘀者，加益母草、炒蒲黄、三七粉；头晕耳鸣，腰膝酸软者，加何首乌、桑寄生、续断、炒杜仲。

2. 血瘀

证候 产后血性恶露持续 10 天不止，量时多时少，或排出不畅，或突然大量出血，色紫暗或暗红，夹有血块，小腹疼痛拒按，血块排出腹痛减轻；舌紫暗，或边尖有瘀斑、瘀点，脉沉涩或弦涩。

治法 活血化瘀，调冲止血。

方药 生化汤（《傅青主女科》）合失笑散（《太平惠民和剂局方》）加益母草、茜草、三七粉。

川芎 炮姜 桃仁 当归 炙甘草

蒲黄 五灵脂

若小腹冷痛，寒凝血瘀者，加炒艾叶、乌药、补骨脂；胸胁、少腹胀痛，气滞明显者，加荔枝核、川楝子、郁金；若瘀久化热，恶露臭秽，兼口燥咽干者，加黄柏、败酱草、蒲公英、马齿苋。

3. 血热

证候 产后恶露过期不止，量较多，色紫红，质黏稠，有臭气，口燥咽干，面色潮红；舌红，苔少，脉细数无力。

治法 养阴清热，安冲止血。

方药 保阴煎（《景岳全书》）加七叶一枝花、贯众、炒地榆、煅牡蛎。

生地 熟地 黄芩 黄柏 白芍 山药 续断 甘草

若出血日久，血气臭秽，加红藤、马齿苋；咽干口燥，五心烦热，舌红苔少，脉细数者，去续断，加玄参、麦冬、地骨皮。

若肝郁化热，症见乳房、少腹胀痛，心烦易怒，口苦咽干，脉弦数者，治宜疏肝解郁，清热止血，方用丹栀逍遥散加生地、旱莲草、茜草。

（三）中成药

1. 云南白药 温开水调服，每日 4 次，每次 0.5g，适用于各证型。

2. 益母草口服液 口服，每日 3 次，每次 10ml，适用于各证型。

3. 新生化冲剂 口服，每日 2 次，每次 10g，适用于血瘀型。

【预防与调护】

剖宫产时要合理选择切口。正确处理第三产程，仔细检查胎盘、胎膜是否完整，若有残缺，应行宫腔探查，及时清除，并给予适量抗生素预防感染。

【预后】

本病经积极救治，多数能痊愈。若不能及时控制病情，出血量多或持续时间长时，常导致贫血、休克，甚至危及生命。

第三节　产后缺乳

产妇在哺乳期内，乳汁甚少或全无，称产后缺乳。缺乳多发生在产后 2~3 天或 1 周内，也可发生在整个哺乳期。

中医亦称为"产后缺乳"，或"产后乳汁不足"、"产后乳汁不行"、"产后乳无汁"等。

【病因病理】

一、西医病因病理

正常情况下，乳腺自青春期开始加快发育，妊娠以后受多种激素的调节而高度发育，一般于分娩后 2~3 日乳腺开始泌乳。决定泌乳主要有三个因素。

1. 胎盘娩出后血中雌激素及孕酮水平下降，解除了对催乳激素（PRL）的抑制，使 PRL 与肾上腺皮质激素共同发生作用，促使乳腺泌乳。

2. 吸吮及哭声的刺激通过神经－体液－内分泌系统，使垂体 PRL 呈脉冲式释放，促进乳汁分泌；同时还反射性地引起神经垂体释放缩宫素，直接作用于乳腺上皮，增加了乳腺管内的压力，促使乳汁排出。

3. 腺管排空，可以作为一种刺激，通过下丘脑－垂体促使 PRL 分泌。

以上诸因素出现异常变化，皆可能导致乳汁分泌过少或不泌乳。

此外乳汁开始分泌后，若发生营养不良，精神恐惧或抑郁、焦虑等，可直接影响丘脑下部，使腺垂体 PRL 分泌减少，因而缺乳或乳汁过少。

二、中医病因病机

中医学认为乳房属阳明胃经，乳头属厥阴肝经。乳汁由气血所化生，来源于中焦脾胃，而乳汁的分泌能否顺利畅通，又依赖于肝气的疏泄与调节，只有脾胃强壮，气血充足，肝气条达，疏泄有常，乳汁才能正常分泌。因此，本病的主要病机是气血化源不足和肝气郁结、乳汁运行受阻所致。

1. 气血虚弱 多因素体虚弱，复因分娩失血耗气，或产后忧思伤脾，或操劳过度，以致气血亏虚，生化之源不足，不能生化乳汁，因而乳汁甚少或全无。

2. 肝郁气滞 素体忧郁，产时失血，肝失所养，肝郁更甚，或产后伤于七情，情志抑郁，肝失条达，气机不畅，脉络涩滞，乳汁运行受阻而缺乳。

【临床表现】

1. 症状 产妇在哺乳期内，无乳汁分泌，或乳汁甚少，不能满足婴儿需要。

2. 体征 检查双乳时，乳房柔软，不胀不痛，挤压时乳汁排出甚少，乳汁多为清稀，或乳房胀痛，乳腺成块，加压乳房，疼痛难出，乳汁浓稠。

【诊断与鉴别诊断】

1. 诊断要点 根据产后乳汁甚少或无乳汁分泌的临床表现及检查乳房不充盈，加压仍无乳汁排出即可确诊。

2. 辨证要点 因乳汁缺乏的原因有气血虚弱和肝郁气滞两种，故证有虚实。临证应根据乳房有无胀痛及乳汁的稀稠程度，再结合其他症状与舌脉进行辨证。若乳房柔软，无胀痛，乳汁清稀，面色少华，舌淡，少苔，脉虚细者，属虚证；若乳房胀硬或疼痛，乳汁浓稠，伴胸胁胀闷，情志不遂，舌苔薄黄，脉弦者，属实证。

3. 鉴别诊断 急性乳腺炎（乳痈）多有乳汁淤滞不通，可表现为缺乳，但初起恶寒高热，乳房红肿热痛，结块有波动感，继而化脓溃破成痈，而产后缺乳无局部皮肤改变。

应注意有无乳头凹陷和乳头皲裂造成的哺乳困难、乳汁壅积不通。

【治疗】

治疗本病，应强调早期治疗，母婴同室，积极哺乳，刺激乳头，加快乳腺排空，并配合中药治疗及食疗、产后调护、精神调护等。

一、西医治疗

1. 一般治疗

（1）加强营养，给予高蛋白、高热量、易消化、多汤汁及含有胶原蛋白的饮食（如动物的皮、筋类），多食新鲜蔬菜、水果。注意补充体液，有贫血者，积极纠正贫血。

（2）充分休息，保证充足睡眠，保持良好心理状态。

（3）按需哺乳，使乳腺排空，促进乳汁分泌。

2. 药物和其他疗法　西医对本病无针对性治疗，治疗主要为服用大量维生素 B 类药物，超声波、红外线乳房照射等。

二、中医治疗

（一）治疗原则

中医治疗产后缺乳主要以调理气血、通络下乳为治疗原则。虚者宜补益气血，通络增乳。实者宜疏肝解郁，通络下乳。并注意药物治疗与食疗、精神调护相结合，另外配合针灸、按摩等亦有明显疗效。

（二）辨证论治

1. 气血虚弱

证候　产后乳少或全无，乳汁清稀，乳房柔软，无胀感，面色少华，神疲乏力，食欲不振，或有心悸头晕，舌淡，少苔，脉虚细。

治法　补气养血，增液通乳。

方药　通乳丹（《傅青主女科》）。

人参　黄芪　当归　麦冬　通草　桔梗　猪蹄

若食欲不振，大便溏泄者，加茯苓、山药、扁豆；头晕心悸者，加阿胶、白芍、首乌；兼肾气不足，症见腰酸腿软者，加紫河车、鹿角胶、巴戟肉、熟地黄。

2. 肝郁气滞

证候　产后乳汁甚少或全无，乳汁浓稠，乳房胀硬或疼痛，胸胁满闷，情志抑郁，或有微热，食欲不振，舌质正常或暗红，苔薄黄，脉弦细或弦数。

治法　疏肝解郁，通络下乳。

方药　下乳涌泉散（《清太医院配方》）。

当归　川芎　天花粉　白芍　生地　柴胡　青皮　通草　桔梗　白芷　穿山

甲 王不留行 甘草

若有身热者，加黄芩、蒲公英；乳房胀硬者，加橘络、丝瓜络、路路通；乳房肿痛，加蒲公英、全瓜蒌、夏枯草。

（三）中成药

1. 十全大补丸 每次 9g，每日 2 次，适用于产后气血虚弱型缺乳。

2. 柴胡疏肝丸或逍遥丸 每次 9g，每日 2 次，适用于产后肝郁气滞型缺乳。

（四）其他疗法

可用热水或葱汤熏洗乳房，或用橘皮煎水湿敷乳房，还可采用针灸治疗。

【预防与调护】

1. 孕期做好乳头护理，若乳头凹陷，嘱孕妇经常将乳头向外拉，并常用肥皂水擦洗乳头，防止乳头皲裂，造成喂养困难。

2. 纠正孕期贫血，预防产后大出血。

3. 提倡早吸吮，按需哺乳，用正确的哺乳方法，积极刺激乳头，加快乳腺排空，促进乳汁分泌。

4. 饮食宜清洁营养，忌辛辣酸咸，以防耗血敛涩。

5. 产后注意充分的睡眠，加强产妇在分娩前后的心理护理，心情舒畅，保持气血调和，避免紧张、焦虑甚至悲伤情绪。

【预后】

本病早期治疗，效果较好。如因乳腺发育不良所造成的缺乳，收效较差。肝郁气滞型缺乳，若治疗不及时，病情发展，乳积化热化脓，可发展为乳痈。

附　产后乳汁自出

哺乳期中，乳汁不经婴儿吸吮而不断自然流出者，称产后乳汁自出。又称"漏乳"、"产后乳汁自溢"、"产后乳汁自漏"、"乳汁自涌"等。西医学无本病名。如乳母体格健壮，乳汁丰富，乳胀或值哺乳时间则乳汁自行溢出，或断乳之初，乳汁难断而自出者，均不为病。

【病因病机】

中医认为本病的发病机理主要为气血虚弱，胃气不固，乳失摄纳，或肝经郁热，疏泄失常，迫乳自出。

1. 脾胃气虚 素体脾虚，或产时失血耗气，或饮食劳倦，损伤脾胃，中气不足，胃气失固，不能摄纳乳汁，而致乳汁自出。

2. 肝经郁热 因产后情志抑郁，郁久化热，或因大怒伤肝，肝火亢盛，疏泄太过，热迫乳汁妄行，而致乳汁漏出。

【临床表现】

1. 症状 哺乳期中，乳汁未经婴儿吸吮而自然流出，乳汁正常。

2. 检查 乳房可见乳头有乳汁点滴而下，渗湿衣襟，乳房松软。

【实验室及其他检查】

血清催乳激素测定可供参考。

【诊断与鉴别诊断】

1. 诊断要点 根据未经婴儿吸吮乳汁自然流出的特点及检查即可确诊。

2. 辨证要点 辨证时注意乳汁量的多少，乳汁质的清稀或浓稠，乳房的柔软或胀痛，再结合其他症状与舌脉分清虚实。若乳汁自出，乳汁量少质清，乳房柔软，神疲乏力，舌淡苔薄，脉细无力，为脾胃气虚，宜补益气血；若乳汁自出，量较多，质浓稠，乳房胀痛，舌红，苔薄黄，脉弦，属肝经郁热，宜平肝清热。

3. 鉴别诊断

（1）乳泣 为孕期乳汁自然流出，而产后乳汁自出则发生在哺乳期，发生的时间有别。

（2）闭经－溢乳综合征 闭经患者同时伴有溢乳，常伴有不孕，属月经病范畴，而非产后病。

（3）乳腺癌 多为血性分泌物，乳房有肿块，边界不清，质硬。

【治疗】

本病以中医治疗为主，以敛乳为原则，虚者补益固摄敛乳，实者平肝清热敛乳。

一、一般治疗

加强营养，保持精神愉快。

二、辨证论治

1. 脾胃气虚

证候 乳汁自出，量少，质清稀，乳房柔软，无胀感，神疲乏力，面色不华；舌淡，苔薄白，脉缓弱。

治法 补益气血，固摄敛乳。

方药 八珍汤(《三因极一病证方论》) 去川芎，加黄芪、麦芽、五味子、芡实。

当归 白芍 熟地 人参 川芎 白术 茯苓 炙甘草

2. 肝经郁热

证候 乳汁自出，量多，质浓稠，乳房胀硬疼痛，情志抑郁，胸胁胀满，烦躁易怒，口苦，小便短赤，大便秘结；舌质红，舌苔薄黄，脉弦数。

治法 舒肝解郁，清热敛乳。

方药 丹栀逍遥散(《内科摘要》) 去煨姜，加生牡蛎、生地、夏枯草。

当归 白芍 柴胡 茯苓 白术 丹皮 栀子 甘草 煨姜 薄荷

【预防与调护】

1. 加强营养，忌辛温助火之品。
2. 保持心情舒畅，忌情绪郁闷。
3. 衣着宽松适度，不宜过紧，以免乳房受压。
4. 乳汁外溢时，及时用毛巾擦干，保持乳头清洁。

【预后】

本病若治疗及时，可以痊愈。若日久不愈，可致乳汁缺乏甚或无乳。

第十九章
女性生殖器官肿瘤

第一节　宫颈癌

宫颈癌（cervical cancer）又称宫颈浸润癌（invasive carcinoma of cervix uteri），是仅次于乳腺癌的最常见的女性生殖器恶性肿瘤。患者年龄分布曲线呈双峰状，35～39 岁和 60～64 岁，平均年龄为 52.2 岁。我国宫颈癌高发区主要分布在中部地区，山区高于平原。由于宫颈癌有较长的癌前病变阶段，宫颈细胞学检查的推广应用，因此使宫颈癌能得到早期诊断与早期治疗。近 50 年来，宫颈癌的发病率和死亡率逐渐下降。

中医无宫颈癌病名，其临床表现，与"崩漏"、"五色带"、"癥瘕"等病证有相似之处。

【病因病理】

一、西医的病因病理

（一）病因

宫颈癌病因至今尚不完全明了。目前，认为其发病的高危因素有性生活紊乱、过早性生活（初次性交年龄小于 16 岁）、早年分娩、密产、多产、经济状况低下、种族和地理环境等。高危男子是诱发宫颈癌的一大因素，也不容忽视。凡患有阴茎癌、前列腺癌或其前妻曾患宫颈癌的男子均为高危男子，与高危男子有性接触的妇女，易患宫颈癌。

近年来发现通过性交感染某些病毒如单纯疱疹病毒Ⅱ型、人乳头瘤病毒（HPV）、人巨细胞病毒等可能与宫颈癌发病有一定关系。其中人乳头瘤病毒的 16 型、18 型与宫颈癌的发病关系最密切。

（二）病理

宫颈癌好发于宫颈移行带。不典型增生、原位癌及浸润癌为一组有连贯性的病变（图19-1）。

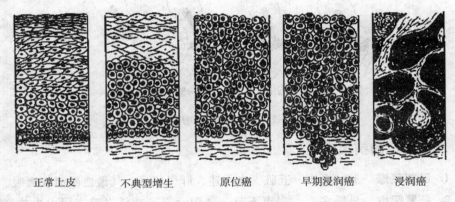

| 正常上皮 | 不典型增生 | 原位癌 | 早期浸润癌 | 浸润癌 |

图19-1 宫颈正常上皮-上皮内瘤样病变-癌

1. 宫颈上皮内瘤样病变 包括宫颈不典型增生和原位癌。

（1）宫颈不典型增生 是宫颈癌的癌前病变。镜下见：①细胞核大、深染，大小、形态不一；②染色质增多、增粗；③核浆比例增大；④核分裂增多，细胞极性紊乱甚至消失。

根据细胞异型程度及上皮累及范围分为轻、中、重三级。

CIN I级：即轻度不典型增生。细胞异型性轻，异型细胞限于上皮层的下1/3。

CIN II级：中度不典型增生。细胞异型性明显，异型细胞限于上皮层的下2/3。

CIN III级：细胞异型性显著，重度不典型增生与原位癌，异型细胞占据上皮层的2/3以上或达全层。

（2）宫颈原位癌 异型细胞累及上皮全层，但限于上皮层内，基底膜完整，无间质浸润，又称上皮内瘤。镜下特点为：①细胞排列紊乱，无极性；②细胞核大，核浆比例增大；③核异型性大，染色深浅不一；④异常核分裂相多见，在上皮内各层均可发现。

2. 宫颈浸润癌 鳞状细胞癌最常见，约为90%，腺癌约为10%，腺鳞癌和小细胞癌较罕见。也偶见宫颈原发肉瘤和恶性淋巴瘤。鳞癌预后较好，低分化腺癌和腺鳞癌恶性程度高，预后差。

宫颈浸润癌的大体病理可分为 ①外生型或菜花型：肿瘤向外生长状如菜花；②内生型：肿瘤向宫颈深部组织浸润，宫颈表面光滑或仅有轻度糜烂，宫颈膨大；③溃疡型：上述两型癌继续发展，癌组织坏死脱落形成凹陷性溃疡或空洞样形如火山口。④颈管型：肿瘤生长在宫颈管内。（图19-2）

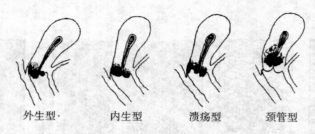

外生型· 　内生型　 溃疡型　 颈管型

图 19 - 2　宫颈浸润癌病理分型

二、中医的病因病机

1. 肝郁气滞　七情损伤，五脏气血乖违，肝气郁滞，气聚血凝而成癥瘕。

2. 肝肾阴虚　早婚多产，房事不节，肾阴亏损，冲任失养，阴虚内热，胞脉受伤，致交接出血，崩漏不止。

3. 湿热瘀毒　下血未止而合阴阳，湿郁化热，久遏成毒，湿毒下注，遂成带下。

4. 脾肾阳虚　先天肾气不足、早婚、多产、房事不节，致肾气虚损；忧思不解，饥饱伤脾。久病脾肾阳虚，统血无权，湿热下注，而成崩漏带下。

【转移途径】

主要为直接蔓延及淋巴转移，血行转移极少见。

1. 直接蔓延　最常见。瘤灶向下蔓延至阴道，向上可累及宫体，向两侧蔓延至宫旁组织、主韧带、阴道旁组织甚至达骨盆壁，癌灶向前后蔓延侵犯膀胱及直肠。

2. 淋巴转移　是浸润癌的主要转移途径。癌瘤经淋巴管转移到闭孔、髂内外淋巴结，称一级组淋巴转移；进而达髂总、腹股沟深浅、腹主动脉旁淋巴结，称二级组淋巴转移。

3. 血行转移　很少见。晚期可转移至肺、肝、肾、脾、脊柱等。

【临床分期】

国际妇产科联盟（FIGO，2000 年）的分期标准见表 19 - 1，图 19 - 3。

表 19 – 1　　　　　　　　　宫颈癌的临床分期（FIGO，2000 年）

期　　别	肿　瘤　范　围
0 期	原位癌（浸润前癌）
Ⅰ 期	癌灶局限在宫颈（包括累及宫体）
Ⅰ A	肉眼未见癌灶，仅在显微镜下可见浸润癌
Ⅰ A$_1$	间质浸润深度 ≤3mm，宽度 ≤7mm
Ⅰ A$_2$	间质浸润深度 3～5mm，宽度 ≤7mm
Ⅰ B	临床可见癌灶，局限于宫颈，或显微镜下可见病灶 > Ⅰ A$_2$
Ⅰ B$_1$	临床可见癌灶，最大直径 ≤4cm
Ⅰ B$_2$	临床可见癌灶，最大直径 >4cm
Ⅱ 期	癌灶已超出宫颈，但未达盆壁。癌累及阴道，但未达阴道下 1/3
Ⅱ A	无明显宫旁浸润
Ⅱ B	有宫旁浸润
Ⅲ 期	癌肿扩散盆壁和（或）累及阴道下 1/3，导致肾盂积水或无功能肾
Ⅲ A	癌累及阴道下 1/3，但未达盆腔
Ⅲ B	癌已达盆壁，或有肾盂积水，或无功能肾
Ⅳ 期	癌播散超出真骨盆或癌浸润膀胱黏膜及直肠黏膜
Ⅳ A	癌浸润膀胱黏膜或直肠黏膜
Ⅳ B	癌浸润超出真骨盆，有远处转移

【临床表现】

一、症状

　　早期宫颈癌常无症状，也无明显体征，与慢性宫颈炎无明显区别，有时甚至见宫颈光滑。有些宫颈管癌患者，病灶位于宫颈管内，宫颈阴道部外观正常，易被忽略而漏诊或误诊。一旦出现症状，主要表现有：

　　1. 阴道流血　主要表现为性交后或妇科检查后接触性出血及月经异常、绝经后不规则阴道流血等。病灶较大侵蚀较大血管时，可出现致命性大出血。一般外生型癌出血较早，血量也多；内生型癌出血较晚。

　　2. 阴道排液　阴道排液增多，白色或血性，稀薄如水样或米泔样。

　　3. 晚期癌症状　病灶侵犯的范围不同其出现的继发性症状也不同。病灶波

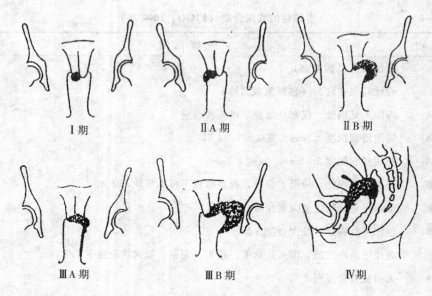

Ⅰ期　　　　　　　ⅡA期　　　　　　　ⅡB期

ⅢA期　　　　　　ⅢB期　　　　　　　Ⅳ期

图 19 - 3　宫颈癌临床分期示意图

及盆腔结缔组织、骨盆壁，压迫输尿管或直肠、坐骨神经等时，患者诉尿频、尿急、肛门坠胀、大便秘结、里急后重、下肢肿痛等。到了疾病末期，患者表现为恶病质。

二、体征

镜下早期浸润癌及极早期浸润癌，局部无明显病灶，宫颈光滑或轻度宫颈糜烂。外生型宫颈癌见宫颈有息肉状、乳头状、菜花状赘生物，质脆，触之易出血，可合并感染。内生型见宫颈肥大，质硬，宫颈膨大如桶状，宫颈表面光滑或有浅表溃疡。晚期癌组织坏死脱落形成溃疡或空洞。癌灶浸润阴道壁时可见阴道壁有赘生物。如向宫旁两侧浸润，妇检可扪及子宫两侧增厚，呈结节状，若浸润达盆壁，则形成"冰冻骨盆"。

【实验室及其他检查】

1. 宫颈刮片细胞学检查　普遍用于筛查宫颈癌。用竹片或细胞刷在宫颈移行带区刮片检查。涂片用巴氏染色，可采用巴氏分类法（详见妇产科常用特殊检查）和 TBS 分类法。巴氏Ⅲ、Ⅳ、Ⅴ级涂片者应重复刮片检查，并行宫颈活组织检查，Ⅱ级涂片需先按炎症处理后重复涂片进一步检查。

2. 碘试验　将碘溶液涂于宫颈和阴道壁，观察其着色情况。正常宫颈和阴道鳞状上皮被染为棕色或深赤褐色，不染色区为病变区，但本试验对癌无特异性。碘试验主要识别宫颈病变危险区，以便确定活检取材部位，提高诊断准确率。

3. 宫颈阴道镜检查 宫颈刮片细胞学检查Ⅲ级或Ⅲ级以上，应在阴道镜检查下观察宫颈表面有无异型细胞或早期癌变，并选择病变部位进行活组织检查，以提高诊断准确率。

4. 宫颈和宫颈管活组织检查 是确诊宫颈癌最可靠和不可缺少的方法。选择宫颈鳞－柱交界部的3、6、9、12点等处多点取材，或在碘试验、阴道镜观察到的可疑处取活组织做病理检查。若宫颈刮片为Ⅲ级或Ⅲ级以上涂片，宫颈活检阴性时，应用小刮匙搔刮宫颈管，刮出物送病理检查。

5. 宫颈锥切术 当宫颈刮片多次检查为阳性，而宫颈活检为阴性，或活检为原位癌，而临床不能排除浸润癌时，可考虑做宫颈锥切术。将切除标本做连续病理切片检查。现在比较常用的是宫颈环形电切术或冷凝电刀锥切术。

6. 影像学和内镜检查 确诊宫颈癌后，再进一步通过 B 型超声、CT、磁共振（MRI）、淋巴造影、膀胱镜、结肠镜、静脉肾盂造影等检查了解病灶情况。

【诊断与鉴别诊断】

一、诊断要点

根据病史、临床表现、全身检查和妇科检查，并结合辅助检查可协助早期诊断和临床分期。

二、辨证要点

一般病初者多以实证为主，病久者多以虚证为主。阴道淋沥出血，或带下赤白，有臭味，伴情志抑郁，烦躁易怒，胸胁、少腹胀痛者，属肝郁气滞；带下量多，杂色秽浊，恶臭难闻，或阴道出血淋沥不断，甚者突然大量出血，小腹疼痛者，多属湿毒瘀结；或阴道出血，伴神疲倦怠，四肢不温，纳少便溏，腰脊冷痛者，多属脾肾两虚；带下赤白，有臭味，或阴道出血淋沥不断，伴五心烦热，头晕耳鸣，腰膝酸软者，多属肝肾阴虚。

三、鉴别诊断

1. 宫颈糜烂 宫颈外口周围呈鲜红色小颗粒状，质地软，不脆，可做宫颈刮片或活体组织检查以鉴别。

2. 宫颈息肉 常来自宫颈口内，突出于宫颈口外，有蒂，表面光滑、红润，质软，单发或多发，极少癌变。但宫颈恶性肿瘤有时呈息肉状，故凡有息肉均需摘除，并同时送病理检查以资鉴别。

3. 宫腔或宫颈黏膜下肌瘤 若肿瘤表面感染坏死，极像宫颈癌。但阴道指检可触及瘤蒂，境界清楚。

4. 宫颈湿疣 是人乳头瘤病毒感染的性传播疾病。于宫颈口可见团块型及丘疹型两类，常与宫颈癌难以区别。病检有凹空细胞、湿疣细胞及外底层细胞为主要特征。

5. 其他 宫颈癌还应与宫颈乳头状瘤、宫颈结核、宫颈子宫内膜异位症、子宫内膜癌宫颈转移等鉴别。宫颈病理组织检查是最可靠的鉴别方法。

【治疗】

子宫颈癌一旦确诊即应依据年龄、一般情况、病灶范围、有无合并症等选择最佳治疗方案，一般以手术治疗为主，必须重视方案的个性化及首次治疗。中医药主要用于早期宫颈癌，作为放化疗的辅助手段，以减轻放化疗的毒副反应，提高治愈率和生存率。

一、西医治疗

1. 手术治疗 适应证：ⅠA～ⅡB早期患者，无严重内外科合并症，无手术禁忌证，年龄不限，需根据全身情况能否耐受手术而定；肥胖患者根据术者经验及麻醉条件而定。

$ⅠA_1$期：一般主张行全子宫切除术。年轻且卵巢正常者应予保留。若病灶浸润深度小于3mm，且没有累及淋巴、血管区，可做宫颈锥切术。

$ⅡA_2$～ⅡB早期：可行广泛性子宫切除术及盆腔淋巴结清扫术，年轻且卵巢正常者应予保留。

2. 放射治疗 适应证：ⅡB晚期、Ⅲ、Ⅳ期患者；不能耐受手术。放疗方法包括腔内及体外照射两种。腔内照射多用后装治疗机，放射源为^{137}铯（^{137}Cs）、^{192}铱（^{192}Ir）等，体外照射多用直线加速器、^{60}钴（^{60}Co）等。早期病例以腔内放疗为主，体外照射为辅，晚期则以体外照射为主，腔内放疗为辅。

3. 手术及放疗综合治疗 宫颈病灶较大，术前先放疗，待癌灶缩小后再行手术。术后证实有淋巴结或宫旁组织转移者及切除残端有癌细胞残留，应行放疗作为补充治疗。

4. 化疗 适用于晚期或复发转移的患者，也可作为手术或放疗的辅助治疗，用以治疗局部巨大肿瘤。常用的药物有顺铂、卡铂、环磷酰胺、异环磷酰胺、氟尿嘧啶、博来霉素、长春新碱、丝裂霉素等，以顺铂疗效较好。

二、中医治疗

（一）治疗原则

中医治疗应在辨证的基础上，采用标本兼治，攻补兼施，全身与局部治疗相结合的原则。还要根据病情的不同时期处理好扶正与祛邪的关系，早期以祛邪为主，中晚期以扶正为主。

（二）辨证论治

1. 肝郁气滞

证候　阴道出血淋沥不断，或带下量多，色黄，或赤白相兼，有臭味，情志抑郁，烦躁易怒，胸胁、少腹胀痛，食少纳差；舌质暗，苔薄白，脉弦或弦细。

治法　舒肝理气健脾，佐以解毒。

方药　逍遥散（《太平惠民和剂局方》）去薄荷，加蚤休、半支莲、败酱草、郁金。

柴胡　白芍　白术　茯苓　当归　薄荷　甘草

若少腹胀痛甚者，可酌加元胡、川楝子以行气止痛。

2. 肝肾亏虚

证候　阴道出血淋沥不断，或带下赤白相兼，质稠，有臭味，形体消瘦，头晕耳鸣，五心烦热，口干便秘，腰膝酸软；舌质红，少苔，脉细数。

治法　滋补肝肾，解毒散结。

方药　六味地黄丸（《医宗金鉴》）加大小蓟、女贞子、旱莲草、半支莲、知母。

生地黄　茯苓　山萸肉　山药　牡丹皮　泽泻

若大便秘结者，酌加生首乌、瓜蒌仁、桃仁以润肠通便；若失眠多梦，心悸不宁者，酌加阿胶（烊化）、制首乌、酸枣仁以养血安神。

3. 湿热瘀毒

证候　带下量多，为杂色秽水，或赤白相兼，时而出现似洗肉水样，气味恶臭难闻，或阴道出血淋沥不断，甚者突然大量出血，小腹疼痛，腰酸背楚，食少纳呆，或发热；舌质紫暗，或见瘀斑、瘀点，脉滑数。

治法　清热利湿，化瘀解毒。

方药　四妙丸（《成方便读》）加半支莲、蒲公英、败酱草、猪苓、八月札、莪术等。

苍术　怀牛膝　黄柏　生苡仁

4. 脾肾阳虚

证候　带下量多，质稀薄，秽臭难闻，崩中漏下，腰脊酸楚，头晕目眩，倦怠乏力，形寒肢冷，纳少便溏；舌体胖，边有齿印，苔薄，脉沉细无力。

治法　温肾健脾，益气止带，佐以解毒。

方药　附子理中汤（《阎氏小儿方论》）合四神九（《证治准绳》）加薏苡仁、椿根皮、白花蛇舌草、乌贼骨、仙鹤草等。

附子　人参　白术　干姜　甘草

肉豆蔻　补骨脂　吴茱萸　五味子

（三）化疗及放疗后反应的辨证论治

1. 直肠反应　属中医"肠风"、"脏毒"范畴，早期直肠反应多由湿热湿毒下注所致，晚期直肠反应多由气虚下陷、脏毒瘀阻所致。

（1）湿热湿毒

证候　大便频繁，里急后重，大便呈黏冻状，有时杂有鲜血；舌淡，边尖略红，苔薄黄腻，脉细数。

治法　清热解毒，祛瘀止痢。

方药　白头翁汤（《伤寒论》）加半支莲、白花蛇舌草、当归、赤芍。

白头翁　黄柏　黄连　秦皮

（2）气虚下陷，脏毒瘀阻

证候　大便出血，色鲜红，但下而不爽，或夹黏冻，里急后重，肛门疼痛，口干舌燥，面色萎黄，神疲乏力；舌苔薄，脉细软。

治法　益气摄血，解毒祛瘀。

方药　补中益气汤（《脾胃论》）加木香、芍药、丹皮、地榆炭。

人参　黄芪　白术　当归　陈皮　升麻　柴胡　甘草

若证见阳虚者加补骨脂、炮姜；证见阴虚者加阿胶、侧柏叶、小蓟；证见气阴两虚者加玄参、麦冬、石斛、沙参。

2. 白细胞降低　属中医"虚损"、"劳瘵"范围，多系气虚血弱、肝肾亏损引起。

（1）气血虚弱

证候　神疲乏力，头晕眼花，面色萎黄，食纳差，小便清长，大便不实；舌质淡，苔薄白，脉细软。

治法　益气养血。

方药　八珍汤（《正体类要》）加黄芪、升麻。

人参　白术　茯苓　甘草　当归　白芍　川芎　熟地　生姜　大枣

（2）肝肾亏损

证候　头晕耳鸣，腰膝酸软，心烦易怒，尿黄，便秘，夜寐不安，口干欲饮；舌红，苔薄少或光剥，脉细数。

治法　滋肾疏肝，养阴清热。

方药　六味地黄丸（方见本节）加当归。

【预后】

影响预后的因素主要有临床期别、病理类型、肿瘤体积、淋巴转移、治疗方法、全身情况等。早期时手术与放疗效果相近，腺癌放疗效果不如鳞癌。淋巴无转移者，预后好。宫颈癌 5 年生存率：Ⅰ期为 81.6%，Ⅱ期为 61.3%，Ⅲ期为 36.7%，Ⅳ期为 12.1%。

【随访】

治疗后第 1 年内，第一个月随访第一次，以后每隔 2~3 个月复查一次，第 2 年每 3~6 个月复查一次，第 3~5 年每半年复查一次，以后每年复查一次。随访内容包括盆腔检查、胸透、血常规检查。

第二节　子宫肌瘤

子宫肌瘤（myoma of uterus）是女性最常见的良性肿瘤，由增生的子宫平滑肌组织及少量纤维结缔组织构成。好发于 30~50 岁妇女，以 40~50 岁最多见，20 岁以下少见。尸检资料显示，35 岁以上妇女约 20% 有子宫肌瘤，有的因无症状而未就医，故临床报道的发病率远远低于其实际的发病率。

本病属中医"癥瘕"范围。

【病因病理】

一、西医病因病理

（一）病因

确切的病因病理尚不明了。根据好发于生育年龄妇女，绝经后有缩小或消失的现象，提示子宫肌瘤的发生可能与女性激素有关。雌激素促使子宫肌瘤细胞增生肥大，肌层变厚，子宫增大。子宫肌瘤细胞中雌激素受体和组织中雌二醇含量较正常子宫肌组织高。合并妊娠时，胎盘生乳素有促进雌二醇对子宫肌瘤的作用，使肌瘤在妊娠期间生长加快。孕激素可刺激子宫肌瘤细胞核分裂，促进肌瘤生长。

（二）病理

1. 巨检　典型肌瘤为实质性球形结节，表面光滑，呈白色，质硬，切面为漩涡状结构，肌瘤的颜色与硬度因所含纤维组织的多少而变化。若含平滑肌多，则色略红，质较软，反之色较白，质较硬。肌瘤与周围组织有明显界限，虽无包膜，但肌瘤周围的子宫肌层受压后形成假包膜，其与肌瘤间有一层疏松网隙区域，易剥离。血管从外穿入假包膜供给肌瘤营养，假包膜中的血管呈放射状，因缺乏外膜，受压后易形成循环障碍，而发生各种退行性变。

2. 镜检　肌瘤由皱纹状排列的平滑肌纤维与结缔组织相交叉而成，呈漩涡状，细胞大小均匀，呈卵圆形或杆状，核染色较深。

3. 肌瘤的变性　肌瘤失去其原有典型结构时称肌瘤变性。

（1）**玻璃样变**　最多见，肌瘤部分组织水肿变软，漩涡状结构消失，变为均匀透明状物质，色苍白。镜下见病变区域肌细胞消失，为均匀粉红色结构区，与周围界限明显。

（2）**囊性变**　继发于玻璃样变，组织坏死液化形成多个囊腔，其间有结缔组织相隔，也可融合成一个大囊腔，囊内含有清亮或草黄色液体或胶冻状。

（3）**红色变**　多发生于妊娠期或产褥期，是一种特殊类型的坏死，其发生原因不清。肌瘤体积迅速增大，发生血管破裂，出血弥散于组织内。肌瘤剖面呈暗红色，如半熟的烤牛肉，腥臭，质脆，漩涡状结构消失。镜下见假包膜内大静脉及瘤体内小静脉有栓塞及溶血，肌细胞减少，并可见较多脂肪小球沉积。

（4）**肉瘤变**　肌瘤恶变即为肉瘤变，国内资料报道发病率为 $0.4\% \sim 0.8\%$，多见于年龄大的妇女，尤其是绝经后的妇女。肌瘤在短时间内迅速增大伴不规则阴道流血者要警惕。

（5）**钙化**　多见于蒂部较小、血供不足的浆膜下肌瘤及绝经后妇女的肌瘤。多在脂肪变性后，分解成三酰甘油，再与钙盐结合成碳酸钙石，形成营养不良性钙化。镜下见钙化区层状沉积，呈圆形或不规则形。

二、中医病因病机

1. 气滞血瘀　七情所伤，肝气郁结，阻滞经脉，血行受阻，气聚血凝，积而成块；或经行产后，血室正开，风寒侵袭，血脉凝涩不行，邪气与血相搏结，积聚成块，逐渐增大而成癥瘕。

2. 气虚血瘀　气虚运血无力，血行不利，瘀积日久而成结块。

3. 痰湿瘀结　脾阳不振，饮食不节，脾失健运，水湿不化，凝而为痰，痰浊与气血相搏，痰凝气血，痰湿瘀结，积聚不散，日久渐成癥瘕。

4. 寒凝血瘀　经期产后，感受寒邪，或过食寒凉生冷，寒客冲任，与血相搏，以致子宫、冲任气血运行不畅，积聚成块，逐渐增大而成癥瘕。

【分类】

按肌瘤发生部位不同分为宫体肌瘤（占92%）和宫颈肌瘤（占8%）。根据子宫肌瘤与子宫肌壁的关系可分为三类（图19-4）。

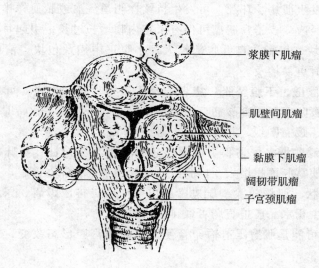

图19-4　各型子宫肌瘤示意图

1. 肌壁间肌瘤　约占60%~70%，肌瘤位于子宫肌壁间，周围均被肌层包围。

2. 浆膜下肌瘤　约占20%，肌瘤向子宫浆膜面生长，突起于子宫表面，肌瘤表面覆盖浆膜层。有的仅有一蒂与子宫相连，成为带蒂肌瘤。若蒂部扭转断裂，落入盆腔后继续生长，称异生性肌瘤，伸入阔韧带生长者，称阔韧带肌瘤。

3. 黏膜下肌瘤　约占10%~15%。肌瘤向子宫黏膜方向生长，突出于宫腔甚至突入阴道，仅有黏膜层覆盖，称黏膜下肌瘤。

子宫肌瘤常为多发，各类肌瘤可发生在同一子宫，称多发性子宫肌瘤。

【临床表现】

一、症状

多无明显症状，常于盆腔检查或 B 超等检查时偶被发现，症状与肌瘤的部位、大小、生长速度、有无变性等关系密切。

1. 月经改变　大的肌壁间肌瘤使宫腔面积增大，宫缩不良，导致月经周期缩短，经期延长，经量增多，不规则阴道流血等。黏膜下肌瘤常表现月经过多，经期延长。若发生溃疡、坏死，可发生持续性阴道流血或脓血样排液。浆膜下肌瘤多无明显月经改变。子宫肌瘤可伴有子宫内膜增长过长，引起月经紊乱。

2. 盆腔包块　患者常自诉腹部长大，小腹正中扪及包块，清晨膀胱充盈将子宫推向上方时更易扪及。

3. 腹痛、腰酸、下腹坠胀　患者通常无腹痛。肌瘤增大，可压迫盆腔组织和神经而致下腹坠痛及腰部酸痛，经期加重。浆膜下肌瘤蒂扭转时，表现急性腹痛。红色变时，腹痛剧烈，并伴发热、恶心呕吐。

4. 阴道分泌物增多　黏膜下肌瘤伴感染时可有脓血性伴臭味的分泌物。大的壁间肌瘤可使宫腔面积增大，内膜腺体分泌增加而白带过多。

5. 压迫症状　肌瘤较大，压迫膀胱出现尿频、排尿障碍、尿潴留等。压迫输尿管可致肾盂积水。压迫直肠可致排便困难等。

6. 不孕　可能是肌瘤压迫输卵管使之扭曲或宫腔形态改变，妨碍受精卵着床所致。

7. 贫血　长时间月经过多致继发性贫血。严重时可出现全身乏力、面色苍白、气短等症状。

二、体征

常与肌瘤大小、数目、位置、有无变性有关。肌瘤较大时，可在腹部扪及质硬、无压痛的不规则肿块。妇检时，发现子宫增大、质硬、不规则，或有明显结节突出于表面。浆膜下肌瘤或可扪及有蒂与子宫相连的质硬、活动的球形块物。带蒂黏膜下肌瘤可脱出宫颈外口至阴道内，呈粉红色，表面光滑。

【实验室及其他检查】

1. B 型超声检查　是子宫肌瘤的主要辅助检查手段，通过 B 型超声检查，可对肌瘤所在部位、大小、数目作出诊断。超声显示肌瘤多呈弱回声，周边可见到假膜的反射声影。

2. 探测宫腔　常用探针探查宫腔深度、方向、有无变形，必要时可配合 B 型超声以确定肌瘤位置。

3. 宫腔镜检查　常用于小型黏膜下肌瘤的诊断。宫腔镜可以在直视下观察宫腔内病变性质，确定病变部位，并能准确地取材活检，对黏膜下肌瘤也可以同时切除。

4. 其他　腹腔镜、子宫输卵管造影、CT、MRI 等都可协助诊断。

【诊断与鉴别诊断】

一、诊断要点

根据病史、症状、体征可作出诊断，另外常借助实验室及其他辅助检查协助诊断。

二、辨证要点

子宫肌瘤，中医辨证属血瘀或痰瘀互结，病性属实或虚实夹杂，故辨清虚实寒热是治疗的关键。月经或前或后，量或多或少，色紫暗有血块，块下痛减，伴胸胁胀痛者，属气滞血瘀；月经先期量多，色淡质稀，夹有大血块，但无腹痛，伴乏力气短者，属气虚血瘀；经色暗红，质黏有块，量或多，平时带下量多色白，质黏腻，伴胸脘满闷者，属痰瘀互结；若月经后期量少，色黑红有血块，小腹冷痛，血块排出腹痛减轻，属寒凝血瘀。

三、鉴别诊断

1. 妊娠子宫　妊娠时有停经史，早孕反应，子宫随停经月份增大，质软，妊娠试验阳性，B 超可确诊。子宫肌瘤无上述改变，肌瘤囊性变易误诊为妊娠子宫。

2. 卵巢肿瘤　一般无月经改变，包块多偏向一侧，能与子宫分开。卵巢实质性肿瘤易被误诊为带蒂浆膜下肌瘤，肌瘤囊性变可误诊为卵巢囊肿。应详细询问病史，仔细行三合诊检查，查清肿瘤与子宫的关系。必要时借助 B 超、腹腔镜检查协助诊断。

3. 炎性肿块　多有盆腔感染史，常伴有发热、腹痛等。盆腔检查时，肿块边界不清，触痛，经消炎、理疗等诊治有效。B 超可协助诊断。

4. 子宫腺肌病及腺肌瘤　两者均可使子宫增大，经量增多，并见继发进行性痛经。子宫腺肌病子宫呈均匀性增大，很少超过 3 个孕月大小。子宫肌瘤则表现为不规则结节状突起，鉴别有时较困难。

5. 子宫畸形 双子宫或残角子宫易误诊为子宫肌瘤。但子宫畸形自幼就有，无月经改变等。B 超、膀胱镜、子宫输卵管造影可鉴别。

【治疗】

根据患者年龄、生育要求、症状、肌瘤大小等方面决定治疗方案。

一、西医治疗

1. 随访观察 如肌瘤较小，无明显症状，或围绝经期患者，不需要特殊治疗，可期待雌激素水平低落，肌瘤自然萎缩或消失，一般每 3 ~ 6 月随访一次。若发现肌瘤增大或症状加重应考虑进一步治疗。

2. 药物治疗 适应证：增大子宫似妊娠子宫 2 个月大小以内，症状不明显或较轻，近绝经年龄及全身情况不能手术者，可给予药物对症治疗。

（1）**雄激素** 可对抗雌激素，使子宫内膜萎缩或直接作用于平滑肌，使其收缩而减少出血，还可使近绝经期患者提早绝经。常用药物：甲睾酮 10mg，舌下含化，每日 1 次，月经后连用 20 天；或丙酸睾酮 25mg 肌注，每 5 日 1 次，月经来潮时 25mg 肌注，每日 1 次，共 3 次。每月剂量不超过 300mg，以免出现男性化。

（2）**促性腺激素释放激素类似物（GnRH-α）** 可抑制垂体、卵巢功能，降低雌激素水平，适用于治疗小肌瘤（≤2 个月妊娠子宫大小）、经量增多或周期缩短、绝经过渡期患者。药物如亮丙瑞林等。长期应用可使雌激素缺乏，导致骨质疏松，故不宜长期应用。

（3）**米非司酮** 与孕激素竞争受体，拮抗孕激素作用，通过减少子宫血流而使肌瘤体积减小。每次 12.5 ~ 25mg，口服，每日 1 次，连续服 3 个月。

3. 手术治疗 适应证：子宫≥2 个半月妊娠子宫大小，或症状明显致继发贫血者。手术方式有：

（1）**肌瘤切除术** 适用于 35 岁以下，要求保留生育功能、肌瘤数目较少者。

（2）**子宫切除术** 肌瘤较大，症状明显，继发贫血，保守治疗无效，不需保留生育功能者，可行子宫次切除术或子宫全切除术。

4. 介入治疗 介入治疗是在影像设备监视下，对病变准确定位，以精细器械进行微创操作为特点的治疗方法。包括子宫动脉栓塞术、子宫肌瘤射频消融术、瘤体内注射治疗和聚焦超声治疗等。

二、中医治疗

中医药治疗肿瘤，主要针对良性肿瘤，且选择非手术治疗的适应范围。以活血化瘀为主要治疗原则。气滞血瘀者，行气活血，化瘀消癥；气虚血瘀者，补气健脾，化瘀散结；痰湿瘀结者，化瘀除湿，活血消癥；寒凝血瘀者，暖宫散寒，化瘀散结。临证新病多实，宜攻宜破；久病不愈，或术后，以补益气血为主，恢复机体的正气。若正气已复，肿块未除，复以攻破为主。

1. 气滞血瘀

证候　下腹部结块，触之有形，按之痛或不痛，小腹胀满，月经先后不定，经血量多有块，经行难净，经色晦暗，肌肤甲错；舌质紫暗，或有瘀斑，脉沉弦涩。

治法　行气活血，化瘀消癥。

方药　香棱丸（《济生方》）加桃仁、瞿麦、海藻、昆布。

木香　丁香　京三棱　枳壳　青皮　川楝子　茴香　莪术

若经行量多，或经漏淋沥不止，加炒蒲黄、五灵脂、血余炭；月经后期，加牛膝、泽兰、川芎；经行腹痛，加延胡索。

2. 气虚血瘀

证候　胞中结块，月经先期，量多，色淡质稀，夹有大血块，小腹坠痛，带下量多，色白质稀，四肢乏力，少气懒言；舌淡暗，苔薄白，脉虚细而涩。

治法　补气健脾，化瘀散结。

方药　补中益气汤（《脾胃论》）合失笑散（《太平惠民和剂局方》）加三棱、莪术、夏枯草。

人参　黄芪　甘草　当归　陈皮　升麻　柴胡　白术

蒲黄　五灵脂

若兼形寒肢冷，五更泄泻者，加伏龙肝煎汤代水，仙灵脾温阳止泻。

3. 痰湿瘀结证

证候　下腹结块，触之不坚，固定难移，经行量多，淋沥难净，经间带下增多，胸脘痞闷，腰腹疼痛；舌体胖大，紫暗，有瘀斑、瘀点，苔白厚腻，脉弦滑或沉涩。

治法　化瘀除湿，活血消癥。

方药　苍附导痰丸（《叶天士女科诊治秘方》）合桂枝茯苓丸（《金匮要略》）。

茯苓　半夏　陈皮　甘草　苍术　香附　南星　枳壳　生姜　神曲

桂枝　赤芍　丹皮　桃仁

若经行量多，或经漏淋沥不止，加炒蒲黄、五灵脂、血余炭；月经后期量少，加牛膝、泽兰、川芎；经行腹痛，加延胡索。

4. 寒凝血瘀

证候 腹中结块，月经后期，量少，色暗红，夹有血块，小腹冷痛拘急，块下腹痛减轻，带下量多，色白质稀，四肢不温；舌淡紫，苔薄白，脉沉紧。

治法 暖宫散寒，化瘀散结。

方药 少腹逐瘀汤（《医林改错》）。

小茴香 干姜 延胡索 没药 当归 川芎 肉桂 赤芍 蒲黄 五灵脂

若兼痰湿者，加白芥子、浙贝、山慈菇以化痰散结；若兼阳虚者，加鹿角胶、熟地、牛膝以补肾温阳。

【转归与预后】

中医药治疗良性肿瘤，大多有效。中医药着重整体调治，对改善症状，缩小瘤体，调经助孕，安胎有确切疗效，无明显副作用。

【预防与调摄】

坚持做好妇女卫生保健及普查工作，定期进行防癌检查。40 岁以上者，每年普查一次，以期早发现、早治疗。患病后，及时采取有效的综合治疗措施，在治疗中定期复查，排除恶性变，一经明确诊断为恶性肿瘤，按恶性肿瘤及早论治。

第三节 子宫内膜癌

子宫内膜癌（carcinoma of endometrium），又称子宫体癌，80% 发生在子宫腺体，因此又称子宫内膜腺癌，为女性生殖道三大恶性肿瘤之一，好发于 58 ~ 61 岁妇女，占女性生殖道恶性肿瘤 20% ~30%。近年来其发病率呈上升趋势。

子宫内膜癌散见于中医的"月经失调"、"崩漏"、"年老经水复行"、"癥瘕"、"带下"等病证中。

【病因病理】

一、西医病因病理

（一）病因

确切的病因仍不清楚，可能与下列因素有关：

1. 雌激素对子宫内膜的长期持续刺激　子宫内膜在雌激素的长期持续刺激而无孕激素拮抗下，可引起子宫内膜增生症，甚至不典型增生，进而转变为内膜癌。临床上常见于无排卵型功血、多囊卵巢综合征、分泌雌激素的卵巢肿瘤、长期服用雌激素的绝经后妇女以及长期服用他莫西芬的乳腺癌患者。

2. 体质因素　肥胖、高血压、糖尿病是本病的高危因素。临床上将肥胖、高血压、糖尿病称之为内膜癌的"三联征"，多由垂体功能失调导致代谢障碍及雌、孕激素对内膜的不协调作用所致。不孕、晚绝经、多囊卵巢综合征也可增加患内膜癌的危险性，不孕与绝经延迟是由于雌激素刺激时间过长引起。多囊卵巢综合征患者因失去排卵功能，内膜缺少孕激素拮抗而长期受雌激素刺激。

3. 遗传因素　约20%内膜癌患者有家族史。内膜癌患者近亲有家族肿瘤史比宫颈癌患者高2倍。

4. 基因改变　分子生物学研究证实，内膜癌与其他癌症一样，是一种基因疾患。癌基因与抑癌基因多次变异，迫使细胞内遗传物质逐步恶性转化，最终导致癌变。

（二）病理

1. 巨检　依据病变形态和范围分两种类型。

（1）局限型　癌灶多局限在宫底部或宫角部，呈息肉状或小菜花状，表面有溃疡，易出血。此型病灶最小，但侵蚀能力强，常可浸润至深肌层。

（2）弥漫型　子宫内膜大部或全部为癌组织侵犯，癌灶可充满宫腔或脱至宫口外，癌灶呈菜花样，为灰白或淡黄色，表面有出血坏死，有时形成溃疡，虽广泛累及内膜却较少侵犯肌层，但晚期可侵犯肌层并扩展至宫颈管。

2. 镜检　有多种细胞类型。

（1）内膜样腺癌　约占80%～90%。内膜腺体高度异常增生，上皮复层，并形成筛孔状结构。癌细胞异型明显，核大，不规则，深染，核分裂活跃，分化差的腺癌腺体少，腺结构消失，成实性癌块。

（2）腺癌伴鳞状上皮化　腺癌组织中含有鳞状上皮成分。根据鳞状上皮的良恶性，良性为腺角化癌，恶性为鳞腺癌，介于两者之间称腺癌伴鳞状上皮不典型增生。

（3）浆液性腺癌　约占10%。复杂的乳头状结构，明显细胞复层，核异型性较大，约1/3患者伴砂粒体。恶性程度很高，易广泛累及肌层、血管及淋巴并发生转移，无明显肌层浸润时，也可能发生腹膜播散。

（4）透明细胞癌　约占4%。癌细胞内胞浆丰富透亮，核异型性居中，或由靴钉状细胞组成，恶性程度高，易早期转移。

二、中医的病因病机

某些素体易怒之人，处于好发年龄，年老体衰，又长期七情不遂，或为六淫之邪及湿毒之气入侵，导致气滞血瘀，毒结胞宫，发为本病。病性为虚实夹杂，病位在冲任、胞宫。日久正气虚甚，瘀毒走窜，预后不良。常见证型如下。

1. 瘀毒壅滞　素性抑郁，常烦扰不已，肝气不舒，气滞血瘀。情志抑郁，火毒内生，郁火毒邪夹瘀血凝滞而生肿瘤。或外感六淫毒邪，毒火入侵，与瘀血相结，滞于冲任、胞宫，发为子宫内膜癌。

2. 湿毒瘀滞　素体肥胖，痰湿内聚；或素体脾虚，不能运化水湿，则水聚于内，久成湿毒；或素体肾虚，肾阴不足，虚热内生，炼液为痰；或肾阳不足，不能化气行水，亦能成痰。痰湿阻碍气血运行而致血瘀，痰瘀湿聚，久而成毒，毒结冲任、胞宫而致子宫内膜癌。

3. 瘀毒走窜，气阴两虚　素体肝肾不足，或气血不足，年过七七，阴虚益甚，阴虚火旺，火毒内蕴，火灼血为瘀，炼液为痰，痰、瘀、毒火壅滞于冲任、胞宫而成子宫内膜癌。另病邪日久，耗伤气血，或病人经手术、放射治疗、化学药物治疗之后，大伤气阴，机体抗癌能力降低，癌瘤进一步扩散，呈现瘀毒走窜之象。

【转移途径】

内膜癌生长缓慢，局限在内膜时间较长。转移途径主要为直接蔓延、淋巴转移，晚期有血行转移。

1. 直接蔓延　癌灶初期沿子宫内膜蔓延生长，向上经宫角至输卵管；向下至宫颈管，可继续蔓延至阴道。也可浸润肌层而达浆膜面，侵及输卵管、卵巢，并广泛种植在盆腔腹膜、直肠子宫陷凹及大网膜。

2. 淋巴转移　是内膜癌的主要转移途经。当癌组织浸润至肌层，或扩散至宫颈管，或癌组织分化不良时，易发生淋巴转移。其转移途经与癌灶生长部位有关。宫底部癌灶多沿阔韧带上部淋巴管网，经骨盆漏斗韧带至卵巢，向上至腹主动脉旁淋巴结。宫角部癌灶多沿圆韧带到腹股沟淋巴结。子宫下段及宫颈管癌灶转移同宫颈癌淋巴转移途径。子宫后壁癌灶可通过宫骶韧带扩散到直肠淋巴结。

3. 血行转移　少见。多在晚期经血行转移到肺、肝、骨等处。

【临床分期】

目前采用国际妇产科联盟 1971 年的临床分期方法（表 19 - 2），对手术治疗者采用手术 - 病理分期（表 19 - 3）。

表 19 - 2 子宫内膜癌临床分期 (FIGO, 1971)

分　期	肿瘤范围
0 期	腺瘤样增生或原位癌（不列入治疗结果统计）
I 期	癌局限于宫体
I a 期	宫腔长度 ≤8cm
I b 期	宫腔长度 >8 cm
	根据组织学分类：Ia 及 Ib 期又分为 3 个亚期：G_1：高分化腺癌；G_2：中分化腺癌；G_3：未分化癌
II 期	癌已侵犯宫颈
III 期	癌扩散至子宫以外盆腔内（阴道或宫旁组织可能受累），但未超出真骨盆
IV 期	癌超出真骨盆或侵犯膀胱或直肠黏膜，或有盆腔以外的播散
IVa 期	癌侵犯附近器官，如直肠、膀胱
IVb 期	癌有远处转移

表 19 - 3 子宫内膜癌手术 - 病理分期 (FIGO, 2000)

分　期	肿瘤范围
I 期	癌局限于宫体
I A	癌局限在子宫内膜
I B	侵犯肌层 ≤1/2
I C	侵犯肌层 >1/2
II 期	癌扩散至宫颈，但未超越子宫
II A	仅累及宫颈管腺体
II B	浸润宫颈间质
III 期	癌局部或（和）区域转移
III A	癌浸润至浆膜和（或）附件，或腹水含癌细胞，或腹腔冲洗液阳性
III B	癌扩散至阴道
III C	癌转移至盆腔和（或）腹主动脉旁淋巴结
IV A	癌浸润膀胱黏膜和（或）直肠黏膜
IV B	远处转移（不包括阴道、盆腔黏膜、附件以及腹主动脉旁淋巴结转移，但包括腹腔内其他淋巴结转移）

【临床表现】

1. 症状 早期无明显症状，仅在体检、普查时偶然发现。出现症状，则多表现为：

（1）阴道流血 主要表现为绝经后阴道流血，量不多，常为不规则或持续流血；尚未绝经者表现为经量增多，经期延长，或经间期出血。

（2）阴道排液　少数患者诉排液增多，呈浆液性或血性，如合并感染则有脓血性排液，并伴有恶心。

（3）疼痛　一般不引起疼痛，晚期癌灶浸润周围组织或压迫神经引起下腹及腰骶部疼痛，并向下肢放射。当癌灶侵犯宫颈，堵塞宫颈管导致宫腔积脓时，可出现下腹胀痛及痉挛样疼痛。

（4）全身症状　晚期患者可出现贫血、消瘦、恶病质、发热等全身衰竭症状。

2. 体征　早期妇科检查无明显异常。随病情逐渐发展，子宫增大，稍软；晚期可见癌组织自宫口脱落，质脆，触之易出血。若合并宫腔积脓，子宫明显增大，极软。若癌灶向周围浸润，子宫固定，或在宫旁或盆腔内扪及不规则结节状物。

【实验室及其他检查】

1. B超　极早期时见子宫正常大，仅见宫腔线紊乱、中断。典型内膜癌声像图为子宫增大或绝经后子宫相对增大，宫腔见实质不均匀回声区，形态不规则，宫腔线消失，有时见肌层内不规则回声紊乱区，边界不清。

2. 分段刮宫　是确诊内膜癌最常用最可靠的方法。先用小刮匙环刮宫颈管，再进宫腔搔刮内膜，获得宫内容物分瓶标记送病检。操作时动作要轻柔，内容物够病检所需即应停止操作，以免子宫穿孔。

3. 其他辅助诊断方法

（1）宫腔细胞学检查　用特别的宫腔吸管或宫腔刮匙放入宫腔，直接吸取内容物查找癌细胞，阳性率达90%。但最后确诊仍须根据病理检查结果。

（2）宫腔镜检查　可直视宫腔，观察病灶大小，生长部位，形态，并可取活组织送病理检查。

（3）CA_{125}、MRI、CT、淋巴造影检查　有条件者可选用这些检查以协助诊断。

【诊断与鉴别诊断】

一、诊断要点

根据病史、症状、体征等可作出初步诊断，确诊需根据分段刮宫病理检查结果。

二、中医辨证要点

本病初期为正盛邪实，表现为经期紊乱，量时多时少，有血块，块下痛减，伴有乳房小腹胀痛者，属瘀毒壅滞；经期紊乱，色红质黏有块，伴面浮肢肿，大便黏腻不爽者，属湿毒瘀滞；本病后期，阴道浊血淋沥，带下赤白如脓或浑浊、秽臭，伴形体消瘦，面色苍白，低热不退，则为邪盛正衰，瘀毒走窜，预后不良。

三、鉴别诊断

1. 绝经过渡期功能失调性子宫出血　主要表现为月经量过多，经期延长，不规则阴道流血等。妇科检查无异常发现，与内膜癌的症状和体征相似，临床鉴别较困难，最后需靠分段刮宫病理检查辅助诊断。

2. 老年性阴道炎　临床表现为血性白带，阴道壁充血或黏膜下散在出血点。子宫内膜癌的阴道壁正常，排液来自宫颈管内。

3. 子宫黏膜下肌瘤或内膜息肉　常表现为月经过多及经期延长，与内膜癌症状相似，应及时行 B 超、宫腔镜及分段刮宫检查。

4. 老年性子宫内膜炎　常表现为阴道排液增多，呈浆液性、脓性或血性，子宫正常大或稍大变软，应行诊断性刮宫或消炎治疗后再作诊刮。

5. 原发性输卵管癌　临床表现为阴道排液，阴道流血和下腹疼痛。宫旁扪及肿物，分段刮宫检查阴性。而内膜癌宫旁无块物扪及，刮宫检查阳性。可借助 B 超协助诊断。

6. 宫颈管癌、子宫肉瘤　均表现为不规则阴道流血及排液增多。宫颈管癌病灶在宫颈管内，宫颈扩大成桶状，子宫肉瘤多因病灶在宫腔内致子宫增大。分段刮宫及宫颈活检可予鉴别。

【治疗】

应根据子宫大小、肌层是否被癌浸润、宫颈管是否累及、癌细胞分化程度及患者全身情况等而定。主要的治疗手段为手术、放疗、药物治疗等，中医药作为辅助治疗手段。

一、西医治疗

1. 手术治疗　为首选的治疗方法，尤其对早期病例。0 期宜行全子宫切除术；Ⅰ期应行全子宫及双附件切除术，阴道黏膜及宫旁均需切除 1～2cm。具有以下情况之一者，应行盆腔及腹主动脉旁淋巴结取样和（或）清扫术：①病理类型为透明细胞癌、浆液性癌、鳞形细胞癌或 G_3 的内膜样癌。②侵犯肌层深度 >1/2。③肿瘤 >2cm。Ⅱ期应行广泛子宫切除术及双侧盆腔淋巴结及腹主动脉旁淋巴结清扫术。

2. 手术加放疗 适用于术后发现深肌层浸润、淋巴结可疑或已转移。一般采用 ^{60}Co 或直线加速器。Ⅱ、Ⅲ期患者可在术前加用腔内或体外照射，待放疗结束 2～4 周后再行手术治疗。

3. 放射治疗 腺癌对放射线不敏感，但对老年或严重合并症者或Ⅲ、Ⅳ期不能手术者，采用放疗仍有一定效果。放疗包括腔内照射及体外照射。腔内多采用 ^{60}Co 或直线加速器。

4. 孕激素治疗 适用于晚期，或复发癌、不能手术切除，或年轻、早期、需要保留生育功能者。常用药物甲羟孕酮每日 200～400mg，己酸孕酮每日 500mg，每周 2 次，连用 10～12 周后，给予维持量，可持续治疗 6 个月或 1 年。

5. 抗雌激素治疗 他莫西芬（tamoxifen）为一种非甾体类抗雌激素药物，并有微弱雌激素作用。治疗内膜癌时，其适应证与孕激素相同。一般剂量每次 10～20mg，每日 2 次，口服，持续 3～6 月。他莫西芬有促使孕激素受体水平升高的作用，受体水平低的患者可先服他莫西芬使孕激素受体含量上升后，再用孕激素治疗，或两者同时应用，可望提高疗效。

6. 化疗 晚期不能手术或治疗后复发者可考虑使用化疗，常用的化疗药物有顺铂、氟尿嘧啶、紫杉醇、环磷酰胺、阿霉素等。可单独应用，也可几种药物联合应用，或与孕激素合并应用。

二、中医治疗

（一）辨证论治

1. 瘀毒壅滞

证候 经期紊乱，淋沥不断，或绝经多年之后又见阴道出血，量时多时少，色红，有块，块下腹痛，或带下量多，赤白相兼，味臭秽，伴有精神抑郁或烦躁易怒，胸闷不适，小腹、乳房胀痛；舌质暗红，或有瘀斑，苔薄白，脉弦或细弱。

治法 行气化瘀，解毒散结。

方药 化瘀解毒散（《常见肿瘤的良方妙法》）去木通、车前草，加柴胡、郁金、夏枯草。

白花蛇舌草　天葵子　土茯苓　当归　赤芍　川芎　蒲黄　栀子　元胡　乳香　没药　木通　车前草

若阴道出血多者，加大小蓟以凉血止血，抗肿瘤。

2. 湿毒瘀滞

证候　经期紊乱，或崩或漏，日久不止，或绝经数年有阴道下血，量或多或少，色红，质黏有块，带下量多，色白或红白相兼，质稠黏，眼睑或下肢浮肿，大便黏腻不爽；舌质暗淡，苔白腻，脉滑。

治法　化瘀除痰，解毒散结。

方药　银甲丸(《王渭川妇科经验选》)去大青叶，加三七粉、半支莲。

银花　连翘　升麻　红藤　蒲公英　鳖甲　紫花地丁　生蒲黄　椿根皮　大青叶　茵陈　琥珀末　桔梗

若湿而偏寒者，加皂角、蜀椒以辛温涤痰；若偏湿热者，加僵蚕、苦参以清热燥湿解毒。

3. 瘀毒走窜，气阴两虚

证候　阴道浊血淋沥不断，带下赤白如脓或浑浊，味秽臭，形体消瘦，面色苍白，口干舌燥，纳差食少，低热不退；舌红或红紫，苔白少津，或光剥无苔，脉弦细或软无力。

治法　补气益阴，祛瘀解毒。

方药　扶正化瘀解毒汤(《现代中西医妇科学》)。

人参　龟甲　鳖甲　白术　生黄芪　枸杞子　首乌　沙参　紫草　草河车　石上柏　全蝎　蜈蚣

若阴道出血多者，加杜仲炭、三七粉（冲服）以补肾、化瘀止血。若带下量多，味臭严重者，加败酱草、蚤休、半边莲以清热解毒，抗肿瘤。

（二）放疗及化疗后反应的辨证论治

参见"宫颈癌"。

【预后及随访】

子宫内膜癌预后较好，Ⅰ期5年生存率在80%以上。影响预后的因素主要是肌层浸润的深度、组织分化程度、临床期别和是否有淋巴结转移。

随访时间：术后2年内，每3~6个月1次，术后3~5年每6个月至1年1次。

【预防】

预防及早期发现内膜癌的措施：①定期体检；②正确掌握使用雌激素的指征；③围绝经期妇女月经紊乱应先排除内膜癌；④绝经后妇女，如阴道不规则流血，应警惕内膜癌可能；⑤注意高危因素，重视高危患者。

第四节　卵巢肿瘤

卵巢肿瘤是女性生殖系统常见肿瘤之一，其发病范围较广泛，组织学类型繁多，是全身各脏器肿瘤类型最多的器官。有良性、交界性、恶性之分。其中，卵巢恶性肿瘤5年存活率仍较低，徘徊在30%左右。卵巢位于盆腔深部，不容易扪及或查得，早期无明显自觉症状，患者就医时往往已属晚期。

卵巢肿瘤可参照"癥瘕"、"虚劳"治疗。

【组织学分类】

目前采用世界卫生组织（WHO，1973）制定的卵巢肿瘤组织学分类法（表19－4）。

表19－4　　　　　卵巢肿瘤组织学分类（WHO，1973，部分内容）

一、上皮性肿瘤
- （一）浆液性肿瘤
- （二）黏液性肿瘤
- （三）子宫内膜样肿瘤
- （四）透明细胞中肾样瘤
- （五）纤维上皮瘤（勃勒纳瘤）
- （六）混合性上皮瘤
- （七）未分化癌

良性、交界性、恶性

二、性索间质肿瘤
- （一）颗粒细胞－间质细胞肿瘤
  - 1. 颗粒细胞瘤
  - 2. 卵泡膜细胞瘤－纤维瘤
    - （1）卵泡膜细胞瘤
    - （2）纤维瘤
- （二）支持细胞－间质细胞肿瘤（睾丸母细胞瘤）
- （三）两性细胞瘤
- （四）环管状性索瘤

续表

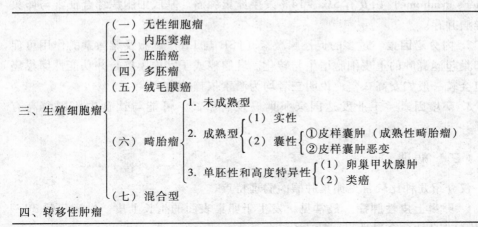

四、转移性肿瘤

1. 卵巢上皮性肿瘤 占原发性卵巢肿瘤的 50% ~ 70%，其中恶性类型占卵巢恶性肿瘤的 85% ~ 90%。该类肿瘤来源于卵巢表面的生发上皮，而生发上皮来源于原始体腔上皮，具有向各种苗勒上皮分化的潜能。如向输卵管上皮分化，形成浆液性肿瘤；向宫颈上皮分化，形成黏液性肿瘤；向子宫内膜转化，则形成子宫内膜样肿瘤。

2. 生殖细胞肿瘤 占卵巢肿瘤的 20% ~ 40%。生殖细胞来源于生殖腺以外的内胚叶组织，生殖细胞有向所有组织分化的功能。未分化者为无性细胞瘤，胚胎多能者为胚胎癌，向胚胎结构分化为畸胎瘤，向胚外结构分化为内胚窦瘤、绒毛膜癌。

3. 性索间质肿瘤 约占卵巢肿瘤的 5%。性索间质来源于原始体腔的间叶组织，可向男女两性分化。如向上皮分化，形成颗粒细胞瘤或支持细胞瘤；向间质分化，形成卵泡膜细胞瘤或间质细胞瘤。此类肿瘤具有内分泌功能，故又称功能性卵巢肿瘤。

4. 转移性肿瘤 占卵巢肿瘤的 5% ~ 10%，其原发部位常为胃肠道、乳腺及生殖器官。

【病因病理】

一、西医的病因病理

（一）高危因素

1. 遗传和家族因素 约 20% ~ 25% 卵巢恶性肿瘤患者有家族史。所谓家族聚集性卵巢癌是指一家数代均发病，主要是上皮性癌。皮 – 杰综合征（Peutz –

Jegher's syndrome）妇女有 5% ~14% 发生卵巢肿瘤。基底细胞痣综合征常与卵巢纤维瘤并存。

2. 内分泌因素　过多的促性腺激素（FSH 与 LH）刺激及雌激素的作用可促使卵巢包涵囊肿的上皮细胞增生与转化。乳腺癌或子宫内膜癌合并功能性卵巢癌的机会较一般妇女高 2 倍，说明三者均为激素依赖性疾病。

3. 环境因素　工业发达国家卵巢癌发病率高，可能与饮食中胆固醇高有关系。

（二）病理

仅介绍几种比较常见卵巢肿瘤的病理特点。

1. 卵巢上皮性肿瘤　最常见，发生于卵巢表面的生长上皮。发病年龄 30 ~ 60 岁，有良性、交界性、恶性之分。

（1）*浆液性囊腺瘤*　约占卵巢良性肿瘤的 25%。多为单侧，但与其他种上皮性肿瘤比较双侧性相对较多。呈球形，大小不等，表面光滑，囊性，壁薄，囊内充满淡黄色清澈液体。有单纯性及乳头状两型。镜下见囊壁为纤维结缔组织，内衬单层立方或柱状上皮，间质内可见砂粒体，多见乳头状增生。

交界性浆液性囊腺瘤：中等大小，双侧多见，多向囊外乳头状生长。镜下见乳头分支纤细而稠密，上皮复层不超过三层，细胞核轻度异型，核分裂相 < 1/HP，无间质浸润。5 年生存率为 90% 以上。

浆液性囊腺癌：为最常见的卵巢恶性肿瘤，约占 40% ~50%，多为双侧，体积较大，半囊半实，结节状或分叶状，表面光滑，灰白色。切面为多房，腔内充满乳头，质脆，易出血，囊液混浊。镜下见囊壁上皮细胞明显增生，复层排列，细胞为立方或柱状，细胞异型明显，并向间质浸润。5 年生存率为 20% ~30%。

（2）*黏液性囊腺瘤*　较常见，占卵巢良性肿瘤的 20%。多为单侧，圆形或卵圆形，表面光滑，灰白色，体积较大或巨大。切面常为多房，囊腔大小不一，腔内充满胶冻样黏液。镜下囊壁为纤维结缔组织，内衬单层高柱状上皮，产生黏液。恶变率为 5% ~10%。巨大囊肿偶可自行破裂，瘤细胞广泛种植在腹膜上，形成肿瘤结节，称腹膜黏液瘤。约占黏液性囊腺瘤的 2% ~5%。瘤细胞呈良性，分泌旺盛，很少见细胞异型和核分裂。

交界性黏液性囊腺瘤：一般较大，少数为双侧，表面光滑，常为多房。切面见囊壁增厚、实质区和乳头形成，乳头细小，质软。镜下见上皮不超过三层，细胞轻度异型，细胞核大，染色深，有少量核分裂，增生上皮向腔内突出形成短而粗的乳头，但无间质浸润。

黏液性囊腺癌：占卵巢恶性肿瘤的 10%。单侧多见，瘤体较大，囊壁可见乳头或实质区，切面半囊半实，囊液混浊或血性。镜下见腺体密集，间质较少，腺上皮超过三层，细胞明显异型，并有间质浸润。预后较浆液性囊腺癌好，5 年生存率为 40%～50%。

（3）**卵巢内膜样肿瘤**　良性与交界性卵巢内膜样肿瘤比较少见。多为单房，表面光滑，囊壁衬以单层柱状上皮，与子宫内膜上皮相似。囊内被覆扁平上皮，间质内有含铁血黄素的吞噬细胞。卵巢内膜样癌，约占原发性卵巢恶性肿瘤的 10%～24%，多为单侧，中等大，囊性或突性，有乳头生长，囊液多为血性。镜下与子宫内膜癌相似，多为腺癌或腺棘皮癌，常合并子宫内膜癌。5 年生存率为 40%～50%。

2. 卵巢生殖细胞肿瘤　为来源于原始生殖细胞的一组卵巢肿瘤，其发生率仅次于上皮性肿瘤，好发于儿童及青少年，青春期前发生率为 60%～90%，绝经后仅占 4%。

（1）**畸胎瘤**　由多胚层组织构成，偶见一个胚层成分，肿瘤组织 97% 为成熟性畸胎瘤，3% 为未成熟性畸胎瘤。质地多为囊性，少数为实性。肿瘤的良、恶性及恶性程度取决于组织分化程度，而不是肿瘤质地。

成熟畸胎瘤：属良性肿瘤，又称囊性畸胎瘤或皮样囊肿。占卵巢肿瘤的 10%～20%，占生殖细胞的 85%～97%。可发生于任何年龄，以 20～40 岁居多。多为单侧，中等大，直径 10cm 左右，最大可达 30cm 甚至充满整个腹腔。呈圆形或卵圆形，表面光滑，包膜完整，壁薄质韧。切面大多单房，内含油脂与毛发，有时可见牙齿或骨质，也可见神经组织等。

成熟畸胎瘤恶变：恶变率为 1%～4%。好发于绝经后妇女，任何一种组织成分均可发生恶变，最多见的是鳞癌，其次是腺癌和类癌，肉瘤较少见。大部分病例确诊前已有浸润和转移，转移方式以直接蔓延和局部浸润为主，较少发生淋巴或血行转移。5 年生存率为 15%～31%。

未成熟畸胎瘤：是恶性肿瘤，好发于青少年。肿瘤由分化程度不同的未成熟胚胎组织构成，主要为原始神经组织。多为单侧，巨大，实性肿物，最大直径可超过 20cm，包膜光滑，但可自行破裂或术中撕裂。切面为囊实性、鱼肉样改变，可见毛发、骨、软骨及脑组织等。恶性程度取决于未成熟组织比例、分化程度及神经上皮成分。复发及转移率高，但复发后再次手术，可见肿瘤组织有自未成熟向成熟转化的特点，即恶性程度的逆转现象。5 年生存率为 20% 左右。

（2）**无性细胞瘤**　为中度恶性的实性肿瘤，约占卵巢恶性肿瘤的 5%。多见于青春期及生育期妇女，幼年及老年者较少见。单侧居多，右侧多于左侧，中等大小，切面实性，呈粉红色至棕褐色，伴出血坏死，约 1/5 肿瘤含有其他生殖细胞肿瘤成分。镜下见圆形或多角形大细胞，细胞核大，胞浆丰富，瘤细胞呈片状或条索状排列，由少量纤维组织相隔。无性细胞瘤对放疗特别敏感，如手术加放疗生存率可达90%以上。无性细胞瘤对化疗也很敏感，可采用 PVB、VAC、BEC等联合化疗方案。

（3）内胚窦瘤　又称卵黄囊瘤，是一种由胚外结构卵黄囊发生的高度恶性的生殖细胞肿瘤，占卵巢恶性肿瘤的1%，多见于儿童及青少年。临床无激素或月经异常表现，如有，应考虑是否合并胚胎癌或绒癌。

内胚窦瘤多为单侧，肿瘤较大，圆形或卵圆形。切面呈粉白色或灰白色，实性或部分囊性，质脆且软，有出血与坏死。镜下见疏松网状和内胚窦样结构。瘤细胞扁平、立方柱状或多角形，内含 AFP（甲胎蛋白），AFP 是诊断及指导治疗的重要标志物。

内胚窦瘤生长快、易转移，主要转移途径为直接蔓延和种植，偶有淋巴转移及血行转移。预后较差。

3. 卵巢性索间质肿瘤　来源于原始性腺中的性索及间质组织，占卵巢恶性肿瘤的5%～8%。本组肿瘤的特点是可产生激素，故患者常表现出女性化或男性化的症状。常见的肿瘤有颗粒细胞瘤、卵泡膜细胞瘤、纤维瘤及支持细胞-间质细胞瘤。

（1）颗粒细胞瘤　低度恶性，占性索间质肿瘤的80%左右。好发年龄为45～55岁，肿瘤能分泌雌激素，故有女性化作用。表现为性早熟、月经紊乱或晚绝经，常合并子宫内膜增生过长甚至子宫内膜癌。镜下见颗粒细胞围绕囊腔呈菊花样排列，称 cell-Exner 小体。预后良好，5 年生存率为80%，少数在治疗多年后复发。

（2）卵泡膜细胞瘤　为良性肿瘤，多为单侧，大小不一，圆形或椭圆形，也有分叶状。表面被覆有光泽、薄的纤维包膜，切面呈灰白实性。镜下见漩涡状交错排列的梭形细胞，胞浆富含脂质，常合并有颗粒细胞成分，也分泌女性激素，恶性较少，预后良好。

（3）纤维瘤　为良性肿瘤，占卵巢肿瘤的2%～5%。多见于中年妇女。单侧居多，中等大小，表面光滑，圆或椭圆，实性肿瘤。切面灰白，质地坚硬。镜下见由胶原纤维的梭形瘤细胞组成，呈编织状排列。偶见患者伴有胸、腹水，称梅格斯综合征（Meigs syndrome）。腹水经淋巴或横膈达胸腔，右侧横膈淋巴丰富，故右侧胸腔积液多见。肿瘤切除后，胸腔积液、腹水可自行消失。

（4）支持细胞-间质细胞瘤　又称睾丸母细胞瘤，罕见。是一种具有分泌男性激素的肿瘤，多为良性，约10%～30%呈恶性行为。多发生在 40 岁以下年轻妇女。单侧居多，通常较小，实性，表面光滑而湿润，有时呈分叶状。镜下见分化程度不同的支持细胞及间质细胞。5 年生存率为 70% ~90%。

4. 卵巢转移性肿瘤 任何部位原发恶性肿瘤均可转移到卵巢，常见部位有乳腺、胃、肠道、生殖道、泌尿道等，占卵巢肿瘤的 5% ~ 10%。库肯勃瘤（Krukenberg tumor）是一种特殊的转移性腺瘤，原发部位为胃肠道，肿瘤为双侧性、中等大小、肾形、实质性、多伴腹水，预后较差。

二、中医的病因病机

多因长期忧思郁怒，内伤七情，外感六淫，湿（热）毒内攻，客于胞脉。正气虚衰，邪气羁留，日久气滞血结，或痰湿凝聚，或湿（热）毒壅滞，与血相搏，而致本病。常见证型有气滞血瘀型、痰湿凝聚型、湿热郁毒型。

1. 气滞血瘀 素性抑郁，长期情志不遂，忧思郁怒，气机壅滞，日久血结成瘀，气血凝结于胞脉，发为卵巢肿瘤。

2. 痰湿凝聚 素体脾肾不足，脾虚则运化失职，肾虚则气化失职，痰湿内停，日久不消，与血搏结，凝聚胞脉，发为卵巢肿瘤。

3. 湿热郁毒 摄生不慎，湿热邪毒入侵，客于胞脉，气血瘀阻，结于少腹，而为卵巢肿瘤。

【组织学分级】

WHO 依据组织结构及细胞分化程度，将其分为三级：①分化 1 级：为高分化；②分化 2 级：为中分化；③分化 3 级：为低分化。分化越低，恶性程度越高，预后越差。

【恶性肿瘤瘤体分期】

多采用 FIGO（2000 年）制定的标准，根据临床、手术和病理分期，用以估计预后和比较疗效（表 19 – 5）。

表 19 – 5	原发性卵巢恶性肿瘤的分期（FIGO，2000）
Ⅰ期	肿瘤局限于卵巢
Ⅰa	肿瘤局限于一侧卵巢，表面无肿瘤，包膜完整，无腹水
Ⅰb	肿瘤局限于两侧卵巢，表面无肿瘤，包膜完整，无腹水
Ⅰc	Ⅰa 或 Ⅰb 期病变已穿出卵巢表面；或包膜破裂；腹水或腹腔冲洗液阳性
Ⅱ期	一侧或双侧卵巢肿瘤，伴盆腔内扩散
Ⅱa	肿瘤蔓延和（或）转移到子宫和（或）输卵管
Ⅱb	肿瘤蔓延到其他盆腔组织
Ⅱc	Ⅱa 或 Ⅱb 病变，肿瘤已穿出卵巢表面；或包膜破裂；或腹水或腹腔冲洗液阳性

续表

Ⅲ期	一侧或双侧卵巢肿瘤，盆腔外有腹膜种植和（或）腹膜后或腹股沟淋巴结阳性，肝表面转移，定为Ⅲ期
Ⅲa	肉眼见肿瘤局限于盆腔，淋巴结阴性，但组织学证实腹膜表面有显微镜下种植
Ⅲb	腹膜表面种植直径≤2cm，淋巴结阴性
Ⅲc	腹腔表面种植直径>2cm 和（或）腹膜后或腹股沟淋巴结阳性
Ⅳ期	远处转移。胸腔积液中有癌细胞，肝实质转移

注：Ⅰc及Ⅱc期如细胞学检查阳性，应说明是腹水还是腹腔冲洗液；如包膜破裂，应注明是自然破裂还是手术操作时破裂。

【转移途径】

其转移途径以直接蔓延和腹腔种植为主。瘤细胞可直接侵犯包膜，累及邻近器官，并广泛种植于腹膜及大网膜表面。其次为淋巴转移，有三种途径：①沿卵巢血管走行，从卵巢淋巴管向上达腹主动脉旁淋巴结。②从卵巢门淋巴管达髂内、髂外淋巴结，经髂总淋巴结至腹主动脉旁淋巴结。③沿圆韧带入髂外及腹股沟淋巴结。横膈为转移的好发部位，尤其右膈下淋巴丛密集，故最易受侵犯。血行转移较少见，终末期时可转移到肝及肺。

【临床表现】

1. 卵巢良性肿瘤 生长很慢，早期肿瘤较小，常无明显症状，常在妇检时偶然发现。

肿瘤继续生长，可出现腹胀等不适感。妇科检查时，可触及子宫一侧或双侧球形肿块，囊性或实性，表面光滑，边界清楚，与子宫无粘连。若肿瘤大至占满盆腔时，可出现压迫刺激症状，如尿频、排尿困难、便秘等。同时可见腹部隆起，叩诊呈浊音。

2. 卵巢恶性肿瘤 早期常无症状，仅在妇科检查时偶然发现。一旦出现症状，常表现为腹胀、腹痛、下腹肿块或腹水等。症状轻重取决于肿瘤大小、位置、组织类型及侵犯邻近器官的程度。肿瘤若向周围组织浸润或压迫神经，可引起腹痛、腰痛或下肢疼痛；若压迫盆腔静脉，可出现下肢浮肿；若为功能性肿瘤，可出现相应的雌、雄激素过多的症状。晚期出现消瘦、贫血等恶病质征象。三合诊检查，在阴道后穹隆触及盆腔内散在质硬的结节，肿块多为双侧，实性或半实性，表面凹凸不平，固定不动，并常伴有腹水。有时在腹股沟区、腋下、锁骨上触及肿大的淋巴结。

【并发症】

1. 蒂扭转 为妇科常见的急腹症。发生率约为 10%。好发于瘤蒂长、中等大、活动度大、重心偏于一侧的肿瘤，如畸胎瘤等。当患者突然改变体位或向同一方向连续转动，妊娠期、产褥期子宫位置改变时，易致蒂扭转。瘤蒂由骨盆漏斗韧带、卵巢固有韧带和输卵管组成，急性扭转后，静脉回流受阻，瘤内高度充血或血管破裂，致使瘤体急

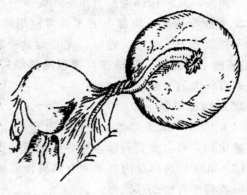

图 19 - 5 卵巢肿瘤蒂扭转

剧增大，瘤内有出血，最后动脉血流受阻，肿瘤发生坏死变为紫黑色，易发生破裂和继发感染（图 19 - 5）。患者表现为突然一侧下腹剧痛伴恶心、呕吐甚至休克，系腹膜牵拉绞窄引起的。

妇科检查扪及肿块张力较大，有压痛，以瘤蒂部位最明显。本病一经确诊，应立即剖腹探查。术中应在蒂根下方钳夹。切除肿瘤和瘤蒂，在钳夹前切不可回复扭转，以防栓子脱落。

2. 破裂 约 3% 卵巢肿瘤会发生破裂。分为自发或外伤破裂两种。自发破裂常因肿瘤生长过速所致；外伤性破裂常因腹部重击或分娩、性交、妇科检查及穿刺等引起。小囊肿或单纯性浆液性囊腺瘤破裂时，仅感轻度腹痛；大囊肿或成熟性畸胎瘤破裂后，常致剧烈腹痛、恶心呕吐，有时导致内出血、腹膜炎及休克。妇科检查发现腹部压痛、肌紧张或有腹水征，原有肿瘤轮廓消失。疑有肿瘤破裂，应立即剖腹探查，切除肿块，清洗腹腔，标本送病理检查。

3. 感染 较少见，多在肿瘤扭转或破裂后引起，也可因邻近器官感染灶扩散所致。表现为发热，腹痛，肿块，腹部压痛，腹肌紧张，白细胞计数升高等。先用抗生素抗感染，再手术切除肿瘤。若短期内感染不能控制，宜即刻手术。

4. 恶变 卵巢良性肿瘤可以发生恶变，恶变早期不易发现。若肿瘤生长迅速，尤其为双侧性，应疑有恶变。若出现腹水，已属晚期，所以卵巢肿瘤宜早期手术治疗。

【实验室及其他检查】

1. B 型超声检查 是最常用且诊断准确率较高的辅助诊断方法。能检测肿块的部位、大小、形态及性质，与子宫关系等，并能鉴别卵巢肿瘤、腹水和结核性

包裹性积液。其临床诊断符合率 >90% ，但直径 <1cm 的实性肿瘤不易测出。

2. 放射学诊断 腹部 X 光平片可检测畸胎瘤内牙齿、骨质等。CT 检查可清晰显示肿块大小、部位、轮廓，尤其对盆腔肿块合并肠梗阻的诊断特别有价值。CT 还可指示有无肝、肺转移及腹膜淋巴结转移等。MRI 的应用，对提高诊断的准确率有很大的帮助。

3. 肿瘤标志物

（1） CA_{125} 80% 卵巢上皮性癌患者 CA_{125} 水平高于正常值。其消长与病情缓解或恶化相一致，尤其对浆液性腺癌更具特异性。

（2） AFP 对卵巢内胚窦瘤有特异性，对未成熟畸胎瘤、混合性无性细胞瘤中含卵黄囊瘤有协助诊断意义。

（3） HCG 对原发性卵巢绒癌有特异性诊断价值。

（4） 性激素 颗粒细胞瘤、卵泡膜细胞瘤分泌雌激素，浆液性、黏液性或纤维上皮瘤有时也分泌一定量的雌激素。

4. 细胞学检查 腹水或腹水冲洗液找癌细胞对 Ⅰ 期患者进一步确定临床分期及选择治疗方法有意义。

5. 腹腔镜检查 可直视肿物大小、形态、性质，并可取活检以明确诊断。但巨大肿块或有粘连时禁忌行腹腔镜检查。

【诊断与鉴别诊断】

（一）诊断要点

卵巢肿瘤早期无特异性症状，根据患者年龄、病史、症状、体征可初步确定是否为卵巢肿瘤，并对良、恶性作出估计，多可借助辅助检查作出正确诊断。

（二）辨证要点

1. 辨病程之新久 病之初起，邪实正气不虚，病久邪毒走窜，正气虚衰。

2. 辨全身症状 情志抑郁，少腹胀甚于痛，时痛时止，属气滞血瘀；胸脘痞满，时有恶心，苔腻，脉滑，属痰湿凝聚；腹胀或痛，便干尿黄，属湿热郁毒。

3. 辨病性之良恶 肿块生长迅速，形体消瘦明显，疼痛不止，或低热不退，性多属恶；肿块生长缓慢，边界清楚，按之柔软，多属良性肿瘤。

（三）鉴别诊断

1. 卵巢良性肿瘤与恶性肿瘤的鉴别 见表 19 - 6。

表 19－6　　　　　　　　　　卵巢良性肿瘤和恶性肿瘤的鉴别

鉴别内容	良性肿瘤	恶性肿瘤
病史	病程长，逐渐增大	病程短，迅速增大
体征	单侧多，活动，囊性，表面光滑，通常无腹水	双侧多，固定，实性或半实半囊，表面结节状不平，常伴腹水，多为血性，可能查到癌细胞
一般情况	良好	逐渐出现恶病质
B 型超声	为液性暗区，可有间隔光带，边缘清晰	液性暗区内有杂乱光团、光点，肿块界限不清

2. 卵巢良性肿瘤的鉴别诊断

（1）卵巢瘤样病变　滤泡囊肿和黄体囊肿最常见。单侧居多，直径 <50mm，壁薄，可口服避孕药或观察，2 个月内自行消失。若持续存在或长大，应考虑为卵巢肿瘤。

（2）输卵管囊肿　为炎性包块，常有不孕或盆腔炎感染史，妇科检查两侧附件区可扪及囊性块物，边界清或不清，活动受限，伴有疼痛。

（3）子宫肌瘤　浆膜下肌瘤或阔韧带肌瘤，易与卵巢肿瘤相混淆，肌瘤常为多发，并伴有月经不调，检查时随子宫移动而活动。

（4）妊娠子宫　妊娠早期时，因子宫增大变软，检查时宫体与宫颈不相连，易将妊娠宫体误认为卵巢肿瘤。但妊娠妇女有停经史、早孕反应等，HCG、B 超可协助诊断。

（5）腹水　大量腹水易与巨大卵巢囊肿相混淆。腹水常伴有肝病、心脏病史，仰卧时腹部两侧突出如蛙腹，叩诊腹部中间鼓音，两侧浊音，移动性浊音阳性；巨大囊肿仰卧时腹部中间隆起，叩诊浊音，两侧鼓音，无移动性浊音。B 超可协助诊断，前者可见不规则液性暗区，其间有肠曲光团浮动，液平面随体位改变，无占位性病变，后者查见圆球形液性暗区，边界整齐光滑，液平面不随体位移动。

3. 恶性卵巢肿瘤的鉴别诊断

（1）子宫内膜异位症　异位症形成的粘连或直肠子宫陷凹结节易被误认为卵巢恶性肿瘤。前者常有进行性痛经、月经不规则等，孕激素治疗有效，B 超、腹腔镜可协助诊断，必要时可行剖腹探查术。

（2）盆腔炎性包块　有流产史、宫腔操作史及产褥感染史等。表现为低热、下腹痛，妇科检查附件区组织增厚，成块状，甚者可达盆壁，消炎、理疗后块状物缩小。若治疗后症状、体征无改善，块状物反而增大，应考虑为卵巢恶性肿瘤。B 超有助于鉴别。

（3）结核性腹膜炎　常合并有腹水，盆腔内有粘连及块状物形成，好发于年轻、不孕妇女。多有肺结核史，全身症状有低热、盗汗、消瘦、乏力、食欲不佳、月经稀发甚或闭经。B超可协助诊断，必要时可行剖腹探查术。

（4）生殖道以外的肿瘤　应与腹膜后肿瘤、直肠癌、乙状结肠癌相鉴别，腹膜后肿瘤固定不动，肠癌常有典型消化道症状。B超、钡剂灌肠有助于鉴别。

（5）转移性卵巢肿瘤　与原发的卵巢恶性肿瘤不易鉴别，如妇科检查时扪及双侧性、中等大、肾形、活动的实性肿物，应详细询问胃肠道病史及检查原发病灶。

【治疗】

一、良性肿瘤的治疗

一旦确诊，应手术治疗。若卵巢肿块直径＜5cm，疑为卵巢瘤样病变，可作短期观察。根据患者年龄、生育要求及对侧卵巢情况决定手术范围。患者年轻，单侧良性肿瘤，可行患侧卵巢肿瘤剥除术或卵巢切除术或附件切除术，保留对侧卵巢。如为双侧肿瘤，应尽量行卵巢肿瘤剥除术，以保留卵巢皮质。围绝经期妇女可考虑行全子宫及双附件切除术。术中应剖开肿瘤观察以区分良、恶，必要时做冷冻切片组织学检查以确定手术范围。

二、恶性卵巢肿瘤的治疗

治疗原则是以根治性手术为主，辅以化疗、放疗、中药等综合治疗。

1. 手术　非常关键，首次手术尤其重要。一旦疑为恶性肿瘤，应尽早剖腹探查。开腹后先取腹水或腹腔冲洗液做细胞学检查，然后全面探查盆、腹腔，包括横膈、肝、脾、消化道、后腹膜各组淋巴结等，对可疑病灶及容易发生转移的部位多处取材做组织学检查。根据探查结果，决定肿瘤分期及手术范围。对晚期病例应放弃既往仅作剖腹探查及取活组织检查的做法，尽量争取手术治疗。

手术范围 Ⅰa、Ⅰb期须行全子宫及双附件切除术；Ⅰc期及其以上须同时切除大网膜；Ⅱ期以上的晚期肿瘤，应行肿瘤细胞减灭术，即尽量切除原发病灶及转移灶，使残余肿瘤直径≤2cm，必要时须切除部分肠管，行结肠造瘘术、切除胆囊或脾等，并同时切除后腹膜盆腔淋巴结及腹主动脉旁淋巴结。凡符合下列条件的年轻患者，可考虑保留对侧卵巢：①临床Ⅰa期，肿瘤分化好；②肿瘤为交界性或低度恶性；③术中检查对侧卵巢未发现肿瘤，术后有条件严密随访。

2. 化学药物治疗　为主要的辅助治疗。适用于术后预防复发或手术未能全部切除者，已无法施行手术的晚期患者。卵巢恶性肿瘤对化疗较敏感，即使已广泛转移也能取得一定疗效。

常用的药物有：铂类：顺铂、卡铂；烷化剂：环磷酰胺、异环磷酰胺、塞替派、美法仑等；抗代谢类：氟尿嘧啶；抗瘤抗生素：放射菌素 D、平阳霉素；抗肿瘤植物类：长春新碱、紫杉醇等。常用的联合化疗方案见表 19 - 7。

表 19 - 7　　　　　　　　　　　　　卵巢癌常用化疗方案

方 案	药 物	剂量及方法		适应证
1. PC	顺铂（P）	$50mg/m^2$ 静滴 1 次	每 4 周重复一次	上皮性癌
	环磷酰胺（C）	$600mg/m^2$ 静注 1 次		
2. PP	紫杉醇（P）	$135\ mg/m^2$（或 $175\ mg/m^2$）静滴 1 次，3 小时滴完	每 4 周重复一次	上皮性癌
	顺铂（P）	$70\ mg/m^2$ 静滴 1 次		
3. VAC	长春新碱（V）	每周 $1.5\ mg/m^2$ 静注	每 4 周重复一次	生殖细胞癌
	放线菌素 D（A）	$300ug/m^2 \times 5$ 日静滴		
	环磷酰胺（C）	$150 \sim 250mg/m^2 \times 5$ 日静注		
4. VBP	长春新碱（V）	$2\ mg/m^2$ 静注第 1 日	每 3～4 周重复一次	内胚窦瘤
	顺铂（P）	$20\ mg/m^2$ 静滴，第 1～5 日		
	平阳霉素（P）	$10\ mg/m^2$ 静注，第 1 日		

化疗方法有全身静脉化疗及腹腔化疗。腹腔化疗不仅能控制腹水，又能使种植病灶缩小或消失。其优点在于药物可直接作用于肿瘤，局部浓度明显高于血浆浓度，副反应较全身用药为轻。适用于早期病例，腹水和小的腹腔内残余种植癌灶。具体方法：将顺铂 $100mg/m^2$ 置于生理盐水 2000ml 中，缓慢注入腹腔，同时静脉水化，使每小时尿量达 150ml，静滴硫代硫酸钠 $4g/m^2$，以保护骨髓干细胞及减轻肾毒性反应，每 3 周重复一次，6～8 疗程化疗后，应行二次探查术判断疗效指导治疗。

3. 放射治疗　不同肿瘤组织类型，对放疗敏感性不同。如无性细胞瘤对放疗最敏感，颗粒细胞瘤中度敏感，上皮性癌也有一定敏感性。放疗主要应用^{60}Co或直线加速器作体外照射，适用于残余灶直径 <2cm，无腹水，无肝、肾转移。内照射指腹腔内灌注放射性核素，常用^{32}磷。适用于①早期病例术中肿瘤破裂，肿瘤侵犯包膜与邻近组织粘连，腹水或腹腔冲洗液阳性；②晚期病例肿瘤已基本切净，残余灶直径 <2cm。腹腔内有粘连时禁用。

三、卵巢肿瘤的中医疗法

主要针对良性肿瘤，且属非手术范围者；若属恶性肿瘤，仅给予中医辅助治疗，常用于术后调理及化疗、放疗中扶正减毒。

（一）辨证论治

1. 气滞血瘀

证候　下腹可扪及包块，伴有经前乳房胀痛，心烦易怒，少腹胀痛刺痛；舌边有瘀点瘀斑，脉细弦。

治法　疏肝理气，活血化瘀，软坚消癥。

方药　膈下逐瘀汤（《医林改错》）加三棱、莪术、穿山甲、土鳖、夏枯草。

当归　赤芍　桃仁　元胡　五灵脂　丹皮　甘草　香附　乌药　川芎　红花　枳壳

若腹胀甚者，酌加槟榔、枳实行气导滞。若属恶性肿瘤，可酌加半支莲、全蝎、蜈蚣等清热解毒、抗肿瘤之药物。

2. 痰湿凝聚

证候　腹部肿块，按之不坚，推揉不散，胸脘痞满，时有恶心，身倦无力；苔薄滑或白腻，脉弦滑。

治法　燥湿豁痰，化瘀消癥。

方药　苍附导痰丸合桂枝茯苓丸（方见"子宫肌瘤"）加山慈菇、夏枯草、海藻、薏苡仁。

3. 湿热郁毒

证候　小腹部肿块，腹胀或痛或满，或不规则阴道出血，甚者伴有腹水，大便干燥，尿黄灼热，口干，口苦，不欲饮；舌质暗红，苔厚腻，脉弦滑或滑数。

治则　清热利湿，解毒散结。

方药　四妙丸（方见"宫颈癌"）加半支莲、蒲公英、败酱草、川楝子、瞿麦、鳖甲、水蛭。

若毒热盛者，加龙胆草、苦参、白花蛇舌草以加强清热解毒；若腹水多者，加大腹皮、木瓜、茯苓以行气利水。

（二）放疗及化疗后反应的辨证论治

参见"宫颈癌"。

【随诊与监测】

对于卵巢癌，应长期随访和监测。

1. 随访时间　术后半年至1年内，应予以6～12疗程化疗，每月随访1次；术后第2年，每3个月一次；术后3年，3～6个月一次；3年以上，每年随访

一次。

2. 监测内容　临床症状、体征、全身及盆腔检查。B 超、CT、MRI 检查；肿瘤标志物测定：CA_{125}、AFP、HCG 等；对激素化肿瘤可检查雌、孕激素含量。

第二十章

妊娠滋养细胞疾病

妊娠滋养细胞疾病（gestational trophoblastic disease，GTD）是一组来源于胎盘滋养细胞的疾病，一般分为葡萄胎、侵蚀性葡萄胎、绒毛膜癌（简称绒癌）及胎盘部位滋养细胞肿瘤，后三者又统称为妊娠滋养细胞肿瘤。各种滋养细胞疾病的发生分别与胎盘或配子形成的不同阶段的病理改变有关，相互之间存在着一定的联系。滋养细胞肿瘤绝大多数继发于妊娠，极少数来源于卵巢或睾丸生殖细胞，称为非妊娠性绒癌，不属本章讨论范围。

第一节　葡萄胎

葡萄胎（hydatidiform mole）是因妊娠后胎盘绒毛滋养细胞异常增生，间质水肿，形成大小不一的水泡，水泡间有蒂相连成串，形如葡萄得名，也称水泡状胎块。葡萄胎分为完全性和部分性两类，其中大多数为完全性葡萄胎。

本病中医称为"鬼胎"。

【病因病理】

一、西医病因病理

（一）病因

葡萄胎发生的确切原因尚不完全清楚。可能与以下因素有关：

1. 完全性葡萄胎

（1）地域与种族　流行病学调查研究表明，亚洲和拉丁美洲国家的发生率较高，而北美和欧洲国家发生率较低。在我国，根据23个省、市、自治区的调查，其发病率浙江省最高，山西省最低。另外，即使同一种族居住在不同地域，其葡萄胎的发生率也不相同，如居住在北非和东方国家的犹太人后裔的发病率是居住在西方国家的2倍。

（2）营养状况与社会经济因素　饮食中缺乏维生素A及其前体胡萝卜素和动物脂肪者发生葡萄胎的几率显著升高。

（3）年龄 小于 20 岁、大于 35 岁这两个年龄段的妇女妊娠时葡萄胎的发生率较 20～35 岁的妇女显著升高，其原因可能与该年龄段容易发生异常受精有关。

（4）前次妊娠性质 有过 1 次和 2 次葡萄胎者，再次葡萄胎的发生率分别为 1% 和 15%～20%。

细胞遗传学研究表明，完全性葡萄胎的染色体核型为二倍体，均来自父系，其中 90% 为 46XX，是由空卵受精形成。另有 10% 核型为 46XY，是由双精子受精形成。

2. 部分性葡萄胎 部分性葡萄胎的发生率远低于完全性葡萄胎。有关部分性葡萄胎相关因素的流行病学调查资料相对较少，年龄和部分性葡萄胎发病的关系并不十分明显。

细胞遗传学研究表明，部分性葡萄胎的核型 90% 以上为三倍体，最常见的是 69XXY，其余为 69XXX 或 69XYY，另外，有极少数部分性葡萄胎的核型为四倍体。

（二）病理

1. 完全性葡萄胎

巨检 见水泡状物形如葡萄，壁薄，透亮，内含黏性液体，充满整个宫腔，水泡间有细蒂相连，大小不等，直径从数毫米至几厘米，常混有血块、蜕膜碎片，无胎儿及其附属物或胎儿痕迹。

镜下检查 见绒毛体积增大，轮廓规则，弥漫性滋养细胞增生，间质水肿和间质内胎源性血管消失。

2. 部分性葡萄胎

巨检 仅有部分绒毛变为水泡，常合并胚胎或胎儿组织，但胎儿多数已死亡，极少合并足月儿，且常伴有发育迟缓或多发性畸形。

镜下检查 见部分绒毛水肿，轮廓不规则，滋养细胞增生程度较轻，间质内可见胎源性血管及其中的有核红细胞。此外，还可见胚胎和胎膜的组织结构。

二、中医病因病机

主要机理是素体虚弱，七情郁结，湿浊凝滞不散，精血虽聚而不能成形，遂为鬼胎。

【临床表现】

一、完全性葡萄胎

1. 症状

（1）停经和妊娠呕吐　葡萄胎最早出现的症状常和正常妊娠相似，即停经和妊娠反应。停经时间多为 8~12 周，妊娠呕吐出现时间一般较正常妊娠早，症状重，持续时间长。多发生于子宫异常增大和 HCG 水平异常升高者。发生严重呕吐如未及时纠正，可导致水、电解质紊乱。

（2）不规则阴道流血　是最常见的症状，发生率达 97%。常于停经 8~12 周后发生，开始量少，时出时止，反复发生，逐渐增多。若葡萄胎组织自蜕膜剥离，造成母体大血管破裂，出现大出血，可导致休克，甚至死亡。葡萄胎组织有时可自行排出，但排出之前和排出时常伴有大量流血。葡萄胎反复出血如不及时治疗，可继发贫血和感染。

（3）腹痛　不常见。有时腹痛表现为胀痛，系葡萄胎增长迅速，子宫急速扩张所致；有时表现为阵发性下腹痛，常发生于阴道流血之前，系葡萄胎即将排出，子宫收缩所致；若发生卵巢黄素化囊肿扭转或破裂，可出现急性腹痛。

（4）妊娠期高血压疾病征象　多发生于子宫异常增大患者，出现时间较早，在妊娠 20 周前即可出现高血压、水肿和蛋白尿，而且症状严重，约有 1/4 葡萄胎患者发展为先兆子痫，但子痫罕见。

（5）甲状腺功能亢进现象　约 7% 的患者出现轻度甲亢表现，如心动过速、皮肤潮湿和震颤，但突眼少见。

2. 体征

（1）子宫异常增大、变软　约半数以上患者的子宫，由于葡萄胎迅速增长及宫腔内积血，体积大于停经月份，质地变软，约 1/3 患者的子宫与停经月份相符，少数子宫小于停经月份，其原因可能与水泡退行性变、停止发展有关。

（2）卵巢黄素化囊肿　由于子宫异常增大，一般在葡萄胎排空前较难通过妇科检查发现。常为双侧性，大小不等，最小仅在光镜下可见，最大直径达 20cm 以上。囊肿表面光滑，活动度好，切面为多房，囊肿壁薄，囊液清亮或呈琥珀色。黄素化囊肿常在水泡状胎块清除后 2~4 个月自行消退。

二、部分性葡萄胎

可具备完全性葡萄胎的大多数症状，但程度相对较轻。一般无腹痛，妊娠呕吐也较轻，常无妊娠期高血压疾病征象。子宫体积与停经月份多数相符或小于停经月份，一般不伴有卵巢黄素化囊肿。由于部分性葡萄胎的临床表现有时与不全流产或稽留流产相似，容易误诊。因此，部分性葡萄胎通常需刮宫后经组织学甚至遗传学检查方能确诊。

【实验室及其他检查】

1. 绒毛膜促性腺激素（HCG）测定 正常妊娠时，受精卵着床数日后形成滋养细胞（主要为合体滋养细胞）开始分泌 HCG，随孕周增加而逐渐升高，在孕 10~12 周达高峰，以后逐渐下降。葡萄胎时，滋养细胞高度增生，产生大量 HCG，通常高于相应孕周的正常妊娠值，而且在停经 12 周以后，随着子宫增大继续持续上升，利用这种差别可作为辅助诊断。但也有少数葡萄胎，尤其是部分性葡萄胎，因绒毛退行性变，HCG 升高不明显。常用的 HCG 测定方法有血 β-HCG 放射免疫测定、尿 β-HCG 酶联免疫吸附试验。葡萄胎时血 β-HCG 在 100kU/L 以上，常超过 1000kU/L，且持续不降。但在孕 12 周左右，即在正常妊娠血 HCG 处于峰值时，有时较难鉴别，可根据动态变化或结合 B 型超声检查作出诊断。

2. B 型超声检查 是诊断葡萄胎的重要辅助检查方法。正常妊娠在孕 4~5 周时可显示妊娠囊，至孕 6~7 周时可见心管搏动。

完全性葡萄胎的主要超声影像学表现为：①子宫明显大于相应孕周；②宫腔内无妊娠囊或胎心搏动；③宫腔内充满不均质密集状或短条状回声，呈"落雪状"，若水泡较大而形成大小不等的回声区，则呈"蜂窝状"。子宫壁薄，但回声连续，无局灶性透声区；④部分患者可测到双侧或一侧卵巢囊肿，多房，囊壁薄，内见部分纤细分隔。彩色多普勒超声检查，可见子宫动脉血流丰富，但子宫肌层内无血流或仅呈稀疏"星点状"血流信号。

部分性葡萄胎宫腔内可见由水泡状胎块所引起的超声图像改变及胎儿或羊膜腔，胎儿常合并畸形。

3. 多普勒胎心测定 葡萄胎时仅能听到子宫血流杂音，无胎心音。

【诊断与鉴别诊断】

一、诊断要点

1. 病史 询问有无停经史，停经后有无阴道出血史，出血的时间、量，是否伴有水泡状组织排出等。

2. 临床表现 停经，不规则阴道流血，腹痛，妊娠呕吐严重且出现时间较早，较早出现妊娠期高血压疾病征象，尤其是在孕 28 周前出现先兆子痫及甲亢征象。

3. 检查 可根据妇科检查、β－HCG 测定、B 型超声检查影像学结果诊断，确诊需阴道排出物病理检查。

二、辨证要点

应根据主症为妊娠期阴道流血，腹部异常增大，结合舌、脉进行辨证。

三、鉴别诊断

1. 先兆流产 先兆流产有停经、腹痛、阴道流血等症状，妊娠试验可阳性。而葡萄胎患者子宫多大于正常妊娠停经月份，孕期超过 12 周时 HCG 水平仍持续高值。B 型超声图像显示葡萄胎特点。

2. 双胎妊娠 子宫大于正常单胎妊娠停经月份子宫，但无阴道流血。B 型超声显像可确诊。

3. 羊水过多 可使子宫迅速增大，虽多发生于妊娠后期，但发生在中期妊娠者需与葡萄胎鉴别。羊水过多时无阴道流血，HCG 水平在正常范围，B 型超声检查可确诊。

【治疗】

葡萄胎的治疗主要以西医手术治疗为主，辅助中医治疗。

一、西医治疗

1. 清除宫腔内容物 葡萄胎确诊后，应及时清除宫腔内容物。术前应详细作全身各项检查，有严重并发症和合并症者，积极对症治疗。在患者情况稳定后，一般选用吸刮术，其优点为手术时间短、出血少、不易发生子宫穿孔等，比较安全。由于葡萄胎子宫大而软，手术时出血较多，易穿孔，所以手术应在准备充分的前提下进行。输液，备血，充分扩张宫颈管，选用大号吸管吸引。待葡萄胎组织大部分吸出，子宫明显缩小后改用刮匙轻柔刮宫。吸刮术中应尽量避免使用宫缩剂，以防止滋养细胞压入子宫壁血窦，导致转移和肺栓塞。若为减少出血和预防子宫穿孔，可在术中应用缩宫素静脉滴注，一般推荐在充分扩张宫颈管和大部分葡萄胎组织排出后开始使用。子宫小于妊娠 12 周可以一次刮净，子宫大于妊娠 12 周或术中感到一次刮净有困难时，可于 1 周后行第二次刮宫。

每次刮宫的刮出物，必须送组织学检查。

2. 卵巢黄素化囊肿的处理 因宫腔内容物清除后，绝大多数囊肿会自行消退，一般不需处理。若发生急性扭转时间短，可在 B 型超声或腹腔镜下作穿刺吸液，囊肿多能自然复位。如扭转时间较长发生坏死，则需做患侧附件切除术。

3. 预防性化疗 在清除宫腔内容物手术时是否给予预防性化疗一直存在争议，目前一般认为对具有高危因素和随访有困难的葡萄胎患者，可考虑给予预防性化疗。

高危因素有：①HCG > 100kU/L；②子宫体积明显大于停经月份；③卵巢黄素化囊肿直径 > 6cm；④年龄 > 40 岁；⑤重复葡萄胎。

化疗方案一般选用甲氨蝶呤、5 - 氟尿嘧啶或放线菌素 - D 单一药物化疗一个疗程。部分性葡萄胎一般不做预防性化疗。

4. 子宫切除术 单纯子宫切除只能去除葡萄胎侵入子宫肌层局部的危险，不能预防子宫外转移的发生，所以不作为常规处理。对于年龄大于 40 岁、有高危因素、无生育要求者可行全子宫切除术，保留两侧卵巢。若子宫小于妊娠 14 周大小，可直接切除子宫。若子宫超过孕 14 周大小，应考虑先清除葡萄胎组织再切除子宫。手术后仍需定期随访。

5. 随访 葡萄胎患者作为高危人群，通过定期随访，可早期发现滋养细胞肿瘤并及时处理，其随访有重要意义。随访期限至少 2 年，随访内容包括：

（1）HCG 定量测定 葡萄胎排空后每周 1 次定量测定 HCG，直至降至正常水平。随后 3 个月内，每周 1 次，共 12 次。此后 3 个月每 2 周一次，共 6 次。然后每个月 1 次持续至少半年，共 6 次。如第二年未怀孕，可每半年 1 次，共 2 次。共随访 2 年。最近国外推荐的 HCG 随访方法比较简便，在葡萄胎排空后每周 1 次直至 HCG 正常后 3 周，以后每月 1 次直至 HCG 正常后 6 个月。

（2）症状和体征 详细询问可能出现的有关症状，如月经是否规则，有无异常阴道流血，有无咳嗽、咯血及其转移灶症状。妇科检查子宫和双侧附件等变化。

（3）影像学检查 选择一定时间间隔做 B 型超声、X 线胸片检查，必要时也可进行 CT 检查。

（4）指导避孕 葡萄胎随访期间必须严格避孕 1 年。首选避孕套，也可选择口服避孕药，一般不选用宫内节育器，以免穿孔或混淆子宫出血的原因。

二、中医治疗

（一）治疗原则

以下胎逐瘀为主，辅以调补气血。

（二）辨证论治

血瘀胞宫

证候　妊娠后不规则阴道流血，或量少淋沥不断，或量多如注，或夹有水泡状物排出，腹痛，或腹大异常，或有剧烈的妊娠呕吐，无胎心及胎动；舌质紫暗或有瘀斑、瘀点，脉涩。

治法　祛瘀下胎。

方药　荡鬼汤(《傅青主女科》)。

人参　当归　大黄　川牛膝　雷丸　红花　丹皮　枳壳　厚朴　桃仁

若兼寒湿者，见小腹冷痛，形寒肢冷，加吴茱萸、巴戟天散寒除湿；若兼痰湿者，见形体肥胖，胸胁满闷，呕恶痰多，加苍术、陈皮化痰除湿；若兼气血虚弱，见神疲乏力，心慌头晕，面色苍白，加熟地、阿胶、白芍、黄芪、砂仁补气养血。

【预防与调护】

1. 由于葡萄胎好发于年龄小于 20 岁、大于 35 岁这两个年龄段的妇女，故做好计划生育工作对预防葡萄胎具有积极意义。
2. 保持外阴清洁。
3. 及时发现并处理合并症及并发症。
4. 做好随访工作，严密观察有无转移症状及体征。

【预后】

葡萄胎属于良性妊娠滋养细胞疾病，如诊断及时，处理正确，预后大多良好。但完全性葡萄胎具有局部侵犯和（或）远处转移的潜在危险，且可能发生各种合并症及并发症，应引起高度注意。

第二节　侵蚀性葡萄胎

侵蚀性葡萄胎（invasive mole）是指葡萄胎组织侵入子宫肌层，引起组织破坏，少数转移至子宫以外。侵蚀性葡萄胎继发于良性葡萄胎之后，多数在葡萄胎清除后 6 个月内发生，具有恶性肿瘤行为，但恶性程度一般不高，多数仅造成局部侵犯，只有 4% 患者并发远处转移。预后较好。

本病属于中医的"鬼胎"、"癥瘕"等疾病的范畴。

【病因病理】

一、西医病因病理

（一）病因

侵蚀性葡萄胎的病因目前尚不清楚，可能与母体免疫力降低及葡萄胎滋养细胞侵蚀能力增强有关。

（二）病理

巨检　可见子宫肌壁内有大小不等、深浅不一的水泡状组织，宫腔内可以找到原发病灶，有时可因完全脱落而消失。当侵蚀病灶接近子宫浆膜层时，子宫表面可见紫蓝色结节；如侵蚀更深时，可穿透子宫浆膜层或阔韧带，甚至侵犯周围器官。

镜下检查　可见侵入肌层的水泡状组织的形态与葡萄胎相似，有绒毛结构存在，滋养细胞增生和分化不良。但绒毛结构也可退化，仅见绒毛阴影。多数病例可在静脉内找到绒毛及滋养细胞，并造成血管壁坏死、出血。

二、中医病因病机

鬼胎排出后，瘀毒未净，继续侵蚀胞宫，损伤胞宫、胞脉，波及脏腑、器官，或鬼胎尚未排出，日久成积，肉腐血败，发为本病。

1. 毒蕴胞宫　鬼胎尚未排出，瘀毒内侵，或鬼胎已排出，余毒内侵，损伤胞宫、胞脉、胞络而发。

2. 邪毒袭肺　瘀毒稽留，循血脉上行走窜，侵袭肺部，损伤肺脏。

3. 气血亏虚　瘀毒留恋，日久耗损气血，或胞宫、胞脉、胞络受损而出血不止，致气血亏虚。

【临床表现】

1. 症状

（1）**阴道不规则流血**　为侵蚀性葡萄胎最常见的症状。多数在葡萄胎清除后6个月内出现，量多少不定。长期阴道流血可继发贫血。

（2）**腹痛**　一般无腹痛。但当子宫病灶即将或已穿破浆膜层时，可引起急性腹痛及腹腔内出血症状。黄素化囊肿发生扭转或破裂时也可出现急性腹痛。

（3）**假孕症状**　由于肿瘤分泌 HCG 及雌、孕激素的作用，表现为乳房增大，乳头及乳晕着色，甚至有初乳样分泌物，外阴、阴道、宫颈着色，变软。

（4）各种转移瘤引起的症状　最常见的转移部位是肺，其次是阴道、宫旁，脑转移少见。肺转移可出现咳血，痰中带血丝；阴道转移瘤破溃时可出现阴道大出血；脑转移时可出现头痛、恶心、呕吐等。

2. 体征

（1）子宫复旧不全或不均匀性增大　妇科检查葡萄胎排空后 4～6 周子宫未恢复正常大小，质地偏软。也可因肌层内病灶部位和大小的影响，表现出子宫不均匀性增大。

（2）黄素化囊肿　持续存在。

（3）其他转移相关体征　在肺转移早期，胸片显示肺野外带单个或多个半透明小圆形阴影为其特点，晚期病例所见与绒癌相似。阴道转移灶表现为紫蓝色结节。

【实验室及其他检查】

1. 血 β-HCG 连续测定　葡萄胎清除后 9 周以上 HCG 仍持续高于正常值，或 HCG 曾一度降至正常水平又迅速升高，临床已排除葡萄胎残留、黄素化囊肿或再次妊娠，可诊断为侵蚀性葡萄胎。

2. B 型超声检查　宫壁显示局灶性或弥漫性强光点或光团与暗区相间的蜂窝样病灶。

3. 组织学诊断　在子宫肌层或子宫外转移灶的切片中，见到绒毛结构或绒毛退变痕迹，即可诊断为侵蚀性葡萄胎。若原发灶与转移灶诊断不一致，只要任一标本中有绒毛结构，即应诊断为侵蚀性葡萄胎。

【诊断及鉴别诊断】

1. 诊断要点

（1）病史　询问前次妊娠性质，多数侵蚀性葡萄胎发生在葡萄胎排空后 6个月内。

（2）临床表现　主要为阴道不规则流血，有转移者可出现相关的转移灶症状。

（3）辅助检查　可根据 HCG、B 型超声检查、组织学检查以诊断。

2. 辨证要点　应根据主症多为鬼胎排出后阴道出血、腹痛，结合伴随症状及舌脉辨其病位、虚实。若阴道出血，腹痛拒按，腹部包块，为毒蕴胞宫；若伴随咳嗽，胸痛，咯血，为邪毒袭肺；若阴道持续出血，心悸怔忡，气短乏力，为气血亏虚。

3. 鉴别诊断

（1）残存葡萄胎　葡萄胎清宫后，仍有部分葡萄胎组织残留宫内，使子宫持续出血，子宫复旧不佳，血或尿 HCG 持续阳性，称为残存葡萄胎。残存葡萄胎可有阴道出血，HCG 下降但不达正常。再次清宫见宫内有葡萄胎组织，清宫后 HCG 逐渐下降或达到正常，即可诊断为残存葡萄胎。

（2）再次妊娠　B 型超声检查见宫内有妊娠囊或胎心搏动。

（3）绒毛膜癌　侵蚀性葡萄胎前次妊娠为葡萄胎，而绒癌前次妊娠可为葡萄胎，也可为流产、异位妊娠、足月产。组织学诊断，若见到绒毛或退化的绒毛阴影，则诊断为侵蚀性葡萄胎；若仅见成片滋养细胞浸润及坏死出血，未见绒毛结构者，诊断为绒癌。

【治疗】

侵蚀性葡萄胎以西医治疗为主，在疾病发展的不同阶段及化疗的同时，可根据临床症状配合中医辨证论治。

一、西医治疗

化疗为主，手术治疗为辅，详细参见绒癌处理。

二、中医治疗

（一）治疗原则

祛除瘀毒，扶助正气，调整脏腑气血功能。

（二）辨证论治

1. 毒蕴胞宫

证候　鬼胎排出后，阴道出血，或淋沥不断，或突然下血量多，或腹痛拒按，恶心呕吐；舌质暗红，或有瘀点、瘀斑，脉弦涩。

治法　活血化瘀，解毒止血。

方药　逐瘀止血汤（《傅青主女科》）加半支莲、山慈菇。

生地　大黄　赤芍　丹皮　归尾　枳壳　桃仁　龟甲

2. 邪毒袭肺

证候　阴道出血，或腹痛，或腹部包块，咳嗽，咯血或痰中带血，胸痛胸闷，口干咽燥，发热；舌红，苔少，脉细数。

治法　滋阴润肺，解毒止血。

方药　百合固金汤(《医方集解》引赵蕺庵方) 去桔梗，加阿胶、三七、山慈菇。

生地　熟地　麦冬　百合　白芍　当归　贝母　生甘草　玄参　桔梗

3. 气血亏虚

证候　阴道出血或大量下血，或腹痛，腹部包块，面黄消瘦，倦怠乏力，动则汗出，食欲不振，心悸怔忡，头晕耳鸣；舌淡，苔薄白，脉细弱。

治法　补气养血，扶正祛邪。

方药　圣愈汤(《医宗金鉴》) 加阿胶、半支莲、女贞子、旱莲草。

人参　黄芪　当归　熟地　白芍　川芎

此外，在化疗期也可根据不同的毒副反应及严重程度辨证施以不同的中药治疗。

【预防与调护】

1. 葡萄胎排出后，定期随访，以期早发现，早治疗。

2. 应用化疗时，严格掌握用药方法、药物副作用发生规律及处理方法。治疗期间，合理饮食，加强营养，积极治疗并发症。

【预后】

一般均能治愈。个别病例死于：治疗后复发，发展为绒癌；脑转移；肺栓塞；合并其他病证。

第三节　绒毛膜癌

绒毛膜癌 (choriocarcinoma) 是一种恶性程度极高的滋养细胞肿瘤。与侵蚀性葡萄胎不同，绒癌既可继发于葡萄胎之后，也可继发于流产和足月妊娠之后，偶见发生于异位妊娠之后。绒癌多数发生于生育期年龄，也有少数发生于绝经后。在化疗药物问世前，绒癌死亡率高达 90% 以上。如今由于诊断技术及化学药物治疗的发展，绒癌患者的预后已得到极大改善。

本病属中医的"癥瘕"、"崩漏"等疾病范畴。

【病因病理】

一、西医病理

巨检　绒癌绝大多数原发病灶位于子宫，但也有极少数原发于输卵管、宫颈、阔韧带等部位。病灶大小不等，一般在 0.5~5cm，可单发也可多发。肿瘤常位于子宫肌层，也可突入宫腔或穿破浆膜，但无固定形态，质地软而脆，海绵样，暗红色，伴出血坏死。

镜下检查　滋养细胞不形成绒毛或水泡状结构。高度增生和分化不良的滋养细胞，广泛侵入子宫肌层和破坏血管，造成出血坏死。绒癌组织内无结缔组织性间质细胞，只有滋养细胞、血块及凝固性坏死组织物构成的坏死灶，也没有固有的血管，瘤细胞靠侵蚀宿主血管而获取营养物质。

绒癌的转移途径主要有三种，即血行转移、局部静脉栓塞性转移、淋巴转移。主要经血行播散发生远处转移，转移早而广泛，最常见的转移部位是肺，其次为阴道、盆腔、肝、脑。

二、中医病因病机

参见"侵蚀性葡萄胎"。

【临床表现】

一、症状

1. 阴道不规则流血　是最主要症状，由于子宫病灶侵蚀血管或阴道转移结节破溃引起。常有葡萄胎、流产或足月产史，出现阴道不规则流血，量多少不定。也可表现为一段正常月经后再停经，然后再出现阴道出血。

2. 腹痛　因癌组织侵及子宫壁或子宫腔积血引起下腹胀痛，也可因癌组织穿破子宫或脏器转移灶破裂而致急性腹痛。

3. 贫血、感染　长期阴道出血可发生贫血，出现头晕、心慌、乏力等，大量出血可致失血性休克。因失血抵抗力降低、宫腔内出血等，较易发生感染，可有体温升高等表现。

4. 转移灶表现

（1）肺转移　通常表现为咳嗽、胸痛、咯血及呼吸困难等。在少数情况下，可因肺动脉滋养细胞瘤栓形成，造成急性肺梗死，出现肺动脉高压和急性肺功能衰竭。

（2）阴道转移　转移灶常位于阴道前壁，呈紫蓝色结节，破溃时引起不规则阴道流血，甚至大出血。一般认为系宫旁静脉逆行性转移所致。

（3）肝转移　表现上腹部或肝区疼痛，若病灶穿破肝包膜可出现腹腔内出血。多同时伴有肺转移。

（4）脑转移　预后凶险，为主要的致死原因。一般同时伴有肺转移和（或）

阴道转移。脑转移的形成可分为三期。首先为瘤栓期，表现为一过性脑缺血症状，如猝然跌倒、暂时性失语或失明等。继而发展为因瘤组织增生侵入脑组织形成的脑瘤期，患者出现头痛、喷射样呕吐、偏瘫、抽搐直至昏迷。最后进入因脑瘤增大及周围组织出血、水肿，造成颅内压升高的脑疝期，脑疝形成，压迫生命中枢可致死亡。

（5）其他转移　包括脾、肾、膀胱、消化道、骨等，其症状视转移部位而异。

二、体征

子宫增大变软，形状不规则，阴道可有酱色特臭分泌物，有时可触及患侧子宫动脉有明显搏动，并可触及像猫喘样的血流漩涡感觉。伴有大的卵巢黄素化囊肿者可触及盆腔包块。阴道转移者可有紫蓝色结节，宫颈转移者可见宫颈有紫蓝色肿物突起，肝转移者可有肝、脾肿大并有压痛等与转移部位有关的体征。

【实验室与其他检查】

1. HCG 测定　是诊断绒癌的最重要手段。一般 β－HCG 降至正常值的时间在人工流产约需 30 日，自然流产后为 19 日，足月妊娠分娩后为 12 日，异位妊娠为 8~9 日。若超过上述时限，HCG 仍持续在高值并有上升，结合临床情况，绒癌诊断可以确定。当疑有脑转移时，可测定脑脊液 β－HCG，并与血清 β－HCG 比较。

2. 超声检查　B 型超声对诊断子宫原发病灶及盆腔、肝、脾转移灶有重要价值。彩色多普勒超声主要显示丰富的血流信号和低阻力型血流频谱。

3. X 线胸片　诊断肺转移有价值。肺转移灶以右侧及中下部较多见。肺转移的最初 X 线征象为肺纹理增粗，以后发展为片状或小结节阴影，典型表现为棉球状或团块状阴影。

4. CT 和磁共振检查　CT 对发现肺部较小病灶和脑、肝等部位的转移灶有较高的诊断价值。磁共振主要诊断脑和盆腔病灶。

5. 组织学诊断　在送检标本中，仅见成片滋养细胞浸润以及出血坏死，而未见绒毛结构，即可诊断。

【诊断与鉴别诊断】

1. 诊断要点

（1）病史　询问先前妊娠是葡萄胎、流产、异位妊娠还是足月产，上次妊娠结束的时间，询问月经情况。

（2）临床症状　主要为阴道不规则流血、腹痛、贫血、感染和相关转移灶等症状。

（3）检查　可进行血 β – HCG、组织学检查，结合相关的影像学检查。

2. 辨证要点　参阅"侵蚀性葡萄胎"。

3. 鉴别诊断　绒癌易与葡萄胎、侵蚀性葡萄胎、胎盘部位滋养细胞肿瘤、胎盘残留等相混淆，诊断时应详加鉴别，见表 20 – 1。

表 20 – 1　　　　　　　　　　　　绒癌与其他疾病鉴别要点

	葡萄胎	侵蚀性葡萄胎	绒毛膜癌	胎盘部位滋养细胞肿瘤	胎盘残留
先行妊娠	无	葡萄胎	各种妊娠	各种妊娠	流产、足月产
HCG	+	+	+	+ 或 –	+ 或 –
潜伏期	无	常在 6 个月以内	多数超过 1 年	多在 1 年内	无
绒毛	有	有	无	无	有，退化
滋养细胞增生	轻→重	轻→重，成团	重，成团	中间型滋养细胞	无
浸润深度	蜕膜层	肌层	肌层	肌层	蜕膜层
组织坏死	无	有	有	无	无
转移	无	有	有	少	无
肝、脑转移	无	少	较易	少	无

【临床分期】

国内多采用 1962 年北京协和医院制定的分期标准（表 20 – 2）。为了更好地实现分层和个体化，近年来国际推荐联合应用临床分期，见表 20 – 3。

表 20 – 2　　　　　　　北京协和医院制定的分期标准（1962 年）

分　期	标　准
Ⅰ 期	病变局限于子宫
Ⅱ 期	病变转移至盆腔、阴道
Ⅱa	转移至宫旁组织或附件
Ⅱb	转移至阴道
Ⅲ 期	病变转移至肺
Ⅲa	单个病灶直径 <3cm，或片状阴影不超过一侧肺的一半
Ⅲb	肺转移超过Ⅲa范围
Ⅳ 期	病变转移至脑、肝、肠、肾等处（全身转移）

表 20 - 3　　　　　　　　　　　滋养细胞肿瘤解剖学分期

分　期	标　准
Ⅰ期	病变局限于子宫
Ⅱ期	病变扩散，但仍局限于生殖器官（附件、阴道、阔韧带）
Ⅲ期	病变转移至肺，有或无生殖系统改变
Ⅳ期	所有其他转移

【治疗】

绒癌恶性程度高，进展快，故一经确诊即应及时治疗。治疗原则以化疗为主，手术和放疗为辅。同时，配合中医药辨证论治，可增强疗效，减轻化疗副反应。

一、西医治疗

1. 化疗

（1）化疗前注意事项　化疗前除应明确诊断，还应注意血、尿、粪常规，心、肝、肾功能，以了解骨髓及肝肾功能；动态监测 HCG 值、体重等。

（2）常用药物　目前国内常用的一线化疗药物有甲氨蝶呤（MTX）、放线菌素 - D（Act - D）或国产更生霉素（KSM）、氟尿嘧啶（5 - FU）、环磷酰胺（CTX）、长春新碱（VCR）、依托泊苷（VP - 16）等。

（3）化疗方案　国内Ⅰ期通常选用单一药物治疗，Ⅱ～Ⅲ期选用联合化疗，Ⅳ期或耐药患者则用强烈联合化疗（如 EMA - CO 方案）。

①单一药物化疗　目前常用的化疗药物及用法，见表 20 - 4。

表 20 - 4　　　　　　　　　　　　　单一化疗药物及用法

药　物	剂　量	给药途径	疗　程	疗程间隔（周）
MTX	0.4mg/（kg·d）	肌内注射	连续 5 日	2
Act - D 或 KSM	8～10μg/（kg·d）	静脉滴注	连续 8～10 日	2
5 - FU	28～30mg/（kg·d）	静脉滴注	连续 8～10 日	2
MTX + CF（亚叶酸钙）				
MTX	1mg/（kg·d）	肌内注射	第 1，3，5，7 日	2
CF	0.1mg/（kg·d）	肌内注射	第 2，4，6，8 日	（24 小时后用）

②联合化疗 见表 20-5。

表 20-5 联合化疗方案

方 案	药 物	剂 量	给药途径	疗程（日）	疗程间隔
5-FU+KSM	5-FU	26~28mg/（kg·d）	静脉滴注	8 日	3 周
	KSM	6μg/（kg·d）	静脉滴注	8 日	
ACM	Act-D	400μg	静脉滴注	第 1，4，7，10，13 日	4 周
	CTX	400mg	静脉注射	第 2，5，8，11，14 日	
	MTX	20mg	静脉注射	第 3，6，9，12，15 日	
EMA-CO	EMA				2 周
	Act-D	0.5mg	静脉注射		
	VP-16	100mg/m^2	静脉滴注		
	MTX	100mg/m^2	静脉注射	第 1 日	
	MTX	200mg/m^2	静脉滴注 12 小时		
	Act-D	0.5mg	静脉注射	第 2 日	
	VP-16	100mg/m^2	静脉滴注		
	CF	15mg	肌内注射	自静脉注射 MTX 后 24 小时开始，每 12 小时 1 次，共 4 次	
	CO				
	VCR	1mg/m^2	静脉注射		
	CTX	600mg/m^2	静脉滴注	第 8 日	

（3）疗效评判 近期疗效判定主要靠血 β-HCG，结合妇科检查、B 型超声、胸片、CT 等检查，了解子宫原发病灶和盆腔、肺等转移灶消减情况。远期疗效至少观察 5 年以上，随访 5 年无复发者称为治愈。

（4）毒副反应 化疗主要的毒副反应为骨髓抑制，其次为消化道反应、肝功能损害、肾功能损害及脱发等，用药期间严密观察，注意防治。

（5）停药指征 一般认为化疗应持续到 HCG 正常（每周测定 1 次，连续 3 次正常），临床症状、体征消失，经体检和影像学检查原发和转移灶消失，再巩固 2~3 个疗程方可停药。

2. 手术 作为辅助治疗，对控制大出血等各种并发症，消除耐药病灶，减少肿瘤负荷，缩短化疗疗程等方面有一定作用，在一些特定的情况下应用。

（1）子宫切除 对于大病灶、耐药病灶或病灶穿孔出血应在化疗的基础上给予手术，手术范围一般选择全子宫切除术。对有生育要求的年轻妇女，若血 HCG 水平不高，子宫外转移灶控制及耐药病灶为单个，可考虑做病灶剜除术。生育年龄妇女可保留一侧或双侧卵巢。对于无生育要求的无转移患者在初次治疗时也可首选子宫切除术，并在术中开始给予辅助性单药单疗程化疗。

（2）肺切除术 对于多次化疗未能吸收的孤立耐药病灶，可考虑做肺叶切除。

3. 放射治疗 目前应用较少，主要用于脑转移和肺部耐药病灶的治疗。

4. 耐药复发病例的治疗 滋养细胞肿瘤约 20% 高危转移患者可出现耐药或复发。对这类患者，可选择的二线化疗药物，有异环磷酰胺、顺铂、卡铂、博来霉素等，由这些药物组成的化疗方案主要有 PVB（顺铂、长春新碱、博来霉素），BEP（博来霉素、依托泊苷、顺铂），VIP（依托泊苷、异环磷酰胺、顺铂或卡铂）等。手术和放疗是有效的辅助治疗手段，合理适时应用可提高治愈率。

二、中医治疗

参见"侵蚀性葡萄胎"。

【随访】

患者治疗结束后应严密随访，第一年每月随访 1 次，1 年后每 3 个月随访 1 次，直至 3 年，以后每年 1 次，共 5 年。随访内容同葡萄胎。随访期间应严格避孕。

【预防与调护】

参见"侵蚀性葡萄胎"。

【预后】

应用大剂量化疗药物，其死亡率约为 20%，其中多数死于脑转移。年轻患者绒癌治愈后多数可保留生育能力。

第四节　胎盘部位滋养细胞肿瘤

胎盘部位滋养细胞肿瘤（placental site trophoblastic tumor，PSTT）是一种临床罕见的起源于胎盘种植部位的特殊类型的滋养细胞肿瘤。

本病属中医的"癥瘕"、"崩漏"等疾病范畴。

【病因病理】

一、西医病理

巨检　子宫呈局限性或均匀性增大，子宫肌层内有大小不一的结节，可突向宫腔或浆膜层。肿瘤切面呈实性，质软，呈白色、黄褐色或黄色，可伴有局灶性出血，偶见坏死。

镜下检查　肿瘤主要由中间型滋养细胞组成，无绒毛结构。肿瘤细胞形态复杂，多呈圆形、多角形或梭形。胞浆丰富，核分裂较少。肿瘤细胞分泌低水平HCG 和人胎盘生乳素，其免疫组化染色阳性。

二、中医病因病机

参见"侵蚀性葡萄胎"。

【临床表现】

1. 症状

（1）阴道流血　停经后不规则阴道流血或月经过多。

（2）腹痛　有瘤细胞浸润时可出现腹痛。

（3）其他　有时表现为闭经，少数病例以转移灶表现的症状为首发症状。

2. 体征　子宫呈均匀性或不规则增大。仅少数病例发生子宫外转移，受累部位包括肺、阴道、脑、肝、肾及盆腔和腹主动脉旁淋巴结。一旦发生转移，预后不良。

【实验室及其他检查】

1. 血 β - HCG 测定　多数不高或轻度升高。

2. HPL 测定　一般为轻度升高。

3. 超声检查　B 型超声提示子宫肌层内肿块，表现为类似于子宫肌瘤或其他滋养细胞肿瘤的声像图。彩色多普勒超声检查显示为舒张期成分占优势的低阻抗血流丰富肿块图像。

4. 组织学诊断 可通过诊断性刮宫标本，作出组织学诊断，但要全面、准确地判断瘤细胞侵入子宫肌层的深度和范围仍需靠手术切除的子宫标本。

【诊断及鉴别诊断】

1. 诊断要点

（1）病史 发生于生育年龄，可继发于足月产、流产和葡萄胎，但后者相对少见，偶尔合并活胎妊娠。

（2）临床表现 主要为不规则阴道出血或月经过多，或闭经，或腹痛等。

（3）检查 可通过妇科检查、血 β – HCG 测定、B 超、组织学检查以确诊。

2. 辨证要点 参见"侵蚀性葡萄胎"。

3. 鉴别诊断

（1）不全流产 合并活胎妊娠时需与不全流产相鉴别。

（2）绒毛膜癌 参见"绒毛膜癌"。

【治疗】

以手术治疗为主，同时结合化疗和中医辨证论治。

一、西医治疗

1. 手术 是首选的治疗方法，手术范围一般为全子宫加双侧附件切除，年轻妇女应保留卵巢。对疑有淋巴转移者可加行盆腔淋巴结清扫术。

2. 化疗 对于高危 PSTT 患者应考虑给予辅助性化疗，其高危因素为：①肿瘤细胞有丝分裂指数 >5 个/10HP；②距先前妊娠时间 >2 年；③有子宫外转移病灶。首选的化疗方案为 EMA – CO。而对于无高危因素的患者一般不主张辅助性化疗。

3. 诊刮 适用年轻、要求保留生育功能且有条件随访的低危患者，可用锐性刮匙反复刮宫，清除宫腔内全部病灶后，给予化疗。但需严密随访，发现异常应及时手术。

4. 放疗 主要适用于转移瘤，对孤立、局部复发病变有效。

二、中医治疗

参见"侵蚀性葡萄胎"。

【随访】

同其他滋养细胞肿瘤一样，治疗后也应随访，随访内容同侵蚀性葡萄胎和绒癌。由于 PSTT 血清或尿 β – HCG 测定通常不高，所以临床表现和影像学检查在随访中的意义相对更重要。

【预防与调护】

参见"侵蚀性葡萄胎"。

【预后】

多数呈良性临床经过，一般不发生转移，预后良好。仅 10% ~ 15% 预后不良，与高危因素有关。

第二十一章 女性生殖器官损伤性疾病

子宫位于骨盆中部，其前邻膀胱，后邻直肠，下接阴道。由于骨盆底有坚韧的肌肉和筋膜支托，子宫两侧及后方又有韧带和骨盆壁相连，站立时子宫呈前倾略前屈位，子宫纵轴与阴道纵轴间呈 90°～100°交角。即使腹压增高时，宫颈外口仍位于坐骨棘水平以上，子宫不致沿阴道方向下垂。（图 21－1）

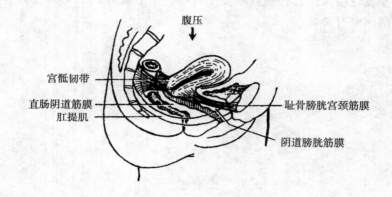

图 21－1　子宫正常位置（矢状面）

当女性生殖器官包括盆底肌和筋膜以及子宫韧带因损伤而发生撕裂，或因其他原因导致其张力减低使支持功能减弱时，子宫及其相邻的膀胱和直肠均可发生移位，临床上分别称为子宫脱垂、阴道前壁膨出和阴道后壁膨出。

女性生殖器官因损伤而与其相邻的泌尿道或阴道相通时，则形成尿瘘或粪瘘。

第一节　阴道膨出

阴道前壁膨出

阴道前壁膨出常伴有膀胱膨出和尿道膨出，以膀胱膨出为主。阴道前壁膨出

可以单独存在，也常合并阴道后壁膨出。（图 21 - 2）

本病属中医"产后小便不通"、"产后小便失禁"范畴。

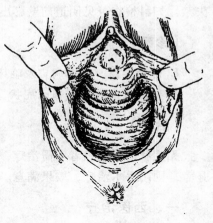

图 21 - 2　阴道前壁膨出

【病因病理】

一、西医病因病理

分娩后耻骨膀胱宫颈筋膜、泌尿生殖隔的深筋膜、阴道周围的筋膜、膀胱宫颈韧带等筋膜和韧带过度伸展或撕裂，产褥期又过早参加体力劳动，致使阴道支持组织不能恢复正常，膀胱及与其紧连的阴道前壁上 2/3 段即可向下膨出，形成膀胱膨出。若支持尿道的耻骨膀胱宫颈筋膜前段受损，尿道及与其紧邻的阴道前壁下 1/3 段则以尿道口为固定点，向后旋转和下降，则形成尿道膨出。

二、中医病因病机

1. 气虚　素体气虚，产时用力伤气，或分娩出血过多，气随血耗，致脾肺气虚，不能通调水道，下输膀胱，膀胱滞塞，小便不通。

2. 肾虚　素体禀赋不足，复因分娩损伤肾气，肾阳不足，不能化气行水，致小便不通。

3. 血瘀　产程过长，膀胱受压，致气血循环受阻，瘀血阻滞，而使膀胱气化不利，导致产后小便不通。

【阴道前壁膨出的分度】

Ⅰ度膨出：膨出的膀胱随同阴道前壁仍位于阴道内。

Ⅱ度膨出：膨出部分暴露于阴道外口。

Ⅲ度膨出：阴道前壁完全膨出于阴道口外。阴道前壁Ⅲ度膨出均合并有尿道膨出。

【临床表现】

病情轻者无明显症状。重者自觉下坠、腰酸，并有块状物自阴道脱出。长久站立、剧烈活动或增加腹压时块状物增大，下坠感更明显。可有排尿困难、尿潴留，甚至继发尿路感染。当咳嗽、用力屏气等增加腹压时有尿溢出，称张力性尿失禁。妇科检查可见阴道前壁膨出。

【诊断】

1. 诊断要点　根据病史及临床表现不难诊断。

2. 辨证要点　依据临床症状、舌、脉，辨明虚实。

【治疗】

无症状的轻度患者不需治疗，症状明显者可用中药治疗，经保守治疗效果不显者，则用手术治疗，效果满意。

一、西医治疗

1. 放置子宫托　对有自觉症状但又因其他慢性疾病不宜手术者，可放置子宫托缓解症状，日间放置，夜间取出，以免因异物长期压迫引起尿瘘、粪瘘。

2. 手术　自觉症状明显的重度患者可行阴道前壁修补术。

二、中医治疗

（一）治疗原则

临证有虚实之分，虚证以补气温阳、化气行水为原则，实证以清热化瘀、利气行水为原则。

（二）分型论治

1. 气虚

证候　产后小便不通，小腹胀急，精神萎靡，语言无力；舌淡，苔薄白，脉缓弱。

治法　补气润肺，佐以行水。

方药　补气通脬饮（《女科辑要》）。

黄芪　麦冬　通草

若产后失血，又汗出过多，耗伤阴液者，症见烦渴口干，小便不利，舌红少津，脉细数，治宜益气生津，通利小便，方用生津止渴益水饮（《傅青主女科》方：人参、麦冬、当归、生地、黄芪、葛根、升麻、茯苓、五味子、炙甘草）。

2. 肾虚

证候　产后小便不通，小腹胀满而痛，坐卧不宁，腰酸痛，四肢不温，面色晦暗；舌淡苔白，脉沉迟。

治法 温肾助阳，化气行水。

方药 济生肾气丸(《济生方》)。

熟地 山药 山茱萸 茯苓 泽泻 丹皮 肉桂 制附子 车前子 牛膝

腰痛甚者，加川断、杜仲、桑寄生、巴戟天补肾壮腰。

3. 血瘀

证候 新产后，小便淋沥疼痛，小便色黄赤或混浊，小腹胀急，口渴心烦；舌红，苔薄黄，脉滑数。

治法 化瘀清热，利水通淋。

方药 小蓟饮子(《重订严氏济生方》)。

生地黄 小蓟 滑石 通草 藕节 当归 炒蒲黄 淡竹叶 山栀子 炙甘草

【预防与调护】

1. 正确处理产程。凡头盆不称者应及早行剖宫产术；宫口未开全时嘱产妇不得向下屏气用力；当宫口已开全后，避免出现第二产程延长，必要时手术助产。

2. 会阴发生撕裂伤应立即修复。

3. 产后避免过早参加重体力劳动，做产后保健操，有助于骨盆底肌肉和筋膜张力的恢复。

阴道后壁膨出

阴道后壁膨出伴有直肠膨出。阴道后壁膨出可以单独存在，也常合并阴道前壁膨出。

本病属中医"产后大便难"范畴。

【病因病理】

一、西医病因病理

经阴道分娩的产妇，当第二产程延长时，直肠阴道间筋膜以及耻骨尾骨肌纤维长时间受压而过度伸展或撕裂，导致直肠前壁似盲袋突向阴道后壁，成为伴直肠膨出的阴道后壁膨出（图 21-3）。阴道后壁膨出较阴道前壁膨出少见。长期便秘、排便时向下屏气用力以及年迈体弱者可加剧其膨出的程度。

二、中医病因病机

1. 血虚津亏　素体血虚，津液不足，复因分娩失血耗液，或产后汗出过多，亡血伤津，肠道失于濡润，致大便燥结难解。

2. 肺脾气虚　素体虚弱，中气不足，因产耗伤元气，气虚更甚，气虚则大肠传送无力，致大便困难。

3. 阳明腑实　产时耗气，复因饮食自倍，伤于胃肠，气机受阻，积滞化热，糟粕壅塞肠道以致大便难解。

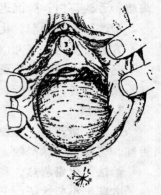

图 21-3　阴道后壁膨出

【临床表现】

轻者无自觉症状。重者自觉下坠、腰痛及排便困难，有时需用手指推压膨出的阴道后壁方能排出粪便。

【诊断】

1. 诊断要点

（1）病史　有难产病史或其他慢性病史。

（2）临床表现　如上述。

（3）检查　妇科检查可见陈旧性会阴撕裂；阴道后壁呈球状块物膨出；肛诊时指端向前可进入突向阴道的盲袋内。

2. 辨证要点　辨证当以大便的干燥程度，解便的难易，腹部是否胀满为要点，结合兼症、舌脉综合分析，明辨虚实。

【治疗】

轻者可采用中药治疗，重者宜手术治疗。

一、西医治疗

轻者可保守治疗，重者多伴有阴道前壁膨出，应行阴道前后壁及会阴修补术。

二、中医治疗

（一）治疗原则

益气养血，滋阴润燥通便为治疗原则。因产后失血伤津，故本病虚证多见，治疗不可不分虚实妄投苦寒峻下之品，耗气伤津。

（二）分型论治

1. 血虚津亏

证候 产后大便干结，数日不解，腹无胀痛，饮食尚可，面色萎黄，头晕心悸；舌淡，苔薄，脉细弱。

治法 养血润燥。

方药 四物汤（《太平惠民和剂局方》）加生首乌、火麻仁、柏子仁、肉苁蓉。

熟地 当归 白芍 川芎

若口干咽燥，舌红少津，阴虚明显者，加玄参、生地、麦冬养阴润肠通便；若气短自汗，疲乏无力，脉细无力，属气阴两虚者，加党参、黄芪益气固表；若头晕心悸，加酸枣仁、柏子仁、茯神养心安神。

2. 肺脾气虚

证候 产后大便数日未解，临厕努挣难出，或挣则汗出气短，大便不坚，神疲乏力，便后疲乏尤甚；舌淡，苔薄白，脉缓弱。

治法 益气润肠。

方药 润燥汤（《万氏妇人科》）。

人参 当归 生地 枳壳 火麻仁 桃仁泥 槟榔 甘草

若大便秘结难解者，重用白术、生首乌益气润燥通便；中气下陷较重者，加升麻、柴胡升阳举陷；气短汗出者，加五味子、浮小麦固表敛汗；心血不足，心悸失眠者，加酸枣仁、柏子仁、何首乌养心安神。

3. 阳明腑实

证候 产后大便数日不解，脘腹胀满疼痛，身有微热，矢气臭秽，口臭或口唇生疮；舌红苔黄，或黄燥，脉弦数。

治法 通腑泄热，健脾养血。

方药 玉烛散（《儒门事亲》）。

大黄 芒硝 生地 当归 川芎 白芍

心烦口臭，口舌生疮者，加淡竹叶、栀子、丹皮清热泻火；胃脘胀闷不适者，加枳壳、佛手、鸡内金行气消胀。

【预防与调护】

同"阴道前壁膨出"。

第二节 子宫脱垂

子宫从正常位置沿阴道下降，宫颈外口达坐骨棘水平以下，甚至子宫全部脱出于阴道口外，称子宫脱垂（uterine prolapse）（图21－4）。子宫脱垂常伴有阴道前壁和阴道后壁膨出。

本病属中医"阴挺"范畴。

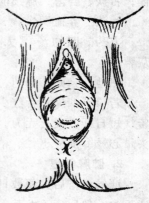

图21－4 子宫脱垂

【病因病理】

一、西医病因病理

1. 在分娩过程中，特别是经阴道手术助产或第二产程延长者，盆底肌、筋膜以及子宫韧带均过度伸展，张力降低，甚至出现撕裂。若产妇在产后过早从事体力劳动，特别是重体力劳动时，此时过高的腹压可将子宫轴与阴道轴仍相一致的未复旧的后倾子宫推向阴道而发生子宫脱垂。子宫脱垂常合并阴道前壁脱垂。

2. 腹压增加。长期慢性咳嗽、经常超重负荷（如肩挑、举重、蹲位、长期站立）、盆腔巨大肿瘤或大量腹水等，腹压增加，可直接作用于子宫，迫使其向下移位，尤其发生在产褥期时，易导致子宫脱垂。

3. 子宫脱垂偶见于未产妇，甚至处女，其主要于原因是先天性盆底组织发育不良所致；老年妇女盆底组织发萎缩退化，也可发生子宫脱垂或使脱垂程度加重。

二、中医病因病机

主要病机是冲任不固，提摄无力。

1. 气虚 素体脾胃虚弱，中气不足，复因分娩时用力太过，或产后过早操劳、持重，或长期咳嗽、便秘、腹泻等，均可损伤中气，致中气下陷，升举固摄无权，胞宫失于承载，发生子宫脱垂。

2. 肾虚 先天禀赋不足，房劳过度，或产育过多，或年老体衰，肾气亏虚，冲任不固，无力系胞，致子宫脱垂。

【子宫脱垂的临床分度】

根据患者平卧向下屏气时子宫下降的程度，将子宫脱垂分为三度（图 21 - 5）。

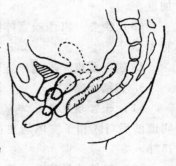

Ⅰ度：子宫颈外口下降至坐骨棘水平以下，阴道口以上。子宫颈外口距处女膜缘小于 4cm 为轻型；子宫颈外口达处女膜缘为重型。

Ⅱ度：子宫颈外口已脱出阴道口外。子宫体仍在阴道内为轻型；部分子宫体脱出阴道口外为重型。

图 21 - 5　子宫脱垂分度

Ⅲ度：子宫颈及子宫体全部脱出阴道口外。

【临床表现】

1. 症状

（1）小腹下坠及腰酸痛　Ⅰ度子宫脱垂患者多无自觉症状。Ⅱ度、Ⅲ度患者常有程度不同的腰骶部疼痛或下坠感。

（2）阴道内有块状物脱出　Ⅱ度子宫脱垂患者在行走、劳动、下蹲或排便等引起腹压增加时，自觉有块状物自阴道口脱出，初期平卧休息时块状物可自行还纳或变小，小腹、阴道、会阴部有下坠感。Ⅱ度、Ⅲ度子宫脱垂者，即使休息后，块状物也不能自行还纳，通常需用手推送才能将其还纳至阴道内。若脱出的子宫及阴道黏膜高度水肿，即使用手协助也难以回纳，致长时间脱出在外。

（3）分泌物增多　由于外阴部有块状物长时间脱出，患者行动不便，长期摩擦导致宫颈出现溃疡，甚至出血；当溃疡继发感染时，有脓血性分泌物渗出。

（4）尿潴留及尿失禁　Ⅲ度子宫脱垂者多伴有重度阴道前壁膨出，容易出现尿潴留；若同时有Ⅲ度阴道前壁膨出，还可发生张力性尿失禁。

2. 体征　阴道内有块状物脱出。Ⅰ度脱垂时，外观看不到，只有妇科检查时才被发现；Ⅱ度、Ⅲ度子宫脱垂时，见子宫脱垂于阴道口外，常伴有阴道壁同时膨出。脱出部分由于长期摩擦，局部出现糜烂溃疡，宫颈及阴道黏膜多明显增厚，宫颈肥大。

【诊断与鉴别诊断】

1. 诊断要点

（1）病史　询问有无难产病史及其他慢性病史。

（2）临床表现　自觉有块状物自阴道口脱出，轻者平卧休息时块状物可自行还纳，重者即使休息后，块状物也不能自行还纳，伴腰酸、下坠，活动后加重。

（3）检查 宫颈或宫体脱出阴道口外，宫颈及阴道黏膜多明显增厚，宫颈肥大。

2. 辨证要点 本病以虚证多见，依据临床症状、舌、脉辨其病变所属脏腑。

3. 鉴别诊断

（1）子宫颈延长 本病多发生于未产女性。妇科检查时未见阴道壁膨出，阴道前后穹隆和子宫体均在正常位置，仅子宫颈极度延长如柱状，甚至突出阴道口外。

（2）阴道前壁膨出 患者常将阴道前壁膨出误认为子宫脱垂，但妇科检查可确诊。

（3）阴道壁囊肿 壁薄，呈囊性，界限清楚，位置固定不变，不能移动。

【治疗】

本病中医治疗有较好的疗效，尤其对Ⅰ度、Ⅱ度患者。也可结合膝胸卧位、提肛肌锻炼等方法提高疗效。若继发感染，经治疗症状得不到改善，或重度子宫脱垂，应考虑手术。

一、西医治疗

治疗以安全、简单和有效为原则。

1. 支持疗法 加强营养，适当安排休息和工作，避免重体力劳动，保持大便通畅，积极治疗其他慢性病。

2. 保守治疗 子宫托是一种支持子宫和阴道壁并使其维持在阴道内而不脱出的工具。常用的有喇叭形、环形和球形三种，适用于各度子宫脱垂和阴道前后壁膨出者，但重度子宫脱垂伴盆底肌明显萎缩以及宫颈或阴道壁有炎症和溃疡者均不宜使用，经期和妊娠期停用。使用时应在每天早晨起床后放入，每晚睡前取出，洗干净放置于清洁杯内备用（图 21 - 6）。久置不取可发生子宫托嵌顿，甚至引起压迫坏死性尿瘘和粪瘘。放托后应每 3~6 个月复查一次。

3. 手术治疗 根据年龄、生育要求及全身健康情况加以选择。

（1）阴道前后壁修补术 适用于Ⅰ、Ⅱ度阴道前、后壁膨出患者。

（2）阴道前后壁修补、主韧带缩短及宫颈部分切除术 适用于年龄较轻、宫颈延长的Ⅱ、Ⅲ度子宫脱垂患者。

（3）经阴道子宫全切除及阴道前后壁修补术 适用于Ⅱ、Ⅲ度子宫脱垂伴阴道前后壁膨出、年龄较大、无需考虑生育功能的患者。

（4）阴道纵隔形成术 系将阴道前后壁各切除相等大小的黏膜瓣，然后将

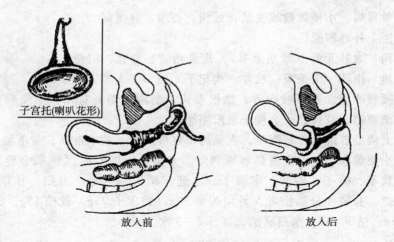

图 21 - 6 喇叭形子宫托及其放置

阴道前后壁剥离创面相对缝合以部分封闭阴道。术后失去性交功能，故适用于年老体弱不能耐受较大手术者。

二、中医治疗

（一）治疗原则

益气升提，补肾固脱为主。若继发外感湿热，则先清热利湿以治其标，待标证缓解后再治其本。

（二）分型论治

1. 气虚

证候 子宫下垂或脱出阴道口外，平卧或可还纳，劳则加剧，带下量多，色白质稀，小腹或外阴下坠，面色少华，神疲乏力，气短懒言，小便频数；舌淡，苔薄白，脉缓弱。

治法 补气升提。

方药 补中益气汤（《脾胃论》）加枳壳。

人参 白术 陈皮 当归 黄芪 升麻 柴胡 甘草

若腰骶酸痛者，加续断、桑寄生、杜仲、菟丝子以补肾壮腰；小便频数者，加桑螵蛸、益智仁、金樱子温阳缩小便；带下量多，色白质稀者，加薏苡仁、芡实、苍术以除湿止带。

2. 肾虚

证候 子宫下垂或脱出阴道口外，平卧或可还纳，小腹或外阴下坠，腰膝酸软，头晕耳鸣，小便频数或失禁；舌淡，苔薄，脉沉弱。

治法　补肾固脱。

方药　大补元煎（《景岳全书》）加鹿角胶、升麻、枳壳。

熟地　山药　山茱萸　杜仲　枸杞子　当归　人参　甘草

若腰腹冷痛，畏寒肢冷者，加巴戟天、制附子温补肾阳；小便频数或失禁者，加桑螵蛸、益智仁、金樱子温阳缩小便。

以上两型若继发外感湿热，症见局部红肿溃烂，黄水淋沥，带下量多，色黄臭秽，小便黄赤者，治宜清热解毒利湿，方用龙胆泻肝汤（《医宗金鉴》方：龙胆草、黄芩、栀子、柴胡、车前子、木通、泽泻、生地、当归、甘草）治疗。局部溃烂，有脓性分泌物者，另用苦参 30g，蛇床子 25g，黄柏 15g，黄连 15g，白芷 15g，枯矾 15g，水煎熏洗，每日 2～3 次。

（三）其他疗法

1. 肛提肌锻炼　患者取自然坐势练习，做忍住大小便动作，继而放松，一收一缩交替，做肛提肌锻炼，每次 10 分钟，每日 2～3 次。

2. 膝胸卧位　每日 2 次，每次 5～15 分钟。

【预防与调护】

1. 加强围生期保健，避免多产、难产，及时处理滞产和产伤，减少盆底组织损伤。

2. 重视产后摄生，勿过早操劳。提倡做产后保健操，多做腹肌及肛提肌收缩运动，促进盆底组织的恢复。避免负重、下蹲等增加腹压的动作。

3. 积极治疗慢性病，如慢性支气管炎、长期咳嗽、腹泻、便秘等疾病。

4. 注意围绝经期妇女的生活指导，适当锻炼身体，避免过重劳动。注意营养，并经常做肛提肌运动，防止子宫脱垂的发生。

【预后】

Ⅰ度、Ⅱ度子宫脱垂患者及时治疗皆可取得较好的疗效。Ⅲ度子宫脱垂者疗效较差，若伴有膀胱膨出者，日久可导致肾盂肾炎，甚至发生肾衰竭。

第三节　生殖器官瘘

生殖器官瘘是指生殖道与其邻近器官间有异常通道。临床上尿瘘最多见，其次为粪瘘。

尿　瘘

尿瘘是指泌尿生殖瘘，生殖道与泌尿道之间形成的异常通道。根据泌尿生殖瘘的发生部位，分为膀胱阴道瘘、膀胱宫颈瘘、尿道阴道瘘、膀胱尿道阴道瘘、膀胱宫颈阴道瘘及输尿管阴道瘘（图 21 – 7）。临床以膀胱阴道瘘最多见，有时两种类型尿瘘同时并存。本病可参照中医"产后小便频失禁、产后小便淋漓、产后小便遗尿"治疗。

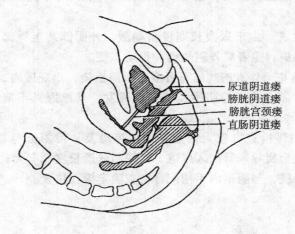

尿道阴道瘘
膀胱阴道瘘
膀胱宫颈瘘
直肠阴道瘘

图 21 – 7　尿瘘及粪瘘

【病因病理】

一、西医病因病理

泌尿生殖瘘的病因很多，以产伤和妇科手术损伤为主，其他原因可有膀胱疾病或其他疾病治疗不当所致，如膀胱结核、膀胱结石、生殖器放射治疗后、晚期生殖道或膀胱癌肿、宫旁注射硬化剂治疗子宫脱垂不当、长期放置子宫托以及先天性输尿管口异位畸形等，但并不多见。

二、中医病因病机

1. 直接损伤　产伤、妇科手术损伤，伤及脉络、气血，气血紊乱，形成瘘孔。

2. 间接损伤　子宫脱垂治疗不当、生殖器放射治疗后、晚期生殖道或膀胱癌肿等，病久耗伤气血，伤及脾肾，升提固摄无力，形成瘘孔。

【临床表现】

1. 症状

（1）漏尿　分娩时压迫及手术时组织剥离过度所致坏死型尿漏，多在产后及手术后 3~7 日开始漏尿；手术时直接损伤者，术后立即开始漏尿。膀胱阴道瘘通常不能控制排尿，尿液均由阴道流出；尿道阴道瘘仅在膀胱充盈时才漏尿；一侧性输尿管阴道瘘因健侧尿液仍可进入膀胱，在漏尿同时仍有自主排尿；膀胱内瘘孔极小或瘘道曲折迂回者在取某种体位时可能暂时不漏尿，但变更体位后则出现漏尿。

（2）外阴皮炎　由于尿液长期浸渍刺激，外阴部甚至臀部及大腿内侧常出现皮炎、继发感染，患者感外阴灼痛，行动不便。

（3）尿路感染　伴有膀胱结石者多有尿路感染，出现尿痛、尿急症状。

（4）闭经　不少患者长期闭经或月经稀发，其原因尚不清楚，可能与精神创伤有关。

2. 体征　妇科检查有较大的瘘孔，多可触及，用阴道窥器检查也能看到。常用子宫探针或金属导尿管插入尿道，以探明尿道长度、有无狭窄、断裂等；也可将探针插入膀胱，与阴道内手指配合检查确定瘘孔位置。

【诊断】

1. 诊断要点

（1）病史　有难产或剖宫产史。

（2）临床表现　自诉经常有尿液自阴道流出；外阴部甚至臀部及大腿内侧瘙痒或灼痛，行动不便。

（3）辅助检查　除确定尿瘘存在外，还应明确瘘孔的部位、大小、数目、周围瘢痕组织的情况、有无阴道及尿道狭窄等。

①亚甲蓝试验　用稀释亚甲蓝液 200ml 注入膀胱，观察蓝染尿液从阴道流出的孔道。如注入亚甲蓝后从阴道流出的仍为清亮尿液，说明阴道的尿液来自膀胱以上部位，可以初步诊断为一侧输尿管阴道瘘；如蓝染尿液从宫颈外口流出，则诊断为膀胱宫颈瘘。

②靛胭脂试验　如亚甲蓝试验瘘孔流出的为清亮尿液，可行靛胭脂试验确定输尿管阴道瘘的存在，静脉注射靛胭脂 5ml，约 5~7 分钟后可见蓝色尿液自瘘孔流出。

③膀胱镜检查　可了解膀胱内情况，明确膀胱瘘孔位置、数目、大小、瘘孔

与输尿管和尿道内口的关系等。

④肾盂输尿管造影　输尿管阴道瘘经上述试验检查仍不能明确者，需进一步了解双侧肾功能情况，可行肾盂输尿管造影。

2. 辨证要点　主要辨病程之长短（即新伤或旧伤）、病变大小以确定治疗方法。若因伤致瘘，病程在 3 个月内属新疾，3 个月以后为旧伤。尿瘘小、新伤者，可选药物治疗；尿瘘大、旧伤者则应手术。

【治疗】

本病临床治疗以手术为主。药物治疗对新发生的尿瘘有一定的疗效，但经治疗无效者仍以手术治疗为主。但对结核、肿瘤所致者，应先针对病因进行治疗。

一、西医治疗

1. 手术时间　器械损伤造成的新鲜瘘孔应立即修补，如有感染、组织坏死则当时不宜手术，或手术失败者，应等待 3～6 个月，待局部炎症、水肿充分消退后再行修补术。手术于月经干净后 3～5 日进行。手术途径可经阴道或经腹进行，一般以阴道修补为主。产科或妇科手术后 7 日内形成的较小瘘孔，可留置导尿管持续开放，应用抗生素预防感染，瘘孔有自愈的可能。

2. 术前准备　术前 3～5 日用 1∶5000 高锰酸钾溶液坐浴。有外阴湿疹者在坐浴后局部涂搽氧化锌油膏，待痊愈后再行手术。老年妇女或闭经患者，应每晚口服己烯雌酚 1mg，共 20 日，以促进阴道上皮增生，从而有利于伤口愈合。术前做尿培养加药物敏感试验，有尿路感染者应先控制感染，再行手术。术前数小时开始应用抗生素预防感染。

3. 术后护理　术后护理是保证手术成功的重要环节。应用抗生素预防感染，保持导尿管或膀胱造瘘管通畅，导尿管一般放置 8～12 天。术后应多饮水，以达到自身冲洗膀胱的目的。外阴应保持清洁。

二、中医治疗

（一）治疗原则

新伤尿瘘治疗以益气养血、活血化瘀、生肌补瘘为大法；旧伤以手术为宜。若是因放置子宫托之类原因所致，又当先解除病因。

（二）新伤尿瘘的治疗方药

方一　补脬饮（《傅青主女科》）加白及。

人参　黄芪　当归　川芎　桃仁　陈皮　茯苓　猪或羊尿脬

方二　补脬膏（验方）。

党参　黄芪　当归　阿胶　丹皮　白及　山药　杜仲　白术　蚕茧　猪脬粉

若新伤尿中夹血丝者，可加茜草、乌贼骨、三七、藕节化瘀止血。

若新伤之初，症见尿频，尿痛，小便淋沥，尿道口红赤，小腹或尿道内疼痛，舌红，苔黄，脉弦或弦数，小便镜检血尿或肉眼血尿，治疗首当清热解毒、通淋止血，方选通淋止血汤（《现代中医治疗学》方：金银花、黄柏、栀子、生地、玄参、麦冬、小蓟、仙鹤草、白茅根、淡竹叶、阿胶、六一散）先治其标，待热毒清，湿热尽后，继以补脬饮或补脬膏调治。

粪　瘘

粪瘘是指人体肠道与生殖道之间有异常沟通，使粪便由阴道后壁排出。临床以直肠阴道瘘居多。本病可参照中医"阴吹"治疗。

【病因病理】

一、西医病因病理

1. 分娩时胎头长时间停滞在阴道内，阴道后壁及直肠受压，造成缺血坏死是形成粪瘘的主要原因。

2. Ⅲ度会阴撕裂，修补后直肠未愈合，或会阴切开缝合时，缝线穿透直肠黏膜未被发现，感染后形成直肠阴道瘘。

3. 长时间放置子宫托不取出、生殖道肿瘤晚期破溃或放疗不当，均可发生粪瘘。

二、中医病因病机

1. **直接损伤**　产伤，妇科手术损伤，损伤脉络，导致直肠与阴道间形成瘘孔，伤及气血，气血紊乱。

2. **间接损伤**　长时间放置子宫托不取出，生殖道肿瘤晚期破溃或放疗不当，耗伤气血，固摄无力，形成瘘孔。

【临床表现】

直肠阴道瘘孔较大者，大量粪便经阴道排出，稀便时则持续外流，无法控制。若瘘孔极小，且粪便成形时，阴道内可无粪便污染，但阴道内不时出现阵发性排气现象，若为稀粪时则由阴道流出。

【诊断】

1. 诊断要点

（1）病史　除先天性粪瘘外，一般均有明显病因，如难产史、Ⅲ度会阴撕裂或生殖道肿瘤晚期破溃或放疗不当等病史。

（2）临床表现　粪便自阴道排出或自觉阴道内有气体排出。

（3）检查　大的直肠阴道瘘在阴道窥器暴露下能直接窥见瘘孔。瘘孔极小者往往在阴道后壁只见到一颜色鲜红的小肉芽样组织，若从此处用探针探测，同时用另一手食指放入直肠内能直接接触到探针即可确诊。

2. 辨证要点　主要辨病之新旧、瘘孔大小。病程在 3 个月之内，为新病；3个月以后为旧病。

【治疗】

以手术为主。新病、瘘孔小者可保守治疗，无效者应手术修补。

一、西医治疗

1. 压迫坏死造成的粪瘘，应等待 3～6 个月，炎症完全消失后再行手术。

2. 术前 3 日进少渣饮食，每日用 1：5000 高锰酸钾溶液坐浴 1～2 次。

3. 口服诺氟沙星或链霉素、庆大霉素、甲硝唑控制肠道细菌。手术前晚及手术当日早晨行清洁灌肠。术后应保持局部清洁，每日用苯扎溴胺棉球擦洗 2次；进少渣饮食 4 日，口服阿片全碱 10mg，每日 3～4 次，连服 3～4 日，以控制 4～5 日不排便。术后第 5 日口服缓泻剂，常用液状石蜡 30～40ml。通常于排便后拆线。

二、中医治疗

新病治疗以益气养血，生肌补瘘为主，无效则及时手术修补。

方药　补中益气汤（方见"子宫脱垂"）或十全大补汤（《太平惠民和剂局方》）加桃仁、赤芍、乳香。

人参　肉桂　黄芪　白术　茯苓　地黄　川芎　当归　白芍　生姜　大枣甘草

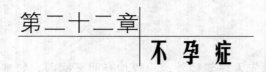

第二十二章 不孕症

凡夫妇婚后同居两年，性生活正常，未避孕而未能受孕者称不孕症（infertility）。婚后未避孕而从未妊娠者称原发性不孕症；曾有过妊娠，未避孕而后连续两年不孕者称继发性不孕症。不孕症的发病率在我国约占生育年龄妇女的 8% ~17%，据资料统计，婚后一年初孕率为 87.7%，婚后两年初孕率为 94.6%。

本病中医也称为"不孕症"。

【病因病理】

一、西医病因

受孕是一个复杂的生理过程，需具备以下条件：卵巢功能正常并排出正常的卵子；精液正常并含有正常的精子；精子和卵子能在输卵管内结合形成正常的受精卵并顺利进入宫腔；子宫内膜同步发育适合受精卵着床。上述任何一个环节发生异常，均能导致不孕。据统计，造成不孕的因素女方约占 60%，男方约占 30%，男女双方约占 10%。

1. 女性不孕因素　以卵巢因素和输卵管因素居多。

（1）卵巢因素　主要为不排卵和黄体功能不足。

引起排卵障碍的因素有：①卵巢病变：如先天性卵巢发育异常、多囊卵巢综合征、卵巢功能性肿瘤、卵巢早衰等；②下丘脑-垂体-卵巢轴功能紊乱，引起排卵障碍、无排卵性月经、闭经等；③肾上腺、甲状腺功能异常也会影响卵巢排卵。

黄体功能不足包括黄体期缺陷和黄体期缩短，可引起分泌期子宫内膜发育不良而致孕卵不易着床，或虽着床而早期流产。

（2）输卵管因素　如输卵管阻塞、输卵管闭塞、输卵管发育不全、盆腔粘连等。

（3）子宫因素　如子宫发育异常、子宫内膜炎、子宫黏膜下肌瘤、宫腔粘连等。

（4）宫颈因素　宫颈黏液量和性质异常、宫颈炎症及宫颈免疫学功能异常，影响精子通过，均可引起不孕。

（5）阴道因素 外阴阴道先天畸形妨碍性生活、外阴阴道炎症以及外阴阴道瘢痕均可造成不孕。

（6）免疫因素 不孕妇女血清中存在透明带自身抗体，与透明带发生反应后可阻止精子穿透卵子，从而造成不孕。此外，抗子宫内膜抗体、抗卵巢抗体、抗滋养层细胞膜抗体等也可能造成不孕。

2. 男性不育因素 主要有生精障碍与输精障碍。

（1）精液异常 性功能正常，由于某些先天或后天原因所致精液异常，主要表现为无精、少精、精子发育停滞、精液液化不全或畸精率高等。

（2）性功能异常 外生殖器发育异常、阳痿、早泄、不射精、逆行射精等使精子不能正常射入阴道内，均可造成男性不育。

（3）免疫因素 在男性生殖道免疫屏障被破坏的条件下，产生抗精子抗体，使射出的精液产生自身凝集而不能穿过宫颈黏液。

3. 男女双方因素

（1）性生活因素 夫妇双方缺少相关的性生活基本知识，如性生活过频或稀少等。

（2）精神心理因素 如男女双方盼孕心切造成的精神过度紧张。

（3）免疫因素 精子、精浆或受精卵作为抗原物质，被阴道或子宫内膜吸收后，通过免疫反应产生抗体物质，使精子与卵子不能结合或受精卵不能着床。

二、中医病因病机

中医理论认为，生殖的根本是以肾气、天癸、男精女血作为物质基础。男女双方在肾气盛、天癸至、任脉通太冲脉盛的条件下，女子月事以时下，男子精气泻溢，男女生殖之精相搏，合而成形，即成胎孕。女子不孕，除先天性生理缺陷（螺、纹、鼓、角、脉）外，主要是后天脏腑功能失常，气血失调，影响冲任二脉，胞宫不能摄精成孕。临床常见有肾虚、肝郁、痰湿、血瘀、湿热。

1. 肾虚 先天禀赋不足，肾气不充，或房事不节，或久病及肾，导致肾阳虚衰，命门火微，胞宫失于温煦，宫寒不能摄精成孕；或房劳多产，失血伤精，冲任脉虚，胞脉失养，不能成孕；或肾阴不足，阴虚火旺，血海蕴热，不能摄精成孕。

2. 肝郁 情志不遂，肝气郁结，疏泄失常，气血失和，冲任不能相资，以致不孕。

3. 痰湿 素体肥胖，脾虚运化无力，或寒湿内侵困扰脾胃，或恣食膏粱厚味阻碍脾胃，运化失司，痰湿内生，冲任、胞脉受阻，不能摄精成孕。

4. 血瘀 情志内伤，气机不畅，气滞血瘀，或经行、产后或术后余血未净，感受寒邪，寒凝血瘀，瘀阻胞脉，两精不能相合，以致不孕。

5. 湿热 因经行、房事或术后感受湿热之邪，流注下焦或阻滞胞脉，客于冲、任、带脉，任带失约，冲任受阻，以致不孕。

【临床表现】

1. 症状 引起不孕的病因不同，伴随的症状不同。如多囊卵巢综合征所引起的不孕，常伴有多毛、肥胖、月经失调等；子宫内膜异位症引起的不孕，常有下腹痛、痛经、性交不适等；高催乳激素血症引起的不孕，多有月经紊乱、溢乳等；生殖器炎症引起的不孕，常伴有白带异常等。

2. 体征 因引起不孕的原因不同而异。如多囊卵巢综合征患者常有多毛、肥胖、双侧卵巢增大；闭经溢乳综合征患者，可见一侧或双侧乳房溢乳；输卵管炎患者在子宫一侧或两侧可触到呈条索状增粗的输卵管，并有轻度的压痛。

【检查步骤与诊断】

由于不孕症的病因比较复杂，通过男女双方全面检查找出原因，是诊断不孕症的关键。

一、西医检查

1. 一般检查 血常规、尿常规、血型、血沉、肝功能、肾功能、胸透等。女性查白带常规，必要时查衣原体、支原体等。

2. 男方检查

（1）询问病史 职业与工种；有无如结核、腮腺炎等病史；婚姻及性生活情况，有无性交困难；有无吸烟、酗酒等不良嗜好。

（2）体格检查 除全身检查外，应注意检查外生殖器有无畸形或病变。

（3）实验室检查 重点是精液检查。禁欲 4~5 天采集精液，正常精液量为 2~6ml，呈灰白色或乳白色，液化后为半透明样，久未射精可呈淡黄色，pH 值为 7.2~8.0，室温下排精后 5~30 分钟内完全液化，精子总数 $>60 \times 10^9/L$，精子活动率 >60%，正常形态精子 ≥80%。其他还可作精液的生化检测，血内分泌测定，染色体检查，抗精子抗体检测等。

3. 女方检查

（1）询问病史 月经史，结婚年龄，性生活是否正常，是否两地分居，是否采取过避孕措施，避孕方式。既往有无内分泌疾病、结核病、盆腔炎性疾病、下腹部手术史等。家族有无遗传性疾病史。对继发不孕，应了解过去流产和分娩情况，有无感染等。

（2）体格检查　除全身检查外，重点注意检查第二性征及内外生殖器的发育情况，有无畸形、炎症、包块及乳房泌乳等。

（3）卵巢功能检查　包括排卵的监测和黄体功能检查。常用的方法有基础体温测定、B 型超声连续监测卵泡发育及排卵、阴道细胞学检查、宫颈黏液检查、经前子宫内膜活组织检查、女性激素测定等。

（4）输卵管通畅试验　常用方法有输卵管通液检查、B 超下输卵管通液术及子宫输卵管碘油造影。

（5）宫腔镜检查　了解宫腔内情况，如发现宫腔粘连、内膜息肉、黏膜下肌瘤、子宫畸形等病变。

（6）腹腔镜检查　腹腔镜检查是诊断和治疗不孕症的一项重要手段。不仅可以了解盆腔情况，直接观察子宫、输卵管、卵巢有无病变或粘连，而且在观察到病变的同时，还可通过腹腔镜做一些粘连分解术或子宫内膜异位病灶的电凝术，收到治疗的效果。

（7）性交后试验　应选择在预测的排卵期进行性交。试验前 3 日禁房事，避免阴道用药或冲洗。受试者在性交后 2～8 小时内接受检查，先取阴道后穹隆液检查有无活动精子，若有精子证明性交成功。再取宫颈黏液检查，拉丝度长，形成典型的羊齿植物叶状结晶，表明试验时间选择恰当。镜检宫颈管黏液，如每高倍视野有 20 个活动精子为正常。宫颈管有炎症、黏液黏稠并有白细胞时，不宜做此试验。精子穿过黏液能力差或精子不活动，应疑有免疫问题。

（8）宫颈黏液、精液相合试验　试验选在预测的排卵期进行。取一滴宫颈黏液和一滴液化的精液放于玻片上，两者相距 2～3mm，轻晃玻片使两滴液体相互接近，在光镜下观察精子的穿透能力，如精子能穿透黏液并继续向前运行，表示精子活动力和宫颈黏液性状均正常，表明宫颈黏液中无抗精子抗体。

二、中医辨证要点

不孕症的病因有虚有实，虚者有肾虚、脾虚，实者有肝郁、痰湿、湿热、血瘀。临床辨证时，要结合月经的期、量、色、质及舌、脉辨其病所。一般初潮推迟，月经后期量少，常有腰膝酸软者，多属肾虚；情绪低落，胸闷烦躁，多属肝郁；形体肥胖，带下量多者，多属痰湿；少腹或小腹疼痛，有灼热感，带下量多者，多属湿热；少腹刺痛，经量少且有血块者，多属血瘀。

【女性不孕的治疗】

因引起不孕的原因很多，所以治疗时必须针对不同的致病因素采用不同的方法。中西医结合治疗可提高本病的治愈率。

一、西医治疗

（一）一般治疗

受孕需夫妻双方密切配合，方能完成。若有原发病应积极治疗原发病，平素增强体质，增进健康，戒烟、酒，学习性知识，掌握排卵期性交，性交次数适度，消除不良精神因素，以增加受孕几率。

（二）病因治疗

1. 治疗器质性疾病 若发现导致不孕症的生殖器器质性疾病应积极治疗。

（1）手术治疗 处女膜闭锁及阴道横隔等应手术切开。宫颈息肉应切除。子宫黏膜下肌瘤、宫腔粘连、子宫内膜息肉、子宫纵隔等影响受精卵着床和胚胎发育者，可行手术切除、粘连分离或矫形；较大的子宫肌瘤影响子宫形态，应剔除。卵巢肿瘤直径＞5cm，有手术指征者予以切除，并明确肿瘤性质。

（2）输卵管慢性炎症及阻塞的治疗

①一般疗法 口服活血化瘀中药，药物保留灌肠，中药外敷病变部位，同时配合物理疗法，可促进局部血液循环，有利于输卵管慢性炎症的消除。

②输卵管内注射药物 注射药物可用地塞米松磷酸钠注射液5mg、庆大霉素4万U，溶于20ml生理盐水中，在适当压力下经输卵管通液器缓慢注入。可减轻输卵管局部充血、水肿，抑制梗阻形成，达到溶解或软化粘连的目的。在月经干净第3天开始，每周2次，直到排卵期前，可连用2～3个周期。

③输卵管成形术 根据病情采用不同的手术方式，包括输卵管伞端周围粘连分离术、输卵管造口术、输卵管阻塞部位切除及端端吻合术以及输卵管子宫植入术等，应用显微外科技术达到输卵管再通的目的。

（3）其他 严重的阴道炎做细菌培养加药敏试验，根据结果进行治疗。慢性宫颈炎，行局部或全身药物治疗。子宫发育不良的可予雌激素治疗。对生殖系统结核，行抗结核药物治疗，并检查是否合并其他系统结核，用药期间严格避孕。

2. 诱发排卵 适用于无排卵的患者。

（1）氯米芬 为临床首选促排卵药，适用于体内有一定雌激素水平的患者。自月经周期第5天开始，每日口服50mg（最大剂量达200mg），连用5天，3个周期为一个疗程。排卵率达80%，但受孕率仅为30%～40%。

（2）绒促性素（HCG） 常与氯米芬合用。于氯米芬停药7天，加用HCG2000～5000U，1次肌注。

（3）**尿促性素（HMG）** 含有 FSH 和 LH 各 75U，可促使卵泡生长发育成熟。于月经来潮第 6 天起，每日肌注 HMG 1 支，共 7 天。用药期间，需监测血雌激素水平，B 型超声监测卵泡发育情况，一旦卵泡发育成熟即停用 HMG。停药后 24～36 小时，加用 HCG5000～10000U，1 次肌注，促进排卵及黄体形成。

（4）**黄体生成激素释放激素（LHRH）** LHRH 脉冲疗法，适用于下丘脑性无排卵不孕。采用微泵脉冲式静脉注射，每 90 分钟给药 1 次，连续用药 17～20 天左右。

（5）**溴隐亭** 属多巴胺受体激动剂，能抑制垂体分泌催乳激素，主要用于无排卵伴有高催乳激素血症患者。先从小剂量开始，每天 1.25mg，如无反应，一周后改为每天 2.5mg，分两次口服，一般连续用药 3～4 周，血催乳激素降至正常水平，多可排卵。

3. 补充黄体分泌功能 适用于黄体功能不足。于月经期第 20 天开始，每日肌注黄体酮 10～20mg，连用 5 天。

4. 改善宫颈黏液 于月经周期第 5 日起，每天口服己烯雌酚 0.1～0.2mg，连服 10 天，使宫颈黏液稀薄，有利于精子穿过。

5. 免疫性不孕的治疗 抗精子抗体阳性的患者，性交时应使用避孕套 6～12月，此法可使部分患者体内的抗精子抗体水平下降。此法无效的患者可行免疫抑制剂治疗。

6. 辅助生殖技术 包括人工授精、体外授精与胚胎移植、配子移植技术等。

（1）**人工授精** 是将精子通过非性交方式放入女性生殖道内，使其受孕的一种技术。根据选用的精液来源不同，分为丈夫精液人工授精和供精者精液人工授精。

（2）**体外授精与胚胎移植** 体外授精胚胎移植指从妇女体内取出卵子，在体外培养一阶段，使其与精子结合后，再将发育到一定时期的胚泡移植到妇女宫腔内，使其着床并发育成胎儿的全过程，通常被称为"试管婴儿"。

（3）**配子移植技术** 是将男性的精子和女性的卵子移植进女性体内的技术。根据移植途径和部位的不同，包括配子输卵管内移植、配子宫腔内移植、配子腹腔内移植、配子经阴道输卵管内移植等。

二、中医治疗

（一）治疗原则

补肾气、益精血、养冲任、调月经、助孕育为总的治则。

（二）辨证论治

1. 肾虚

（1）肾阳虚

证候　婚久不孕，月经后期，经量少色淡，或月经稀发甚或闭经，少腹冷痛坠胀，面色晦暗，腰膝酸软，小便清长，大便溏薄；舌淡苔白，脉沉细或沉迟。

治法　温肾，调理冲任。

方药　毓麟珠（《景岳全书》）。

人参　白术　茯苓　白芍　川芎　炙甘草　当归　熟地　菟丝子　杜仲　鹿角霜　川椒

（2）肾阴虚

证候　婚久不孕，月经先期，量少，色红，形体消瘦，头晕眼花，口干，五心烦热，心悸，失眠；舌红少苔，脉细数。

治法　补肾滋阴，调冲益精。

方药　养精种玉汤（《傅青主女科》）合二至丸（《证治准绳》）。

熟地　当归　白芍　山茱萸

女贞子　旱莲草

2. 肝郁

证候　多年不孕，月经先后无定期，经来腹痛，精神抑郁，或焦虑，或烦躁易怒，经前乳房胀痛；舌质正常或暗红，苔薄白，脉弦。

治法　疏肝解郁，养血理脾。

方药　开郁种玉汤（《傅青主女科》）。

当归　白术　白芍　茯苓　丹皮　香附　花粉

3. 痰湿

证候　婚久不孕，经行延后，甚或闭经，带下量多，质黏稠，形体肥胖，胸闷泛恶；苔白腻，脉滑。

治法　燥湿化痰，理气调经。

方药　启宫丸（经验方）加石菖蒲。

半夏　香附　苍术　神曲　茯苓　陈皮　川芎

4. 血瘀

（1）气滞血瘀

证候　婚久不孕，经前或经期小腹胀痛，经色暗红有血块，块下痛减，乳房胀痛；舌紫暗或有瘀点，脉弦。

治法　理气活血化瘀。

方药　膈下逐瘀汤(《医林改错》)。

桃仁　红花　当归　川芎　赤芍　丹皮　五灵脂　乌药　延胡索　枳壳　香附　甘草

（2）寒凝血瘀

证候　婚久不孕，月经后期量少，色紫黑，有血块，少腹冷痛，痛时拒按；舌紫暗或有瘀点，脉沉涩。

治法　温经散寒，活血化瘀。

方药　少腹逐瘀汤(《医林改错》)。

小茴香　干姜　延胡索　没药　川芎　肉桂　赤芍　当归　蒲黄　五灵脂

5. 湿热

证候　婚久不孕，带下量多，质黏稠，或有臭味，少腹疼痛，有灼热感；舌红，苔黄腻，脉濡数。

治法　清热利湿，调经种子。

方药　红藤败酱散（经验方）。

红藤　败酱草　乳香　没药　木香　延胡索　当归　赤芍　薏苡仁　山楂

【预防与调护】

提倡婚前检查，发现生殖器畸形，对于可纠正者即应治疗。婚后如无生育计划，应进行有效避孕。生活起居有常，性生活适度。注意经期卫生，严防生殖道感染。要求生育时，掌握排卵规律，适时进行性交。调畅情志，心态平和。

【预后】

本病的预后尚无统一的认识。一般来说，功能性不孕疗效相对较好，而器质性病变导致不孕疗效较差，病程越长，受孕的可能性越小。

第二十三章
计划生育

计划生育是指采用科学的方法，有计划地生育子女。实行计划生育是我国的一项基本国策。人口与计划生育问题是我国可持续发展的关键问题，实行计划生育可科学地控制人口数量，提高人口素质。控制数量要依靠计划生育，提高人口素质则须借助优生优育。因此，计划生育工作的内容包括提倡晚婚晚育、节制生育及优生优育。

已婚夫妇要采取科学的节育方法，有计划地生育子女。节制生育包括避孕、绝育和人工流产三个方面。其中要以避孕为主，人工流产只是节制生育的补救措施。由于多次人工流产对妇女的身体健康有一定影响，因此在宣传时要特别强调避孕的重要性。

第一节 避 孕

避孕是指用科学的方法，使妇女暂时不受孕。

一、药物避孕

我国广泛使用的女用避孕药为人工合成的甾体类激素，主要是雌激素和孕激素配伍而成。其作用机制是：①抑制卵巢排卵；②使宫颈黏液变少变稠，不利精子穿透；③使子宫内膜发生退行性变，使其不适宜于受精卵的着床与成长；④改变受精卵的速度，不利于其适时着床。目前使用的有以下几种：

（一）短效口服避孕药

1. 种类与用法

（1）避孕片 I 号（复方炔诺酮糖衣片）　每片含炔诺酮 0.625mg，炔雌醇 0.035mg。

（2）避孕片 II 号（复方甲地孕酮糖衣片）　每片含甲地孕酮 1mg，炔雌醇 0.035mg。

（3）复方 18 - 甲基炔诺酮片（复方高诺酮糖衣片）　每片含 18 - 甲基炔诺

酮 0.3mg，炔雌醇 0.035mg。

（4）复方去氧孕烯片（妈富隆） 每片含去氧孕烯 0.3mg，炔雌醇 0.15mg。

上述四种口服避孕片的用法相同，均于每次月经周期的第 5 日开始服药，每晚服 1 片，连服 22 天，不能间断，如有漏服，可于次晨补服 1 片。停药后一般 1 ~3 天月经来潮，服药一个周期，可避孕 1 个月。避孕效果近 100%。

凡服药一周期后，如停药 7 天月经未来者，应开始服下一个周期的药；若连续停经 3 个月以上，宜暂停药观察，待月经自然恢复。停药期间，应采用其他方法避孕。

2. 作用机制 抑制排卵；改变宫颈黏液性状，不利于精子穿透；不适于受精卵着床。

3. 适应证 生育年龄健康妇女均可服用。

4. 禁忌证及注意事项

（1）严重心血管疾病，急、慢性肝炎或肾炎及血液病或血栓性疾病不宜服用。

（2）内分泌疾病如糖尿病需用胰岛素控制者、甲状腺功能亢进者均不宜应用。

（3）恶性肿瘤、癌前病变、子宫或乳房肿块患者均不宜应用。

（4）哺乳期不宜服用。因避孕药抑制乳汁分泌，并使其蛋白质、脂肪含量下降。月经未来潮者禁用。

（5）月经稀少或年龄大于 45 岁者不宜服用；年龄大于 35 岁的吸烟妇女不宜长期服用。

5. 副作用及其处理 少数人服药后，出现不同程度的副反应。

（1）**肠道症状（类早孕反应）** 有轻度恶心，食欲减退，呕吐等反应，出现于服药最初一二个周期，如能坚持服药二三个周期后即可适应。反应重时可加维生素 B$_6$10mg，维生素 C100mg，或奋乃静 2mg，均日 3 次口服。

（2）**神经系统症状** 轻度头晕、乏力、嗜睡，出现于服药的第一二周期，随服药时间的延长而明显下降。

（3）**突破性出血** 在服药期间，少数病人出现不规则阴道出血，每晚可加服 1 ~2 片炔雌醇（每片 0.005mg），直到服完一个周期。如出血较多，或出血时间已接近服药周期结束，则可停药，将此次出血视为月经，于出血第 5 日开始服下一个周期的药。但应注意是否是因漏服避孕药引起的出血。

（4）**对月经的影响** 少数人服药后，月经量显著减少，停药后可恢复正常。如连续停经 2 个月，应暂停服药，停药后持续闭经者，可注射复方黄体酮，亦可用促排卵药物如氯米芬等。

（5）其他 少数妇女服药后出现面部蝶形色素沉着、头痛、腰酸、情绪改变、性欲改变等，停药后可自然消失。建议计划生育的妇女停药 6 个月后再受孕为妥，短期服用者例外。

（二）探亲避孕药

这是我国研制的一类适用于夫妇两地分居在探亲时使用的口服避孕药。

1. 种类与用法

（1）炔诺酮探亲片 每片含炔诺酮 5mg。探亲开始每晚服 1 片，至少需服 10 日，若服完 14 日后，探亲期未满，可改服短效口服避孕片 Ⅰ 号或 Ⅱ 号。避孕率达 99.75%。

（2）18 - 甲基炔诺酮 每片含 18 - 甲基炔诺酮 3mg。探亲前一二天开始服用，每日服 1 片，连服 14~15 天，如需继续避孕，可继服短效口服避孕药。

（3）甲地孕酮 每片含甲地孕酮 2mg。探亲当日中午及晚上各服 1 片，以后每晚服 1 片，探亲结束，次晨加服 1 片。避孕率为 99.7%。

（4）双炔失碳酯（事后探亲片） 又名 53 号探亲避孕片，每片含双炔失碳酯 7.5mg，维生素 B_6 15mg，咖啡因 10mg。每次同房后服 1 片，并在第一次同房后的次晨加服 1 片。

2. 作用机制 主要改变子宫内膜形态与功能，不利于受精卵着床；使宫颈黏液变黏稠，不利于精子穿透；月经周期前半期服药还有抑制排卵作用。

3. 药物的副作用及其处理

（1）一般类早孕反应，如恶心、头晕等较少见，发生程度亦轻，不影响工作，无需治疗。

（2）月经的经量、经期无明显改变，若发生突破性出血可用炔雌酮治疗，每晚服 0.015mg，连服 3 日；如出现闭经可用口服避孕片 Ⅱ 号，每日 2 次，每次 2 片，连服 3 日；或用复方黄体酮每日 1 次，每次 1 支，肌内注射 3 日。

（三）长效避孕药

1. 长效口服避孕药

（1）种类及用法 ①复方炔雌醚 18 - 甲基炔诺酮：月经来潮第 5 天中午服第一片，隔 20 天服第二片，以后每隔 28 天服 1 片。②复方炔雌醚：月经第 3~5 天服 1 片，隔 20 天再服 1 片，以后每隔 30 天服 1 片。

（2）作用机制 此类药物是由长效雌激素和人工合成孕激素配伍制成，通过反馈抑制下丘脑 - 垂体 - 卵巢轴功能发生抗排卵作用。避孕率可达 96%~98%。

2. 长效避孕针

（1）种类与用法 ①复方己酸孕酮（避孕针Ⅰ号）：每支含己酸孕酮 250mg，戊酸雌二醇 5mg。②复方甲地孕酮避孕针：每支含甲地孕酮 25mg 和 17 环戊烷丙酸雌二醇 5mg。用法相同，即第一次在月经周期第 5、12 日各肌内注射 1 支，以后每月于月经周期第 12 日注射 1 支。避孕率可达 98%。

（2）注意事项 为达到避孕效果和减少月经改变，应注意以下两个方面：①按时注射药物，注射时药液必须全部抽净，并作深部肌内注射。如针剂有结晶析出，可先加温，待结晶溶解后再用。②如欲停用长效避孕针，应在最后一次用药后，于月经的第 5 天开始服用避孕片Ⅰ号或Ⅱ号二三个月作为过渡，以免突然停针而致月经紊乱。

（3）副作用及其处理 ①头晕、乏力、嗜睡等一般出现于注射后 1 周内，多属轻度；胃肠道反应较口服避孕药为轻，少数出现乳房胀痛。②对月经的影响：若出现经期延长，经量多，可服用炔诺酮 10mg，每日 1 次，连用 5 天。若月经后有少量出血者，每日加服乙炔雌二醇 0.0125～0.025mg，服至本月注射日期为止。如出血时间已接近注射日期，可不作处理，注射避孕针后可自然止血。如停药 28 天月经不来者，可暂停用药，待月经恢复，或改用其他方法避孕。③极少数病人注射后出现变态反应，表现为心悸、气急、出冷汗、药物皮疹等。可给以抗过敏处理，如给肾上腺素、皮质激素、苯海拉明、葡萄糖酸钙等，必要时给氧。为避免发生意外，注射后应观察 15～20 分钟。

（四）其他避孕法

1. 皮下埋植避孕剂 1984 年由世界人口基金会提供，我国引进皮下埋植避孕剂，试用证明这是一种较理想又简便易行的长期避孕新法。它是将左旋 18 - 甲基炔诺酮装入长 3.3cm，直径为 0.2cm 的硅橡胶管内，埋植于妇女上臂内侧皮下，通过药物的释放，达到避孕目的。这种方法可避孕 5～7 年，有效率达 99% 以上。

（1）优点 不含雌激素，取出硅橡胶胶管即可受孕，不影响乳汁质量，使用方便。这种方法对 40 岁以下的妇女和不宜放置宫内节育环，内生殖器畸形（如双子宫），或口服避孕药不能坚持者较为适宜。

（2）副作用 主要是不规则少量阴道出血或点滴出血，少数闭经。一般 3～6 个月后可逐渐减轻及消失。临床可按漏下辨证论治，亦可用止血剂或激素止血。常用炔雌醇每日 0.05～0.1mg，连续数日，不超过 2 周，止血后停药。

2. 微球或微囊避孕药针 是一种新型缓释避孕针。采用具有生物降解作用的高分子化合物与甾体避孕药混合包裹制成的微球或微囊，微球的直径为

100μm，通过针头注入皮下，缓慢释放避孕药。

种类：庚炔诺酮微球针剂，每支含 65mg 或含 100mg。左旋 18 - 甲基炔诺酮微球针剂，每支含 50mg。肟高诺酮微囊针剂，每支含 50mg。此三种针剂每 3 个月皮下注射一次，每次可避孕 3 个月。

3. 透皮贴剂避孕　由美国研制成功，与口服避孕药作用相同，局部用药。药物由 3 块有效期为 7 日的贴剂构成。用药 3 周，停药 1 周，以后再用。此贴剂含有人工合成雌激素和孕激素，可从药膜中按一定量及比例释放，效果同口服避孕药，但可接受性比口服避孕药大得多。

二、工具避孕

（一）宫内节育器（子宫环或节育环）

宫内节育器是放在子宫腔内的避孕装置，通常以不锈钢、塑料或硅橡胶等材料制成，它是一种作用于局部对机体全身功能干扰较少的有效避孕方法，具有安全、简便、有效、经济，取出后仍可受孕等优点，深受广大群众欢迎，我国妇女使用此法占节育人数的 50% 左右。

1. 宫内节育器的种类　由于使用的材料不同，样式不一，因此种类很多，有不锈钢节育环（单环、麻花环）、节育花、T 形宫内节育器及 V 形宫内节育器等（图 23 - 1）。为了便于观察和取出，节育器上系以尼龙丝；为能在 X 线下显影，在塑料制节育器内加入显影剂；为提高效能，在节育器内加铜或孕酮等。目前最常见的为不锈钢丝卷成的软环。

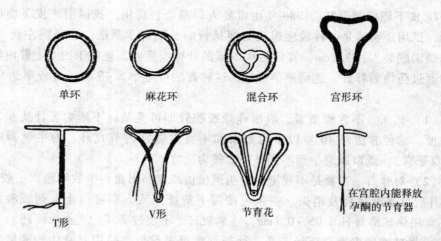

| 单环 | 麻花环 | 混合环 | 宫形环 |

T 形　　V 形　　节育花　　在宫腔内能释放孕酮的节育器

图 23 - 1　常用节育器

2. 宫内节育器的避孕机制

（1）宫内节育器能引起机体产生大量的吞噬细胞，吞噬细胞能吞噬精子甚至溶解受精卵。

（2）节育器在宫内的机械作用，不利于受精卵着床。

（3）放置节育器后可引起局部前列腺素的释放，从而导致输卵管蠕动增强，使孕卵在尚无植入能力时即达宫腔，因而不能着床。

（5）节育器内的药物有抗着床作用。

（6）节育器内的铜离子被子宫内膜吸收后，也可引起不利受精卵着床的生物化学变化。

3. 适应证　凡已婚妇女，自愿放置而无禁忌证者。

4. 禁忌证

（1）生殖器炎症，如急、慢性盆腔炎，阴道炎和重度子宫颈糜烂者。

（2）月经过多、过频及不规则的阴道出血。

（3）生殖器肿瘤，如子宫肌瘤、卵巢肿瘤等。

（4）严重的全身性疾患，如心力衰竭、重度贫血、出血性疾患及各种疾病的急性期。

（5）子宫颈口过松、重度陈旧性宫颈撕裂及Ⅱ、Ⅲ度子宫脱垂者。

5. 放置时间

（1）月经干净后 3~7 天最适宜。

（2）人工流产后可同时放置（子宫收缩不良，出血过多者除外）。

（3）中期妊娠引产后或足月产后满 3 个月者可放置。

（4）剖宫产后半年以上。

（5）短期闭经或哺乳期闭经应排除早期妊娠后，再行放置。

6. 放置宫内节育器前的检查

（1）详细询问病史。

（2）进行系统的妇科检查，必要时可做滴虫、假丝酵母菌及宫颈刮片检查，如发现异常应在治疗后再放置。

（3）经检查发现不适于放置宫内节育器者，应改用其他方法避孕。

7. 宫内节育器的选择和消毒

（1）选择型号　根据子宫深度、宽度和宫口松紧来选择相应的节育器。以金属环为例：宫腔在 5.5~6.5cm 者用小号（环外径 18mm）；宫腔在 6.6~7.5cm 者用中号（环外径 20mm）；宫腔在 7.6~8.5cm 者用大号（环外径 22mm）；宫腔在 8.5cm 以上者用特大号（环外径 24mm）。人工流产后放置可按吸宫后宫腔深度减 1.5cm 再按上述原则选环。宫腔小于 5.5cm 或大于 10cm 者不宜放置。

（2）消毒　金属宫内节育器可煮沸或高压消毒，或用 75% 酒精浸泡 30 分钟；塑料节育器可用 75% 酒精或 1% 新洁尔灭浸泡 30 分钟，或用 2.5% 碘酒浸泡 5~10 分钟后，再用 75% 酒精脱碘。

8. 术前准备

（1）测量体温，体温在 37.5℃ 以上者，不宜放置。

（2）排空小便。

（3）认真消毒外阴、阴道。

9. 放置方法与步骤

（1）外阴铺消毒洞巾，做双合诊，仔细复查子宫位置、大小及附件情况。

（2）用阴道窥器将阴道扩开，拭净阴道内积液，用 2.5% 碘酒及 75% 酒精消毒宫颈及宫颈管（根据情况亦可选用其他消毒药品。注意金属环不能与碘酒接触）。

（3）用宫颈钳夹住宫颈前唇，轻轻向外牵拉，使子宫保持水平位置，以利于放置节育器。

（4）用子宫探针沿子宫方向探测宫腔的深度和估计宫底的宽度，根据子宫颈口的松紧和宫内节育器的型号，决定是否扩张子宫颈口。

（5）将选好的节育器装在放置器上，沿宫腔方向轻轻送到宫底，然后轻轻退出放置器（图 23 - 2）。

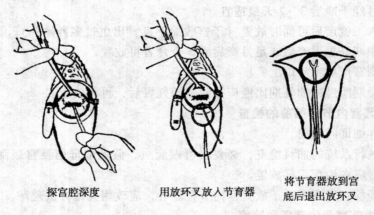

探宫腔深度　　　　用放环叉放入节育器　　　将节育器放到宫底后退出放环叉

图 23 - 2　放置节育器

（6）放置带尼龙丝的节育器，宫口外仅留尾丝 1~1.5cm，多余部分剪去。

（7）在操作过程中，避免节育器接触阴道壁以防感染。如有中度宫颈糜烂或阴道清洁不良者，术后酌情给予抗生素。

（8）取下宫颈钳及窥器，填写手术记录。

10. 放置后注意事项

（1）术后休息2天，1周内不做重体力劳动，2周内禁止性交和盆浴，保持外阴清洁。

（2）放置后可能有少量阴道出血及下腹不适，1周内多自然消失。如出血多、腹痛、发热时可随时就诊，给以止血药和消炎药。

（3）放置后2个月内，应注意宫内节育器是否脱出，尤其在月经期和大便后。

（4）放置后的最初几个月，月经量可能增多，以后可恢复正常。月经过多时，可对症处理。

11. 随访　对放置宫内节育器者，应定期随访，以确保受术者的健康和提高节育效果。

（1）随访时间　一般在术后1、3、6、12个月各随访1次，以后每年随访1次。

（2）随访内容　包括询问自觉症状、月经情况和妇科检查，如有异常情况应及时处理，做盆腔X线透视，观察环位及形状。如无特殊情况，金属环可放置7~15年，塑料环可放置4年左右。

（3）做好随访记录。

12. 并发症及处理

（1）感染　应严格遵守无菌操作，掌握放置宫内节育器的禁忌证，如并发感染应积极给予抗生素治疗。

（2）脱落　发现节育器脱落应检查脱落的原因。如要求再放，可在下次月经后放置，并改换环号或用其他类型节育器。

（3）带器妊娠　应做人工流产，同时取出节育器。

（4）月经异常或不规则的阴道出血　多发生在半年内，出现月经量增多，经期延长，或不规则的阴道出血。如节育器位置正常者，可按月经过多、经期延长辨证治疗，或西医学对症治疗，给予止血药；若月经改变严重，经治疗无效时，可考虑取出节育器。

13. 取出和更换宫内节育器

（1）凡放置节育器已到期或放环后有不规则的阴道出血、炎症等，经治疗无效，以及要求生育或改用其他方法避孕者可取出，绝经后1年应及时取环。

（2）取出时间以月经干净后3~7天为宜。

（3）必要时在取环之前做X线透视。

（4）取出的术前准备与放置术相同，先用探针探测宫腔的大小和节育器的位置，用取出器钩住宫内节育器的下缘后轻轻拉出，如遇困难酌情扩大宫口，切勿强力拉出，以免损伤宫壁。如放置的节育器带有尼龙丝尾，用血管钳夹住尾丝取出即可。

（5）取出当日休息1天，2周内禁止性交及盆浴。

（6）更换节育器：取出当时可立即放置新的节育器，或待下次月经干净后再放置。

（二）避孕套

又称阴茎套，是用橡胶薄膜制成的男用避孕工具，可阻止精子泄入阴道而达到避孕目的。

使用前应检查阴茎套有无破损（图23－3），将前端小囊内的空气排除，以便储存精液和避免射精时套端破裂而失败。如与避孕药膏合用，则效果更好，而且起到滑润作用。

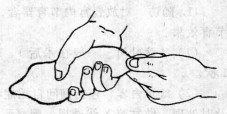

图 23 – 3　检查阴茎套

（三）阴道隔膜

又称子宫帽，是女用避孕器具，用乳胶薄膜连在一个弹簧圈上制成，软而有弹性，置于阴道顶端遮盖子宫颈口，使阴道内的精子不能进入子宫腔与卵子相遇而达到避孕目的，具有简便、安全、无副作用等优点，使用得当，避孕效果可达95%（图23－4）。

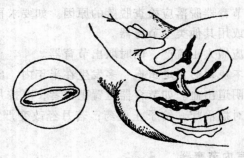

图 23 – 4　放置阴道隔膜

1. 使用方法　阴道隔膜按其外径大小，分为不同的型号，常用的为65、70、75mm 三个型号。

（1）选配阴道隔膜。先应排空膀胱，做妇科检查，测量阴道后穹隆到耻骨联合后缘的距离，根据测得的长度，选择大小相近的阴道隔膜。如恰好嵌在后穹隆与耻骨后凹处，并完全遮盖子宫颈，使用者无论坐、卧、站立、行走、蹲下等均无明显不适，也不会自行脱落者为宜。

（2）放置前检查阴道隔膜有无破损（特别是弹簧边缘处）。将隔膜两面、边缘涂上避孕药膏，取坐、蹲或半卧位，两腿分开，用手分开两侧大阴唇，隔膜凸面向上，用另一手拇、食、中指把隔膜捏成椭圆形，沿阴道后壁送到后穹隆顶端，再将隔膜的边缘推入耻骨后方，检查一下宫颈是否全面被遮盖（最好先在医务人员指导下配戴）。

（3）取出时，用食指伸入阴道，在耻骨后面钩住阴道隔膜的边缘慢慢拉出。

2. 注意事项

（1）在同房前放好，同房后 8 ~ 12 小时取出，取出过早，精子有活动力，可使避孕失败；放置过久，如超过 24 小时则可刺激阴道黏膜，使分泌物增多。

（2）阴道隔膜取出后，用清水或肥皂水洗净，擦干，检查隔膜有无破损，然后撒上滑石粉，放于阴凉处保存。

（3）使用者须保持大便通畅，以免影响安放位置的正确性。

（4）注意隔膜不能与油性物接触，否则易破损。

3. 禁忌证

（1）凡阴道过紧、阴道前壁过度松弛、子宫脱垂、阴道炎、急性子宫颈炎、子宫颈重度糜烂等不宜应用。

（2）习惯性便秘者，治愈后再用为宜。

三、安全期避孕

这种方法，适用于月经周期规律，排卵期比较固定的妇女。它是根据精子在女性生殖道内可存活 1 ~ 3 天，卵子排出后 1 ~ 2 天内有受精能力，女子排卵一般在月经来潮前 14 天左右，因此只要在排卵期前后避免房事，即可达到避孕目的。失败率达 20%。

1. 安全期的计算　月经周期规律的妇女，排卵多在月经来潮前 14 天，在排卵期的前 5 天至后 4 天避免房事，其余时间为安全期；测定基础体温 2 ~ 3 个月，掌握排卵规律；每日观察白带颜色、黏稠度及量，一般在排卵期子宫颈黏液量增多，稀薄透明，质黏，观察 2 ~ 3 个月，也可了解排卵规律，找到安全期。

2. 禁忌证　安全期避孕简便，对健康无损害，但由于排卵日期不容易掌握，且因情绪、环境、健康等因素，排卵日期有所改变，因此凡月经周期不准，产褥期或流产后不久，探亲夫妇及生活环境改变者，均不宜应用。

第二节 人工终止妊娠术

妊娠在 24 周以内，用人工的方法终止妊娠者，称为人工终止妊娠术，即人工流产术。妊娠在 12 周以内者为早期人工流产，妊娠在 12～24 周者属中期妊娠引产。

节制生育主要依靠避孕措施，人工流产仅是避孕失败的补救措施，不能直接用此作为节育方法。妊娠月份愈小，方法愈简便、安全，出血少，因此一旦月经过期，应及早作出诊断，采取相应的措施。

一、负压吸宫术和钳刮术

妊娠 10 周内使用吸管深入宫腔以负压将胚胎或胎儿吸出体外称为吸宫术；妊娠 11～14 周通过吸引和钳刮的方法终止妊娠，称为钳刮术。

（一）适应证

1. 因避孕失败，要求终止妊娠而无禁忌证者。
2. 因某种疾病，不宜继续妊娠者。

（二）禁忌证

1. 各种急性传染病或慢性传染病急性发作期，或严重的全身性疾病，如心力衰竭、高血压伴有症状等。
2. 生殖器炎症，如阴道炎、重度宫颈糜烂、盆腔炎等。
3. 术前相隔 4 小时，两次测量体温在 37.5℃ 以上者。
4. 3 日内有性生活者。

（三）术前准备

1. 详细询问病史。
2. 一般体检及妇科检查，必要时做血、尿常规、肝肾功能等检查。
3. 消毒外阴及阴道。

（四）手术步骤

1. 吸宫术 部分操作同宫内节育器放置方法，宫颈扩张直到使吸管顺利通过，扩张程度一般比所用吸管大半号至 1 号。将橡皮管一端接上吸管，另一端接在自动控制人工流产吸引器上。将吸管沿子宫方向送达子宫底部，开动吸引器，待负压升至 400～500mmHg 时开始吸引，转动吸管，从宫底至宫颈口之间上下移动，寻找胚胎着床部位（图 23－5）。

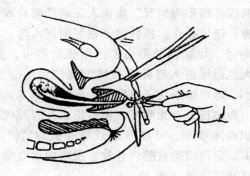

图 23－5　吸宫术

（6）吸引宫腔四壁，再吸引宫底及两侧宫角，待感到宫壁粗糙，子宫腔缩小，吸头紧贴宫壁，取出吸管仅带有少量血性泡沫无出血，表示已吸净。

（7）用小刮匙刮宫腔一周，尤其是两侧宫角，经证实已吸净，结束手术。

（8）用探针测量宫腔的深度，与术前相比可缩小 1～3cm，去除宫颈钳及窥器。

（9）检查绒毛及胚胎组织，与妊娠月份是否相符。必要时将吸出物送病理检查。

（10）填写手术记录。

2. 钳刮术　适用于妊娠 11～14 周时，因胎儿较大，需作钳刮及吸宫终止妊娠。为保证钳刮术顺利进行，应先作扩张宫颈准备，步骤基本同吸宫术。宫颈必须扩张充分，术前多在宫颈管内放置海藻棒，或怀牛膝，或导尿管，也可将艾司唑仑丁卡因栓剂置于子宫颈管达内口处，使宫颈自动缓慢扩张，次日行钳刮术。

先夹破胎膜，使羊水流出后钳出胎盘及胎体，继而用 8 号吸管轻轻吸引宫腔一周，如宫腔较大或出血多，在宫颈上注射缩宫素 10～20U。

（五）术后注意事项

1. 术后在观察室休息 2 小时，注意有无出血或其他情况。钳刮术后需住院 1～2 日。

2. 2 周内或阴道流血未净前禁止盆浴。

3. 4 周内禁止性交。

4. 4 周后应随访一次，如有异常情况，随时就诊。

（六）并发症及处理

1. 子宫穿孔 妊娠子宫柔软，尤其哺乳期子宫更软，剖宫产后的妊娠子宫有瘢痕，子宫过度倾曲或有畸形等情况，实施人工流产时易致子宫穿孔。故术前应查清子宫大小及位置，谨慎操作。探针沿子宫屈向深入时，动作要轻柔；扩张宫颈时应从小号顺序渐进，切忌粗暴用力；应用吸管吸引，卵圆钳钳取妊娠物时，操作幅度不能过大。器械进入宫腔若突然出现"无底"感觉，或其深度明显超过检查时子宫大小，即可诊断为子宫穿孔，应停止手术，给予缩宫素和抗生素，严密观察患者的生命体征，有无腹痛、阴道出血及腹腔内出血的征象。若患者病情稳定，胚胎组织尚未吸净，可在 B 超或腹腔镜的监护下清宫；尚未进行吸宫操作者，则可在 1 周后再清除宫腔内容物。发现内出血增多或疑有脏器损伤者，应立即剖腹探查修补穿孔处（图 23 – 6）。

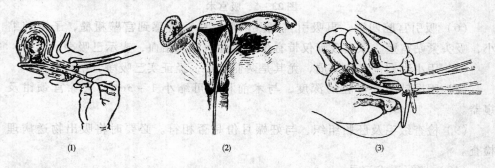

（1）　　　　　　　　　　（2）　　　　　　　　　　（3）

图 23 – 6　子宫穿孔

2. 人工流产综合反应 人工流产综合反应是指受术者在人工流产术中或手术结束时出现心动过缓、心律紊乱、血压下降、面色苍白、出汗、头晕、胸闷，甚至发生昏厥和抽搐。所以，术前应予精神安慰，操作要轻柔，吸宫时掌握适当负压，吸净后勿反复吸刮宫壁。一旦出现心率减慢，静脉注射阿托品 0.5 ~ 1mg，效果满意。

3. 吸宫不全 是人工流产后常见的并发症。主要是部分胎盘残留，也可能有部分胎儿残留。宫体过度屈曲或操作技术不熟练时容易发生。术后阴道出血超过 10 日，出血量多，或出血停止后又有出血量多者，应考虑吸宫不全，检查有助于诊断。若无明显感染征象，应行刮宫术，刮出物应送病理检查，术后应用抗生素预防感染。

4. 漏吸 确定为宫内妊娠，但手术时未吸到胚胎及胎盘绒毛，多因胎囊过小，子宫过度屈曲或子宫畸形造成。因此，当吸出物过少，尤其未见胚囊时，应复查子宫位置、大小及形状，并重新探测宫腔，能及时发现问题而解决。吸出组织送病理检查，若未见绒毛或胚胎组织，除考虑漏吸外，还应排除宫外孕可能。确属漏吸，应再次行负压吸引术。

5. 术中出血 多发生于妊娠月份较大的钳刮术，主要原因是胚胎组织不能迅速排出，影响子宫收缩。可在扩张宫颈后，宫颈注射缩宫素以促使子宫收缩，同时尽快钳取或吸取胎盘及胎体，吸管过细或胶管过软时应及时更换。

6. 术后感染 起初为急性子宫内膜炎，治疗不及时可扩散至子宫肌层、附件、腹膜，甚至发展为败血症。多因吸宫不全或流产后过早性交引起，也可能因器械、敷料消毒不严或操作时缺乏无菌观念所致。主要表现为体温升高，下腹疼痛，白带混浊，或不规则流血，双合诊时子宫或附件区有压痛。治疗宜卧床休息，用支持疗法，及时应用抗生素。宫腔内残留妊娠物者按感染性流产处理。

7. 栓塞 目前临床应用的自动控制人工流产吸引器，因能自动制造负压和控制负压，故空气栓塞已被杜绝。羊水栓塞偶可发生在人工流产钳刮术，宫颈损伤、胎盘剥离使血窦开放，为羊水进入血液创造了条件，若此时应用缩宫素更容易促使栓塞发生。妊娠早、中期时羊水含细胞等物极少，即使并发羊水栓塞，其症状及严重程度也不如晚期妊娠发病凶猛。

二、药物流产

其优点是方法简便，不需宫内操作，无创伤性。目前最常用的药物是米非司酮，最早由法国 Roussel – Uclaf 公司于 20 世纪 80 年代初首先合成，1992 年国产米非司酮配伍前列腺素（PG）被批准用于终止早孕，至今已用数百万例，完全流产率在 90% 以上。

米非司酮是一种合成类固醇，其结构类似炔诺酮，具有抗孕酮、糖皮质醇和轻度抗雄激素特性。米非司酮对子宫内膜孕激素受体的亲和力比孕酮高 5 倍，因而能和孕酮竞争而与蜕膜的孕激素受体结合，从而阻断孕酮活性而终止妊娠。同时由于妊娠蜕膜坏死，释放内源性前列腺素（PG），促进子宫收缩及宫颈软化。

临床研究已肯定药物流产采用米非司酮与 PG 配伍为目前最佳方案，因两者起协同作用，能提高终止妊娠效果，用药量明显减少。用法：米非司酮 25mg，每日口服 2 次，连续 3 日，于第四日上午配伍米索前列醇 0.6mg，一次服完。适用于停经 7 周内孕妇，完全流产率达 90% ~95%，且副反应轻，仅有恶心、呕吐、下腹疼痛和乏力，但其远期副反应尚需进一步观察。用药后应严密随访。若药物流产失败，宜及时手术终止，以免受损的妊娠继续发展；有时引起不全流产，出血量多者需急诊刮宫。值得指出的是，药物流产后出血时间过长和出血量过多是其主要副反应。此外，异位妊娠误行药物流产后也有导致休克者，须引起警惕。

第三节　中期妊娠引产

中期妊娠引产是指中期妊娠期间终止妊娠的方法。临床常用利凡诺引产，方法安全，效果优良。

利凡诺是一种强力杀菌剂，原用于外科创伤处理。20世纪50年代末，于胎膜外注入子宫腔取得中期引产成功。70年代中期改为经腹羊膜腔内注射的方法，成功率明显提高，可达98%以上。

（一）适应证

妊娠14~24周需要终止妊娠而无禁忌证者。

（二）禁忌证

1. 有急、慢性肝、肾疾病，或肝、肾功能不良者。
2. 各种疾病的急性期和严重期。
3. 急性生殖器官炎症。
4. 子宫有手术瘢痕者。

（三）手术步骤

1. 孕妇排空小便后，平卧于手术台上，常规消毒腹部皮肤，铺灭菌孔巾。
2. 选择穿刺点　在子宫底与耻骨联合之间中线上或中线两侧，选择囊性感明显的部位（即胎儿肢体侧）作为穿刺点，或根据B超报告选择羊水最多的部位，避开胎盘。
3. 羊膜腔穿刺　用7~9号带芯腰穿针从选好的穿刺点垂直刺入，一般通过皮肤、肌鞘、子宫壁三个抵抗感后有落空感即进入羊膜腔内，拔出针芯，见有羊水溢出方可注药。
4. 注药　将盛有依沙吖啶药液（100mg溶于6~10ml注射用水内）的注射器与穿刺针相接，回抽出羊水证实穿刺无误后，注入药液，注射完毕后，快速抽出穿刺针。穿刺部位覆以无菌纱布，压迫2~3分钟，胶布固定。如穿刺针尾孔溢出血液或回抽注射器有血，提示穿刺针刺入胎盘，可将穿刺针再向深部刺入，仍有血，将穿刺针退出，另换穿刺点。穿刺一般不超过两次。

（四）注意事项

1. 依沙吖啶遇生理盐水会产生沉淀，只能用注射用水稀释。

2. 穿刺过程和拔针前后，注意孕妇有无呼吸困难、发绀等异常征象。

（五）引产过程的观察及处理

1. 个别孕妇注药后 24 小时左右可出现体温轻度上升和白细胞计数增多现象。如无感染症状和体征，胎儿排出后，体温和白细胞可自然恢复。如体温超过 38℃，应给予抗生素治疗。

2. 引产后孕妇不得擅自离开病房，应定时测量体温、脉搏，观察阴道有无流血、流水及宫缩等情况。

3. 如引产后出现剧烈宫缩孕妇难以忍受或烦躁不安，可给予肌内注射哌替啶 50～100mg 或阿托品 0.5mg，或地西泮 10mg 静脉注射。

4. 胎盘娩出后仔细检查是否完整，对妊娠小于 20 周者，主张常规清宫以减少流血，有助于子宫复旧。

5. 需清宫者，胎盘娩出后常规检查宫颈与阴道壁有无撕裂，如有撕裂及时予以缝合。

第四节　输卵管绝育术

用人为的方法断绝生育能力，以达到永久不孕的目的，称为绝育。绝育手术男女皆可施行，男性可做输精管结扎术，女性可做输卵管结扎术或堵塞术。手术后，使精子和卵子不能相遇而达到绝育目的。在此仅介绍女性绝育术。其中以输卵管结扎术应用最为广泛。

（一）适应证

1. 已婚妇女，夫妇双方同意，为实行计划生育，要求做结扎术而无禁忌证者。

2. 患有某种严重疾病如心脏病、肾脏病等不宜妊娠者。

3. 有严重遗传疾病如先天性畸形、先天愚型、血友病及精神病患者等都可以施行。

（二）禁忌证

1. 各种疾病的急性期。
2. 有感染情况，如腹部皮肤感染、产时及产后感染、盆腔炎等。
3. 身体虚弱不能手术者，如产后大出血、休克、心力衰竭等。
4. 24 小时内两次测量体温在 37.5℃ 以上者。
神经官能症和对手术顾虑较大者，决定手术时应慎重。

（三）手术时间的选择

1. 月经干净后 3 ~ 7 天。
2. 人工流产后或剖宫产的同时进行。
3. 中期引产或正常产后 24 小时内。

（四）术前准备

1. 做好思想工作，使受术者消除一切顾虑，以便更好地配合手术。
2. 询问病史，做全身及妇科检查，做血、尿常规检查，肝、肾功能测定，必要时做胸透。
3. 如用局麻，应做普鲁卡因皮试，以防发生变态反应。
4. 手术前一天晚上，酌情给予镇静安眠药物，保证充分休息。
5. 常规术前备皮，并令受术者术前排空膀胱。
6. 早孕者，先行人工流产吸引术。

（五）手术方法及步骤

1. 受术者取仰卧位或头低臀高位，常规消毒腹部皮肤，铺无菌巾。
2. 麻醉　针麻或用 0.5% ~1% 普鲁卡因局部浸润麻醉。
3. 明确子宫底高度。产后宫体较软者，可轻轻按摩使之变硬。
4. 切口的选择　一般以纵切口为宜，长 2 ~ 3cm。产后结扎者，切口的上缘在宫底下 2cm；月经后结扎者，切口在耻骨联合上 3cm。
5. 切开腹壁进入腹腔，推开肠管及大网膜，寻找输卵管要做到稳、准、轻、细，尽量减少受术者的痛苦。寻找输卵管常有三种方法，即钳取法、指板取管法、钩取法。
（1）钳取法　将卵圆钳伸入宫腔，沿膀胱顶至子宫前壁探明子宫大小、位置后，卵圆钳移至子宫角处，再向子宫侧壁外张开卵圆钳，轻夹输卵管，逐渐将输卵管提至切口处（图 23 -7）。

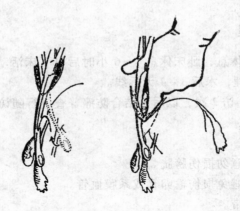

图 23 – 7　钳取法

（2）**钩取法**　子宫后位时用钩取输卵管法较为有利，将输卵管钩按前述钳取法方式进入盆腔，达到子宫底把钩转向一侧子宫角后下方，钩端朝前方上提输卵管。

（3）**指板取管法**　伸一食指入盆腔摸清子宫位置，子宫后位应扶成前位，食指置输卵管峡部，另一手执指板贴食指进入盆腔，板尖与指尖夹住输卵管，食指与板指同时一起移至输卵管壶腹部，取出输卵管。

6. **结扎输卵管**　抽心近端包埋法效果较好。在输卵管峡部系膜下注入普鲁卡因作局部浸润麻醉，切开峡部上面浆膜层，剥出输卵管，切除该处输卵管约2cm，两侧保留端用4号丝线结扎，将近端包埋于输卵管浆膜内，远端游离于浆膜外。检查输卵管及周围无出血，将输卵管送回盆腔。同法结扎对侧输卵管。（图 23 – 8）

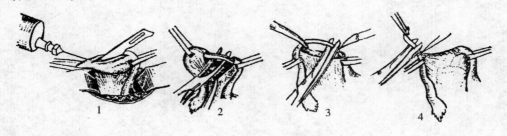

图 23 – 8　输卵管抽心包埋法

7. 检查有无出血，清点纱布，常规缝合腹壁各层，关闭腹腔。用消毒敷料覆盖伤口。

（六）术后处理

1. 受术者应住院休息，卧床休息 4~6 小时后可下床活动，要注意观察，发现有特殊情况及时处理，术后 3~4 天拆线。

2. 术后 1~3 月随访 2 次，以后可结合防癌普查进行随访。

（七）注意事项

1. 打开腹膜时注意勿损伤膀胱。

2. 操作过程中，避免损伤输卵管或系膜血管。

3. 避免误扎圆韧带。

第二十四章

妇产科常用特殊检查

　　妇产科对某些疾病的诊断、治疗、观察等常需借助一些特殊检查，现将妇产科常用的特殊检查简述如下。

第一节　基础体温测定

　　基础体温（BBT）是机体处于静息状态下的体温。具有正常卵巢功能的生育年龄妇女基础体温呈特征变化，在月经后及卵泡期基础体温比较低（36.6℃以下），排卵后体温上升 0.3℃ ~ 0.5℃，一直持续到经前 1 ~ 2 日或月经第 1 日，体温又降到原来水平。排卵后体温上升是由于卵巢排卵后有黄体形成，产生的孕酮作用于下丘脑体温调节中枢，产生致热作用而使体温升高。将月经周期每日测量的基础体温画成连线则呈双相曲线（图 24 - 1）；若无排卵则基础体温无上升改变而呈单相曲线。正常排卵妇女，体温升高应持续 12 ~ 14 日，若短于 11 日，表示黄体发育不健全。

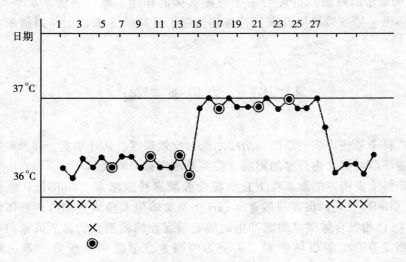

图 24 - 1　双相基础体温

一、测定方法

每晚临睡前将体温表水银柱甩至 36℃ 以下，次日清晨醒后，不说话，不要活动，立即将体温表放于舌下，测口腔体温 5 分钟，每日测量时间最好固定。夜班工作者应在睡眠休息 6～8 小时后，按上述方法测定体温。应将生活中有关情况如性生活、月经期、失眠、感冒等可能影响体温的因素及所用的治疗，随时记录在基础体温单上以便作参考。一般需连续测，至少 3 个月经周期。

二、临床应用

1. 检查不孕原因　常规测量基础体温，了解其卵巢功能，即有无排卵及黄体功能。

2. 协助诊断月经失调　基础体温可以反映排卵功能，例如无排卵型功能失调性子宫出血患者，基础体温为单相型。此外，基础体温上升持续的时间、体温的高低以及下降的方式又可以反映黄体的功能状态。因此，基础体温可用以诊断月经失调及观察药物疗效。

3. 指导避孕与受孕　妇女每月只排卵 1 次，排卵期约在月经周期的中期。基础体温上升 4 日左右可以肯定已排卵，从该时到月经来潮前约 10 日，此间若有性生活一般不会受孕，称为安全期，根据安全期可用以指导避孕。基础体温上升前后 2～3 日是排卵期，此期最易受孕，称为易孕期，故可用以指导不孕妇女掌握易受孕的时期进行性生活。

4. 协助诊断妊娠　妊娠后由于妊娠黄体的作用，雌、孕激素水平均增高，故基础体温于排卵后持续升高。若基础体温上升持续 3 周以上，则提示有妊娠可能。

第二节　常用激素测定

妇产科中某些疾病的诊断、治疗用药、疗效观察、估计预后，以及研究生殖生理，避孕药对妇女内分泌的影响，均需要测定有关激素。

妇产科常需测定的激素有下丘脑促性腺激素释放激素（GnRH）；垂体促性腺激素（GnH），包括促卵泡激素（FSH）及黄体生成激素（LH），垂体催乳激素（PRL）；胎盘合体滋养细胞产生的绒毛膜促性腺激素及胎盘生乳素（HPL）；卵巢、胎盘等产生的甾体激素，主要为雌激素、孕激素和雄激素等。雌激素（E）包括雌酮（E_1）、雌二醇（E_2）及雌三醇（E_3）；孕激素有孕醇即黄体酮

（P）及其代谢产物孕二醇等；雄激素即睾酮（T）。测定方法有生物化学方法、生物学方法及放射免疫方法等。现在生物学方法已基本不用，应用最多的是放射免疫方法。

一、下丘脑促性腺激素释放激素测定

（一）GnRH 刺激试验

1. 生理作用 主要了解下丘脑和垂体功能。

2. 方法 上午 8 时静脉注射 LHRH100μg（溶于 5ml 生理盐水中），于注射前和注射后 15、30、60 和 90 分钟分别抽取静脉血 2ml，测定 LH 值。

3. 结果分析

（1）**正常反应** 静脉注射 LHRH 后，LH 比基值升高 2～3 倍，高峰出现在 15～30 分钟。

（2）**延迟反应** 高峰出现时间迟于正常反应出现的时间。

（3）**活跃反应** 高峰值比基值升高 5 倍。

（4）**无反应或低弱反应** 即注入 GnRH 后 LH 值无变动，一值处于低水平或稍有上升但不足够 2 倍。

4. 临床意义

（1）**青春期延迟** GnRH 兴奋试验呈正常反应。

（2）**垂体功能减退** 希恩综合征、垂体手术或放射治疗垂体组织遭到破坏，GnRH 兴奋试验出现无反应或低弱反应。

（3）**下丘脑功能减退** 可能呈延迟反应或正常反应。

（4）**卵巢功能不全** FSH、LH 基值均 > 30U/L，GnRH 兴奋试验呈活跃反应。

（5）**多卵巢综合征** LH/FSH 值 > 3，GnRH 兴奋试验活跃反应。

（二）氯米芬试验

1. 生理作用 用以评估闭经患者下丘脑 – 垂体 – 卵巢轴的功能，鉴别下丘脑和垂体病变。

2. 方法 月经来潮第 5 天开始每日口服氯米芬 50～100mg，连服 5 天，服药后 LH 可增加 85%，FSH 增加 50%。停药后 LH、FSH 即下降。若以后再出现 LH 上升达排卵期水平，诱发排卵，为排卵性反应，排卵一般出现在停药后的第 5～9 日。若停药后 20 日不再出现 LH 上升，为无反应。分别在服药第 1、3、5 日测 LH、FSH，第 3 周或经前抽血测孕酮。

3. 临床意义

（1）青春期延迟　通过 GnRH 兴奋试验判断青春期延迟是否为下丘脑、垂体病变所致。

（2）下丘脑病变　下丘脑病变时对 GnRH 兴奋试验有反应而对氯米芬试验无反应。

二、垂体促性腺激素测定

1. 来源及生理作用　腺垂体在下丘脑促性腺激素释放激素的控制下分泌促性腺激素，包括卵泡刺激素（FSH）和黄体生成激素（LH）。其主要生理：FSH 促进卵泡成熟及分泌雌激素；LH 促进女性排卵和黄体生成，以促使黄体分泌孕激素和雌激素。目前最常用放射免疫测定法。FSH 与 LH 的生理参考值（血）见表 24 – 1、24 – 2。

表 24 – 1　血 FSH 正常范围（U/L）

测定时期	正常值
青春期	≤5
正常女性	5 ~ 20
绝经后	>40

表 24 – 2　血 LH 正常范围 U/L

测定时期	正常值
卵泡期	5 ~ 30
排卵期	75 ~ 100
黄体期	3 ~ 30
绝经期	30 ~ 130

2. 临床意义

（1）闭经患者测定垂体促性腺激素有助于鉴别垂体性闭经和卵巢性闭经。前者垂体促性腺激素水平低，后者垂体促性腺激素升高。卵巢功能不足（围绝经期、绝经期、绝经后期、双侧卵巢切除术后、卵巢发育不良、卵巢早衰），垂体促性腺激素水平均升高。

（2）测定 LH /FSH 值，如 LH/FSH 值 >3，提示多囊卵巢综合征。

（3）测定 LH 峰值，以估计排卵时间及了解排卵情况，有助于不孕症的治疗及研究避孕药物的作用机制。

（4）诊断性早熟，有助于区分真假性性早熟。真性性早熟由促性腺激素分泌增多引起，FSH 及 LH 呈周期性变化。假性性早熟的 FSH 及 LH 水平较低，且无周期性变化。

三、垂体催乳激素（PRL）测定

1. 原理及生理作用　目前普遍采用放射免疫法测定血清标本。PRL 主要功能是促进乳房发育、乳汁分泌及对生殖功能的调节等。

2. 正常值　不同时期血 PRL 正常范围为：非妊娠期 <1.14mmol/L；妊娠早期 <3.64 mmol/L；妊娠中期 <7.28 mmol/L；妊娠晚期 <18.20 mmol/L。

3. 临床意义　垂体肿瘤、空蝶鞍干扰多巴胺运送，使 PRL 抑制减少；下丘脑疾病、颅咽管瘤等；原发性甲状腺功能低下、闭经 - 溢乳综合征、多囊卵巢综合征、卵巢早衰、黄体功能欠佳；药物作用如氯丙嗪、避孕药、雌激素、利血平等；神经精神刺激；长期哺乳等，均可引起增高。

四、胎盘生乳素（HPL）测定

1. 生理作用　HPL 已被认为与胎儿生长有关，并可作为胎盘功能测定的指标。

2. 生理参考值　HPL 早在妊娠第 5 周时即可自孕妇血中测出，早时 HPL 为 1mg/L，随孕周增加而升高，妊娠 34 周为 7.70～10.60mg/L，足月时达高峰，产后 3～6 小时即不能测出。

3. 临床意义　妊娠晚期连续动态观察 HPL 水平变化用以监测胎盘功能。35 孕周后，反复检测 HPL <4mg/L 或突然下降 50% 以上，提示胎盘功能减退。HPL 含量与胎盘大小有关。糖尿病合并妊娠时胎儿较大，胎盘也大，含量可偏高。母儿血型不合发生溶血先影响胎儿，再影响胎盘，HPL 改变较迟。所以应用时最好配合其他监测指标，综合分析，以提高判断的准确性。

五、雌激素的测定

1. 来源及生理作用　雌激素主要由卵巢、胎盘产生，少量由肾上腺产生。雌激素的测定即血清中 E_1、E_2 及 E_3 的测定，均采用放射免疫法。主要了解卵巢功能及胎儿 - 胎盘单位功能。

2. 正常值　见下表 24 - 3。

表 24 - 3　　　　　　　　　　血 E_2、E_1 参考值（pmol/L）

测定时期	E_2 正常值	E_1 正常值
青春前期	18.35～110.10	62.9～162.8
卵泡期	91.75～275.25	125.0～377.4
排卵期	734.0～2202.0	125.0～377.4
黄体期	367.～1101.	125.0～377.4
绝经后	18.35～91.75	

3. 临床意义

（1）监测卵巢功能　常用24小时尿E总量测定或血E_2测定。

①判断闭经原因　E持续在早卵泡期或更低的水平，表明卵巢内几无卵泡发育，闭经可能由于卵巢功能早衰或继发于下丘脑及垂体功能失调、高泌乳素血症或药物的抑制作用。欲明确原因，还需结合病史及其他辅助检查。E水平符合正常的周期变化，表明卵泡发育正常，应考虑子宫性闭经。

②监测卵泡发育　使用HMG促排卵时，需严密监测卵泡的发育，选择适当时机注射HMG，以免发生卵巢过度刺激症，E测定及B超观察是重要的监测手段。血E_2达$1.83 \sim 3.68$nmol/L（$500 \sim 1000$ng/L），卵泡直径18mm时，表明卵泡发育成熟，可以注射HMG；当血$E_2 > 4.8$nmol/L（1300ng/L）或24小时尿E总量>735nmol（200μg），则不应注射。

③诊断无排卵　E持续在早、中卵泡期水平，无周期性变化，常见于无排卵型功能失调性子宫出血、多囊卵巢综合征等。

④其他　性早熟或卵巢功能性肿瘤时，E水平可高于生理参考值。肝病或肾上腺皮质增生等可以影响E的灭活、排泄或增加其生成及转化，也可导致E水平异常升高，并出现相应的病理生理改变。

（2）监测胎儿－胎盘单位的功能　妊娠期E_3主要由胎儿－胎盘单位产生，孕妇尿E_3含量反映胎盘功能状态。正常妊娠29周尿雌激素迅速增加，正常足月妊娠E_3排出量平均为88.7nmol/24h尿。妊娠36周后尿中E_3排出量连续多次均小于37nmol/24h尿或骤减超过30%～40%，提示胎盘功能减退。E_3小于22.2nmol/24h尿，或骤减超过50%，表明胎盘功能显著减退。

六、孕激素（P）测定

1. 来源及生理作用　人体孕激素由卵巢、胎盘和肾上腺皮质产生。临床应用主要作为排卵的指标之一。

2. 血孕酮正常范围（表24－4）

表24－4　　　　　　　　　　　　　血孕酮正常范围

时　期	正常范围（nmol/L）
卵泡期	< 3.18
黄体期	15.9～63.6
妊娠期	63.6～95.4
妊娠中期	159～318
妊娠晚期	318～1272
绝经后	< 3.18

3. 临床意义

（1）孕二醇 > 6.24μmol（2mg）/24h 尿；血 P 达到 16nmol（5μg）/L 以上。若 P 测定符合有排卵，又无其他原因的不孕患者，需配合 B 超观察卵泡的发育及排卵过程，以除外未破裂卵泡黄素化综合征。

（2）探讨避孕及抗早孕药物作用和机制。

（3）观察促排卵的效果。

（4）了解黄体的功能：黄体期 P 水平低于生理值或月经来潮 4~5 日仍高于生理水平，分别代表黄体功能不足及黄体萎缩不全。

（5）观察胎盘功能：妊娠期胎盘功能减退时，血孕酮水平下降。异位妊娠时孕酮水平较低，如孕酮水平 > 78.0nmol/L（25ng/ml），基本可除外异位妊娠。单次血清孕酮水平 ≤15.6nmol/L（5ng/ml），提示为死胎。先兆流产时，孕酮值若有下降趋势，有可能流产。

（6）孕酮替代疗法的监测：孕早期切除黄体侧卵巢后，应用孕酮替代疗法时应监测血清孕酮水平。

（7）肾上腺皮质功能亢进或肿瘤时，孕酮可呈高值。

七、睾酮（T）测定

1. 来源及生理作用 主要来源于卵巢及肾上腺髓质。血睾酮的测定常采用放射免疫法测定，原理与方法同雌激素。

2. 正常值

表 24 - 5　　　　　　　　　　血睾酮生理参考值（nmol/L）

测定时间	正常范围
卵泡期	<1.4
排卵期	<2.1
黄体期	<1.7
绝经后	<1.2

3. 临床意义 卵巢男性化肿瘤（睾丸母细胞瘤、门细胞瘤），血 T 明显增高；鉴别两性畸形，男性假两性畸形及真两性畸形，T 水平在男性正常范围内，女性假两性畸形则在女性范围；评价多囊卵巢综合征的治疗效果，治疗后血 T 水平应有所下降；多毛症患者血 T 水平正常者，多考虑由于毛囊对雄激素敏感所致；肾上腺皮质增生或肿瘤时，血 T 水平可异常升高；应用睾酮或具有雄激

素作用的内分泌药物如达那唑等，用药期间有时需要作雄激素测定。

八、胰岛素测定

1. 来源与作用 胰岛素是胰岛 β 细胞分泌的糖代谢的调节激素，具有直接和间接的促性腺作用，故胰岛素分泌不足的胰岛素依赖型糖尿病常伴有卵巢功能低下，胰岛素分泌过多，可刺激卵巢分泌过量的雄激素而干扰女性生殖功能。因此，胰岛素测定还具有监测妇科内分泌疾病的作用。

2. 方法 为避免饮食对胰岛素分泌的影响，空腹时采血测定，正常值 5 ~ 15mU/L。

3. 临床意义

（1）青春期延迟，闭经或月经失调，可测定胰岛素和进行葡萄糖耐量试验，以排除原发病因是胰岛素依赖型糖尿病。

（2）具有多囊卵巢综合征的临床表现，而血 LH 无明显升高。

（3）闭经、多毛和男性化等雄激素过多者的病因的实验室诊断。

（4）肥胖症，特别是最小腰围与最大臀围比率大于 0.85 的中型肥胖者，代偿性胰岛素升高水平反映胰岛素拮抗程度及其在月经失调发病中的作用。

发现颈背部、腋部、乳房下、腹股沟等皮肤皱褶部位色素沉着和苔状改变（黑棘皮征）及软垂疣者，测定胰岛素为确定病因的检查项目之一。若胰岛素升高者，应进一步确定胰岛素拮抗类型。胰岛素正常或低于正常者应注意与肢端肥大症、糖尿病、艾迪生病、库欣综合征甚至一些腺癌的鉴别。

第三节　输卵管通畅检查

输卵管通畅检查主要目的是检查输卵管是否通畅，了解宫腔和输卵管的形态及输卵管的阻塞位置，同时尚具有一定的治疗作用。临床上常用方法是输卵管通液术及子宫输卵管造影术。近来普遍采用腹腔镜联合检查。至于输卵管通气术，因为有发生气栓的危险而准确性率仅 45% ~ 50%，临床已逐渐被其他方法所取代。各种输卵管通畅术运用于临床，其适应证与禁忌证基本相同，但各具有优缺点，具体选择需结合患者病情、身体情况及当地医疗条件。

一、适应证

1. 原发性或继发性不孕症（男方精液检查正常），伴有盆腔炎症，疑有输卵管阻塞者。

2. 检验和评价输卵管整形术后及各种绝育术后的效果。

3. 对输卵管黏膜轻度粘连者，有疏通及治疗作用。

二、禁忌证

1. 经期或子宫有出血者。

2. 内外生殖器官急性炎症或慢性炎症急性或亚急性发作时，或其他疾病发热高于 37.5℃ 者。

3. 严重心、肺功能不全及全身性其他疾病者。

三、术前准备

1. 查阴道清洁度（为 I 度），滴虫及假丝酵母菌均为阴性，排除其他性病性阴道炎。

2. 宜在月经干净后 3 ~ 7 天内进行。

3. 术前患者排空膀胱，检查前半小时内肌注阿托品 0.5mg 解痉。

输卵管通液术

一、操作步骤

通液前准备工作：取膀胱截石位，双合诊了解子宫位置及大小，阴道常规消毒，铺巾，放置阴道窥器暴露宫颈，消毒宫颈管外口及子宫颈管，宫颈钳夹持宫颈前唇，沿宫腔方向置入宫颈导管，使与宫颈外口紧密相贴。用 Y 形管将宫颈导管与压力表、注射器相连，压力表应高于 Y 形管水平，以免液体进入压力表。

根据不同的装置和目的又有下列四种方法。

1. 手感通液术　用注射器将生理盐水 30 ~ 40ml 加庆大霉素 8 万 U 缓慢推入宫腔，如术中无漏液及无明显阻力感，则表示输卵管通畅；如有轻度阻力，但液体仍能缓慢注入，则表示通而不畅；若初有上述现象，经安慰和稍停注一会后又能顺利注入者，则表示有输卵管痉挛，但仍通畅；如果阻力明显且有液体回流则表示输卵管有梗阻。

2. 腹腔镜下通液术　在行腹腔镜检查时，若从输卵管通液装置中注入无菌稀释的美蓝溶液，直视下观察输卵管的形态、蠕动及伞端口有无蓝色溶液溢出，从而了解输卵管通畅度或梗阻。

3. B 超下通液术　用生理盐水或者 2% 双氧水 30 ~ 40ml 注入宫颈导管，同时配合 B 超观察，横切时，如能见到白色线条或小气泡沿着输卵管方向进入腹腔或在子宫直肠窝内出现无回声区则表示输卵管通畅。

4. 治疗性通液术　用生理盐水 40ml 加庆大霉素 8 万 U、糜蛋白酶 5mg、地塞米松 10mg 的混合液注入橡皮双腔宫颈导管内，并将导管末端用血管钳夹住保留 30 分钟以上，每周 1～2 次，4～6 次为一疗程。此法能治疗某些轻度输卵管梗阻患者（使溶液起到局部浸泡和消炎作用）。

二、注意事项

1. 注射用生理盐水加温至接近体温后应用，以免过冷，刺激输卵管发生痉挛。

2. 注入时务必使导管贴紧宫颈，以防液体外漏。

3. 术后 2 周内禁性生活，并酌情给予抗生素预防感染。

子宫输卵管造影术

将造影剂注入子宫腔及输卵管使之显影，以了解子宫、输卵管内腔的情况，协助诊断子宫内膜息肉、肿瘤、畸形、宫腔粘连、宫颈内口松弛症、盆腔慢性炎症，以及判断输卵管阻塞的部位。

一、适应证

1. 不孕症　以确定阻塞部位，达到诊断及观察输卵管通畅术后的效果。

2. 原因不明的习惯性流产　了解宫颈内口有否松弛或子宫畸形。

3. 了解阴道狭窄以上情况　或疑有子宫黏膜下肌瘤、内膜息肉、子宫发育异常。

二、禁忌证

1. 生殖器官有急性或亚急性炎症者。

2. 急性或严重的全身性疾病。

3. 产后、流产后或刮宫术后 6 周内。

4. 停经不能排除妊娠者。

5. 过敏体质或碘过敏者。

三、术前准备

1. 造影时间　宜在月经干净后 3～7 天进行；为确定宫颈内口松弛者，应在排卵后进行。

2. 造影剂种类 有碘化油和碘水剂两种：40%碘化油显影清楚，刺激性小；但碘油吸收慢可引起异物反应性肉芽肿；用多量进入静脉，可引起油栓。76%复方泛影葡胺，用量为 10~20ml，临床上较多用。

3. 碘过敏试验 每次造影前必须询问有无服碘过敏史和做碘过敏试验。常用静脉试验，30%泛影葡胺 1ml 加生理盐水 2ml，静脉注射，严密观察 10 分钟，出现心慌、颊黏膜水肿、恶心、呕吐、荨麻疹为阳性。

四、操作步骤

1. 排尿后取膀胱截石位，外阴、阴道常规消毒，铺无菌孔巾，查清子宫大小及位置。

2. 用阴道窥器暴露宫颈，并消毒宫颈及穹隆部。

3. 将造影剂充盈导管，驱出管内的液体及气体。

4. 钳夹固定宫颈前唇，用子宫探针探查子宫方向及宫腔深度后，插入金属导管或双腔管，双腔管气囊要进入宫颈内口，囊内注入 3ml 空气；用金属导管者，应顶紧橡皮塞，固定导管位置，防止造影剂漏出。

5. 在透视下徐徐注入造影剂，观察其进入子宫及流经输卵管的情况并摄片。用碘油造影者，24 小时后再摄盆腔平片，观察腹腔内有无游离的碘化油；如用碘水剂造影因其流动及吸收快，应在首次摄片后 10~20 分钟再摄第二张片。

五、结果判断

1. 正常图象 宫腔呈倒置的三角形，双侧输卵管影细长、柔软，24 小时后盆腔平片可见造影剂弥散于盆腔内。

2. 输卵管积水 输卵管远端扩张，碘油呈散珠状积聚其中，24 小时后依然不变，盆腔平片无造影剂弥散。

3. 子宫、输卵管结核 宫颈管呈锯齿状不平，宫腔变形或缩小，存在粘连时显示不规则的充盈缺损，输卵管内腔形态不规则，僵直，呈棒状或串珠状。

4. 子宫黏膜下肌瘤或内膜息肉 宫腔内有充盈缺损。

5. 子宫畸形 单角子宫、双角子宫、纵隔子宫或双子宫等。

6. 宫颈内口松弛症 内口增宽和峡部缺陷。

六、注意事项

1. 造影前将造影剂充盈宫颈导管时，应将导管头向上，以便驱除管内空气，避免气泡进入宫腔造成充盈缺损，引起误诊。

2. 宫颈导管与宫颈外口必须紧贴，以免造影剂倒流入阴道，影响诊断。

3. 注射造影剂时切勿用力过大，推进过速，以免引起病变的输卵管的损伤。

4. 在透视下如发现造影剂进入异常通道（疑进入血管或淋巴管）或患者发生咳嗽，应立即停止注射并取出导管，置患者于头低足高位，严密观察。

5. 造影后两周内禁性交及盆浴，同时用抗生素，预防感染。

第四节 女性生殖器官活组织检查

一、外阴、阴道活组织检查

（一）适应证

1. 确定外阴上皮内非瘤样病变的类型及排除恶变者。
2. 外阴、阴道部赘生物或久治不愈的溃疡，以明确诊断及排除恶变者。

（二）方法

取膀胱截石位，常规消毒，铺无菌孔巾。于取材处用1%利多卡因行浸润麻醉，小赘生物可自蒂部剪下或用活检钳钳夹，局部压迫止血，病变面积大者行约1cm×0.5cm梭形切口，切口以丝线缝合1~2针，覆以无菌纱布，4~5日拆线。标本固定于10%甲醛溶液中，送病理检查。

（三）注意事项

切除病灶范围要包括病灶外围的部分正常皮肤，并注意切除皮肤的全层及皮下组织。

二、宫颈活组织检查

宫颈活组织检查是取部分宫颈组织作病理学检查，以确定病变性质。临床上分为钳取法、宫颈管搔刮术及宫颈锥形切除术。

（一）钳取法

1. 适应证 宫颈溃疡、接触性出血或有赘生物；宫颈脱落细胞检查巴氏Ⅲ级及以上；疑有宫颈癌或慢性特异性炎症，需要明确诊断者。

2. 方法 有单点及多点取材两种方法。单点取材用于诊断宫颈癌的病理类型或浸润程度；可疑宫颈癌者可选用多点取材。

（1）患者取膀胱截石位，窥器暴露宫颈并消毒。

（2）用活检钳在宫颈外口柱状上皮与鳞状上皮交界处取材，多点取材者可选 3、6、9、12 点，并且将标本分别以 10% 甲醛固定，注明部位。

（3）为提高取材的准确性，可在阴道镜指导下或应用荧光诊断仪发现可疑病变区，或在宫颈阴道部涂以复方碘溶液，选择不着色区取材。钳取的组织要有一定的深度，含足够的间质。

（4）取材后宫颈创面填塞带尾无菌纱布以压迫止血，12～24 小时取出。

3. 注意事项

（1）因各种原因引起的阴道炎，应治疗后再取活检。

（2）妊娠期不宜做活检，以免引起流产、早产。避免在月经来潮前 1 周内行活检，以防止感染。

（二）宫颈管搔刮术

以确定宫颈管内有无病变或是否已侵犯宫颈管。宫颈活检与宫颈管搔刮术同时进行，可早期发现宫颈上皮内瘤样变及早期宫颈癌。宫颈管搔刮术是用细小刮匙伸入宫颈管全面搔刮 1～2 周，所得组织送病理检查。也可使用宫颈管刷取代宫颈刮匙。

（三）宫颈锥形切除术

1. 适应证

（1）宫颈脱落细胞检查多次见到恶性细胞，而宫颈多处活检及分段刮宫均未发现病灶。

（2）宫颈活检为原位癌或镜下早期浸润癌，而临床可疑为浸润癌，为明确病变累及程度及手术范围。

（3）宫颈锥切术作为宫颈上皮内瘤样变或重度糜烂患者的治疗手段。

2. 方法

（1）腰麻或硬膜外麻醉下，患者取膀胱截石位，消毒外阴、阴道，铺无菌巾。导尿后，窥器暴露宫颈并消毒阴道、宫颈及宫颈管。

（2）以宫颈钳夹宫颈前唇向外牵引，扩张宫颈管并做宫颈管搔刮术。在病灶外或碘不着色区外 0.5cm 处做环形切口，斜向宫颈管并深入 1～2.5cm，锥形切除宫颈组织。

（3）切下标本的 12 点处做一标志，以 10% 甲醛固定，送病理检查。

（4）次日行子宫切除者，可行宫颈管前后唇缝合以止血。若暂时或不需子宫切除者，行宫颈成形术或荷包缝合术，术毕探察宫颈管。

（5）术后置尿管 24 小时，持续开放。

3. 注意事项

（1）用于治疗者，应在月经净后 3～7 日内进行。术后 6 周探察宫颈管有无狭窄，2 月内禁性生活。

（2）锥切术最好选在子宫切除术的前 24～48 小时进行，以免感染影响以后的手术。

（3）用于诊断者，不宜用电刀、激光刀，以免破坏组织，影响诊断。

三、子宫内膜活组织检查

（一）子宫内膜活组织检查

子宫内膜活组织检查可间接反映卵巢功能，直接反映子宫内膜病变，用以判断子宫发育程度及有无宫颈管及宫腔粘连，故为妇科临床常用诊断与鉴别诊断的检查方法。

1. 适应证 ①月经失调的类型；②检查不孕症的症因；③异常阴道出血或绝经后出血，需排除子宫内膜器质性病变。

2. 禁忌证 ①急性、亚急性生殖道炎症；②可疑妊娠；③急性严重全身性疾病；④手术前体温 >37.5℃ 者。

3. 取材时间及部位

（1）了解卵巢功能 闭经如能排除妊娠则随时可取；采取可靠的避孕措施者可在月经期前 1～2 日取，一般多在月经来潮 12 小时内取，自子宫腔前、后壁各取一条内膜。

（2）功能失调性子宫出血 如疑为子宫内膜增生症，应于月经前 1～2 日或月经来潮 24 小时内取材，疑为子宫内膜剥脱不全时，则应于月经第 5～7 日取材。

（3）原发性不孕 应在月经来潮前 1～2 天取材，如分泌相良好，提示有排卵，如内膜仍呈增生期改变，则提示无排卵。

（4）疑有子宫内膜结核 应在经前 1 周或月经来潮 12 小时内诊刮，诊刮前 3 日及术后 3 日每日肌内注射链霉素 0.75g 及异烟肼 0.3g 口服，以防诊刮引起结核病灶扩散。

（5）疑有子宫内膜癌 随时可取，除宫体外，还应注意自宫底取材。

4. 方法

（1）排尿后取膀胱截石位，查明子宫大小及方位。常规消毒外阴，铺孔巾。窥器暴露宫颈，碘酒、酒精消毒宫颈及宫颈管外口。

（2）以宫颈钳夹持宫颈前唇或后唇，用探针测量宫颈管及宫腔深度。

（3）使用专用活检钳，以取到适量子宫内膜组织为标准。也可以小刮匙代替，将刮匙送达宫底部，自上而下沿宫壁刮取（避免来回刮），夹出组织，置于无菌纱布上，再取另一条。术毕，取下宫颈钳，收集全部组织，固定于10%甲醛溶液中送检。检查申请单注明末次月经时间。

（二）诊断性刮宫

诊断性刮宫简称诊刮，是诊断宫腔疾病重要方法之一，其目的是刮取宫腔内容物作病理检查协助诊断。若疑有宫颈管病变时，则需进行宫颈管及宫腔分步刮取组织，称分段诊刮。

1. 适应证

（1）子宫异常出血或阴道排液，须诊断和排除子宫内膜癌、宫颈管癌者。

（2）月经失调，需了解子宫内膜变化及其对性激素的反应。

（3）不孕症，需了解有无排卵者。

（4）疑有子宫内膜结核者。

（5）因宫腔内有组织残留或功血长期多量出血时，不仅起诊断作用，还有治疗作用。

2. 方法

（1）、（2）同子宫内膜活组织检查方法（1）、（2）。

（3）阴道后穹隆处置盐水纱布一块，以刮匙顺序刮取宫腔内组织，特别注意刮宫底及宫角处。取下纱布上的全部组织装瓶、固定、标记后送病理检查。查看无活动性出血，术毕。

（4）疑有宫颈管病变或排除子宫内膜癌，应做分段刮宫。先不要探查宫腔深度，以免将宫颈管组织带入宫腔混淆诊断。先以小刮匙自宫颈内口至外口顺序刮一周，刮取宫颈管组织后再探查宫腔深度并刮取子宫内膜。刮出物分别装瓶、固定，送病理检查。

3. 注意事项

（1）不孕症或功血患者，应选择月经前或月经来潮12小时内进行，以判断有无排卵或黄体功能不良。

（2）不规则阴道出血或异常出血疑为癌变者随时可行诊刮。刮出物肉眼观察高度怀疑为癌组织时，不应继续刮宫，以防出血及癌组织扩散。若肉眼观察未见明显癌组织时，应全面刮宫，以获得诊断依据和达到治疗效果。

（3）双子宫或双角子宫，应将两处的子宫内膜刮净，以免漏诊与术后出血。

（4）出血、子宫穿孔、感染、术后宫腔粘连是刮宫的并发症，应注意避免。

第五节 影像检查

现代科技的飞速发展给传统的影像学注入巨大活力，超声检查以其对人体损伤小、具可重复性、诊断准确而广泛应用于妇产科领域，其他影像学检查如 X 线、计算机体层成像（CT）、磁共振成像（MRI）、放射免疫定位检查也是妇产科领域重要检测方法。

一、超声检查

妇产科常用的超声检查途径为经腹及经阴道两种。

（一）B 超检查

1. 经腹部 B 超检查 检查前适度充盈膀胱，形成良好的"声窗"，便于观察盆腔内脏器和病变。探测时患者取仰卧位，暴露下腹部，检查区皮肤涂耦合剂。检查者手持探头以均匀适度的压力滑行探测观察。根据需要做纵断、横断和斜断等多层面扫查。

2. 经阴道 B 超检查 选用高频探头（5～7.5MHz），可获得高分辨率图像。检查前，探头需常规消毒，套上一次性使用的橡胶套（常用避孕套），套内外涂耦合剂。患者需排空膀胱，取膀胱截石位，将探头轻柔地放入患者阴道内，根据探头与监视器的方向标记，把握探头的扫描方向。经阴道 B 超检查，患者不必充盈膀胱，操作简单易行，无创无痛，尤其对急诊、肥胖患者或盆腔深部器官的观察，阴道超声效果更佳。而对超出盆腔的肿物，无法获得完整图像。无性生活史者不宜选用。

（二）彩色多普勒超声检查

彩色多普勒和频谱多普勒同属于脉冲波多普勒，它是一种面积显像技术，在同一面积内有很多的声束发射和被接收回来。利用靶识别技术经过计算机的编码，朝向探头编码为红色，背离探头编码为蓝色，构成一幅血流显像图。在妇产科领域中，用于评估血管收缩期和舒张期血流状态的常用三个指数为阻力指数（RI）、搏动指数（PI）和收缩期与舒张期比值（S/D）。彩色超声检查也包括经腹和经阴道检查两种。患者受检前的准备以及体位与 B 超检查相同。

（三）三维超声检查

三维超声检查（3 – dimension ultrasonography imaging，3 – DUI）可显示出超声的立体图像，构成立体图像的方法有数种，目前应用的仪器多为在二维图像的基础上利用计算机进行三维重建。三维超声诊断法对心脏、大血管等许多脏器在方位观察上有突出的优越性。

二、X线检查

X线检查借助造影剂可了解子宫和输卵管的腔内形态，因此在诊断先天性子宫畸形和输卵管通畅程度上仍是首选的检查方法。此外，X线平片对骨性产道的各径线测定，观察骨盆上口的形态、骶骨的屈度、骶坐切迹的大小等方面的诊断可为临床判断有无自然分娩可能性提供重要参考。

（一）诊断先天性子宫畸形

1. 单角子宫　造影仅见一个宫腔呈梭形，只有一个子宫角和输卵管，偏于盆腔一侧。

2. 双子宫　造影见两个子宫，每个子宫有一个子宫角和输卵管相通。两个宫颈可共有一个阴道，或有纵隔将阴道分隔为二。

3. 双角子宫　造影见一个宫颈和一个阴道，两个宫腔。

4. 鞍形子宫　造影见子宫底凹陷，犹如鞍状。

5. 纵隔子宫　可分为全隔子宫和半隔子宫。全隔子宫造影见宫腔形态呈两个梭形单角子宫，但位置很靠近；半隔子宫造影显示宫腔大部分被分隔成二，宫底部凹陷较深呈分叉状，宫体部仍为一个腔。

（二）骨盆测量

1. 仰卧侧位片　可了解骨盆的前后径，中骨盆及盆腔的深度，骨盆的倾斜度，骶骨的高度和曲度，及耻骨联合高度。

2. 前后位片　可观察中骨盆横径，耻骨弓横径，骨盆侧壁集合度。

3. 轴位片　观察骨盆上口的形态，左右斜径及耻骨联合后角。

4. 耻骨弓片　可测量耻骨弓角度。

三、计算机体层扫描检查

计算机体层扫描（CT）除显示组织器官的形态外，还可高分辨显示组织密度，显示X线不能显示的器官、组织的病变，尤其在脑、胆、胰、肾、腹腔和腹腔外隙的包块诊断方面已展示其独特的优点。在妇产科领域，主要用于卵巢肿瘤的鉴别诊断。良性肿瘤轮廓光滑，多呈圆形或椭圆形，而恶性者轮廓不规则，呈分叶状，内部结构不均一，多呈囊实性，密度以实性为主，可有不定型钙化，强化效应明显不均一，多累及盆、腹腔，腹水常见。CT 诊断良性卵巢肿瘤的敏感性达 90%，确诊率达 93.2%，而对恶性卵巢肿瘤病变范围的判断与手术所见基本一致，能显示肿瘤与肠道的粘连，输尿管受侵，腹膜后淋巴结转移，横膈下区病变，故敏感性达 100%，确诊率达 87.5%。

CT 检查的缺点是卵巢实性病变直径小于 2cm 难以检出，腹膜转移癌灶直径 1~2cm 也易遗漏，交界性肿瘤难以判断，卵巢癌则易与盆腔内结核混淆。

四、磁共振成像检查

磁共振成像（MRI）检查是利用原子核在磁场内共振所产生的信号经重建的一种影像技术。MRI 图像和 CT 图像不同，它反映的是不同的弛豫时间 T_1 和 T_2 的长短，反映的是 MRI 信号的强弱，能清晰地显示肿瘤信号与正常组织的差异，故能准确判断肿瘤大小及转移情况，直接区分流空的血管和肿大的淋巴结，在恶性肿瘤术前分期方面属最佳影像学诊断手段。对浸润性宫颈癌的分期精确率可达 95%。

第六节　羊水检查

羊水检查是经羊膜腔穿刺取羊水进行羊水分析的出生前的一种诊断方法。羊水是一种可以较直接反映胎儿各项功能的介质，随着各项检查技术的提高，羊水检查将为临床提供更多的胎儿资料。

一、适应证

1. 宫内胎儿成熟度的判定。处理高危妊娠需引产，在引产前需了解胎儿成熟度，以选择分娩的有利时机。

2. 超声波检查疑有神经管缺陷等胎儿畸形或母体血中甲胎蛋白异常高值。

3. 母亲孕期有某些病原体感染，如风疹病毒、巨细胞病毒或弓形虫感染。

4. 细胞遗传学检查（染色体分析）及先天性代谢异常的产前诊断。夫妇任何一方有染色体异常分娩史；35 岁以上的高龄孕妇易发生胎儿染色体异常；夫妇一方是某种基因病患者或曾生育过某一基因病患儿的孕妇；胎儿诊断怀疑先天性代谢异常。

5. 疑为母儿血型不合的诊断。

二、检查方法

经腹壁羊膜穿刺术，参见第二十四章第七节常用穿刺检查。

三、临床应用

1. 胎儿成熟度的检查

（1）胎儿肺成熟度的检查

①磷脂酰胆碱与鞘磷脂比值（L/S）测定：有助于预防新生儿呼吸窘迫综合征（RDS）的发生。肺泡表面活性物质的主要成分是磷脂，羊水中 L/S 比值可用以判断胎儿能否在体外生活的成熟度。测定 L/S 比值可了解胎儿肺成熟情况，若羊水中 L/S 比值≥2 时，提示胎儿肺已成熟；L/S 比值＜1.5，提示胎儿肺尚未成熟，新生儿呼吸窘迫综合征的发生率约为 73%；当 L/S 比值在 1.5～1.9 临界值，新生儿约 50% 可能发生 RDS。

②羊水振荡试验（泡沫试验）：取羊水上清液经强力振荡后，试管液面上出现的泡沫物为不饱和磷脂酰胆碱族物质，可被乙醇消除。本法用不同稀释度的羊水加入等量乙醇，消耗乙醇越多，表示羊水中的磷脂类物质含量越多。操作方法是取两支试管，每管中加入 95% 乙醇 1ml。第一试管内放入羊水上清液 1ml；第二试管内放入羊水上清液 0.75ml 和生理盐水 0.25ml，经垂直强力振荡 15～20 秒后，静置 15 分钟观察结果。若两试管液面均有完整泡沫环为阳性，表示 L/S≥2，提示胎儿肺成熟；若仅第一试管液面有完整泡沫环为临界值，表示 1.5＜L/S＜2；若两试管均无泡沫环为阴性，表示 L/S＜1.49，提示胎儿肺未成熟。

③磷脂酰甘油（PG）的测定：PG 占肺泡表面活性物质中总磷脂的 10%。但它的出现极具特异性，测定阳性时不会发生 RDS，但可有假阳性结果。妊娠 35 周后会突然出现，代表胎儿肺已成熟，以后继续增长至分娩。PG 测定判断胎儿肺成熟度优于 L/S 比值法，糖尿病时，即使 L/S 值＞2 而未出现 PG，则胎儿肺部仍未成熟。

（2）胎儿肾成熟度的检查　羊水中所含肌酐来自胎儿尿液，故测定羊水肌酐含量可了解胎儿肾成熟情况。自妊娠中期羊水中肌酐值开始逐渐升高，于妊娠 34 周起迅速上升，妊娠 37 周以后≥176.8μmol/L（2mg/dl），故将羊水肌酐值≥176.8μmol/L 定为胎儿肾成熟值，132.6～175.9μmol/L（1.5～1.99mg/dl）为临界值，＜132.6μmol/L 为肾胎儿未成熟值。

（3）胎儿肝成熟度的检查　通过测定羊水胆红素含量了解胎儿肝成熟度。羊水胆红素值与孕龄关系密切，妊娠 36 周前△OD_{450}＞0.02 者居多。妊娠 37 周

及以后多为 <0.02。故将羊水中胆红素 $\triangle OD_{450}$ <0.02 定为胎儿肝成熟值，0.02 ~0.04 为临界值，>0.04 为胎儿肝未成熟值。

（4）胎儿皮肤成熟度的检查 取羊水沉渣混悬液滴在玻片上，加 0.1% 硫酸尼罗蓝液 1 滴混匀，加盖玻片置 2~3 分钟后，在火焰上徐徐加热（50℃~60℃），然后置光镜下观察，含脂肪细胞呈橘黄色，其他细胞呈蓝色。在镜下数 200 个细胞，计算其中含橘黄色细胞（脂肪细胞）的百分数。妊娠 37 周前含脂肪细胞常 <20%，妊娠 38 周后含脂肪细胞常 >20%，故以 >20% 为胎儿皮肤成熟值，10%~20% 为临界值，<10% 提示胎儿皮肤未成熟值。

2. 细胞遗传学及先天性代谢异常的检查 多在妊娠中期进行。

（1）染色体异常 通过羊水细胞培养作染色体核型分析，以诊断染色体（常染色体及性染色体）数目或结构异常。较常见的常染色体异常有先天愚型（21 三体），性染色体异常有先天性卵巢发育不全综合征（Turner's syndrome）等。为测定胎儿有无伴性遗传性疾病，可通过羊水细胞培养得到染色体核型，如无条件培养也可直接浓集羊水细胞作核型分析，此法已使 21 三体等染色体异常的新生儿出生率明显下降。

（2）先天性代谢异常 经羊水细胞培养作某些酶的测定，以诊断因遗传基因突变引起的某种蛋白质或酶的异常或缺陷。如测定氨基己糖酶 A 活力以诊断由类脂物质蓄积引起的黑蒙性家族痴呆病，测定半乳糖 -1- 磷酸盐尿苷酰转移酶可诊断半乳糖血症等。

（3）基因病 从羊水细胞提取胎儿 DNA，针对某一基因作直接或间接分析或检测。近年已能应用合成 DNA 化学、重组 DNA 技术及分子克隆化等研究的相互结合作遗传病的基因诊断，如地中海贫血、血红蛋白 -H、镰形红细胞贫血、苯丙酮尿症、甲型 -乙型血友病、假性肥大型肌营养不良等。

3. 羊水上清液的生化测定

（1）羊水中甲胎蛋白的测定 诊断胎儿开放性神经管缺陷，如无脑儿或脊柱裂。开放性神经管畸形，因脑组织或脊髓外露，羊水中 AFP 值常比正常值高 10 倍。此外死胎、先天性食管闭锁、十二指肠闭锁、脐膨出、先天性肾病综合征、严重 Rh 血型不合妊娠等也可升高。羊水中 AFP 值在孕 12~14 周达高峰，为 40μg/ml，以后逐渐下降，至足月时几乎测不出。通常正常妊娠 8~24 周时羊水 AFP 值为 20~48μg/ml。

（2）羊水雌三醇（E_3）的测定 羊水中的雌三醇值与孕妇尿雌三醇值呈良好相关，能准确地反映胎儿 -胎盘单位的功能状态及估计异常胎儿的预后，如胎儿为无脑儿、21 三体、甲状腺功能低下、母儿血型不合等，羊水 E_3 值很低。正常妊娠羊水 E_3 值随孕周增加而变化。羊水雌三醇值于妊娠 24 周前很低，25 周起逐渐增多，33 周前约为 122μg/ml，33 周时约为 384μg/ml，37 周后增加迅速，至妊娠 40 周时约为 847μg/ml。羊水中雌三醇值低于 100μg/ml 时，胎儿预后不良。

4. 胎儿血型预测 适用于可疑 ABO 血型不合的孕妇。于晚期妊娠抽取羊水检查其中血型物质，以预测胎儿血型。但约 20% 孕妇为非分泌型，羊水中无血型物质。当明确胎儿与母体血型相同或胎儿为 O 型，不会发生新生儿溶血。若诊断为 ABO 血型不合，则应做好围生期监测与出生后新生儿的抢救准备。

5. 检测宫内感染 孕妇有风疹病毒等感染时，可测羊水中特异免疫球蛋白。如羊水中白细胞介素 - 6 升高，可能存在亚临床的宫内感染，可导致流产或早产。

6. 协助诊断胎膜早破 对可疑胎膜早破者，可用石蕊试纸测试阴道内排液的 pH。胎膜早破时因羊水偏碱性，pH 应 >7。也可取阴道后穹隆处液体一滴置于玻片上，烘干后在光镜下检查，胎膜早破时可见羊齿植物叶状结晶及少许毳毛。

第七节 常用穿刺检查

妇产科常用的穿刺检查有经腹壁腹腔穿刺、经阴道后穹隆穿刺及羊膜腔穿刺。

一、经腹壁腹腔穿刺术

妇科病变多位于盆腔及下腹部，故可通过腹壁腹腔穿刺术（abdominal paracentesis）明确盆、腹腔积液性质或查找肿瘤细胞，既可用于诊断又可用于治疗。穿刺抽出的液体，除观察其颜色、浓度及黏稠度外，还要根据病史决定送检项目，包括常规化验检查、细胞学检查、细菌培养、药敏试验等。

（一）适应证

①用于协助诊断腹腔积液的性质；②鉴别贴近腹壁的肿物性质；③穿刺放出部分腹水，使呼吸困难等症状暂时缓解，使腹壁松软易于做腹部及盆腔检查；④腹腔穿刺注入药物行卵巢癌化疗；⑤气腹造影时，作穿刺注入二氧化碳，拍摄 X 线片，盆腔器官可清晰显影。

（二）禁忌证

①疑有腹腔内严重粘连者，特别是晚期卵巢癌广泛盆腔、腹腔转移致肠梗阻者；②疑为巨大卵巢囊肿者。

（三）方法

1. 经腹 B 型超声引导下穿刺，需膀胱充盈；经阴道 B 型超声引导下穿刺，则在术前排空膀胱。

2. 腹腔各液量较多及囊内穿刺时，患者取仰卧位，液量较少取半卧位或侧斜卧位。

3. 穿刺点一般选择在脐与左髂前上嵴连线中外 1/3 交界处，囊内穿刺点宜在囊性感明显的部位。

4. 常规消毒穿刺区皮肤，铺无菌孔巾，术者需戴无菌手套。

5. 穿刺一般不需麻醉，对于精神过于紧张者，0.5% 利多卡因行局部麻醉，深达腹膜。

6. 7 号穿刺针从选定点垂直刺入腹腔，穿透腹膜时针头阻力消失，拔去针芯，见有液体流出，用注射器抽出适量液体送检。腹水细胞学检验约需 100 ~ 200ml，其他检查仅需 10 ~ 20ml。若需放腹水则接导管，导管另一端连接器皿。放液量及导管放置时间可根据患者病情和诊治需要而定。若为查明盆腔内有无肿瘤存在，可放至腹壁变松软易于检查为止。

7. 操作结束，拔出穿刺针，局部再次消毒，覆盖无菌纱布，固定。若针眼有腹水溢出可稍加压迫。

（四）穿刺液性质和结果判断

1. 血液

（1）新鲜血液　放置后迅速凝固，为刺伤血管所致。可改变穿刺针方向，或重新穿刺。

（2）陈旧性暗红色血液　放置 10 分钟以上不凝固，表明有腹腔内出血。多见于异位妊娠、卵巢黄体破裂或其他脏器破裂如脾破裂等。

（3）小血块或不凝固陈旧性血液　多见于陈旧性宫外孕。

（4）巧克力色黏稠液体　镜下见不成形碎片，多为卵巢子宫内膜异位囊肿破裂。

2. 脓液　呈黄色、黄绿色、淡巧克力色，质稀薄或浓稠，有臭味，提示盆腔内有化脓性病变或脓肿破裂。脓液应行细胞学涂片检查、细菌培养、药物敏感试验。必要时行切开引流术。

3. 炎性渗出物 呈粉红色、淡黄色混浊液体，提示盆腔及腹腔内有炎症。应行细胞学涂片检查、细菌培养、药物敏感试验。

4. 腹水 有血性、浆液性、黏液性等不同，应送常规化验，包括比重、总细胞数、红细胞数、白细胞数、蛋白定量、浆膜黏蛋白试验（Rivalta test）及细胞学检查。必要时检查抗酸杆菌、结核杆菌培养及动物接种。肉眼血性腹水，多疑为恶性肿瘤，应行癌细胞检查。

（五）注意事项

1. 严格无菌操作，以免腹腔感染。

2. 控制针头进入深度，以免刺伤血管及肠管。

3. 大量放液时，针头必须固定好，以免针头移动损伤肠管；放液速度不宜过快，每小时放液量不应超过 4000ml，一次放液量不应超过 4000ml，并严密观察患者血压、脉搏、呼吸等生命体征，随时控制放液量及放液速度，若出现休克征象，应立即停止放腹水。

4. 向腹腔内注入药物应慎重，很多药物不宜腹腔内注入。

5. 术后卧床休息 8~12 小时，给予抗生素预防感染。

二、经阴道后穹隆穿刺术

直肠子宫陷凹是腹腔最低部位，故腹腔内的积血、积液、积脓易积存于该处。阴道后穹隆顶端与直肠子宫陷凹贴接，选择经阴道后穹隆穿刺术（culdocentesis）进行抽出物的肉眼观察、化验、病理检查，是妇产科临床常用的辅助诊断方法。

（一）适应证

1. 疑有腹腔内出血时，如宫外孕、卵巢黄体破裂等。

2. 疑盆腔内有积液、积脓时，可做穿刺抽液检查，用以了解积液性质，以及盆腔脓肿的穿刺引流和局部注射药物。

3. 盆腔肿块位于直肠子宫陷凹内，经后穹隆穿刺直接抽吸肿块内容物做涂片，行细胞学检查以明确性质。若高度怀疑恶性肿瘤，应尽量避免穿刺。一旦穿刺诊断为恶性肿瘤，应及早手术。

4. B 型超声引导下行卵巢子宫内膜异位囊肿或输卵管妊娠部位注药治疗。

5. 在 B 型超声引导下经阴道后穹隆穿刺取卵，用于各种助孕技术。

（二）禁忌证

①盆腔严重粘连，直肠子宫陷凹被较大肿块完全占据，并已突向直肠。②肠管与子宫后壁粘连。③临床高度怀疑恶性肿瘤。④异位妊娠准备采用非手术治疗时，应避免穿刺，以免引起感染。

（三）方法

患者排空膀胱，取膀胱截石位，外阴常规消毒，铺巾。阴道检查了解子宫、附件情况，注意阴道后穹隆是否膨隆。用阴道窥器充分暴露宫颈及阴道后穹隆并消毒。宫颈钳钳夹宫颈后唇，向前提位，充分暴露阴道后穹隆，再次消毒。用22号长针头接5～10ml注射器，检查针头有无堵塞，在后穹隆中央或稍偏病侧，在阴道后壁与宫颈后唇交界处稍下方平行宫颈管刺入，当针穿过阴道壁，有落空感（进针深约2cm）后立即抽吸，必要时适当改变方向或深浅度，如无液体抽出，可边退针边抽吸。针头拔出后，穿刺点如有活动性出血，可以棉球压迫片刻，血止后取出阴道窥器。

（四）穿刺液性质和结果判断

基本同经腹壁腹腔穿刺术。

（五）注意事项

1. 穿刺在阴道后穹隆中点进针，针头与宫颈管平行，深入至直肠子宫陷凹，不可过分向前或向后，以免针头刺入宫体或进入直肠。

2. 穿刺深度要适当，一般2～3cm，过深可刺入盆腔器官或血管。若积液量较少时，过深的针头可超过液平面，抽不出液体而延误诊断。

3. 有条件或病情允许时，先进行B型超声检查，协助判断直肠子宫陷窝有无液体。

4. 阴道后穹隆穿刺未抽出血液，不能完全除外宫外孕，内出血量少、血肿位置高或与周围组织粘连时，均可造成假阴性。

5. 抽出液体均应涂片，行常规及细胞学检查。

三、经腹壁羊膜腔穿刺术

经腹壁羊膜腔穿刺术（amniocentesis）是在中晚期妊娠时，用穿刺针经腹壁、子宫壁进入羊膜腔抽取羊水供临床分析诊断或注入药物或生理盐水用于治疗的一种诊疗方法。

（一）适应证

1. 治疗

（1）胎儿异常或死胎需做羊膜腔内注（依沙吖啶等）引产终止妊娠。

（2）必须短期内终止妊娠，但胎儿未成熟需行羊膜腔内注入皮质激素以促进胎儿肺成熟。

（3）羊水过多，胎儿无畸形，需放出适量羊水以改善症状及延长孕期，提高胎儿存活率。

（4）羊水过少，胎儿无畸形，可间断于羊膜腔内注入适量生理盐水，以预防胎盘和脐带受压，减少胎儿肺发育不良或胎儿窘迫。

（5）胎儿生长受限者，可于羊膜腔内注入氨基酸等促进胎儿发育。

（6）母儿血型不合需给胎儿输血。

2. 产前诊断

（1）需行羊水细胞染色体核型分析、染色质检查以明确胎儿性别。诊断或估价胎儿患遗传病的可能；孕妇曾生育遗传病患儿；夫妻或其亲属中患遗传性疾病；近亲婚配；孕妇年龄超过35岁；孕早期接触大量放射线或应用有可能致畸药物；性连锁遗传病基因携带者等。

（2）需作羊水生化测定：怀疑胎儿神经管缺陷需测 AFP；孕 37 周前因高危妊娠引产需了解胎儿成熟度；疑母儿血型不合需检测羊水中血型物质、胆红素、雌三醇以判定胎儿血型及预后。

（3）羊膜腔造影可显示胎儿体表有无畸形及肠管是否通畅。

（二）禁忌证

1. 用于产前诊断时 ①孕妇曾有流产征兆；②术前 24 小时内再次体温在 37.5℃以上。

2. 用于羊膜腔内注射药物引产时 ①心、肝、肺、肾病患在活动期或功能严重异常；②各种疾病的急性阶段；③有急性生殖道炎症；④术前 24 小时内再次体温在 37.5℃以上。

（三）术前准备

1. 孕周选择 胎儿异常引产者，宜在孕 16～26 周之内；产前诊断者，宜在孕 16～22 周，此时子宫轮廓清楚，羊水量相对较多，易于抽取，不易伤及胎儿，且羊水细胞易存活，培养成功率高。

2. 穿刺部位的选择

（1）助手固定子宫，于宫底下 2～3 横指中线或两侧选择囊性感明显部分作为穿刺点。

（2）B 型超声定位：穿刺前先行胎盘及羊水暗区定位。可在 B 型超声引导下穿刺，亦可经 B 型超声定位标记后操作。穿刺时应尽量避开胎盘，在羊水量相对较多的暗区进行。

3. 中期妊娠引产术前准备　测血压、脉搏、体温，进行全身检查及妇科检查，注意有无盆腔肿瘤、子宫畸形及宫颈发育情况；血、尿常规，出凝血时间，血小板计数和肝功能；会阴部备皮。

（四）方法

孕妇排尿后取仰卧位，腹部皮肤常规消毒，铺无菌孔巾。在选择好的穿刺点，以 0.5% 利多卡因行局部浸润麻醉。用 22 号或 20 号腰穿针垂直刺入腹壁，穿刺阻力第一次消失，表示进入腹腔。继续进针又有阻力表示进入宫壁，阻力再次消失表示已达羊膜腔，拔出针芯即有羊水溢出。抽取所需羊水量或直接注药，然后将针芯插入穿刺针内，迅速拔针，敷以无菌干纱布，加压 5 分钟后胶布固定。（图 42－2）

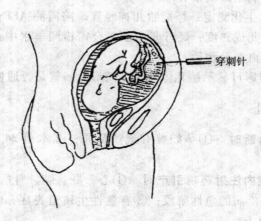

图 42－2　经腹壁羊膜腔穿刺术

（五）注意事项

1. 严格无菌操作，以防感染。

2. 穿刺针应细。进针不可过深过猛，尽可能一次成功，操作最多不得超过 2 次。

3. 穿刺前应查明胎盘位置，勿伤及胎盘。经胎盘穿刺者，羊水可能随穿刺进入母体血循环而发生羊水栓塞。穿刺与拔针前后，应注意孕妇有无呼吸困难、发绀等异常，警惕发生羊水栓塞的可能。

4. 未抽出羊水，常因穿刺针被羊水中的有形物质阻塞，用有针芯的穿刺针可避免。有时穿刺方向、深度稍加调整即可抽出羊水。

5. 抽出血液：出血可来自腹壁、子宫壁、胎盘或刺伤胎儿血管，应立即拔出穿刺针并压迫穿刺点，加压包扎。若胎心无明显改变，1 周后再行穿刺。

6. 受术者必须住院观察，医护人员应严密观察受术者穿刺后有无副反应。

第八节 妇产科内镜检查

内镜可用于妇产科疾病的诊断和治疗。妇产科常用的内镜有羊膜镜（amnioscpe）、阴道镜（colposcope）、宫腔镜（hysterscope）和腹腔镜（laparoscope），而胎儿镜（fetoscope）和输卵管镜（fallooscope）较少采用。

一、羊膜镜检查

羊膜镜检查（amnioscopy）是应用羊膜镜通过羊膜观察妊娠期或分娩期的羊水情况判断胎儿安危的检查。

（一）适应证

可用于高危妊娠以及出现胎儿窘迫征象或胎盘功能减退的孕产妇的监测；可疑过期妊娠；疑为胎膜早破但无羊水流出；羊膜穿刺术后疑有羊膜腔内出血等。

（二）受术者必备条件

宫口开大 1cm 以上，宫颈口无黏液及出血，并有前羊水囊存在。

（三）禁忌证

前置胎盘，先兆早产，臀先露，小于 37 孕周胎儿尚未成熟者。

（四）操作方法

1. 受检者取膀胱截石位，常规消毒外阴并铺无菌孔巾，用阴道窥器暴露宫颈，以 0.5% 聚维酮碘消毒宫颈及阴道，擦去宫颈口及宫颈管内黏液，必要时可以用 2.5% 碳酸氢钠溶液清除黏液。

2. 置入羊膜镜有两种方法：①盲式放入法：在阴道检查的手指引导下，徐徐放入羊膜镜套管，进入子宫内口后以30°角向骶骨方向插入子宫内口1cm，取出管芯，插入窥镜并稍向后退至水平位，打开光源，即可见羊膜囊下极。若有宫颈黏液或血性分泌物，可用抓钳夹持棉球拭净。②直接放入法：用阴道窥器协助扩张阴道，直视下放入羊膜镜。

（五）镜下判断标准

1. 正常 羊水清亮，无色透明，可透见胎先露及胎发在羊水中呈束状微动并可见白色光亮的胎脂片。

2. 可疑胎儿窘迫 羊水呈黄或黄绿色，半透明，可见到胎脂，毛发隐约可见（羊水Ⅰ°浑浊）。

3. 胎儿窘迫 羊水呈黄或黄绿色（羊水Ⅱ°浑浊），甚至深绿色（羊水Ⅲ°浑浊），胎脂及毛发均看不清，羊水为胎粪污染。颜色深表示胎儿窘迫时间久，程度重。

4. 胎死宫内 羊水呈红褐色，浑浊如肉汁状。

5. 胎盘早剥 羊水为粉红色或鲜红色。

6. 母儿血型不合胎儿宫内溶血症 羊水呈黄色或金黄色。

7. 胎膜破裂 可直接看到胎儿先露部，前羊水囊塌陷，与胎儿先露部密接（前羊水消失），羊膜镜筒内有羊水溢出。

8. 无脑儿（头先露） 可见胎儿颅凹凸不平，并有小结节状物。

（六）注意事项

1. 操作中注意 ①严格无菌操作，以免引起宫内感染。②动作宜慢、轻、稳，避免损伤胎膜及宫颈组织。保持胎膜完整，感染机会相对减少。③若胎发较多，影响羊水的观察，可左右移动羊膜镜或将先露部上推，则可看清羊水情况。④胎头高浮者应注意有无隐性脐带脱垂，以防万一胎膜破裂，脐带滑出，危及胎儿生命。⑤如胎头已固定，前羊水虽很清晰，但因前后羊水此时不能互相交通，后羊水可能已被胎粪污染，故需综合其他临床检查判断。

2. 可能出现的判断错误

（1）假阴性 ①胎儿消化道闭锁、畸形，胎粪无法排出。②胎头深入骨盆，前后羊水不交通，不能观察后羊水的变化。

（2）假阳性 ①胎膜表面附着血液。②胎膜因某种原因不透明，误认为羊水浑浊。

二、胎儿镜检查

胎儿镜检查（fetoscopy）是用直径很细的光纤内镜经母体腹壁穿刺，经子宫壁进入羊膜腔，观察胎儿，抽取脐血，取胎儿组织活检，甚至对胎儿进行宫腔内治疗的方法。由于胎儿镜设备昂贵，技术要求高且为有创检查，目前临床尚未普及应用。

（一）适应证

1. 疑胎儿畸形 观察胎儿有无明显的体表先天畸形，如面部裂、多指（趾）、腹部脐疝、背部脑脊膜膨出、外生殖器异常等。

2. 抽取脐血 协助诊断胎儿有无地中海贫血、镰状细胞贫血、遗传性免疫缺陷、血友病、鉴别胎儿血型（Rh 及 ABO）等。

3. 胎儿组织活检 如皮肤活检可发现大疱病、鱼鳞病。肝活检可发现鸟氨酸氨基甲酰基转换缺乏。

4. 畸形胎儿的宫内治疗 如脑积水或泌尿道梗阻，可放置导管引流。用激光切除寄生胎以及宫内治疗腹裂。某些多胎妊娠中，只有一个胎儿具有先天异常时可采用胎儿镜作选择性堕胎。

（二）胎儿镜检查时间

一般根据羊水量，胎儿大小，脐带粗细和检查目的而定。妊娠 15～17 周时，羊水达足够量，胎儿也较小，适宜观察外形；妊娠 18～22 周时，羊水继续增多，脐带增粗，适宜作脐血取样。妊娠 22 周后，羊水透明度下降，不利于观察。

（三）操作步骤

1. 术前按下腹部手术常规备皮，排空膀胱，术前 10 分钟肌注哌替啶 50mg，手术严格保持无菌操作。

2. 在 B 型超声引导下选择穿刺点，要求套管针刺入子宫时能避开胎盘，并尽可能靠近脐带，一般选择宫体部无胎盘附着区。

3. 局麻，用尖刀片作 2mm 切口深达皮下，助手协助固定子宫，带芯套管针从皮肤切口垂直刺入，进入羊膜腔后，抽出针芯，可见羊水涌出，换上胎儿镜。

4. 接上冷光源，观察胎儿外形，根据检查目的抽脐血或取胎儿组织活检。

5. 检查完毕，将胎儿镜连同套管针退出，纱球压迫腹壁穿刺点 5 分钟，包扎。平卧 3～5 小时，观察母体的脉搏、血压、胎心率、子宫收缩及有无羊水及血液漏溢。一般不用抑制宫缩药物，因子宫肌松弛不利于子宫壁创口闭合，容易发生羊水溢出导致流产。

（四）注意事项

操作要轻柔、仔细。胎儿镜检查容易引起感染、出血、损伤、流产以及胎死宫内等并发症，采用此项检查应谨慎。

三、阴道镜检查

阴道镜检查（colposcopy）利用阴道镜在强光源照射下将宫颈阴道部上皮放大 10～40 倍直接观察，借以观察肉眼看不到的较微小病变，在可疑部分行定位活检，能提高确诊率。同时还具备摄像系统和电脑图像显示。

（一）适应证

①有接触性出血，肉眼观察宫颈无明显病变者。②宫颈刮片细胞学检查巴氏Ⅱ级以上，或 TBS 提示上皮细胞异常，或持续阴道分泌物异常。③肉眼观察可疑癌变，行可疑病灶的指导性活检。④真性糜烂、尖锐湿疣的诊断。⑤慢性宫颈炎长期治疗无效以排除有无癌变。⑥阴道腺病、阴道恶性肿瘤的诊断。

（二）检查方法

1. 阴道镜检查前应行妇科检查，除外阴道毛滴虫、念珠菌、淋菌等感染。检查前 24 小时避免阴道冲洗、双合诊和性生活。

2. 患者取膀胱截石位，阴道窥器暴露宫颈阴道部，用棉球轻轻擦净宫颈分泌物。

3. 打开照明开关，将物镜调至与被检部位同一水平，调整好焦距，调至物像清晰为止。先在白光下用 10 倍低倍镜粗略观察宫颈外形、颜色及血管等。

4. 用 3% 醋酸棉球涂擦宫颈阴道部，使上皮净化并肿胀，对病变境界及其表面形态观察更清楚，需长时间观察时，每 3～5 分钟应重复涂擦 3% 醋酸一次。正常鳞状上皮含少量蛋白质，表层及中层细胞蛋白质集中于细胞核及细胞膜；不典型增生或上皮内癌时上皮细胞的细胞膜、细胞核及细胞质均含较多蛋白质，涂醋酸后蛋白质被凝固，上皮变白。精密观察血管时，应加绿色滤光镜片，并放大 20 倍。最后涂以复方碘液（碘 30g，碘化钾 0.6g，加蒸馏水至 100ml），在碘试验阴性区或可疑病变部位，取活检送病理检查。

（三）结果判断

1. 正常宫颈阴道部鳞状上皮，上皮光滑，呈粉红色。涂 3% 醋酸后上皮不变色。碘试验阳性。

2. 宫颈阴道部柱状上皮，宫颈管内的柱状上皮下移，取代宫颈阴道的鳞状上皮，临床称宫颈糜烂。肉眼见表面绒毛状，色红。涂 3% 醋酸后迅速肿胀呈葡萄状。碘试验阴性。

3. 转化区，即鳞柱状上皮交接区域，可见新生的鳞状上皮形成葡萄岛，开口于化生上皮之中的腺体开口及被化生上皮遮盖的潴留囊肿（宫颈腺囊肿）。涂 3% 醋酸后化生上皮与圈内的柱状上皮形成明显对比。涂碘后，碘着色深浅不一。病理学检查为鳞状上皮化生。

4. 异常阴道镜图像　碘试验均为阴性，包括：

（1）白色上皮　涂 3% 醋酸后色白，边界清楚，无血管。病理学检查可能为化生上皮、不典型增生。

（2）白斑　又称单纯性白斑、真性白斑、角化病。表面粗糙，稍隆起，无血管。不涂 3% 醋酸也可见。病理学检查为角化亢进或角化不全，有时为 HPV 感染。在白斑深层或周围可能有恶性病变，应常规取活检。

（3）点状结构　是血管异常增生的早期变化。涂 3% 醋酸后发白，边界清楚，表面光滑且有极细的红色（点状毛细血管）。病理学检查可能有不典型增生。

（4）镶嵌　又称为白斑镶嵌。不规则的血管将涂 3% 醋酸后增生的白色上皮分割成边界清楚、形态不规则的小块状，犹如红色细线镶嵌的花纹。若表面呈不规则突出，将血管推向四周，提示细胞增生过速，应注意癌变。病理学检查常为不典型增生。

（5）异常血管　指血管口径、大小、形态、分支、走向及排列极不规则，如螺旋形、逗点形、发夹形、树叶形、线球形、杨梅形等。病理学检查常为不典型增生至原位癌。

5. 早期宫颈浸润癌　表面结构不清，呈云雾、脑回、猪油状，表面稍高或稍凹陷。局部血管异常增生，管腔扩大，失去正常血管分支状，相互距离变宽，走向紊乱，形态特殊，可呈蝌蚪形、棍棒形、发夹形、螺旋形或线球形等改变。涂 3% 醋酸后表面呈玻璃样水肿或熟肉状，常合并有异形上皮。碘试验阴性或着色极浅。

四、宫腔镜检查与治疗

宫腔镜检查（hysteroscopy）采用膨宫介质扩张宫腔，通过纤维导光束和透镜将冷光源经宫腔镜导入宫腔内，直视下观察宫颈管、宫颈内口、宫内膜及输卵管开口，以便针对病变组织直观准确取材并送病理检查，同时也可在直视下行宫腔内的手术治疗。目前比较广泛应用的宫腔镜为电视宫腔镜，经摄像装置把宫腔内图像直接显示在电视屏幕上观看，使宫腔镜检查更方便。

（一）适应证

1. 宫腔镜检查适应证 ①异常子宫出血的诊断；②宫腔粘连的诊断；③IUD的定位及取出；④评估超声检查的异常宫腔回声及占位性病变；⑤评估异常的HSG；⑥检查原因不明不孕的宫内因素。

2. 宫腔镜治疗适应证 ①子宫内膜息肉；②子宫黏膜下肌瘤；③宫腔粘连分离；④子宫纵隔切除；⑤子宫内异物的取出等。

（二）禁忌证

1. 绝对禁忌证 ①急性盆腔感染；②心、肝、肾衰竭急性期及其他不能胜任手术者。

2. 相对禁忌证 ①宫颈瘢痕，不能充分扩张者；②宫颈裂伤或松弛，灌流液大量外漏者。

（三）术前准备及注意事项

1. 检查时间 以月经净后1周为宜，此时子宫内膜处于增生早期，薄且不易出血，黏液分泌少，宫腔病变易见。

2. 体检及阴道准备 仔细询问病史，进行全身检查、妇科检查、宫颈脱落细胞学及阴道分泌物检查。

3. 患者术前禁食。

4. 麻醉 宫腔镜检查：宫颈局部麻醉或无需麻醉。宫腔镜手术：脊椎麻醉或静脉麻醉。

（四）操作步骤

1. 受检查者取膀胱截石位，消毒外阴、阴道，铺无菌单，阴道窥器暴露宫颈，再次消毒阴道、宫颈，以宫颈钳夹持宫颈，用探针探明宫腔深度和方向，扩张宫颈至大于镜体外鞘直径半号。接通液体膨宫泵，调整压力至100mmHg左右，排空灌流管内气体后，边向宫腔内冲入5%葡萄糖液，边将宫腔镜插入宫腔，冲洗宫内血液至液体清净，调整液体流量，使宫腔内压达到所需压力，宫腔扩展即可看清宫腔和宫颈管。

2. 观察宫腔 先观察宫腔全貌，宫底、宫腔前后壁、输卵管开口，在退出过程中观察宫颈内口和宫颈管。将宫腔镜退出宫颈管。

3. **手术处理**　短时间、简单的手术操作可以在确诊后立即施行，如节育环嵌顿、易切除的息肉、内膜活检等。不宜在局麻下进行的宫腔内手术，要根据宫腔内病变，安排在手术室进行。手术前，接好电源，在体外测试后，再进入宫腔内操作。

4. **能源**　选择高频电发生器，单极、双极电切及电凝常被用于宫腔镜手术治疗。用于宫腔镜手术的能源还有激光和微波。

（五）并发症

主要包括盆腔感染、损伤、出血、大量灌流导致的过度水化综合征和心脑综合征以及术后复发宫腔粘连等。另外，宫腔镜检查有造成子宫内膜癌细胞播散的危险。

五、腹腔镜检查与治疗

腹腔镜的出现是医学上的一大进步。20 世纪 20 年代起开始作为一种有价值的诊断工具运用于临床，70 年代开始用于一些简单的手术操作，近 10 年由于腹腔镜设备、器械不断更新，许多经典的剖腹妇科手术已被腹腔镜手术所取代。

（一）适应证

1. **诊断性腹腔镜**　①怀疑子宫内膜异位症，腹腔镜是确诊的金标准方法；②了解腹盆腔肿块性质、部位或取活检诊断；③不明原因急慢性腹痛和盆腔痛；④不孕、不育患者，可明确或排除盆腔疾病及判断输卵管通畅程度，观察排卵状况，了解输卵管阻塞与否，判断生殖器有无畸形；⑤代替二次探查手术。

2. **手术性腹腔镜**　①输卵管妊娠可进行腹腔镜输卵管切除术，或行切开输卵管去除胚胎及妊娠囊局部注射药物治疗的手术；②输卵管系膜囊肿；③输卵管因素的不孕症（输卵管粘连、积水等）行分离粘连整形、输卵管造口手术，还可行绝育术后输卵管端端吻合术；④卵巢良性肿瘤可行肿瘤剥离术、患侧卵巢或附件切除术，但巨大卵巢肿瘤不宜行腹腔镜手术；⑤多囊卵巢行打孔手术替代楔形切除；⑥子宫肌瘤剥除、子宫切除及腹腔镜辅助的阴式子宫切除手术、子宫动脉阻断等手术；⑦盆腔子宫内膜异位症行病灶电凝或切除，剥除卵巢巧克力囊肿，分离粘连等；⑧行盆腔脓肿引流，增加抗生素疗效，缩短应用抗生素的时间；⑨双侧输卵管结扎术。

（二）禁忌证

①严重心肺功能不全；②盆腔肿块过大，超过脐水平者；③凝血系统功能障

碍；④膈疝；⑤腹腔内广泛粘连；⑥弥漫性腹膜炎或腹腔内大出血。

（三）术前准备

1. 详细采集病史，准确掌握诊断性或手术性腹腔镜指征。

2. 术前检查同一般妇科腹部手术。但对病人应进行腹腔镜手术前的心理指导，使其了解其优越性及局限性，取得可能由腹腔镜转为立即行剖腹手术的允诺。

3. 肠道、阴道准备同妇科腹部手术。

4. 腹部皮肤准备，尤应注意脐孔的清洁。

5. 在手术时需头低臀部高并倾斜 15°～20°，使肠管滑向上腹部，以暴露盆腔手术野。麻醉可选用局麻、硬膜外麻醉加静脉辅助用药或选择气管内插管。

（四）操作步骤

1. 常规消毒腹部及外阴、阴道，上导尿管和举宫器（无性生活史者不用举宫器）。

2. 人工气腹　沿脐孔下极切开皮肤，用气腹针于此处与腹部皮肤呈 90°穿刺进入腹腔，连接自动二氧化碳气腹机，以二氧化碳充气流量 1～2L/min 的速度充入二氧化碳，腹腔压力达 12mmHg 左右，拔去气腹针。

3. 放置腹腔镜　根据套管针外鞘直径，切开脐孔下缘皮肤 10～12mm，用布巾钳提起腹壁，用套管针与腹部皮肤呈 90°从切开处穿刺进入腹腔，去除套管针针芯，连接好二氧化碳气腹机，将腹腔镜自套管针鞘进入腹腔，打开冷光源，即可见盆腔视野。

4. 腹腔镜观察　按顺序常规检查盆腔。检查后根据盆腔疾病进行输卵管通液、卵巢活检等进一步检查。

5. 如需行腹腔镜手术，在腹腔镜的指导下，避开下腹壁血管在耻骨联合上3cm 作第二、三或四穿刺点插入必要的器械操作。

6. 手术操作基础　必须具备以下操作技术方可进行腹腔镜手术治疗：①用腹腔镜跟踪、暴露手术野；②熟悉镜下解剖；③组织分离、切开、止血；④套圈结扎；⑤腔内打结，腔外打结，内缝合；⑥应用电器械或超声切割器械。

7. 手术操作原则　按经腹腔手术的操作步骤进行镜下手术。

8. 手术结束，用生理盐水冲洗盆腔，检查无出血，无内脏损伤，停止充入二氧化碳气体，并放尽腹腔内二氧化碳，取出腹腔镜及各穿刺点的套管针鞘，缝合穿刺口。

（五）并发症及预防处理措施

1. 腹膜后大血管损伤　妇科腹腔镜手术穿刺部位邻近腹主动脉、髂血管，损伤这些血管，患者预后差，应避免此类并发症发生。一旦发生应立即开腹止血，修补血管。腹膜后大血管损伤主要与闭合式穿刺有关，开放式或直视下穿刺损伤几率减少。

2. 腹壁血管损伤　腹壁下动脉损伤是较严重的并发症。第二或第三穿刺应在腹腔镜直视下避开腹壁血管进行。对腹壁血管损伤应及时发现并进行缝合或气囊导管压迫止血。

3. 术中出血　出血是手术性腹腔镜手术中最常见的并发症，特别是进行腹腔镜全子宫切除时容易发生。手术者应熟悉手术操作和解剖，熟练使用各种腹腔镜手术能源。

4. 脏器损伤　主要指与内生殖器官邻近的脏器损伤，如膀胱、输尿管及直肠损伤，多在手术操作不熟练或由于组织粘连导致解剖结构异常时容易发生。应用微小腹腔镜观察粘连情况，避开粘连部位可减少损伤。

5. 与气腹相关的并发症　皮下气肿、气胸和气栓。皮下气肿是由于腹膜外充气或由于套管针切口太大或进出腹壁次数多气体进入皮下所致。避免上述因素可减少皮下气肿的发生。如手术中发现胸壁上部及颈部皮下气肿，应立即停止手术。术后常见的上腹部不适及肩痛是二氧化碳对膈肌刺激的缘故，术后数日内会减轻或消失。气栓少见，但一旦发生，有生命危险。预防关键是气针必须正确穿入腹腔内。

6. 其他并发症　如腹腔镜手术中电凝、切割等能量器械引起的相应并发症。

第二十五章
妇产科常用手术

第一节　会阴切开缝合术

会阴切开缝合术（episiotomy）是主要用于胎儿经阴道分娩时，切开会阴，减少会阴阻力，以防止会阴严重裂伤，有利于胎儿娩出的手术。包括会阴侧切、侧斜切、中侧切开及正中切开术（图25-1）。本节主要介绍会阴侧切术、会阴正中切开术。

一、适应证

1. 分娩时可能引起会阴严重裂伤者，如会阴过紧、会阴体长、胎儿过大等。

2. 各种原因所致的头盆不称。

3. 初产妇阴道助产术，如产钳术、胎头吸引术、臀位助产术。

4. 孕产妇患有妊娠期高血压疾病、心脏病等，需缩短第二产程者。

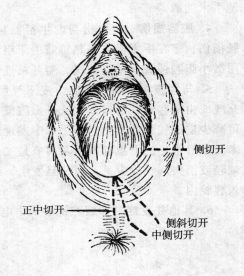

图25-1　会阴切开种类

5. 早产、胎儿宫内发育迟缓或胎儿窘迫等，需减轻胎头受压，预防早产儿颅内出血。

二、麻醉

胎头拨露时消毒外阴，常用阴部神经阻滞和局部浸润麻醉。

三、手术步骤

1. 会阴侧切开术

（1）一般采用会阴左侧斜切开术，将左手中、食二指深入阴道，至胎先露与阴道后侧壁之间，撑起阴道壁，以保护胎儿并指示即将切口的部位。右手持剪刀，剪刀两叶张开置于预定切口处，当宫缩时，自会阴后联合中线向左旁侧45°方向剪开，长约4～5cm（图25－2－a）。注意剪刀刃须紧贴黏膜。切开后，立刻用纱布压迫止血。

切开时间不宜过早，估计在切开后5～10分钟内胎儿即可自然娩出。应注意皮肤切口的长度和切开阴道黏膜的长度一致，若切口出血较多，可用止血钳钳夹、结扎出血处。

（2）胎儿及胎盘娩出后，阴道内放置一带尾纱布，以防止宫腔血液外流影响手术视野，检查产道及其他部位无裂伤后，开始逐层缝合：①用0号或1号铬制肠线或其他可吸收的细线自切口顶端连续或间断缝合阴道黏膜，深度应包括部分黏膜下组织，直到处女膜环处（图25－2－b）；②仍用上述缝线间断缝合肌层和皮下组织，达到止血和关闭死腔的目的；③用1号丝线间断缝合皮肤（图25－2－c），注意缝线不应过紧，一般术后第4天拆线。若用可吸收的细线皮内缝合，将来不必拆线。

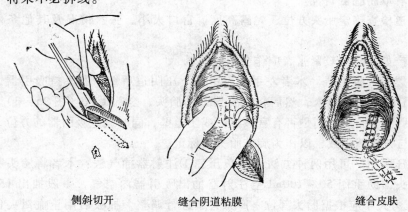

侧斜切开　　　　缝合阴道粘膜　　　　缝合皮肤

图25－2　会阴侧切开术

缝合时应注意层次清楚，对口整齐，严密止血，不留死腔，以恢复正常解剖关系。

（3）缝合完毕取出带尾纱布，检查阴道切口顶端有无空隙，阴道内有无纱布遗留，常规作肛门检查，如果发现有缝线穿过肠壁，必须拆除，重新缝合。

2. 会阴正中切开术　从会阴后联合的中点处向肛门方向垂直切开，长约2～

3cm。胎儿、胎盘娩出后逐层缝合。缝合方法基本同上。

正中切开术，其切口距肛门括约肌很近，一旦切口延长造成裂伤，易导致会阴Ⅲ度裂伤，故应严格掌握适应证。

第二节　胎头吸引术

胎头吸引术（vacuum extractor or ventouse）是利用负压吸引的原理，用胎头吸引器吸附在胎头先露部进行牵引或旋转，协助胎儿娩出的手术。对胎头行负压吸引，可能发生胎儿颅脑损伤，因此必须严格掌握适应证和条件。

一、适应证

①第二产程延长；②母婴合并症需缩短第二产程者；③持续性枕横位或枕后位需协助胎头娩出者，或需行产钳助产，在产钳术前协助胎头旋转至枕前位者。

二、手术步骤

操作前常规消毒、导尿。

1. 患者取膀胱截石位。

2. 阴道检查确定胎头方位、先露高度、宫口大小、头盆情况及其他条件是否具备。

3. 初产妇及会阴较紧张者应作会阴侧切。

4. 放置胎头吸引器　术者左手食、中指下压阴道后壁，右手持吸引器，先将其下缘沿阴道后壁放入，然后将吸引器紧贴胎头，全部滑入（图 25 - 3）。再次检查吸引器与胎头之间是否有宫颈组织或阴道壁，同时调整吸引器的方位，牵引横柄使与矢状缝一致，以作为旋转胎头的标记。

5. 负压吸引　可用两种方法形成负压：①注射器抽气法：术者将胎头吸引器顶住胎头，助手用 50～100ml 空注射器抽出吸引器内空气，一般抽出 150～200ml。压力大小应根据胎头部位、产力大小进行调整，抽吸后用止血钳夹住橡皮管，等待 2～3 分钟，使胎头产瘤形成，吸引器即可牢固地吸附在胎头上。②电动吸引器抽气法：开动电动吸引器，形成 375～400mmHg 的负压。

6. 牵引吸引器　宫缩时，让产妇向下屏气，术者手持牵引柄，循骨盆轴方向，按分娩机制进行牵引。宫缩间歇期暂停牵引，牵引方向应稍向下，以保持有胎头俯屈，当胎头枕部达耻骨联合下缘时，术者上提吸引器，使胎头仰伸娩出。牵引时，注意牵引角度、用力大小，保持吸引器与胎头密接，不使吸引器漏气、滑脱，争取一次成功。同时注意保护会阴。当胎头为枕横位或枕后位时，如有可能应先转成枕前位，再行牵引；如无可能，按枕后位机制，牵引娩出胎儿。

胎头娩出后，即可松开止血钳，解除吸引器负压，取下吸引器，相继娩出胎体。

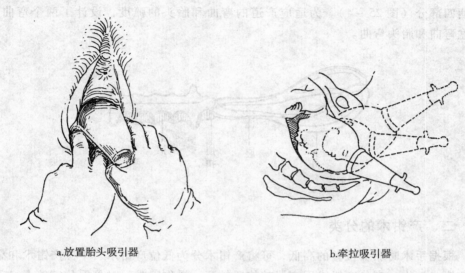

a.放置胎头吸引器　　　　　　　　　b.牵拉吸引器

图 25－3　胎头吸引术

三、注意事项

1. 胎头吸引术对胎儿有不利影响，应严格掌握适应证，如早产儿、胎儿窘迫、宫缩乏力等应慎用。

2. 吸引器的位置必须放置正确，应避开囟门。形成负压后，等待胎头形成产瘤后再牵引。

3. 选择最小有效负压强度，掌握好压力，牵引力不应过大，牵引时间不宜过长。一般主张 10～15 分钟，最长不应超过 20 分钟。

4. 牵引滑脱 2 次者，应改用产钳。

5. 术后检查宫颈、阴道有无裂伤，如有应及时缝合。新生儿应按高危儿护理，严密观察有无头颅损伤和颅内出血。

第三节　产　钳　术

产钳术（forceps delivery）是利用产钳作为牵引力或旋转力，以纠正胎头方位、协助胎头下降及胎儿娩出的产科手术。

一、产钳构造

产钳的种类较多。每种产钳分左、右两叶，每叶可分为钳匙、钳颈、钳锁和钳柄四部分（图25－4）。为适应产道的弯曲和胎头的弧度，设计了两个弯曲：骨盆弯曲和胎头弯曲。

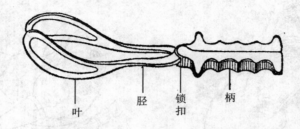

二、产钳术的分类

根据手术时胎头位置的高低，可将产钳术分为低位产钳术、中位产钳术和高位产钳术。中、高位产钳术因产钳的位置较高，操作困难，对母婴危害较大，现基本不用，已被剖宫产术所取代。

当胎头双顶径达到坐骨棘水平以下或胎头骨质部分达到盆底，矢状缝在出口前后径上时，可采用低位产钳。胎头露于阴道口施行的产钳术称为出口产钳术。

三、适应证

①第二产程延长者；②需缩短第二产程者；③臀位后出头娩出困难者；④胎头吸引术失败者；⑤面先露娩出困难者。

四、条件

①宫口开全；②无头盆不称；③胎儿存活；④胎膜已破。

五、手术步骤

1～3. 同胎头吸引术。

4. 放置产钳 右手四指伸入胎头与阴道左侧壁之间触摸胎耳，左手以执笔式握住产钳柄左叶，使柄叶垂直，弯度朝前，由阴道口左后方插入，沿右手掌与胎头之间，慢慢滑入，同时将钳柄下降至水平位，钳匙置放于胎耳处，由助手固定左叶位置，然后术者再以右手持钳柄，左手四指置于胎头和阴道右后壁之间，以同法放置右叶（图 25 – 5）。

5. 扣合钳锁 当两个产钳放置在正常位置时，左右产钳锁扣恰好吻合。

6. 检查产钳放置状况 检查产钳是否放置于胎耳前，以及胎头和产钳之间有无软组织夹入。

7. 牵拉 宫缩时，合拢钳柄，术者双手握住钳柄向外、下方牵拉，抬头拨露时取水平位牵拉，当枕部达耻骨联合下缘时，钳柄上提，使胎头仰伸，逐渐出头（图 25 – 6）。一次宫缩不能娩出胎头时，可稍放松锁扣，待下次宫缩时再合拢锁扣牵拉。当胎头额部娩出后，即可取下产钳，先松开锁部，取下右叶，再取出左叶，按分娩机制逐步娩出胎体。如遇紧急情况上好产钳后可立即牵拉，不必等待宫缩。

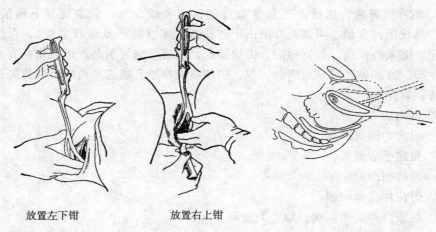

放置左下钳　　　　　放置右上钳

图 25 – 5　放置产钳　　　　　　图 25 – 6　产钳术牵拉

8. 术后处理 同胎头吸引术。

六、注意事项

1. 操作应准确、谨慎，避免产钳术的并发症发生，如软产道损伤、眼球压伤、头面部软组织损伤、胎儿颅内出血。发生原因多为胎位诊查不清。

2. 防止因胎头变形或产瘤造成的假象或头盆不称而行产钳术。

3. 牵引时要缓慢、均匀，用力适当，牵拉困难时要及时寻查原因。

4. 出头时，注意保护会阴，以免切口进一步裂伤。

第四节 剖宫产术

剖宫产术（cesarean section）是当前产科最常用的手术之一，指妊娠 28 周以后，切开腹壁和子宫取出胎儿及其附属物的手术。剖宫产率在国内外有日益增高的趋势，剖宫产的适应证越来越宽。但不应盲目放宽手术适应证，也不能对剖宫产采取轻率的态度，应该严格掌握手术适应证。

一、适应证

1. 头盆不称，指骨盆径线在正常范围，但胎儿过大或胎头与骨盆比例不相适应而使产程受阻，是目前剖宫产的主要指征。

2. 软产道异常，因软产道异常而行剖宫产者较少见，但主要有下列情况：①软产道梗阻，宫颈、阴道或外阴由于创伤或手术（指严重瘢痕挛缩），可使分娩梗阻。②某些疾病，如宫颈癌、尖锐湿疣，阴道分娩可引起产道裂伤而有大出血的危险。宫颈癌还可导致癌肿扩散，尖锐湿疣在胎儿通过产道时可以传染，故应考虑剖宫产。

3. 宫缩乏力。

4. 前次为剖宫产。

5. 先兆子宫破裂。

6. 高龄初产妇。

7. 臀位伴其他问题。

8. 妊娠合并某些疾病，如心力衰竭。

9. 引产失败。

10. 胎位异常，横位、头位难产等。

11. 胎儿窘迫。

12. 脐带脱垂。

13. 产前出血性疾病，中央性前置胎盘，若孕龄达 36 周胎儿可活，应行剖宫产；若孕龄不足 36 周，阴道大出血不止者，亦应立即进行剖宫产。

14. 重度妊娠期高血压疾病，子痫抽搐控制 4 小时后不能迅速经阴道娩出，先兆子痫经治疗无效而引产条件不成熟者。

15. 多年不孕、不育的珍贵儿。

二、麻醉

一般采用腰麻、硬膜外麻醉、局麻加强化、全麻等。

三、体位

一般取仰卧位，如有仰卧位低血压综合征者可采用左侧倾斜卧位。

四、种类与选择

剖宫产术一般分为子宫体部剖宫产术、子宫下段剖宫产术和腹膜外剖宫产术。其中，以子宫下段剖宫产术为最常用。本节主要介绍子宫下段剖宫产术。

五、手术步骤

1. 腹部常规消毒，铺孔巾。

2. 取下腹左旁正中或正中切口，也可作耻骨联合上横纹处的横切口，长度12cm左右。逐层切开腹壁，进入腹腔。

3. 探查子宫及周围情况，如子宫下段形成情况及胎头位置、大小等。

4. 切开膀胱子宫反折腹膜，横弧形剪开子宫下段腹膜，长12cm左右，用手指上下钝性分离剪开的腹膜，推下膀胱，清楚暴露子宫下段（图25－7－a）。

5. 在暴露好的子宫下段处正中横形切口，向左右两侧钝性撕开，扩大切口约11~12cm（图25－7－b）。

6. 用止血钳钳破胎膜，并扩大破口，抽吸羊水。

7. 将一手伸入子宫腔内胎头的下方，向上托起胎头，另一手在子宫底部加压，使胎头娩出（图25－7－c）。出头后立即清理胎儿口腔和鼻腔内的羊水，同时助手在子宫体注射缩宫素10~20U，然后将胎肩、胎体等相继娩出。如果是臀位，按臀位牵引法娩出胎儿，然后清理其口腔、鼻腔的羊水。如手法娩出胎头困难，可试用胎头吸引器、单叶或双叶产钳将胎头撬出切口。断脐带后，将新生儿交台下助手处理。

8. 胎儿娩出后，用数把卵圆钳钳夹子宫切口边缘四周，注意钳夹住出血部位。稍后胎盘自然剥离，若有明显出血或不能自行剥离，可用手取出胎盘（图25－7－d），然后用卵圆钳夹一干纱布擦净子宫腔，不使胎膜或胎盘组织残留。对有高位感染因素者，可取碘酊或碘伏纱布块擦拭宫腔一次，能有效预防产后感染，或用替硝唑注射液冲洗宫腔。

9. 用1号铬制肠线或其他可吸收线缝合子宫壁，内层作间断或连续全层缝合，使缝线尽可能不穿过子宫内膜，外层作连续褥式包埋缝合子宫下段浅肌层或

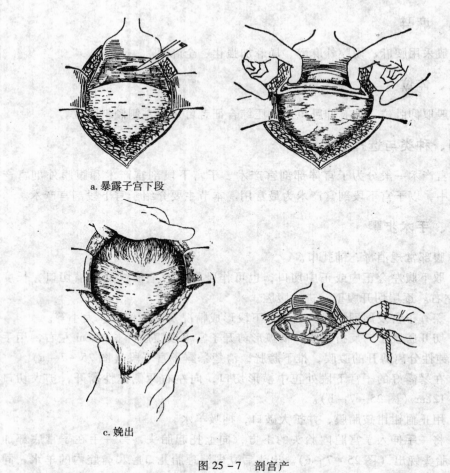

a.暴露子宫下段

c.娩出

图 25 - 7　剖宫产

浆肌层。连续缝合反折腹膜。

10. 检查盆腔内有无出血，探查双侧卵巢、输卵管有无异常，清点纱布、器械后，扶正子宫呈前倾位，逐层关闭腹腔，缝合腹壁。

六、注意事项

1. 关于切口　切口大小适当是预防术中出血及胎头娩出顺利的关键，在钝性撕开子宫下段切口时要注意子宫右旋的特点，以免切口过长偏向一侧而损伤子宫动脉，造成大出血。一旦发生裂伤应辨清其解剖关系，将出血点结扎或缝扎止血，切勿盲目钳夹、缝扎，以免伤及输尿管。

2. 关于胎头娩出　若胎头娩出困难时，应查找原因。若切口小可适当扩大切口，注意分清原因在皮肤还是筋膜，有时胎头过于深入骨盆，可用一叶产钳协助娩出，也可通过抓住胎足，牵出胎儿；若子宫收缩过强，待宫缩间歇娩出胎头。一般情况下，最好不由助手经阴道上推胎头。胎头高浮时，术者一手推压宫底使胎头下降至切口处，另一只手手指钩住胎儿下颌角以利娩出胎儿，或行产钳牵引。枕横位时，需将胎头转为枕前位或枕后位，方能上钳。

3. 关于破膜 切开胎膜要慎重，注意勿损伤胎儿。手术中在切子宫壁时，应逐渐深入，不要一次切破。破膜后，适当吸净羊水，以防羊水栓塞。

4. 子宫体部剖宫产或剖宫取胎时，应用纱布保护好切口四周，注意防止因子宫内膜种植而发生子宫内膜异位症。

5. 要求绝育者在关腹前可行输卵管结扎手术。

6. 关腹后应常规压迫宫底，排除和清理宫腔、阴道积血。

7. 术后处理同腹部手术后处理。

8. 剖宫产术后需间隔 2 年以上方可再次妊娠。

第五节　腹式子宫切除术

腹式子宫切除术是妇科最常见的手术之一，它包括子宫全切除术、子宫次全切除术（图 25 - 8）。有经腹和经阴道进行的两种术式。此处介绍经腹子宫全切除术、次全切除术。

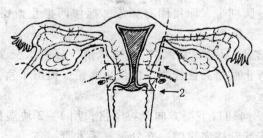

图 25 - 8　子宫切除术
1. 部分子宫切除；2. 全子宫切除

一、经腹子宫全切除术

（一）适应证

①子宫肌瘤或伴有子宫出血，经药物治疗无效者；②子宫恶性肿瘤，如子宫原位癌、绒毛膜癌、子宫内膜癌等；③卵巢恶性肿瘤；④严重的功能失调性子宫

出血，经药物治疗无效者；⑤两侧附件病变需要子宫全切除者；⑥因节育手术造成严重子宫穿孔者；⑦子宫破裂无法修复者；⑧子宫卒中；⑨药物治疗无效的子宫腺肌病；⑩其他情况，如子宫脱垂、子宫积脓、无法复位的子宫内翻等。

（二）麻醉

连续性硬膜外麻醉。

（三）手术步骤

1. 麻醉成功后，取仰卧位或臀部抬高仰卧位。

2. 常规消毒，铺巾。

3. 切口取下腹左旁正中切口或下腹横切口，一般长 12cm 左右，也可根据具体情况适当延长切口。

4. 开腹后，探查腹腔或盆腔，首先探查切口周围情况，了解有无粘连。了解子宫和附件以及与其周围器官的解剖关系。如有粘连先分离粘连，使子宫、输卵管及周围器官的解剖关系清楚。

5. 助手用腹壁拉钩或弹性拉钩牵拉开腹壁切口，也可在腹壁切口置放固定拉钩，以暴露手术野。

6. 提出子宫　可采用两种方法。

（1）钳夹宫角法　用两把长弯止血钳于子宫两角处紧贴子宫侧壁分别钳夹两侧，钳尖要夹过圆韧带、卵巢固有韧带，抓住两把止血钳提出子宫（图 25-9）。

（2）缝吊子宫法　用大角针、粗丝线双道，分两次交叉缝子宫底中间部并扎紧，用一把小弯止血钳夹住缝线，握住止血钳，提出子宫。也可以用子宫抓钳提拉子宫法。

7. 排垫肠管　向切口下端方向牵拉子宫，用 1~2 块湿盐水大纱布，沿子宫后壁遮盖肠管，将肠管移向腹腔，充分暴露手术野。

8. 处理圆韧带　提起子宫，找到右侧圆韧带，在其距子宫附着点约 3cm 处，用一把止血钳夹住圆韧带，在该钳和子宫提吊钳之间、靠近该钳处剪断，剪断时注意避开血管。用圆针、7~10 号丝线缝合结扎或结扎。结扎线可暂不剪断，用小止血钳钳夹线尾，放在腹壁切口外，以作为手术包埋缝合时的标记。如果用缝线提吊子宫，因为子宫两侧没有钳夹止血钳，则用两把止血钳平行钳夹圆韧带，以后做法同前。同法处理左侧圆韧带。也可以处理右侧附件后，再处理左侧圆韧带。

9. 处理附件　有两种做法。

（1）切除附件　助手提起子宫，术者提起该侧卵巢及输卵管，在骨盆漏斗韧带内侧，用一弯止血钳从阔韧带后，向切断圆韧带时已切开的阔韧带前叶处穿洞（也可不穿洞），穿洞时注意避开血管区，选择后叶最薄的透光处。穿洞后，提起该侧附件，紧靠卵巢夹一把止血钳，再用一中弯止血钳，距离卵巢 1cm 左右钳夹骨盆漏斗韧带，钳尖要进入所穿洞中。为防止骨盆漏斗韧带滑脱，紧贴已夹好的止血钳再夹一把止血钳，此时共 3 把止血钳。在第一把与第二把止血钳之间，剪断骨盆漏斗韧带（图 25 - 10）。用圆针、10 号丝线贯穿缝合结扎骨盆漏斗韧带断端，结扎时去掉一把靠近结扎线的止血钳。为防止第一道线结滑脱，在去掉第二把止血钳前，如感到不牢固，再用 7 号丝线结扎一次。

在切断骨盆漏斗韧带之前，也可以不采用穿洞的方法，直接钳夹骨盆漏斗韧带，但钳尖所到处，也应该是阔韧带无血管的最薄处，其余做法同前所述。根据手术适应证和年龄，如果需要切除双侧附件，则同样切除另一侧附件。

（2）保留附件　如果保留附件，则在提拉子宫的止血钳稍外方，用一中弯止血钳夹住输卵管峡部和卵巢固有韧带（如果是采用缝线法提吊子宫，则钳夹两把止血钳）。钳尖也应进入所穿洞或阔韧带最薄处再钳夹，切断输卵管峡部和卵巢固有韧带后，用圆针、7 号丝线一次或两次缝合结扎输卵管固有韧带远处断端，同法处理对侧。

10. 剪开膀胱子宫反折腹膜　向上腹部方向牵拉子宫，膀胱子宫陷凹可显露出。一手持无齿长镊，另一手持剪刀，从一侧的阔韧带前叶切口开始，剪开膀胱子宫反折腹膜，剪至对侧阔韧带前叶切口处，提起剪开的膀胱侧的反折腹膜，用纱布缠绕手指或用长镊子夹住大纱布一角，紧贴子宫前壁正中，向子宫颈外口方向下推膀胱。推下膀胱的界限约在子宫颈前唇下约 1.5cm 处，正中部膀胱推开后，再轻轻地推离膀胱两侧，至手术所要求的范围。如果推离有困难，可用锐性剥离的方法剥离两侧方。这一步骤应当慎重进行，推离过大，容易损伤两侧子宫膀胱静脉丛而造成出血；推离过小，则膀胱与宫颈分开的范围不够，输尿管不能随之下降，以下几个手术步骤可能误扎、损伤输尿管。

11. 处理子宫血管　在一般情况下，经过上述各步手术，位于子宫下部两侧的子宫动静脉可显露清楚。看清楚子宫动静脉后，在相当于子宫颈内口水平，用三把中弯止血钳或带齿的弯止血钳紧贴宫颈，夹住子宫血管（图 25 - 11）。在近子宫的两把止血钳之间切断血管，用圆针、10 号丝线贯穿缝扎远侧断端，再用 7 号丝线加固缝扎一道。对侧子宫血管同样处理。

12. 处理主韧带　用两手食指伸入宫颈下方，触摸阴道前后穹隆，隔着阴道壁两食指有触碰感觉。提起子宫并向对侧牵拉，显露出该侧主韧带，用一把中弯止血钳或有齿血管钳，沿宫颈滑下，夹住主韧带。用刀在子宫颈和止血钳之间处切断，用圆针、10号丝线缝扎。同样方法处理对侧主韧带。

13. 处理子宫骶韧带 有两种方法。

（1）单纯处理子宫骶骨韧带 将子宫拉向耻骨联合方向，暴露两侧子宫骶骨韧带。用弯止血钳与子宫颈平行夹住一侧子宫骶骨韧带。于子宫颈与钳间切断子宫骶骨韧带，用圆针、7号丝线或10号丝线缝合结扎断端。另有一种方法是先剪开、推移腹膜，然后钳夹、切断、缝扎宫骶韧带。

（2）宫骶韧带与主韧带一同处理 如果子宫骶骨韧带比较薄弱，可不单独处理，在处理主韧带时，与主韧带一起钳夹、切断和缝扎，既可减少术中出血，又可减少操作步骤。

两侧主韧带、骶骨韧带处理结束后，子宫颈两侧基本游离。此时可用双手食指检查子宫颈游离的范围，使前后穹隆阴道壁达到子宫颈下1~1.5cm处即可切除子宫。

14. 切除子宫 阴道周围游离后，用一小块干纱布围绕其四周，以保护周围器官和组织不受污染和损伤。用刀或剪环形切断阴道壁。以四把鼠齿钳夹持阴道切口下缘，用碘酒、酒精或其他消毒方法消毒阴道断端。如果阴道溢液较多，可向阴道填塞干纱布块，术后从阴道取出。

15. 缝合阴道断端 用1~2号铬制肠线或其他可吸收线缝合阴道断端。缝合方法有多种，可任选一种。如果用"8"字缝合法，可先缝合中间并留较长一段线，用小止血钳夹住尾端，以便提起继续缝合。缝合阴道也可采用间断缝合、单纯连续缝合、连续锁边缝合的方法。连续缝合法应从一侧阴道角部开始，缝向另一侧。缝合两角时应缝挂两侧宫骶韧带及主韧带线结上的断端，防止阴道脱垂。

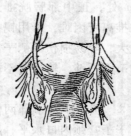
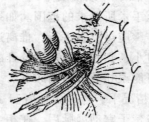
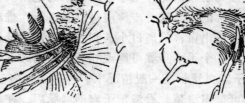

图25-9 钳夹宫角法　　图25-10 剪断骨盆漏斗

16. 包埋残端 从一侧开始检查盆腔内有无出血，有出血应处理。注意检查有无遗留的纱布等。如无异常，提起一侧圆韧带缝扎时的保留线，从该侧圆韧带开始，用0号或1号铬制肠线或其他可吸收线、圆针连续缝合盆腔前后腹膜，包埋骨盆漏斗韧带等残端，使这些残端包埋在腹膜外，保持盆腔表面光滑，以防止术后粘连。

17. 缝合腹壁各层 缝合前应清点纱布、器械数目，核对准确后，将肠管摆放正常位置，拉下大网膜遮盖小肠，逐层缝合腹壁。

二、腹式子宫次全切除术

子宫次全切除术（subtotal hysterectomy）是将子宫体部切除、保留子宫颈的手术（图 25 – 12）。

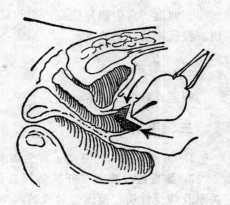

（一）适应证

①子宫肌瘤、功能失调性子宫出血、宫颈良好的年轻患者；②需紧急切除子宫而来不及阴道消毒准备者。

（二）麻醉

一般选用腰麻或连续性硬膜外麻醉。

图 25 – 12 次全子宫切除范围

（三）手术步骤

1 ~ 9. 同腹式全子宫切除术。

10. 剪开膀胱子宫反折腹膜 操作基本同腹式子宫全切术。但推离膀胱不必到子宫颈外口以下，仅下推膀胱到子宫峡部以下 1.5cm 左右即可。

11. 处理子宫动静脉 于子宫峡部钳夹子宫血管，具体操作同腹式子宫全切除术。

12. 切除子宫 提拉子宫，于子宫峡部稍上方环行斜向子宫颈管楔状切下子宫体。

13. 缝合宫颈 用组织钳夹住两侧宫颈断端边缘，提起宫颈，用 10 号丝线间断缝合宫颈断端。断端缝合也可用 1 ~ 2 号铬制肠线间断缝合。

14. 包埋残端 基本同全子宫切除术。

15. 缝合腹壁 同腹式全子宫切除术。

第六节　经腹输卵管卵巢切除术

输卵管卵巢切除术（adnexectomy），一般指一侧输卵管卵巢切除，如因病变需要双侧切除，往往同时切除子宫。

一、适应证

①卵巢子宫内膜异位症；②卵巢良性肿瘤；③输卵管卵巢脓肿或附件炎性包块，经药物治疗无效者。

二、麻醉

硬膜外麻醉或腰麻。

三、手术步骤

1. 切开腹壁 同腹式子宫全切术。

2. 探查盆、腹腔 开腹后探查盆、腹腔，了解盆、腹腔器官与病变的解剖关系及病变性质、范围，肿块的大小，有无与周围粘连及粘连程度，有无腹水及其性状（必要时取腹水检验）。

3. 分离粘连 用锐性或钝性分离方法将附件与周围的粘连分离清楚。

4. 处理骨盆漏斗韧带 若是较小的卵巢肿瘤或为附件炎性包块，可用组织钳提拉输卵管下部以显露骨盆漏斗韧带。用三把弯止血钳钳夹漏斗韧带所有的血管，在靠近肿块的第一、第二把血管钳中间剪断漏斗韧带，然后用圆针带 7 号丝线贯穿缝合断端，近保留端再结扎一次。

5. 切除附件 用两把中弯止血钳靠近子宫角部钳夹输卵管下部及卵巢固有韧带，在两血管钳中间剪断，切除附件，残端用 7 号丝线缝扎一次，再结扎一次。

6. 切断囊肿蒂 将囊肿取出腹腔外，如囊肿有蒂，囊肿蒂是由骨盆漏斗韧带、阔韧带、卵巢固有韧带及输卵管组成。此时将切除附件与切除囊肿蒂合为一步进行。查清关系后，术者一手伸入囊肿蒂的下面，保护肠管，在囊肿蒂的两侧各钳夹一弯止血钳，然后，在止血钳与囊肿间切断囊肿蒂，取出肿瘤，用丝线缝扎断端。

7. 包埋残端 用丝线间断或连续缝合断端周围腹膜，包埋断端。或将圆韧带提至阔韧带后叶上作荷包缝合，用圆韧带包埋粗糙面，预防术后粘连。

8. 关腹 同腹式子宫全切术。

四、注意事项

①卵巢肿瘤切除后应立即剖视检查，了解其良、恶性，必要时作冷冻切片病理检查，以决定是否扩大手术范围；②附件与周围组织粘连时手术中容易误伤输尿管，应予以注意。

第七节 前庭大腺囊（脓）肿造口术

前庭大腺囊肿或脓肿〔malsupialigation of Bartholin gland cyst（abscess）〕是女性外阴部常见疾病，由于炎症致使大腺导管粘连、堵塞，分泌液滞留而成。多发于一侧，亦有双侧者。前庭大腺囊肿或脓肿造口术方法简单，出血少，恢复快，并能保持腺体的功能。

一、麻醉

局麻；较大者或有反复感染形成粘连，使剥离困难，可在术前给予哌替啶100mg 肌注。

二、手术步骤

1. 常规冲洗外阴、阴道、预定的切口，切开前再重新消毒切口部位。

2. 选取囊肿或脓肿的突出薄弱点，以该点为中心，在处女膜根部外侧小阴唇的内侧纵形切开，以显露囊肿或脓肿，切口与脓肿等长，使囊（脓）液流出（图 25 – 13）。

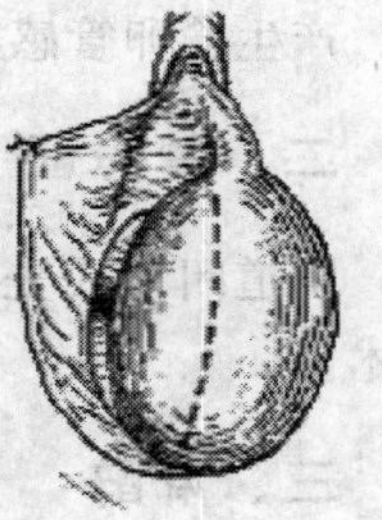

3. 用生理盐水冲洗局部。

图25 – 13 前庭大腺囊（脓）肿造口术

4. 用镊子提起其边缘外翻，使与周围黏膜切口缘对合，用铬制肠线或丝线作间断缝合，使翻开的囊肿壁完全覆盖阴道前庭黏膜创缘，造口的中心形成一新的腺管开口，为防止腺管开口重新闭锁，创腔内放置凡士林或生理盐水纱条引流，伤口盖无菌纱布（如为脓肿，则不必缝合）。

三、术后处理

术后 24 小时抽去引流纱条；保持局部清洁，每日用无刺激性消炎药物溶液坐浴后更换敷料；丝线缝合者，术后 1 周拆线，以后每周随访 1 次，用探针探查腔内，保持通畅，预防造口闭锁，共 4 ~ 6 次；1 个月内禁止性生活。

第八节　处女膜闭锁切开术

处女膜闭锁为较常见的女性生殖器官先天发育异常。由于胚胎期副中肾管与泌尿生殖窦之间的隔膜未消退所致；亦可为后天疾患如炎症粘连的后果。闭锁的处女膜在青春期月经来潮后，经血不能排出而潴留，久之可形成阴道、宫腔甚至输卵管、腹腔积血，并造成一系列临床症状，如逐渐加重的周期性腹痛，耻骨上方触及压痛包块等。

一、适应证

青春期一经确诊患有处女膜闭锁，即应手术，以消除痛苦，避免经血潴留日久，产生输卵管感染、粘连以及破裂等并发症。幼女可待发育稍成熟再行手术。

二、禁忌证

阴道闭锁或先天性无阴道等先天畸形未排除时，不宜草率施行处女膜切开术。

三、麻醉

局麻。

四、手术步骤

1. 常规消毒外阴。

2. 在闭锁的处女膜膨出处先用注射器穿刺，看是否能抽出血液。

3. 抽出血液后，在穿刺部位切一小口，见有经血流出后，沿小切口作"X"形切开，使经血自然流出。切口达处女膜缘。

4. 沿处女膜环剪去多余的处女膜（图 25 - 14）。

5. 处女膜切口边缘用 30 号铬制肠线间断缝合。

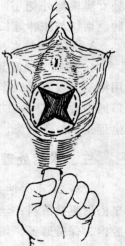

图 25 - 14　处女膜闭锁切开术

五、注意

①术中一般不作双合诊检查；②若处女膜较薄，无血管，可不必缝合；③不要误将部分阴道闭锁当作完全处女膜闭锁，予以切开。

六、术后处理

术后即可离床活动，半卧位休息。保持外阴清洁，外阴放置消毒垫或卫生巾。术后给予抗生素。2 周内不作阴道冲洗或坐浴。术后 1 个月复查，子宫、输卵管形态多能恢复正常。

第九节 阴道内黏膜下子宫肌瘤切除术

子宫黏膜下肌瘤随着肌瘤的逐渐增长，常脱出子宫颈外口，蒂长者甚至脱出阴道口外，可伴有肌瘤表面糜烂、出血、感染及坏死。在阴道内能见到的黏膜下肌瘤可来自两个部位，一种发生于子宫颈肌层，另一种发生于子宫体黏膜下肌层。其蒂有粗有细，有长有短，一般蒂直径都在 1cm 以下。这类黏膜下肌瘤绝大多数可经阴道切除，不一定做子宫切除术。

一、麻醉

一般已脱出宫颈口外，可见到瘤蒂者，不需麻醉；个别肌瘤较大，瘤蒂较高，需暴露以后方可手术者，可用骶麻。

二、适应证

①肌瘤在阴道内可见到者；②瘤蒂直径小于 1cm 者；③若有阴道感染须经治疗后再做手术。

三、手术步骤

1. 常规外阴、阴道消毒，铺消毒巾。
2. 用阴道拉钩扩张阴道，暴露肌瘤。
3. 按下列方式处理肌瘤。

（1）钳夹瘤蒂法 肌瘤蒂短而粗，瘤体偏大，外观看不见蒂者，用组织钳钳夹肌瘤向外牵拉，尽可能显露瘤蒂，然后用两把止血钳靠近蒂根部钳夹，沿钳外侧剪掉肌瘤（图 25 – 15）。近端止血钳可留在阴道内 24 ~ 48 小时取出。

（2）扭转法 用组织钳或其他钳子夹住瘤体，向一个方向扭转，瘤体多可扭出。

（3）缝合结扎切断瘤蒂法 向外牵拉瘤体，用一止血钳尽可能钳夹瘤蒂根部，在钳外侧切除瘤体，然后用 1 ~ 2 号肠线缝扎瘤蒂。

（4）楔形切除部分肌瘤法　若肌瘤较大，可先部分楔形切除瘤体，使整个瘤体体积变小，然后按前法处理。

四、术中注意事项

1. 钳夹瘤蒂时，尽可能贴近肌瘤侧，离子宫侧远些，以免血管回缩后止血困难或切除瘤蒂时损伤宫壁。

2. 缝扎瘤蒂要紧，以防断端滑脱出血。

五、术后处理

①术中阴道内可填塞干纱布压迫止血，放置24小时取出；②给予抗生素预防感染；③必要时给予止血药和宫缩药。

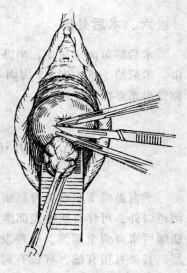

图 25-15　钳夹瘤蒂法

附录一　妇产科常用方剂

二　画

二仙汤(《中医方剂临床手册》)　巴戟天　仙茅　淫羊藿　当归　知母　黄柏

二至丸(《医方集解》)　女贞子　旱莲草

二冬汤(《医学心悟》)　天冬　麦冬　沙参　天花粉　黄芩　知母　荷叶　甘草

十灰散(《十药神书》)　大蓟　小蓟　荷叶　侧柏叶　白茅根　茜草　山栀子　大黄　丹皮　棕榈皮

十全大补汤(《太平惠民和剂局方》)　熟地黄　白芍药　当归　川芎　人参　白术　茯苓　炙甘草　黄芪　肉桂

人参养营汤(《太平惠民和剂局方》)　人参　熟地　当归　白芍　白术　茯苓　炙甘草　黄芪　陈皮　五味子　桂心　炒远志　生姜　大枣

八味黑神散(《卫生家宝产科备要》)　熟地黄　白芍　当归　干姜　肉桂　蒲黄　黑大豆　炙甘草

八珍汤(《正体类要》)　人参　白术　茯苓　甘草　当归　芍药　川芎　熟地黄

三　画

下乳涌泉散(《清太医院配方》)　当归　川芎　天花粉　白芍　生地　柴胡　青皮　通草　漏芦　桔梗　白芷　穿山甲　王不留行　甘草

大补元煎(《景岳全书》)　人参　山药　熟地　杜仲　枸杞子　当归　山萸黄　炙甘草

大黄牡丹皮汤(《金匮要略》)　大黄　丹皮　桃仁　冬瓜仁　芒硝

小半夏加茯苓汤(《金匮要略》)　半夏　生姜　茯苓

小蓟饮子(《重订严氏济生方》)　生地黄　小蓟　滑石　通草　藕节　当归　炒蒲黄　淡竹叶　山栀子　炙甘草

四　画

五苓散(《伤寒论》)　茯苓　猪苓　泽泻　白术　桂枝

五味消毒饮(《医宗金鉴》)　金银花　野菊花　蒲公英　紫花地丁　紫背天葵子

内补丸(《女科切要》)　制附子　肉桂　菟丝子　黄芪　桑螵蛸　鹿茸　潼蒺藜　白蒺藜　紫菀茸　肉苁蓉

六味地黄丸(《小儿药证直诀》)　熟地黄　茯苓　山萸肉　山药　牡丹皮　泽泻

开郁种玉汤(《傅青主女科》)　当归　白术　白芍　茯苓　丹皮　香附　花粉

丹栀逍遥散(《内科摘要》)　丹皮　栀子　柴胡　当归　白芍　白术　茯苓　甘草

少腹逐瘀汤(《医林改错》)　小茴香　干姜　延胡索　没药　当归　川芎　官桂　赤芍　蒲黄　五灵脂

双柏散（广州中医药大学第一临床医学院经验方）　侧柏叶　黄柏　大黄　薄荷　泽兰

牛黄清心丸(《痘疹世医心法》)　牛黄　朱砂　黄连　黄芩　郁金　栀子

升举大补汤(《傅青主女科》)　黄芪　白术　陈皮　人参　炙草　升麻　当归　熟地　麦冬　川芎　白芷　黄连　黑芥穗

化瘀止崩汤(《中医妇科学》)　炒蒲黄　五灵脂　益母草　南沙参　当归　川芎　三七粉

化瘀解毒散(《常见肿瘤的良方妙法》)　白花蛇舌草　天葵子　土茯苓　当归　赤芍　川芎　蒲黄　栀子　元胡　乳香　没药　木通　车前草

五　画

玉女煎(《景岳全书》)　熟地　生石膏　知母　牛膝　麦冬

玉烛散(《儒门事亲》)　大黄　芒硝　生地　当归　川芎　白芍

生化汤(《傅青主女科》)　川芎　炮姜　桃仁　当归　炙甘草

生化加参汤(《傅青主女科》)　人参　当归　川芎　白术　香附

右归丸(《景岳全书》)　熟地黄　山药　山茱萸　枸杞子　杜仲　菟丝子　附子　肉桂　当归　鹿角胶

左归丸(《景岳全书》)　熟地黄　山药　山茱萸　菟丝子　枸杞子　川牛膝　鹿角胶　龟板胶

甘露消毒丹(《温热经纬》)　　茵陈　滑石　黄芩　石菖蒲　川贝母　木通
藿香　射干　连翘　薄荷　白豆蔻

白头翁汤(《伤寒论》)　　白头翁　黄柏　黄连　秦皮

白术散(《全生指迷方》)　　白术　茯苓　大腹皮　生姜皮　陈皮

白虎加人参汤(《伤寒论》)　　石膏　知母　甘草　粳米　人参

生地黄饮子(《杂病源流犀烛》)　　人参　黄芪　生地　熟地　石斛　天冬
麦冬　枳壳　枇杷叶　泽泻　甘草

四妙丸(《成方便读》)　　苍术　怀牛膝　黄柏　生苡仁

四君子汤(《太平惠民和剂局方》)　　人参　白术　茯苓　炙甘草

四物汤(《太平惠民和剂局方》)　　当归　川芎　熟地　白芍

四神丸(《证治准绳》)　　肉豆蔻　补骨脂　吴茱萸　五味子

归肾丸(《景岳全书》)　　熟地　山药　山茱萸　茯苓　枸杞　杜仲　菟丝子
当归

归脾汤(《济生方》)　　人参　黄芪　白术　茯神　酸枣仁　龙眼肉　木香
炙甘草　当归　远志　生姜　大枣

龙胆泻肝汤(《医宗金鉴》)　　龙胆草　栀子　黄芩　柴胡　车前子　生地
生姜　薄荷　泽泻　当归

生津止渴益水饮(《傅青主女科》)　　人参　麦冬　当归　生地　黄芪　葛根
升麻　茯苓　五味子　炙甘草

生脉散(《内外伤辨惑论》)　　人参　麦冬　五味子

失笑散(《太平惠民和剂局方》)　　蒲黄　五灵脂

半夏白术天麻汤(《医学心悟》)　　制半夏　炒白术　天麻　陈皮　茯苓　炙
甘草　生姜　大枣

圣愈汤(《医宗金鉴》)　　当归　川芎　白芍　熟地　党参　黄芪

六　画

百合固金汤(《医方集解》)　　生地　熟地　麦冬　百合　白芍　当归　贝母
生甘草　玄参　桔梗

夺命散(《证治准绳》)　　没药　血竭

血府逐瘀汤(《医林改错》)　　当归　川芎　生地　赤芍　桃仁　红花　柴胡
枳壳　桔梗　牛膝

安胎饮(《太平惠民和剂局方》)　　当归　川芎　熟地　白芍　黄芪　阿胶
白术　茯苓　地榆　半夏　生姜　甘草

红藤败酱散(经验方)　　红藤　败酱草　乳香　没药　木香　延胡索　当

归　赤芍　薏苡仁　山楂

七　画

寿胎丸(《医学衷中参西录》)　桑寄生　菟丝子　续断　阿胶

两地汤(《傅青主女科》)　生地　麦冬　白芍　地骨皮　阿胶　玄参

苍附导痰丸(《叶天士女科诊治秘方》)　茯苓　陈皮　法半夏　甘草　苍术　香附　南星　枳壳　生姜　神曲

扶正化瘀解毒汤(《现代中西医妇科学》)　人参　龟板　鳖甲　白术　生黄芪　枸杞子　首乌　沙参　紫草　草河车　石上柏　全蝎　蜈蚣

苏叶黄连汤(《温热经纬》)　苏叶　黄连

杞菊地黄丸(《医级》)　熟地　山茱萸　山药　茯苓　泽泻　丹皮　枸杞　菊花

佛手散(《普济本事方》)　当归　川芎

补中益气汤(《脾胃论》)　人参　黄芪　白术　甘草　当归　陈皮　升麻　柴胡

补气通脬饮(《女科辑要》)　黄芪　麦冬　通草

补肾固冲丸(《中医学新编》)　菟丝子　续断　杜仲　巴戟天　鹿角胶　当归　熟地　枸杞　阿胶　党参　白术　砂仁　大枣

补脬饮(《傅青主女科》)　人参　黄芪　当归　川芎　桃仁　陈皮　茯苓　猪或羊尿脬

补脬膏（验方）　党参　黄芪　当归　阿胶　丹皮　白及　山药　杜仲　白术　蚕茧　猪脬粉

启宫丸（经验方）　半夏　香附　苍术　神曲　茯苓　陈皮　川芎

完带汤(《傅青主女科》)　白术　苍术　山药　人参　白芍　车前子　甘草　陈皮　柴胡　荆芥穗

八　画

苓桂术甘汤(《伤寒论》)　茯苓　桂枝　白术　甘草

附子理中汤(《阎氏小儿方论》)　附子　人参　白术　干姜　甘草

肾气丸(《金匮要略》)　干地黄　山药　山茱萸　茯苓　丹皮　桂枝　泽泻　附子

济生肾气丸(《济生方》)　熟地　山药　山茱萸　茯苓　泽泻　丹皮　肉桂　制附子　车前子　川牛膝

固冲汤(《医学衷中参西录》)　白术　生黄芪　煅龙骨　煅牡蛎　山茱萸

白芍　海螵蛸　茜草根　棕炭　五倍子

知柏地黄汤(《症因脉治》)　　生地　山萸肉　山药　泽泻　丹皮　茯苓　知母　黄柏

易黄汤(《傅青主女科》)　　山药　芡实　车前子　白果　黄柏

实脾饮(《济生方》)　　制附子　干姜　白术　厚朴　草果　槟榔　木瓜　木香　生姜　大枣　茯苓　甘草

九　画

茵陈蒿汤(《伤寒论》)　　茵陈　栀子　大黄

茵陈五苓散(《金匮要略》)　　茵陈　桂枝　茯苓　猪苓　白术　泽泻

茯苓导水汤(《医宗金鉴》)　　桑白皮　苏叶　陈皮　木香　大腹皮　缩砂　木瓜　槟榔　白术　茯苓　猪苓　泽泻

保元汤(《博爱心鉴》)　　黄芪　人参　肉桂　甘草

保阴煎(《景岳全书》)　　生地　熟地　黄芩　黄柏　白芍　续断　淮山药　甘草

保产神效散(《傅青主女科》)　　全当归　川芎　厚朴　菟丝子　川贝母　枳壳　羌活　荆芥穗　黄芪　蕲艾　白芍　生姜　炙甘草

胎元饮(《景岳全书》)　　杜仲　人参　当归　白芍　熟地　白术　陈皮　甘草

济生汤(《达生篇》)　　枳壳　香附　甘草　当归　苏子　川芎　大腹皮

宫外孕Ⅰ号方（山西医学院附属第一医院方）　　丹参　赤芍　桃仁

宫外孕Ⅱ号方（山西医学院附属第一医院方）　　丹参　赤芍　桃仁　三棱　莪术

香砂六君子汤(《名医方论》)　　木香　砂仁　人参　白术　茯苓　甘草　陈皮　半夏　生姜　大枣

香棱丸(《济生方》)　　木香　丁香　京三棱　枳壳　青皮　川楝子　茴香　莪术

养心汤(《证治准绳》)　　人参　黄芪　五味子　当归　川芎　肉桂　茯苓　半夏　茯神　酸枣仁　柏子仁　远志　炙甘草

十　画

泰山磐石散(《景岳全书》)　　人参　黄芪　当归　续断　黄芩　川芎　白芍　熟地　白术　炙甘草　砂仁　糯米

荡鬼汤(《傅青主女科》)　　人参　当归　大黄　川牛膝　雷丸　红花　丹皮

枳壳　厚朴　桃仁

桃红四物汤(《医宗金鉴》)　桃仁　红花　熟地　当归　川芎　白芍

真武汤(《伤寒论》)　制附子　茯苓　白术　白芍　生姜

桂枝茯苓丸(《金匮要略》)　桂枝　茯苓　芍药　丹皮　桃仁

逐瘀止血汤(《傅青主女科》)　生地　大黄　赤芍　丹皮　归尾　枳壳　桃仁　龟板

逍遥散(《太平惠民和剂局方》)　柴胡　白芍　当归　茯苓　白术　甘草　薄荷　生姜

调肝汤(《傅青主女科》)　山药　阿胶　当归　白芍　山茱萸　巴戟天　甘草

通乳丹(《傅青主女科》)　人参　黄芪　当归　麦冬　木通　桔梗　猪蹄

消渴方(《金匮翼》)　麦冬　黄芩　茯苓　石膏　玉竹　人参　升麻　枳实　龙胆草　生姜　天花粉　枸杞根

消癥散（经验方）　千年健　续断　追地风　花椒　羌活　独活　血竭　乳香　没药　五加皮　白芷　桑寄生　赤芍　归尾　艾叶　透骨草

润燥汤(《万氏妇人科》)　人参　当归　生地　枳壳　火麻仁　桃仁泥　槟榔　甘草

十一画

黄连解毒汤(《外台秘要》)　黄连　黄芩　黄柏　栀子

黄连阿胶汤(《伤寒论》)　黄连　黄芩　阿胶　白芍　鸡子黄

萆薢渗湿汤(《疡科心得集》)　萆薢　薏苡仁　黄柏　赤茯苓　丹皮　泽泻　通草　滑石

理冲汤(《医学衷中参西录》)　黄芪　党参　白术　山药　花粉　知母　三棱　莪术　生鸡内金

银甲丸(《王渭川妇科经验选》)　银花　连翘　升麻　红藤　蒲公英　鳖甲　紫花地丁　生蒲黄　椿根皮　大青叶　茵陈　琥珀末　桔梗

银翘红酱解毒汤(《中医妇科临床手册》)　银花　连翘　红藤　苡仁　丹皮　栀子　败酱草　桃仁　延胡索　川楝子　赤芍

清热固经汤(《简明中医妇科学》)　黄芩　焦栀子　生地　地骨皮　地榆　阿胶（烊化）　生藕节　陈棕炭　炙龟板　牡蛎粉　生甘草

清肝止淋汤(《傅青主女科》)　当归　白芍　生地　丹皮　黄柏　牛膝　制香附　黑豆　阿胶　红枣

清经散(《傅青主女科》)　地骨皮　青蒿　白芍　丹皮　黄柏　茯苓　熟地

清热调血汤(《古今医鉴》) 当归 川芎 白芍 生地 黄连 香附 桃仁 红花 莪术 延胡索 丹皮

清热化瘀汤(《实用妇产科手册》) 当归 川芎 香附 赤芍 木香 枳壳 三棱 莪术 连翘 红藤 苡仁 甘草

清热安胎饮(《刘奉五妇科经验》) 山药 石莲 黄芩 黄连 椿根白皮 侧柏炭 阿胶

清营汤(《温病条辨》) 犀角(用水牛角代) 生地黄 玄参 竹叶心 麦冬 丹参 黄连 银花 连翘

清魂散(《丹溪心法》) 人参 荆芥 泽兰叶 川芎 甘草

羚角钩藤汤(《重订通俗伤寒论》) 羚羊角 钩藤 桑叶 菊花 贝母 鲜竹茹 生地 白芍 茯神 甘草

十二画

趁痛散(《校注妇人良方》) 当归 黄芪 白术 炙甘草 肉桂 独活 牛膝 生姜 薤白

温经汤(《金匮要略》) 吴茱萸 当归 白芍 川芎 人参 桂枝 阿胶 生姜 甘草 半夏 丹参 麦冬

犀角地黄汤(《千金要方》) 犀角(用水牛角代) 生地 丹皮 赤芍

十三画

催生饮(《济阴纲目》) 当归 川芎 白芷 大腹皮 枳壳

十四画

蔡松汀难产方(经验方) 黄芪(蜜炙) 当归 茯神 龟甲(醋炙) 党参 川芎 白芍(酒炒) 枸杞

毓麟珠(《景岳全书》) 人参 白术 茯苓 白芍 川芎 炙甘草 当归 熟地 菟丝子 杜仲 鹿角霜 川椒

膈下逐瘀汤(《医林改错》) 当归 川芎 赤芍 桃仁 红花 枳壳 延胡索 五灵脂 丹皮 乌药 香附 甘草

十五画

增液汤(《温病条辨》) 玄参 生地 麦冬

增液承气汤(《温病条辨》) 生地 玄参 麦冬 大黄 芒硝

鲤鱼汤(《千金要方》) 鲤鱼 白术 白芍 当归 茯苓 生姜

附录二　妇产科常用英中文名称对照

A

abnormal fetal position	胎位异常
abortion	流产
abnormal labor	异常分娩
acute cervicitis	急性宫颈炎
adnexectomy	输卵管卵巢切除术
adenomyosis	子宫腺肌病
amenorrhea	闭经
amniotic fluid	羊水
amniotic fluid embolism	羊水栓塞
amnioscopy	羊膜镜检查
amnioscope	羊膜镜
anencephalus	无脑儿
anterior asynelitism	前不均倾位

B

bacterial vaginosis	细菌性阴道病
Bartholinitis	前庭大腺炎
breech presentation	臀先露

C

carcinoma of endometrium	子宫内膜癌
cervicitis	宫颈炎
cervical cancer	宫颈癌
cesarean section	剖宫产术
choriocarcinoma	绒毛膜癌
chronic cervicitis	慢性宫颈炎

compound presentation		复合先露
conjoined twins		联体儿
colposcopy		阴道镜检查
colposcope		阴道镜
cord entanglement		脐带缠绕
culdocentesis		经阴道后穹隆穿刺术

D

delivery		分娩
disfunctional uterine bleeding，DUB		功能失调性子宫出血
dysmenorrhea		痛经

E

ectopic pregnancy		异位妊娠
endometriosis		子宫内膜异位症
episiotomy		会阴切开缝合术

F

face presentation		面先露
fallooscope		输卵管镜
fertilization		受精
fetal attitude，FA		胎势
fetal distress		胎儿窘迫
fetal growth restriction，FGR		胎儿生长受限
fetal lie		胎产式
fetal membranes		胎膜
fetal macrosomia		巨大胎儿
fetal presentation ，FP		胎先露
fetal position		胎方位
fetoscope		胎儿镜
fetoscopy		胎儿镜检查
forceps delivery		产钳术

G

gestational diabetes mellitus，GDM	妊娠期糖尿病
gestational trophoblastic disease，GTD	妊娠滋养细胞疾病

H

hyperemesis gravidarum	妊娠剧吐
hypertensive disorder complicating pregnancy	妊娠期高血压疾病
hypothalam – pituitary – ovarian axis，HPOA	下丘脑 – 垂体 – 卵巢轴
high risk pregnancy	高危妊娠
hydatidiform mole	葡萄胎
hydrocephalus	脑积水
hysterscope	宫腔镜
hysteroscopy	宫腔镜检查

I

imbed	着床
implantation	植入
infertility	不孕症
inuasive carcinoma of cervix uteri	宫颈浸润癌
invasive mole	侵蚀性葡萄胎
iron deficiency anemia	缺铁性贫血

L

laparoscope	腹腔镜
late puerperal hemorrhage	晚期产后出血
lichen sclerosus of vulva	外阴硬化性苔藓
luteinizing hormone，LH	黄体生成激素

M

malsupialigation of Bartholin gland cyst（abscess）	前庭大腺囊肿或脓肿
megalobastic anemia	巨幼红细胞性贫血
menarche	月经初潮
menstrual cycle	月经周期

| menstruation | 月经 |
| myoma of uterus | 子宫肌瘤 |

O

| oligohydramnios | 羊水过少 |
| ovulation | 排卵 |

P

peirmenopausal period	围绝经期
pelvic	骨盆
pelvic inflammatory disease，PID	盆腔炎
persistent occiput posterior position	持续性枕后位
persistent occiput transverse position	持续性枕横位
placental abruption	胎盘早剥
placenta previa	前置胎盘
placental site trophoblastic tumor，PSTT	胎盘部位滋养细胞肿瘤
polycystic ovarian syndrome，PCOS	多囊卵巢综合征
polyhydramnios	羊水过多
postpartum hemorrhage	产后出血
pregnancy	妊娠
pregnancy conbined with cardiac diseases	妊娠合并心脏病
premenstrual syndrome，PMS	经前期综合征
premature rupture of membrane	胎膜早破
presentation of umbilical cord	脐带先露
prolapse of umbilical cord	脐带脱垂
pruritus vulvae	外阴瘙痒
puerperal infection	产褥感染

R

| rupture of uterus | 子宫破裂 |

S

| senile vaginitis | 老年性阴道炎 |
| shoulder presentation | 肩先露 |

sincipital presentation　　　　　　　　　　胎头高直位
squamous hyperplasia　　　　　　　　　　　鳞状上皮增生
subtotal hysterectomy　　　　　　　　　　　子宫次全切除术

T

trichomonal vaginitis　　　　　　　　　　　滴虫阴道炎

U

umbilidal cord　　　　　　　　　　　　　　脐带
uterine prolapse　　　　　　　　　　　　　子宫脱垂

V

vacuum extractor orventouse　　　　　　　　胎头吸引术
vagnitis　　　　　　　　　　　　　　　　阴道炎
vulvitis　　　　　　　　　　　　　　　　外阴炎
vulvovaginal candidal vaginitis　　　　　　外阴阴道假丝酵母菌病